系統看護学講座

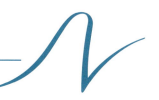

専門基礎分野

看護関係法令

健康支援と社会保障制度 4

森山　幹夫　健康科学大学特任教授

医学書院

発行履歴

1968 年 2 月 1 日	第 1 版第 1 刷	1996 年 1 月 6 日　第28版第 1 刷
1969 年 4 月 1 日	第 2 版第 1 刷	1997 年 1 月 6 日　第29版第 1 刷
1971 年 1 月 1 日	第 3 版第 1 刷	1998 年 1 月 6 日　第30版第 1 刷
1972 年 2 月 1 日	第 4 版第 1 刷	1999 年 1 月 15 日　第31版第 1 刷
1973 年 1 月 15 日	第 5 版第 1 刷	2000 年 1 月 15 日　第32版第 1 刷
1974 年 2 月 1 日	第 6 版第 1 刷	2001 年 1 月 6 日　第33版第 1 刷
1975 年 2 月 1 日	第 7 版第 1 刷	2002 年 1 月 6 日　第34版第 1 刷
1976 年 2 月 1 日	第 8 版第 1 刷	2003 年 1 月 6 日　第35版第 1 刷
1977 年 2 月 1 日	第 9 版第 1 刷	2004 年 1 月 15 日　第36版第 1 刷
1978 年 2 月 1 日	第10版第 1 刷	2005 年 1 月 15 日　第37版第 1 刷
1979 年 2 月 1 日	第11版第 1 刷	2006 年 2 月 1 日　第38版第 1 刷
1980 年 2 月 1 日	第12版第 1 刷	2007 年 3 月 15 日　第39版第 1 刷
1981 年 1 月 6 日	第13版第 1 刷	2008 年 3 月 15 日　第40版第 1 刷
1982 年 1 月 6 日	第14版第 1 刷	2009 年 1 月 15 日　第41版第 1 刷
1983 年 1 月 6 日	第15版第 1 刷	2010 年 1 月 6 日　第42版第 1 刷
1984 年 1 月 6 日	第16版第 1 刷	2011 年 1 月 6 日　第43版第 1 刷
1985 年 1 月 6 日	第17版第 1 刷	2012 年 2 月 1 日　第44版第 1 刷
1986 年 1 月 6 日	第18版第 1 刷	2013 年 2 月 1 日　第45版第 1 刷
1987 年 1 月 6 日	第19版第 1 刷	2014 年 2 月 15 日　第46版第 1 刷
1988 年 1 月 6 日	第20版第 1 刷	2015 年 2 月 15 日　第47版第 1 刷
1989 年 1 月 6 日	第21版第 1 刷	2016 年 2 月 15 日　第48版第 1 刷
1990 年 1 月 6 日	第22版第 1 刷	2017 年 2 月 15 日　第49版第 1 刷
1991 年 1 月 7 日	第23版第 1 刷	2018 年 2 月 15 日　第50版第 1 刷
1992 年 1 月 6 日	第24版第 1 刷	2019 年 2 月 15 日　第51版第 1 刷
1993 年 1 月 6 日	第25版第 1 刷	2020 年 2 月 15 日　第52版第 1 刷
1994 年 1 月 6 日	第26版第 1 刷	2021 年 2 月 15 日　第53版第 1 刷
1995 年 1 月 6 日	第27版第 1 刷	

系統看護学講座　専門基礎分野
健康支援と社会保障制度 [4]　看護関係法令

発　　行　2022 年 2 月 15 日発行　第54版第 1 刷 ©

著　　者　森山幹夫

発行者　株式会社　医学書院

　　　　　代表取締役　金原　俊

　　　　　〒113-8719　東京都文京区本郷 1-28-23

　　　　　電話 03-3817-5600(社内案内)

　　　　　　　　 03-3817-5781(編集部)

　　　　　　　　 03-3817-5657(販売部)

印刷・製本　大日本法令印刷

本書の複製権・翻訳権・上映権・譲渡権・貸与権・公衆送信権(送信可能化権を含む)は株式会社医学書院が保有します.

ISBN 978-4-260-04867-5

本書を無断で複製する行為(複写, スキャン, デジタルデータ化など)は,「私的使用のための複製」など著作権法上の限られた例外を除き禁じられています. 大学, 病院, 診療所, 企業などにおいて, 業務上使用する目的(診療, 研究活動を含む)で上記の行為を行うことは, その使用範囲が内部的であっても, 私的使用には該当せず, 違法です. また私的使用に該当する場合であっても, 代行業者等の第三者に依頼して上記の行為を行うことは違法となります.

| JCOPY | 〈出版者著作権管理機構　委託出版物〉

本書の無断複製は著作権法上での例外を除き禁じられています. 複製される場合は, そのつど事前に, 出版者著作権管理機構(電話 03-5244-5088, FAX 03-5244-5089, info@jcopy.or.jp)の許諾を得てください.

＊「系統看護学講座／系看」は株式会社医学書院の登録商標です.

はしがき

　コロナ禍により大学・学校に登校できず，自宅学修やオンライン授業を受ける困難が生じている。本書では状況に対応すべく，理解しやすいように構成や表現の工夫をしている。コロナ禍を乗りこえて勉学に励まれるよう応援する。

　看護とは，人間の自然治癒力を引き出し，生きる希望と力をつくり，生涯にわたり尊厳をもって輝く人生を送れるよう支援することである。保健師助産師看護師法第5条で，「傷病者若しくはじよく婦に対する療養上の世話又は診療の補助」という行為の外見を書いているが，それは看護師にしかできない業務独占行為を書いているのであり，看護の定義を書いているわけではない。保健師助産師看護師法では，看護とはなにかを定義していない。同法は行為規制法だからである。この法律だけで看護が決まるのではない。看護は看護学の社会的適用であるので，看護学を修め多くの法を理解して，国民が求める看護がわかる。同様に，医療は医学の社会的適用である。

　保健師助産師看護師法はここ数年で何度も改正されている。大学における看護学教育の明文化，保健師・助産師教育の修業年限を1年以上に延長，臨床研修の努力義務化，養成施設監督権限の都道府県知事への委譲，特定行為研修の開始などである。法といえども時代の要請で変化をとげている。

　看護をはじめ医療は，経済的側面では最大で55兆円近くの産業規模であり，健康保険の対象となる国民医療費ベースだけでも43兆円にもなる，わが国最大の産業である。医療で働く300万人のなかでも最大の集団である180万人の働く看護職の活躍が，医療の質を決め，国民に評価されることになる。

● 看護に必要な法令の理解

　看護職が質の高い看護を提供するには，まず社会人として充実した豊かな人生を送り，職業人として任務を十分に果たさなければならない。そのためには高い教養をもち，深い専門的知識とすぐれた技術・技能を身につけるとともに，わが国の保健医療福祉に関する諸制度の概要とそれを規定する諸法令を理解しなければならない。社会において看護が大きな位置を占め，保健師・助産師・看護師がどういう役割を受けもっているかを正しく認識する必要がある。看護など医療の仕事は，人間の生命に直接関係するだけに，医療に携わる人の資格や業務内容が法律で厳格に規定されている。看護に従事する者が，国民の健康を守り，職責を正しく遂行するために，看護関係法令の理解が必要である。

　本書は，看護に携わる者にとって最も重要な法である保健師助産師看護師法から説き，順次周辺に広げ，医事や保健衛生，社会保険，社会福祉，労働などの関係法令を重要度に応じて解説している。

　学修にあたっては，これら法令を単に知識として学ぶだけではなく，なぜこのような内容になっているのか，看護との関係はどうなのかについて，他の科目で学んだこと，あるいは日常生活や実習での経験，さらに書籍・テレビ・新聞・インターネットなどからの情報とも関連づけて理解してほしい。巻末の附録に，保健師助産師看護師法・関係政省令・

通知を掲載している。また，保健医療関係法のうち看護業務に密接に関係する部分の条文については，医学書院のウェブサイトにおける本書のページに掲載している。勉学の参考にされたい。

　法律というと，日常生活とはかけ離れたもの，難解なものという印象があり，敬遠されがちである。実際には，法律は私たちの日常生活そのものであり，知らず知らずのうちに，法から守られ，法を守っている。法とは，基本的には誰もが守ることができる，ごく当たり前のこと，自然な内容であり，そうむずかしいことではない。読者の研鑽に期待したい。

　いま，日本では，利用者の視点を中心にして，ノーマライゼーションとリハビリテーションの理念のもとに，コロナ禍を克服しつつ，医療など社会保障の施策が展開されている。2020年は年間出生数が84万人となり，同年の合計特殊出生率は1.34（概数）であるが，厚生労働省の国立社会保障・人口問題研究所の人口推計によると，基調として年間出生数が100万人程度，合計特殊出生率は1.44で推移し，少子化が進むことが予測される。

　相対的に高齢化も進展し，現在は65歳以上の高齢者が3600万人で，高齢化率は全人口の29％に，75歳以上の後期高齢者は15％にまで達し，2020年の平均余命は女性87.74歳，男性81.64歳と，ともに世界最高水準である。なお，2020年は年間死亡数が137万人で出生数を上まわり，日本は少子高齢化とともに人口減少社会に突入している。

　また2025年には，戦後の1947年から1949年にかけて生まれたベビーブーム世代が後期高齢者となる。この人口構成の劇的な変化とコロナ禍が日本の社会保障に多大な影響を及ぼす。このような状況において社会保障を担う看護の役割は増大している。

●看護と社会保障制度の改革

　社会の変化に応じ国中で日本の将来が考えられており，国会や厚生労働省社会保障審議会などでは，社会保障から社会のあり方まで社会保障と税の一体改革として幅広く議論した結果がまとめられ，日本の新しい姿に向かって進もうとしている。

　医療の分野では医療制度改革が推進中で，給付と負担の適正化により安定的な医療保険制度の構築を目ざし，感染症に対応しながら利用者の視点を中心に働き方改革もあわせて医療提供体制の改革が利用者主役と医療安全を基本に進められている。

　福祉の分野では，少子高齢化時代の介護を社会全体で支えるために介護保険が始まって久しく，関係者の尽力によって順調に進んでいるが，地域包括ケアシステムの構築と介護人材の確保が課題である。さらに利用者主役を進めるために，障害をもつ方々へのサービスが障害の種別をこえて提供されようとするなど，社会福祉の基礎構造改革が進められている。社会を根本から見すえて，子育て支援を充実し，働き方を見直し，男女共同参画と地域共生社会の実現のために，国をあげて体制整備の最中である。

●看護の発展のために

　このような動きのなかで，社会保障制度を守り，誰もが普遍的にサービスを受けられる現行制度を安定的に維持していくことに，いささかの揺るぎもない。医療でも，利用者主役・地域主義・地方分権については最優先の課題として取り組まれているところである。利用者が，病院や施設，在宅の区別なく，本人の個性に応じた多様なサービスを受けるために，地域包括ケアと地域共生社会という概念が普及している。福祉や教育，街づくりなど関連施策と連携をとり，医療が総合的に推進されなければならない。医療安全や地域連

携で看護職に国民が期待しているいまは，看護の発展のチャンスである。

医療をはじめ，日本の社会保障は，基本的に誰もが最高水準のサービスを受けられるという，諸外国に比べて遜色のない制度であり，内容・人員・設備水準も向上してきている。これを利用者が実感できるようにしたい。

これからは利用者本位のサービスを展開し，そのために自己評価・利用者評価・第三者評価をふまえ，とくにサービス向上の中核は安全であることを認識して利用者に接しなければならない。国中で安全やリスクマネジメントが大きく叫ばれ，将来の様相はかわっていくであろう。日常の勤務のなかで，仕事を効率化し，楽にすることは利用者のためでもある。評価の導入で，努力が報われ，利用者満足度の高いシステムができる。社会の変革と制度の改革は自分自身と看護が飛躍する機会である。

看護は文化である。看護を見れば一国の文化水準がわかる。いままさに国民が看護への期待を高め，その役割が増大している。期待が高いから不満も大きいのである。現在おこっている改革の流れは看護職のための機会拡大でもある。いままでできなかったことが，できるようになるだろう。

●改訂の方針

新型コロナウイルス感染症関係の法改正はもとより，看護に関係する法令のなかでも資格法と医療改革関連法について，看護制度発展のための一連の改正を網羅しているほか，地域包括ケアなどを内容とする医療と介護を一体とした改革や，医師確保のための医療法などの改正，働き方改革関係の改正なども加え内容を大きく充実させた。法律の見出しの大きさを違え，なにが重要かがわかるようにし，見出しについても工夫している。学修の便を考え，附録として法令と条を巻末とウェブサイトに掲載している。

諸改正については，読者が卒業したときにも役だつように将来に照準を合わせた長期的な記述としている。これからも引きつづき利用者の視点で内容の充実に努めていきたい。読者のご鞭撻をお願いするものである。

なお以上の観点から原則として，法令の内容は 2022 年 2 月 1 日現在をもとにし，2022年に施行されるものを記した。記述方法，用字・用例については本シリーズの編集方針によっている。ただし，法令上の重要な表現については例外もある。

2022 年 1 月

森山幹夫

近年のおもな法改正

医療法の改正により，出張専門の助産師も連携医療機関を定めること，妊産婦・家族に対し文書により説明を行うことなどの法整備が行われ，同時に検体検査の精度確保，特定機能病院の管理体制強化，病院・診療所広告の規制強化などが行われた。医師確保のための医師法・医療法の改正では，へき地などで勤務した医師の評価，都道府県知事への臨床研修病院の指定権限の委譲，専門研修の充実などが行われた。行政改革により保健師助産師看護師法が改正され，准看護師試験事務を民間団体へ委託できるようになった。さらに医師の働き方改革として医療法，医師法と関連資格法が改正された。

●新規立法

臨床研究に対する国民の信頼を確保するための**臨床研究法**，子どもの健全な成長のための**成育医療法**，健康寿命の延伸などをはかるための**循環器病対策基本法**，国としての反省のための**旧優生保護法に基づく優生手術等を受けた者に対する一時金支給法**，元患者家族へ国家として責任を果たすための**ハンセン病元患者家族補償法**などが成立した。

●法改正

近年では，新型コロナウイルス感染症対策のために**新型インフルエンザ等対策特別措置法**と**予防接種法**が，受動喫煙防止のために**健康増進法**が，出産後の子育て支援のために**母子保健法**が，広域的食中毒への対応強化や健康被害情報の把握のために**食品衛生法**が，水道事業の民間委託拡大のために**水道法**が，すぐれた医薬品を迅速に提供し患者が地域で安心して医薬品を使う環境整備のために**医薬品医療機器等法**と**薬剤師法**が，臍帯血供給規制強化のために**移植造血幹細胞法**が，被保険者のオンライン資格確認や海外被扶養者要件の厳格化などのために**健康保険法**が，一定所得者の自己負担割合を２割にするために**高齢者の医療の確保に関する法律**が，介護医療院の創設と高所得者の自己負担割合を３割に引き上げるなどのために**介護保険法**が，虐待防止強化のために**児童福祉法**と**児童虐待防止法**が，ハラスメント防止などのために**女性活躍推進法**が，雇用促進適正化のために**障害者雇用促進法**などが，それぞれ改正されている。

さらに，政府の全世代型社会保障検討会議の報告をふまえ，厚生年金の適用拡大や医療保険・介護保険の改正，70歳までの働き方の見直しなどが行われ，後期高齢者の医療費負担が見直される。

●注意点

(1)精神保健及び精神障害者福祉に関する法律の改正案が2017(平成29)年の衆議院の解散により廃案となった。改正案では，入院措置を講じた者の退院後の援助の強化，精神保健指定医制度の見直しなどを行うこととされていた。

(2)給付額や負担額，所得制限額などの数値は最新のものを記載しているが，年度により変更されることがあるので十分了知してほしい。

●形式に関して

（1）保健師助産師看護師法など看護を主題とする法律を看護法という範疇（はんちゅう）で章としている。また，関連する法律は行政の分類をこえてまとめている。これらは授業の便を考慮した本書独自の分類である。

（2）全体的に法律の見出しにメリハリをつけ，優先度が高いものがどの法律かわかるようにしている。

（3）同じような内容を規定する法律の解説の間で細かい部分の表現が違うものがあるが，もとの法律のニュアンスをできるだけいかしたためである。

目次

第1章 法の概念

A 法の概念 2
- a 法とは 2
- b 法の種類 2
- c 成文法と不文法 4
- d 公法と私法 5
- e 実体法と手続法 5
- f 法の効力の優劣 5
- g 法と形式 6
- h 法の分類 6

B 衛生法 7
- 1 衛生法の概念 7
- 2 衛生法の沿革 7
- 3 衛生法の分類 10

C 厚生労働行政のしくみ 13

第2章 看護法

A 保健師助産師看護師法 20
- 1 目的 20
- 2 定義 20
- 3 保健師助産師看護師法の構造と附属法令 22
- 4 免許 24
- 5 試験 27
- 6 学校・養成所 29
- 7 業務 29
- 8 研修 31
- 9 義務 33
- 10 医療過誤 36
- 11 罰則 38
- 12 沿革 39

B 看護師等の人材確保の促進に関する法律 45
- a 目的 45
- b 定義 45
- c 看護師等の人材確保の促進 47
- d ナースセンターと離職届 48

第3章 医事法

A 医療法 50
- a 目的 51
- b 医療提供の理念など 51
- c 定義など 52
- d 医療に関する選択の支援などに関する事項 54
- e 医療の安全の確保 56
- f 開設などの規制 58
- g 病院等の管理 59
- h 病院等の人員 62
- i 病院等の構造設備 63
- j 診療に関する諸記録など 65
- k 病院等の監督 65
- l 医療計画など医療提供体制の確保 67
- m 病床の機能分化, 連携の推進 68
- n 公的医療機関 69
- o 附則における医師の働き方改革に関する規定 70

p 医療法人制度 …………………… 71

B 医療関係資格法　**72**

1 医師法 …………………………… 72

2 歯科医師法 ……………………… 76

3 薬剤師法 ………………………… 77

4 医療関係資格法 ………………… 79

a 診療放射線技師法 ……………… 79

b 臨床検査技師等に関する法律 … 80

c 理学療法士及び作業療法士法 … 82

d 視能訓練士法 …………………… 83

e 言語聴覚士法 …………………… 84

f 臨床工学技士法 ………………… 85

g 義肢装具士法 …………………… 86

h 救急救命士法 …………………… 87

i 歯科衛生士法 …………………… 89

j 歯科技工士法 …………………… 90

k あん摩マツサージ指圧師，はり師，
きゆう師等に関する法律 ……… 91

l 柔道整復師法 …………………… 93

5 保健衛生福祉資格法 …………… 94

a 公認心理師法 …………………… 94

b 精神保健福祉士法 ……………… 95

c 栄養士法 ………………………… 96

d 社会福祉士及び介護福祉士法 … 97

e 衛生関係資格法 ………………… 99

f 看護に関係する資格の概要 …… 100

C 医療を支える法　**102**

1 医療・介護の提供体制に関する法 … 102

a 地域における医療及び介護の総合的な
確保の促進に関する法律 ……… 102

b 医療を提供する組織に関する法律 … 103

c 医療研究を推進するための法律 … 103

2 移植医療に関する法 …………… 105

a 臓器の移植に関する法律 ……… 105

b 再生医療を国民が迅速かつ安全に
受けられるようにするための施策の
総合的な推進に関する法律 …… 106

3 地域振興における看護の役割に
関する法 ………………………… 107

4 人の死に関する法 ……………… 108

a 死産の届出に関する規程 ……… 108

b 死体解剖保存法 ………………… 108

5 緊急時の看護・医療に関する法 … 110

a 事故時の医療に関する法 ……… 110

b 災害時の医療に関する法 ……… 110

c 武力攻撃事態等と存立危機事態への
対処と看護 ……………………… 113

第4章　保健衛生法

A 共通保健法 …………………… **116**

1 地域保健法 ……………………… 116

a 目的 ……………………………… 117

b 基本指針 ………………………… 117

c 保健所 …………………………… 117

d 市町村保健センター …………… 118

e 人材確保支援計画 ……………… 119

2 健康増進法 ……………………… 119

B 分野別保健法 ………………… **121**

1 精神保健及び精神障害者福祉に
関する法律 ……………………… 121

a 目的と定義 ……………………… 121

b 精神科病院・精神保健福祉センター … 122

c 精神保健指定医 ………………… 122

d 医療と保護 ……………………… 123

e 精神医療審査会・地方精神保健福祉
審議会 …………………………… 125

f 精神障害者保健福祉手帳 ……… 125

g 施設と事業 ……………………… 125

h 相談指導など …………………… 126

i 秘密の保持 ……………………… 127

j 心神喪失等の状態で重大な他害行為
を行った者の医療及び観察等に
関する法律 ……………………… 127

k ギャンブル等依存症対策基本法 … 127

l 自動車の運転により人を死傷させる	
行為等の処罰に関する法律 ……… 128	
2 母子保健法 ……………………… 128	
3 母体保護法 ……………………… 130	
4 学校保健安全法 ………………… 132	
5 個別対策法 ……………………… 133	
a 自殺対策基本法 ………………… 133	
b がん対策基本法 ………………… 134	
c 肝炎対策基本法 ………………… 135	
d アルコール健康障害対策基本法 136	
e アレルギー疾患対策基本法 …… 136	
f 健康寿命の延伸等を図るための脳卒中,	
心臓病その他の循環器病に係る対策に	
関する基本法 …………………… 136	
g 難病の患者に対する医療等に関する	
法律 ……………………………… 136	
h ハンセン病問題の解決の促進に	
関する法律 ……………………… 137	
i 原子爆弾被爆者に対する援護に	
関する法律 ……………………… 138	
j 狂犬病予防法…………………… 138	
k 歯科口腔保健の推進に関する法律 … 139	

C 感染症に関する法 …………… **140**

1 感染症の予防及び感染症の患者に
対する医療に関する法律 ……… 140
a 目的・基本理念など …………… 140
b 感染症の定義と適用 …………… 141
c 基本指針・予防計画・特定感染症
予防指針 ………………………… 144
d 情報の収集と公表 ……………… 144
e 健康診断, 就業制限と入院 …… 145

f 消毒などの措置 ………………… 146
g 医療 ……………………………… 147
h 新型インフルエンザ等感染症 ……… 148
i 新感染症 ………………………… 148
j 結核 ……………………………… 149
k 動物の輸入, 病原体等管理の適正化 … 149
l 守秘義務など …………………… 150
2 新型インフルエンザ等対策特別
措置法 …………………………… 150
3 予防接種法 ……………………… 152
4 検疫法 …………………………… 155

D 食品に関する法 ……………… **157**

a 食品安全基本法 ………………… 157
b 食品衛生法 ……………………… 157
c 食品表示法 ……………………… 159

E 環境衛生法 …………………… **160**

1 営業 ……………………………… 160
a 生活衛生関係営業の運営の適正化
及び振興に関する法律 ………… 160
b クリーニング業法 ……………… 160
c 旅館業法 ………………………… 161
d 公衆浴場法 ……………………… 161
e 興行場法 ………………………… 162
2 環境整備 ………………………… 162
a 水道法 …………………………… 162
b 下水道法 ………………………… 163
c 有害物質を含有する家庭用品の規制
に関する法律…………………… 164
d 建築物における衛生的環境の確保に
関する法律……………………… 164
e 墓地, 埋葬等に関する法律……… 165

第5章 薬務法

A 薬事一般に関する法律 ………… **168**

● 医薬品, 医療機器等の品質, 有効性
及び安全性の確保等に関する法律 …… 168
a 目的 ……………………………… 168
b 国などの責務…………………… 168
c 定義 ……………………………… 169

d 薬局 ……………………………… 170
e 医薬品等の製造販売 …………… 171
f 医薬品の販売…………………… 173
g 医薬品等の基準と検定 ………… 173
h 医薬品等の取扱い ……………… 174
i 医薬品等の広告 ………………… 174

j 監督など …………………………… 175

k 医薬品等の安全対策 …………… 175

l 国民が受ける医療の質の向上のための医療機器の研究開発及び普及の促進に関する法律 …………………………… 176

B **人などの組織を用いた医療関連法** …… 177

■ 安全な血液製剤の安定供給の確保等に関する法律 …………………… 177

C **薬害被害者の救済など** …………… 178

■ 独立行政法人医薬品医療機器総合機構法 ……………………… 178

D **麻薬・毒物などの法** ……………… 179

a 麻薬及び向精神薬取締法 ……… 179

b 大麻取締法 ………………………… 183

c あへん法 …………………………… 183

d 覚醒剤取締法 …………………… 184

e 毒物及び劇物取締法 …………… 184

f 規制薬物の取締り ……………… 186

第6章 社会保険法

A **医療・介護の費用保障** …………… 191

1 健康保険法 ……………………… 191

a 保険者 ……………………………… 191

b 被保険者・被扶養者 …………… 192

c 保険給付 ………………………… 192

d 保険料と費用の負担 …………… 195

e 国家公務員共済組合法・地方公務員共済組合法・私立学校教職員共済法 …………… 195

f 船員保険法 ……………………… 196

2 国民健康保険法 ………………… 196

3 高齢者の医療の確保に関する法律 …… 197

4 介護保険法 ……………………… 199

a 保険者など ……………………… 200

b 被保険者・保険料 ……………… 200

c 保険給付 ………………………… 200

d 要介護認定と要支援認定 ……… 203

e 事業者・施設の指定など ……… 205

f 地域支援事業 …………………… 205

g 費用の負担 ……………………… 206

B **年金** ………………………………… 206

1 国民年金法 ……………………… 207

2 厚生年金保険法 ………………… 208

第7章 福祉法

A **福祉の基盤** ………………………… 211

1 社会福祉法 ……………………… 211

2 生活保護法 ……………………… 212

3 福祉の共通的事項に関する法 … 213

a 日本赤十字社法 ………………… 213

b 民生委員法 ……………………… 213

c 独立行政法人福祉医療機構法 … 213

d 社会福祉施設職員等退職手当共済法 … 214

e 消費生活協同組合法 …………… 214

f ホームレスの自立の支援等に関する特別措置法 …………………… 214

g 民法など──成年後見部分 …… 214

B **児童分野** …………………………… 215

1 児童福祉法 ……………………… 215

2 個別の児童法 …………………… 217

a 子ども・子育て支援法 ………… 217

b 児童虐待の防止等に関する法律 … 219

c 児童買春，児童ポルノに係る行為等の規制及び処罰並びに児童の保護等に関する法律 ……………… 219

d いじめ防止対策推進法 ………… 219

e 母子及び父子並びに寡婦福祉法 …… 220

C **高齢分野** …………………………… 221

1 老人福祉法 ……………………… 221

2 個別の高齢者法 ……………… 222	b 障害者虐待の防止，障害者の養護者
a 高齢者の居住の安定確保に関する	に対する支援等に関する法律 ………… 227
法律 ……………………………… 222	c 国等による障害者就労施設等からの
b 高齢者虐待の防止，高齢者の養護者	物品等の調達の推進等に関する法律 … 228
に対する支援等に関する法律 ………… 222	d 身体障害者福祉法 …………………… 228
c 福祉用具の研究開発及び普及の促進	e 知的障害者福祉法 …………………… 230
に関する法律……………………… 223	f 発達障害者支援法 …………………… 230
D 障害分野 ………………………… 223	g 戦傷病者特別援護法 ………………… 231
1 障害者基本法 ………………… 223	E 手当 ……………………………… 231
2 障害者の日常生活及び社会生活を	a 児童手当法 …………………………… 232
総合的に支援するための法律……… 224	b 児童扶養手当法 ……………………… 232
3 個別の障害者法 ……………… 227	c 特別児童扶養手当等の支給に関する
a 障害を理由とする差別の解消の推進	法律 ………………………………… 232
に関する法律……………………… 227	

第8章 労働法と社会基盤整備

A 労働法 …………………………… 234	c 少子化社会対策基本法 ………………… 246
1 労働基準法 …………………… 234	d 高齢社会対策基本法 ………………… 246
2 労働安全衛生法 ……………… 237	e 社会保障制度改革推進法 …………… 246
3 労働者災害補償保険法 ………… 240	f ユニバーサル社会の実現に向けた
4 雇用保険法 …………………… 241	諸施策の総合的かつ一体的な推進
5 育児休業，介護休業等育児又は	に関する法律……………………… 247
家族介護を行う労働者の福祉に	g 配偶者からの暴力の防止及び被害者
関する法律 …………………… 241	の保護等に関する法律 ……………… 248
6 適正な労働の確保に関する法 ……… 243	h 性同一性障害者の性別の取扱いの
a 派遣・短時間・有期労働の適正管理 … 243	特例に関する法律 …………………… 248
b 障害者の雇用の促進等に関する法律 … 243	i 教育職員免許法 ……………………… 249
c 雇用の分野における男女の均等な	j 個人情報の保護に関する法律 ……… 249
機会及び待遇の確保等に関する法律 … 244	k デジタル社会形成基本法 …………… 251
d 公益通報者保護法 ………………… 245	l 行政手続における特定の個人を識別
B 社会基盤整備など ………………… 245	するための番号の利用等に関する
a 男女共同参画社会基本法 …………… 245	法律 ………………………………… 252
b 次世代育成支援対策推進法…………… 245	

第9章 環境法

A 環境保全の基本法 ………………… 255	b 環境影響評価法 ……………………… 256
a 環境基本法………………………… 255	c 地球温暖化対策の推進に関する法律 … 256

B 公害防止の法 **257**

a 大気汚染防止法 257

b 水質汚濁防止法 258

c 土壌汚染対策法 259

d 騒音規制法 259

e 振動規制法 260

f 建築物用地下水の採取の規制に
関する法律 260

g 悪臭防止法 260

h 化学物質の審査及び製造等の規制
に関する法律 261

i ダイオキシン類対策特別措置法 261

j 循環型社会形成推進基本法 262

k 廃棄物の処理及び清掃に関する法律 ... 262

l 公害健康被害の補償等に関する法律 ... 264

m 公害紛争処理法 265

C 自然保護法 **265**

a 生物多様性基本法 265

b 自然環境保全法 266

c 自然公園法 266

d 温泉法 266

e 鳥獣の保護及び管理並びに狩猟の
適正化に関する法律 267

f 動物の愛護及び管理に関する法律 ... 267

附録 **看護関係法令**

保健師助産師看護師法 269

保健師助産師看護師法施行令 277

保健師助産師看護師法施行規則 281

保健師助産師看護師学校養成所指定
規則 291

索引 305

― 看護関係法令 ―

第 1 章

法の概念

これから，保健師助産師看護師法をはじめ，保健師・助産師・看護師に必要とされる看護関係法令を学んでいく。多くの関係法令を十分に理解する前提として，法の基礎的知識をしっかりと身につけておくことが望まれる。

本書では，看護に関係する個々の法の学習に入る前に，第1章において法とはなにかを知る目的で，法の一般的・基本的事項について要点を解説し，ついで看護関係法令の基本となる看護法・医事法・衛生法の意義・沿革・分類などについて概説する。次に保健・医療・介護・福祉・年金・労働行政の総称である厚生労働行政のしくみを説明する。第2章以降においては，看護職にとって最重要法である保健師助産師看護師法をはじめとする多くの看護・医事法令から看護業務に関係の深い社会保障法・環境法までを系統だてて解説する。

A 法の概念

a 法とは

社会と法

人間は単独で生活することはできない。なんらかのかたちで社会を形成し，その社会のなかで生活を営んでいる。アリストテレスも「人間は社会的動物である。」といっている。社会には家庭・学校・職場・各種の地域団体・職能団体などいろいろな種類がある。これら社会集団のうちで最も整い，最も強力なものが**国家**である。人の生命・身体の安全を守り，社会の秩序を維持し，社会を発展させるための存在である。そこでは，各人の行動についてある種のルールが必要になってくる。これが**規範**といわれるものである。この規範には，道徳・宗教・礼式・慣習などもある。これらの規範のうち，国家の権力によって遵守することを強制されるものを**法**という❶。

成分法と不文法

法には，一定の手続きに従って制定され，文字で書きあらわされている**成文法**と，文字では書きあらわされていないが，社会生活のなかで法として守ることが強制されている**不文法**(慣習法と判例法)がある。日本の法は大部分が成文法であり，この成文法のことを**法規**ともいう。

b 法の種類

法は大別して国の法と地方公共団体すなわち都道府県や市区町村(以下，市町村という)の法に分けられる。国の法には，**憲法・法律・命令**(**政令・府令・省令**)などがあり，この法律と命令をあわせて**法令**ともいう。地方公共団体の法には，**条例・規則**がある。

憲法

日本国憲法のことで，基本的人権や国の組織と活動に関する基本的事項を定めた最高の法規である。国民も立法も行政も司法も憲法の規定に従う。

NOTE

❶言いかえれば，法とは国家権力によって遵守することを強制されている社会規範であるともいえる。

A. 法の概念　3

▎法律

　憲法の定める一定の手続きに従って，国会の議決を経て法律❶として制定された法形式をいう❷。法律は憲法に違反しない限り，政治や行政を行ううえで必要な内容を定めることができる。国民の権利・義務に関する重要な事項は，すべて法律によって規定されている。

　現在，日本には実効性のある法律が約 2,000 あり，そのうち保健師・助産師・看護師に関するものは 50 以上ある。なかでも，日本の看護制度や看護職員の資格・業務などの基本的な法である**保健師助産師看護師法**は，国民の権利・義務に関係するので法律として制定されている。

　法律を改正するには法律で，政令や省令を改正するにはそれぞれ政令や省令で行う。また，1 つの法律で複数の法律を改正することが多い。

▎政令

　憲法と法律の規定を実施するため，または法律の委任に基づいて，省庁の上位にある内閣が制定する命令をいう❸。保健師助産師看護師法に基づいて，看護職員の免許手続きに関する重要な事項などについて定めた**保健師助産師看護師法施行令**は政令である。このほかに看護職員に関係の深い政令として，厚生労働省設置法に基づき保健師・助産師・看護師など医療関係者の養成機関の指定に関する重要事項を調査・審議する審議会について定めた**厚生科学審議会令**や，保健師・助産師・看護師・医師など医療関係者の免許の取消しなどの行政処分を審議する審議会について定めた**医道審議会令**がある。

▎府令・省令

　法律や政令を実施するため（実施命令），または法律や政令の委任に基づいて（委任命令），行政機関の長である各省大臣（厚生労働大臣など）が制定する命令（省令）または内閣府の長である内閣総理大臣が制定する命令（府令）をいう。

　保健師助産師看護師法と保健師助産師看護師法施行令に基づいて，看護職員の免許に関する手続きの細目や試験科目・受験手続きなどを定めた**保健師助産師看護師法施行規則**は厚生省令（制定当初の省の名称でよぶ）であり，看護職員の養成機関の指定に関する事項を規定した**保健師助産師看護師学校養成所指定規則**は，文部・厚生両省の共同省令である。なお，法令は題名を含め一部が改正されても改正前のものと同一性を失わないから，その法令番号はもとのままである。

　省令❹の場合は，厚生省が厚生労働省になり文部省が文部科学省になっても，その省令が厚生省や文部省時代に制定されたものであれば，もとの省令の制定時の公布年とともに，厚生省令第○○号あるいは文部省・厚生省令第○○号として表示される（ⓞ 281，291 ページ）。

▎そのほかの法令

　そのほか，国の法令には公正取引委員会・国家公安委員会・人事院・会計検査院など独立性をもった行政機関が，所管の行政事務について法律や政令に基づいて制定した命令がある。これを**規則**といい，公正取引委員会規則・国家公安委員会規則・人事院規則などとよばれる。また，衆議院と参議院も

NOTE

❶第 1 条から始まる本体である本則だけでなく，趣旨を明らかにした前文があるものもあり，附則という部分にも，施行日などのほか経過措置など重要な内容を含むので注意を要する。
❷法律案は基本的に国会議員が発議する。国会議員が発議することを議員立法という。ただし，内閣が発議する場合が多い。

NOTE

❸政令には，とくにその法律の委任がある場合を除いては罰則を設けることはできない。

NOTE

❹省令の名称のかたちには「○○に関する省令」と「○○法施行規則」の 2 とおりがある。例外的に予防接種実施規則（昭和 33 年厚生省令第 27 号）や検疫所長等服制（昭和 27 年厚生省令第 44 号）などもある。

おのおの規則を定めている。これら規則は後述する地方公共団体の法令である規則と名称は同じであるが，前者は国の法令であり異なるものである。

条約

条約は，本来は国内法ではなく，国家と国家との間の取り決めである。しかし条約が国会で承認され，公布されると国内法と同様の効力をもって国家を拘束することになる。

地方公共団体の条例

都道府県・市町村などの地方公共団体が，国の法令に違反しない範囲でその団体の行政事務を処理するため，または法律の委任に基づいて，その団体の議会の議決を経て定める法をいう❶。

地方公共団体の規則

都道府県知事・市町村長など地方公共団体の長がその権限に属する事項について定める命令をいう。

告示

国または地方公共団体の行政機関が，法に基づく具体的な一定の**行政処分**❷について，広く一般に知らせる公の行為をいい，国の場合は官報に登載して行われる。

告示は正確には法とは言いがたいが，法に基づく行政処分を公示したものであり，国民の生活に及ぼす影響が法の作用に類似しているので，記述の便宜上，次に述べる通達とともにここで説明しておく。

通達

通達は，法令の円滑な実施をはかるために，行政機関が所管の法令の施行に関して，関係する行政機関に対して発する文書通知をいい，法令についての細目的事項や具体的な手続き方法，法令の解釈，運用方針などを内容としている❸。通達は以前は通牒（つうちょう）と称していたが，現在では**通知**ということが多い。通達は法ではないが，法に類する実質的な拘束力をもつ場合が多い。

C 成文法と不文法

法には，以上に述べた成文法のほかに次のような不文法がある。

慣習（慣習法）

多年にわたる重要な慣習❹が，人々に法的な規範として意識されるようになったものを慣習法という。日本では，**法の適用に関する通則法**（平成18年法律第78号）によって，公の秩序または善良な風俗に反しない慣習は，①法令の規定によって認めたもの，②法令に規定のない事項に関するもの，に限って法律と同一の効力が認められている。

判例（判例法）

判例とは，法令の解釈について裁判所が行った判決などの判断のうち先例となるものをいう。上級裁判所の重要な判決例は同種の事件について以後の下級裁判所の裁判を拘束する。判例は法と同じような効力をもつので判例法という。

NOTE

❶保健師助産師看護師法によって，都道府県知事が行う准看護師試験の実施に関する事務をつかさどる准看護師試験委員の組織・任期などは都道府県の条例で定めることになっている。

❷行政処分の例としては，厚生労働大臣による国家試験の実施，都道府県知事による看護師養成所の指定などがある。

❸保健師助産師看護師法に関して，法令制定・改正時の施行通知や免許・試験に関する事務，業務に関する疑義照会，養成所の運営に関する指導要領など，厚生労働事務次官・厚生労働省医政局長などから都道府県知事あてに多くの通達が出されている。

NOTE

❹単なる事実としての生活上の習慣は，慣習とは認められない。

d 公法と私法

公法とは，国と地方公共団体との関係または地方公共団体相互間の関係もしくは国や地方公共団体と国民との関係を定めた法をいい，**私法**とは国民の間の私的な関係を定めた法をいう。

● **公法の例** **憲法**，各種の**行政法**，犯罪の構成要件や刑罰❶について定めた**刑法**，犯罪の捜査や裁判の手続きを定めた**刑事訴訟法**，生活関係の争い（民事上の紛争）に関する裁判の手続きを定めた**民事訴訟法**などは公法であり，**保健師助産師看護師法**も行政法の１つであり公法である。

● **私法の例** 個人の一般的な生活関係を定めた**民法**と商行為について定めた**商法**は私法の代表的なものである。

e 実体法と手続法

ことがらの内容のない実体を規律しているのが**実体法**である。たとえば，権利や義務の発生・変更・消滅について規定しているのが実体法であり，実体法の効力を実現させるための手続きを定めたのが**手続法**である。

● **実体法と手続法の例** **民法・商法・刑法**は実体法であり，**民事訴訟法・刑事訴訟法**は手続法である。**保健師助産師看護師法**は実体法であるが，そのなかに手続き規定も含んでおり手続法でもある。多くの法は実体法と手続法を含んで完結している。

f 法の効力の優劣

▌効力の順位

法のうち憲法は唯一最高のものであって，すべての法律・命令・行政処分は，憲法の規定に違反することは許されない。次に法律・政令・府令・省令の順位で，それぞれ上位の法令に違反しない範囲内で効力を有する。

▌後法優越の原理

同順位の法の間では，あとに制定されたものが先に制定されたものに優先する。これを**後法優越の原理**といっている。

▌一般法と特別法

ある事項について一般的に定めた**一般法**と，特別な場合について定めた**特別法**がある場合には，特別法は一般法に優先して適用される。これを**特別法優先の原理**という。たとえば，一般的に民事上の契約について規定している**民法**は，商取引について規定している**商法**とは一般法と特別法の関係にあるので，商行為に関する契約については商法の規定が優先的に適用される。また，**医師法第17条**により「医師でなければ，医業をなしてはならない。」（● 74ページ）があるが，**保健師助産師看護師法第3条**（● 269ページ）により，医師でない助産師に医業の一部である助産を業とすることが認められている。これは保健師助産師看護師法第3条は，医師法第17条に対して特別法になるからである。

NOTE

❶刑罰を適用するには，実行当時に行為が法で禁止されていること，すなわち構成要件に該当することが必要である。これを罪刑法定主義という。刑罰が適用されるには，構成要件に該当し，違法であり，故意や心神耗弱でないなどの有責で，時効になっていないことが原則である。

g 法と形式

法の表記

　法は，「保健師助産師看護師法(昭和23年法律第203号)」のように，特定するために年と番号があわせて表記されることが多い。年は法律が公布された年，番号はその年の何番目に公布されたかをあらわす。年の途中で元号がかわれば新たな番号から始まる。これで法律は特定される。同じ名前の法律がいくつもあるので，違いを明らかにするためである❶。

法の効力

　法律は，成立したあと公布されなければ効力を生じない。多くの場合は，附則でいつから効力をもつか，すなわち施行されるかを定めている。公布された日から効力を生じることもあるが，そのときは午前0時からではなく，官報が人々の目にふれた最初のときを基準にする。

法の構成

　内容の単位は，大きな法律であれば，編・章・節・款・条・項・号と細分していく。必要に応じて単位を使い分けている。なかでも基本となるのは条である。枝番号で表現される条などもある。たとえば，保健師助産師看護師法第15条と同法第15条の2とは別のものである。条文の移動による影響が出ないようにするため，このような表現にする。第15条の2も1つの条であり，第15条第2項とは異なることに注意されたい。また，介護保険法第115条の45の2のように枝番の枝番などもある。これは第115条第45項第2号とは別の条文である。

h 法の分類

　社会が高度化すると，調整機能として法の守備範囲は広まり，多くの分野で法が必要とされる。日本では，2,000近い実効性のある法律があり，毎年100近くの新法や改正法が成立している。

　法律は分野に分けられる。つまり，憲法や国会法・公職選挙法などの国家のかたちを定めるもの，所得税法や財政法などの税や財政に関するもの，警察法や災害対策基本法などの国家の安全に関するもの，刑法などの刑事法，民法や商法などの民事法，学校教育法などの教育に関するもの，独占禁止法や鉱業法などの産業に関するもの，建築基準法や都市計画法などの国土整備に関するもの，大気汚染防止法などの環境に関するもの，医療法や国民年金法などの社会保障に関するものに分けられ，諸外国との条約もある。いわゆる六法❷とは，6つの法との意味でなく，すべての分野の法との意味である。

社会保障法

　社会保障法は，医療などの衛生法，医療費や年金を保障する社会保険法，セーフティネットとしての福祉法，労働を守る労働法に分けられる。重複するものもある。なかでも，近年における少子高齢化の進展，生活習慣病の増加など疾病構造の変化，医療の高度化・複雑化などから，保健・医療・福祉は連携を深め，一体となって総合的に社会保障各分野の機能を発揮すること

NOTE

❶たとえば，「保健婦助産婦看護婦法の一部を改正する法律」という名称の法律が過去に5つあり，どの法律かを特定するために年と番号が必要なのである。

NOTE

❷六法
　狭義には法学部の学生が重要な法として学ぶ，憲法・刑法・民法・商法・刑事訴訟法・民事訴訟法の6つをさすこともある。

が求められる。看護職にとって社会保障全体に関する法の理解は欠かせない。

社会保障の定義

社会保障は日本国憲法第25条に由来する。さまざまな定義があるが，旧総理府社会保障制度審議会の**社会保障制度に関する勧告**（1950〔昭和25〕年）によると，「社会保障とは疾病・負傷・分娩・障害・死亡・老齢・失業・多子その他困窮の原因に対し，保険的方法または直接公の負担において，経済保障の途を講じ，生活困窮におちいった者に対しては，国家扶助によって，最低限度の生活を保障するとともに，公衆衛生および社会福祉の向上をはかり，もってすべての国民が文化的社会の成員たるに値する生活を営むことができるようにすること」とされている。この勧告によれば社会保障制度は，**社会保険・公的扶助**を含む**社会福祉**と**公衆衛生**を柱として構成されているといえる。そのなかでも看護師に最も身近な衛生法について次に述べる。

B 衛生法

1 衛生法の概念

衛生とは，生を衛ることである。いろいろな使い方があるが，衛生法では，広く人の健康の回復・保持・増進の意味に用いられている。健康を保つ**保健**に近い概念である。したがって衛生法とは，国民の健康を回復し，保持し，または増進することを目的とする法のグループである。

2 衛生法の沿革

明治維新後の急性伝染病対策と衛生法のめばえ

明治維新後，新政府は開国進取の方針のもとに，欧米先進国を模範として積極的に諸制度の構築を行った。衛生行政においても逐次体制が整備され，1874（明治7）年には日本で最初の衛生法である**医制**❶が公布された。その後，医事については1899（明治32）年に**産婆規則**が，1906（明治39）年に医師法・歯科医師法が制定されて一応の体系が整えられた。薬事については1889（明治22）年に薬品営業並薬品取扱規則が制定された。予防衛生面では，明治初期の数次にわたるコレラの大流行を契機として1880（明治13）年に伝染病予防規則が制定され，1897（明治30）年の伝染病予防法に発展し，防疫体制が確立された。また，1890（明治23）年の水道条例，1900（明治33）年の汚物掃除法，下水道法，飲食物其ノ他ノ物品取締ニ関スル法律の制定により環境衛生の基礎が築かれた。一方，福祉も1874（明治7）年の恤救規則により生活保護の基本がめばえた。

明治末期〜昭和初期の慢性伝染病対策

明治末期から大正・昭和初期❷にかけて，近代国家として発展するや，衛

NOTE

❶医制の内容は衛生機構の確立，医学教育の制度化，医師開業免許制度，近代的薬舗制度の樹立，**産婆の免許制度の創設**など画期的なものであった。

❷この時期には産業経済の発展を背景として，1911（明治44）年に工場法が，1922（大正11）年に健康保険法が，1929（昭和4）年に救護法が制定され，社会政策的立法がしだいに形態を整えていった。

生行政面でも伝染病対策の強化を中軸として逐次予防衛生体制が整備された。1907（明治40）年にらい予防法が，1919（大正8）年に精神病院法・結核予防法・「トラホーム」予防法が，1927（昭和2）年に花柳病予防法が，1931（昭和6）年に寄生虫病予防法が制定されている。そのなかで，1915（大正4）年に**看護婦規則**が制定され，看護婦の資格と業務について全国的な統一がはかられた。

昭和初期～第二次世界大戦

　昭和に入り，戦力拡充のため国民体力の増強が衛生行政の大目標となり，1940（昭和15）年に国民体力法・国民優生法が制定された。行政機構では1937（昭和12）年に保健所法が制定されて保健所制度が発足し，1938（昭和13）年に**厚生省**が内務省から分離して設置され，衛生法令を担当した。それまでは内務省衛生局が所管していた。1941（昭和16）年に国民保健指導強化の一環として**保健婦規則**が制定された。1942（昭和17）年に府県の保健衛生事務が警察部から内政部に移管されて取締り面から保健指導面の強化へ一歩前進した。

　さらに戦時下の国民医療の適正と国民体力の向上をはかることを目的に医薬制度を再編するため，医師法などの医療関係法令を統合して1942（昭和17）年に**国民医療法**が制定され，1943（昭和18）年に薬事法が制定された[1]。

第二次世界大戦後の新法律制定

　1945（昭和20）年に第二次世界大戦が終わり，1946（昭和21）年に新憲法が公布され民主国家となった。保健衛生体制も全面的・根本的に見直された。**憲法第25条**第1項では「すべて国民は，健康で文化的な最低限度の生活を営む権利を有する。」として生活保護法の基本が定められ，第2項では「国は，すべての生活部面について，社会福祉，社会保障及び公衆衛生の向上及び増進に努めなければならない。」とされた。憲法の条文は，日本の衛生・民生両面にわたって最高の指標となった。すべての衛生法は，この条文の理念に従って制定されている。戦後の改革は戦争による荒廃に対処し，まず麻薬取締りの徹底，有害飲食物の取締り，防疫対策の強化が急がれ，必要な法令が制定された。公的扶助制度として1946（昭和21）年に旧生活保護法が制定され，1950（昭和25）年に現在の生活保護法に改正されている。また，これらの施策と並行して，中央と地方の行政機構の大改革が行われた。1948（昭和23）年には戦時色の濃い国民医療法が廃止され，新しく医療法・医師法・歯科医師法・**保健婦助産婦看護婦法**が制定され，その後も衛生法の大規模な制定・改廃が行われた。

　戦後の法令に共通する特色は，戦前のものに比べて社会保障的色彩が強いことと，看護婦・医師をはじめ，医療従事者の資質の向上がはかられていることである。とくに保健婦・助産婦・看護婦など看護職の資格が飛躍的に高められたことに注目したい。その後，復興期から高度経済成長期の産業・経済の急速な発展に伴い，大気汚染・水質汚濁などの公害が重大な問題となったため，公害を防止し環境を保全するため多くの法令が制定・改正された。

NOTE

[1] 昭和10年代には，医療保険面においても，1938（昭和13）年に国民健康保険法が制定され，1939（昭和14）年に職員健康保険法・船員保険法が制定され，拡充強化がはかられた。

新しい職種の制定

戦後の医学・医術の急速な進歩発展に伴い，各種医療関係職種が法制化された。1948（昭和23）年に歯科疾患の予防に従事する**歯科衛生士**が誕生し，1951（昭和26）年に医療用X線装置を取り扱う**診療エツクス線技師**が，1955（昭和30）年に補綴物の作製などの歯科技工を行う**歯科技工士**が，1958（昭和33）年に検体検査を行う**衛生検査技師**が制度化された。

昭和40年代に医学的リハビリテーションが発達し，精神・身体に障害のある人々の社会復帰が促進されるようになったことを受け，看護婦の業務の一部を行うことができる職種がさらに設けられた。1965（昭和40）年に**理学療法士・作業療法士**が法制化され，1971（昭和46）年に視機能に障害のある者の矯正訓練に従事する**視能訓練士**が法制化された。1968（昭和43）年にX線のみならず医療用放射線全般を取り扱う**診療放射線技師**，1970（昭和45）年に検体検査のほかに生理学的検査も行う**臨床検査技師**が創設された。医療機器の進歩・発展に伴って1987（昭和62）年に，人工心肺や人工透析などの生命維持管理装置の操作にあたる医学的知識と工学的知識をあわせもつ**臨床工学技士**，高度・複雑化した義肢や補装具を採型・製作する**義肢装具士**が新しい医療職種として登場している。1991（平成3）年に，病院・診療所に搬送されるまでの間の傷病者に対して救急救命処置を行う**救急救命士**が法制化され，1997（平成9）年に，言語機能や聴覚に障害のある者に対する訓練や援助に関する業務に従事する**言語聴覚士**が法制化された。

これらの職種は，看護師の業務と密接な関連があるので第3章で概説する。

看護に関係する保険や福祉などの動き

1973（昭和48）年に老人医療費が無料化されたが，1982（昭和57）年に高齢化の進展に対し高齢者の保健医療福祉を増進して，一部負担を導入する**老人保健法**（2008年からは**高齢者の医療の確保に関する法律**）が制定された❶。1986（昭和61）年には医療法とともに改正され，病院と在宅あるいは福祉との中間施設として老人保健施設が新設された。1997（平成9）年に高齢者が適切な保健・医療・介護サービスを受けることができるよう**介護保険法**が制定され，2000（平成12）年4月から施行され，数次にわたり大きく見直された。高齢者や身体障害者の援助や在宅介護の充実強化を促進するために，1987（昭和62）年に**社会福祉士**や**介護福祉士**が制度化された。一方，患者の人権擁護推進のために，1987（昭和62）年に精神衛生法が改正され**精神保健法**となり，1995（平成7）年に精神障害者の自立と社会復帰の促進をはかるため再度大改正され，**精神保健及び精神障害者福祉に関する法律**となった。1997（平成9）年に精神障害者の社会復帰を支援する専門職種として**精神保健福祉士**が制度化された。

医療体制の見直し

急速に進む人口の高齢化や少子化，慢性疾患の増加など疾病構造の変化，電子工学・情報科学など関連諸科学の飛躍的な発達，医学の発展による医療内容の高度化・専門化，利用者主役や医療安全など国民の健康や医療に対する関心の高まりなど保健医療をめぐる状況は変化している。これからの医療

NOTE

❶看護の評価は医療保険体系の診療報酬でもなされている。1958（昭和33）年に始まった「基準看護」が保険制度における評価の最初である。

には，疾病の治療から健康増進・疾病予防・リハビリテーション・社会復帰までの包括的医療体系の整備，医療・保健・福祉サービスの連携の強化と一体となり総合的な機能を発揮することが要請されている。地域包括ケアと地域共生社会の概念も広がっている。医療や看護でも，病院・診療所内のいわゆる病院完結型医療・看護から，中間施設や在宅医療も含む方向へと大きく流れをかえている。看護制度や医療制度も，時代の動きに応じて見直されている。このため数次にわたり**医療法**などが大きく改正された。

▌保健師助産師看護師法の改正

保健師助産師看護師法も幾多の改正が行われ，保健婦・助産婦・看護婦・准看護婦の学校養成所のカリキュラムも医療の高度化により改正されている。

一方，医療の動きとともに，障害者の社会経済活動への参加を促進するため，2001（平成13）年には医師・看護婦など医療関係者の資格の欠格条項が見直され，障害があっても本人の業務遂行能力に応じて免許を取得できるよう**保健婦助産婦看護婦法**や**医師法**などの法律が一括して改正されている。また男女共同参加の推進で，看護界の長年の要請であった看護師などへの名称の変更を行うため，2001（平成13）年に**保健師助産師看護師法**に改正された。

保健医療の環境の変化などに伴い，看護職員の確保の重要性と緊急性から1992（平成4）年に**看護師等の人材確保の促進に関する法律**が制定された。

▌まとめ

明治初期から現在にいたる衛生法令の流れを概観した。ほかの法令同様，衛生法もその時代の社会情勢を背景としてつくられ，改められてきた。これから現在の法を学ぶにあたって，いまにいたるまでの流れと，その法を必要とする時代の要求を十分に考えながら，内容を理解するように努めてほしい。なお，明治以降の医療制度の基本となる法令の推移の大筋を▶図1-1に示す。

3 衛生法の分類

衛生法の分類の方法については，いろいろな考え方がある。ここでは通常行われている分類に従い，次の5つに分けて説明する。なお，1つの法律でも分野をまたがっているものが多い。

(1)国民の医療を確保するため，看護師・医師などの医療関係者の資格や業務と病院などの医療施設の設備や運営などを規制することを目的とする**医事法**。本書では，そのなかでも看護に関する法を独立の章とした。

(2)国民の健康の保持・増進をはかることを目的とする**保健衛生法**。

(3)特定の感染症を予防することを目的とする**予防衛生法❶**。

(4)生活環境の維持・改善を目的とする**環境衛生法❷**（生活衛生法ともいう）。

(5)医薬品・医療機器など国民の衛生上規制を必要とする物品の製造・販売などを規制することを目的とする**薬務法❸**。

なお，保健衛生法・予防衛生法・環境衛生法をあわせて保健衛生法または**公衆衛生法**という場合もある❹。そのなかから**環境法**という概念が生まれた。

おもな衛生法（省令1を含む）をこの分類に従って▶表1-1のとおり示す。

NOTE

❶保健衛生法と予防衛生法は近い関係にある。

❷公害関係の法律や自然公園関係の法律は，環境衛生法の一部として旧厚生省が所管していたが，環境省の前身として1971（昭和46）年に環境庁が発足してからは環境庁が所管し，環境法という概念が普及した。

❸医薬品を規制する個別法である「医薬品，医療機器等の品質，有効性及び安全性の確保等に関する法律」の旧称である「薬事法」とまぎらわしいのでこの名称を使う。

❹本書では保健衛生法の章（第4章）において，この3つの分野の法を解説している。

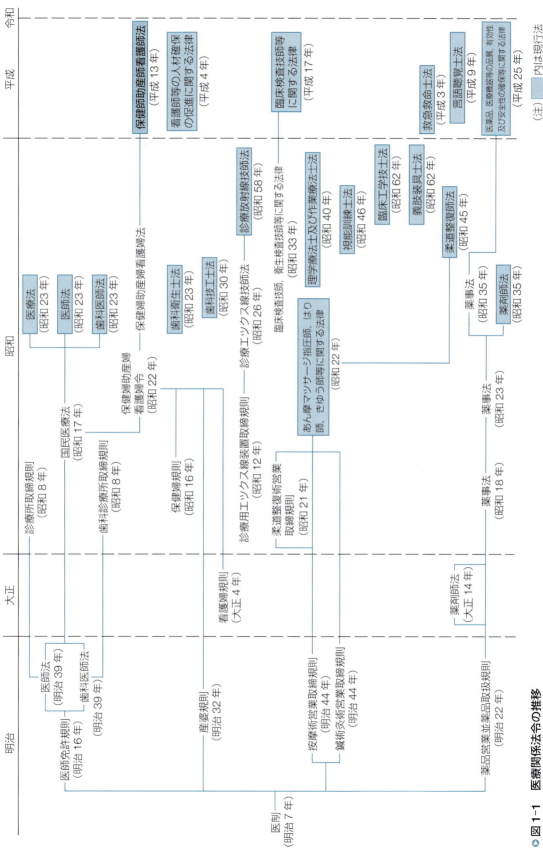

◎図1-1 医療関係法令の推移

表1-1　おもな衛生法の分類

衛生法	医事法	1. **医療の基本と医療を行う場所**：医療法 2. **医療を行う人**：保健師助産師看護師法・**看護師等の人材確保の促進に関する法律**・医師法・歯科医師法・薬剤師法・診療放射線技師法・臨床検査技師等に関する法律・理学療法士及び作業療法士法・視能訓練士法・言語聴覚士法・臨床工学技士法・義肢装具士法・救急救命士法・歯科衛生士法・歯科技工士法・あん摩マツサージ指圧師，はり師，きゆう師等に関する法律・柔道整復師法・公認心理師法・精神保健福祉士法 3. **医療を支える法**：医療介護総合確保法・独立行政法人国立病院機構法・高度専門医療研究国立研究開発法人法・国立研究開発法人日本医療研究開発機構法・臨床研究法・臓器移植法・再生医療推進法・再生医療安全確保法・死産の届出に関する規程・死体解剖保存法・医学及び歯学の教育のための献体に関する法律
	保健衛生法	1. **地域保健・健康づくり**：地域保健法・健康増進法 2. **精神保健福祉**：精神保健及び精神障害者福祉に関する法律・精神保健福祉士法（再） 3. **母子保健**：母子保健法・成育医療法・医療的ケア児支援法 4. **母性の保護**：母体保護法 5. **学校保健**：学校保健安全法 6. **個別の保健医療対策**：自殺対策基本法・がん対策基本法・肝炎対策基本法・アルコール健康障害対策基本法・アレルギー疾患対策基本法・ギャンブル依存対策基本法・循環器病対策基本法・難病患者医療法・ハンセン病問題解決促進法・原子爆弾被爆者援護法・狂犬病予防法・歯科口腔保健推進法 7. **老人保健**：高齢者の医療の確保に関する法律 8. **食品**：食品安全基本法・食品衛生法・食品表示法・カネミ油症法・栄養士法・調理師法・製菓衛生師法
	予防衛生法	1. **感染症の予防**：感染症の予防及び感染症の患者の医療に関する法律・新型インフルエンザ等対策特別措置法・予防接種法 2. **外来の感染症の予防**：検疫法
	環境衛生法	1. **環境衛生関係の営業**：生活衛生関係営業の運営の適正化及び振興に関する法律・理容師法・美容師法・クリーニング業法・旅館業法・公衆浴場法・興行場法 2. **生活環境の整備改善**：水道法・下水道法・有害物質を含有する家庭用品の規制に関する法律・建築物における衛生的環境の確保に関する法律 3. **狂犬病の予防**：狂犬病予防法（再） 4. **墓地・埋葬**：墓地，埋葬等に関する法律 5. **畜産衛生**：と畜場法 6. **環境保全・公害防止**：環境基本法・大気汚染防止法・悪臭防止法・水質汚濁防止法・騒音規制法・振動規制法・土壌汚染対策法・廃棄物の処理及び清掃に関する法律・公害健康被害の補償等に関する法律・公害紛争処理法 7. **自然の保護**：自然環境保全法・自然公園法・温泉法・鳥獣の保護及び管理並びに狩猟の適正化に関する法律・動物の愛護及び管理に関する法律
	薬務法	1. **薬事一般**：医薬品，医療機器等の品質，有効性及び安全性の確保等に関する法律 2. **人などの組織の利用**：再生医療安全性確保法（再）・安全な血液製剤の安定供給の確保等に関する法律 3. **薬事を行う人**：薬剤師法（再） 4. **薬害被害者の救済**：独立行政法人医薬品医療機器総合機構法・C型肝炎感染被害者救済給付金支給特別措置法 5. **麻薬・覚せい剤などの取締り**：麻薬及び向精神薬取締法・大麻取締法・あへん法・覚醒剤取締法 6. **毒物・劇物の取締り**：毒物及び劇物取締法

（注1）　読者の便を考え，本書では上記法のうち保健師助産師看護師法と看護師等の人材確保の促進に関する法律を「看護法」とよんで，「医事法」とは独立した章で説明している。

（注2）　環境衛生法のうち，6と7は環境法という概念でもある。

（注3）　法としての体系で分類しているため，説明の便から分けている本文とは異なる。

（注4）　略称で示しているものもある。

C 厚生労働行政のしくみ

国と地方の役割・連携

厚生労働行政を担当する行政機関は，中央においては**厚生労働省**で，地方においては**都道府県**と**市町村❶**であり，さらに第一線の機関として地方公共団体に**保健所・福祉事務所**などが設置されている。

厚生労働省は，厚生行政を担当していた厚生省と労働行政を担当していた労働省が2001（平成13）年1月に統合して新たに設置された国の行政機関である。本書では医療・保健・福祉から始め，関係分野全般にふれている。

厚生労働行政の理念

厚生労働行政の理念となっているのは，次に示す日本国憲法（第13条・第22条・第25条・第27条）の規定である。

第13条 すべて国民は，個人として尊重される。生命，自由及び幸福追求に対する国民の権利については，公共の福祉に反しない限り，立法その他の国政の上で，最大の尊重を必要とする。

第22条 何人も，公共の福祉に反しない限り，居住，移転及び職業選択の自由を有する。

第25条 すべて国民は，健康で文化的な最低限度の生活を営む権利を有する。

②❷国は，すべての生活部面について，社会福祉，社会保障及び公衆衛生❸の向上及び増進に努めなければならない。

第27条 すべて国民は，勤労の権利を有し，義務を負ふ。

②賃金，就業時間，休息その他の勤労条件❹に関する基準は，法律でこれを定める。

③児童は，これを酷使してはならない。

厚生労働省の任務

厚生労働省設置法第3条では，憲法の規定を受けて，厚生労働省[1]の任務を次のように定めている。

(1) 国民生活の保障・向上をはかり，ならびに経済の発展に寄与するため，社会福祉・社会保障および公衆衛生の向上・増進❺ならびに労働条件その他の労働者の働く環境の整備および職業の確保をはかること。

(2) 引揚援護，戦傷病者・戦没者遺族・未帰還者留守家族などの援護および旧陸海軍の残務の整理を行うこと。

厚生労働省の組織と関係法令

厚生労働省には，政治任用である大臣・副大臣・政務官の下に，事務方の

> **NOTE**
> ❶市町村という場合には一般的に東京23区を含み，政令指定都市の区は含まない。

> **NOTE**
> ❷法律の項番号は，通常は「1」は付さず，「2」以下が付されている。これは，法律自体に記されているものである。本書で「②」など，○付き数字で項番号を記しているのは，古い法律などでは項番号が付されていないために，筆者が便宜的に付したものである。
> ❸ここでいう公衆衛生には，狭義の公衆衛生のほかに医療が含まれている。
> ❹ここでいう勤労条件とは，労働条件と同じ意味である。
> ❺公衆衛生の向上・増進のなかで，保健師・助産師・看護師に関することが所掌事務として明記されている。

---

1) 国の行政機関の再編成に伴って，厚生労働省となったのと同時に文部省も科学技術庁と統合して文部科学省となり，環境庁は環境省となった。また，2006（平成18）年12月に防衛庁は防衛省となった。
　なお，防衛省設置法（昭和29年法律第164号）は，防衛医科大学校の任務として，保健師・看護師である幹部自衛官と技官となるべき者の教育訓練をつかさどることを規定する。この法律により，防衛医科大学校看護学科卒業生は，保健師国家試験の受験に際しては文部科学大臣指定の学校を卒業した者とみなされ，看護師国家試験の受験資格に際しては大学卒業者とみなされている。また，「看護学」という用語は，法律上はこの法律にのみ出てくる。

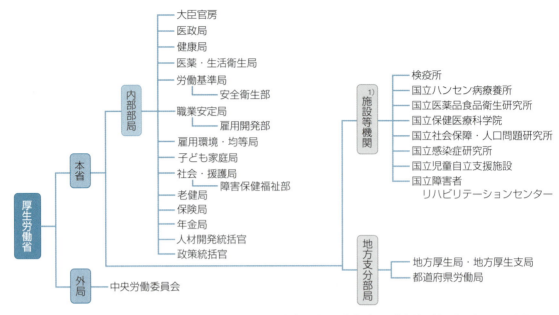

1) かつて，厚生労働省の施設等機関であった国立病院・国立療養所は，事業がより効率的・効果的に行われるように，ハンセン病療養所を除き独立行政法人に移行している。また，国立がんセンターなど6つの国立高度専門医療研究センターも2010（平成22）年度からそれぞれ独立行政法人となり，「国立研究開発法人」あるいは「ナショナルセンター」とよばれる。

○ 図1-2　厚生労働省組織図（2022年2月1日現在）

トップである厚生労働事務次官・厚生労働審議官・医務技監がおかれている。そして，大きく**本省**と**外局**に分かれ，本省の**内部部局**には，省全体の所掌事務の総合調整を行っている**大臣官房**と**11の局**があり，その中に**3つの部**が付置されている。さらに本省には厚生労働省の所掌事務の一部を分掌する**地方支分部局**と，試験研究機関・医療施設・社会福祉施設など多くの**施設等機関**がおかれている。これらの組織の名称などを○図1-2に示す。

　本省各局の所掌事項と関係法令との関係に関して，衛生法のうち，医事法令については**医政局**が担当している❶。保健師の業務と保健衛生法令・予防衛生法令・環境衛生法令（自然保護・公害防止関係は環境省所管）については**健康局**が，薬務法令と環境衛生法令の一部については**医薬・生活衛生局**が主として担当している。

　福祉・労働関係法では，女性労働者保護・男女雇用均等については**雇用環境・均等局**，母子保健や保育・子育て支援については**子ども家庭局**，社会福祉一般，障害者の保健福祉，引揚援護などについては**社会・援護局**，介護保険・老人福祉については**老健局**，医療保険については**保険局**，公的年金については**年金局**，労働条件・労働安全衛生・労災保険については**労働基準局**が主として担当している。また，人口動態統計や国民生活基礎調査などは**統計法**（平成19年法律第53号）❷に基づき，総務省と統計委員会の連携のもとに**政策統括官**が担当している。

法令の施行

　厚生労働行政も他の行政と同じように，国会の議決を経た**法律**に基づいて

NOTE
❶保健師助産師看護師法の執行をはじめ看護行政については，医政局の**看護課**が担当している。ただし，保健師・助産師・看護師の免許と国家試験は，医師その他の医療従事者とともに，同局の医事課（試験免許室）が担当している。

NOTE
❷昭和22年の旧統計法を全面的に書きかえたものである。

行われ，看護行政は保健師助産師看護師法に基づいて行われる。なお法律は，通常は基本的事項のみを規定する。細部の事項については，内閣の命令である**政令**，厚生労働大臣の命令である**厚生労働省令**にゆだねられている。

さらに，法律に基づいて各省大臣が行う行為である行政処分（たとえば看護師国家試験の実施など）を行う場合のように，公示（広く一般に知らせること）を要する場合は，**告示**が出される。また，事務次官や局長（ときには課長）は必要に応じて，管下の行政機関に**通達**を出して，所管の法令の適切・円滑な実施をはかっている（▶4ページ）。

■ 施設等機関

検疫所，国立ハンセン病療養所，試験研究機関❶と社会福祉施設❷がある。

■ 地方支分部局

地方厚生局・地方厚生支局❸と都道府県労働局の2種類である。このうち地方厚生局は看護師・医師・歯科医師・薬剤師などの医療関係者の国家試験の実施に関する事務や麻薬・大麻・あへん・覚せい剤の取締り，検疫，社会保険事務，医療監視，薬事監視など厚生労働省の所掌事務の一部を分掌している。下部組織として，医療保険事務を担当する都道府県単位の事務所がある。労働局の下に**労働基準監督署**と**公共職業安定所**（ハローワーク）がある。

■ 審議会など

本省には学識経験者などによる合議制の機関として，社会保障審議会，厚生科学審議会，労働政策審議会，医道審議会，薬事・食品衛生審議会，中央社会保険医療協議会などの審議組織がおかれ，重要事項の調査審議を行う。また，法律に基づかないが，必要のつど有識者などによる検討会が開かれる。

■ 外局

外局❹には，労使紛争などを解決する中央労働委員会がある。

■ 都道府県・市町村

地方における厚生労働行政は，都道府県と市町村❺（東京都の23特別区も同じ）が担当している。東京都では知事の下に福祉保健局が，他の道府県では保健福祉部・福祉保健部・生活福祉部・厚生部などの名称の部局がおかれ，地方における厚生行政の中枢的な役割を果たしている。市町村には規模に応じて，保健・福祉・厚生・社会・市民などの名称で局・部・課・係がおかれ，保健衛生・福祉に関する業務を担当している。

■ 保健所など

地方公共団体の第一線の行政機関として，保健所・市町村保健センター・福祉事務所・児童相談所・身体障害者更生相談所・知的障害者更生相談所などがあり，指導・相談・援助・許認可などの業務を行っている。これらは市区町村の組織では統合されていることもある。

■ 施設

施設には，保健衛生関係では，国・公・私立の病院・診療所・介護老人保健施設などがある。また福祉関係では，公立・社会福祉法人立などの保護施設，障害者自立支援施設，養護老人ホーム，児童福祉施設，母子・父子福祉施設などがあり，社会福祉各法に基づく更生・援護などの事業を行っている。

NOTE

❶試験研究機関には，国立医薬品食品衛生研究所，国立保健医療科学院，国立社会保障・人口問題研究所，国立感染症研究所がある。

❷社会福祉施設には，国立障害者リハビリテーションセンター（国立光明寮，国立保養所，国立福祉型障害児入所施設を含む），国立児童自立支援施設がある。

❸地方厚生局は，かつて全国8か所におかれていた地方医務局と地区麻薬取締官事務所を統合したものである。

❹外局の1つとして2009（平成21）年までは旧社会保険庁があった。同庁は政府管掌健康保険・船員保険・厚生年金保険・国民年金事業などを行っていたが，2008（平成20）年10月から政府管掌健康保険業務が全国健康保険協会（協会けんぽ）に，2010（平成22）年1月から年金業務の大部分が日本年金機構に移行し廃止された。

❺各法律で法人である都道府県・市区町村と法人の機関である知事・市区町村長などを書き分けていることに注意されたい。

その他の厚生労働行政機関

　厚生労働省以外の厚生労働行政に関する国の行政機関としては，地球環境保全，公害の防止，自然環境の保護を担当する**環境省**，保健医療関係者の学校教育・学校保健と放射線障害防止を担当する**文部科学省**，国際保健医療協力を担当する**外務省**，食品の表示などを担当する**消費者庁**，少子化対策・高齢社会対策・障害者施策・自殺対策・アルコール健康障害対策などを各省庁横断的にとりまとめる**内閣府**，新型コロナウイルス感染症対策の立案・総合調整を担う**内閣官房新型コロナウイルス感染症対策推進室**と**内閣官房新型インフルエンザ対策室**などがある。

厚生労働施策を推進する法人など

　厚生労働施策は国や地方の機関以外に，法人❶とよばれる組織も多くを担っている。医療を実施するために，ナショナルセンターとよばれる独立行政法人である国立研究開発法人国立国際医療研究センターなどの6つの**高度専門医療研究法人**，国立病院を運営する**独立行政法人国立病院機構**があり，かつて厚生労働省が直轄で行っていた医療の普及を代替するものである。

　また**日本赤十字社**が医療や福祉を担っているが，これは国際赤十字の精神を実現する，国から独立した法人である。社会福祉法人恩賜財団済生会や独立行政法人地域医療機能推進機構（JCHO）などのほか，民間として医療を担当するために**医療法人**があり，行政から委託されて社会福祉を実施するために**社会福祉法人**などがある。

　加えて医療保険者である**健康保険組合**や保険診療の審査・支払を受託する**社会保険診療報酬支払基金・国民健康保険団体連合会**などの医療保険関係組織，日本年金機構などの年金関係組織があり，さらに医療従事者の組織である**公益社団法人日本看護協会**や各都道府県看護協会，**日本医師会**と地域の医師会などの団体があり，厚生労働省と協力しながら施策を推進している。

　文部科学省所管では，国立大学病院を運営する**国立大学法人**，私立大学病院を運営する**学校法人**がある。これらは，個別法や一般法に根拠がある。

　保健医療福祉の推進のためには民間の力も必要であり，個人のほか団体として，公益社団法人・公益財団法人・一般社団法人・一般財団法人❷・特定非営利活動法人 nonprofit organization（**NPO**）などが活動している。**一般社団法人及び一般財団法人に関する法律**（平成18年法律第48号）に基づき設立され，とくに公益性が高いなどとして税制上の優遇措置を受けるためには，**公益社団法人及び公益財団法人の認定等に関する法律**（平成18年法律第49号）により内閣総理大臣の認定を受ける。旧民法法人はこれら形態に移行したか解散した。

　NPOは，営利を目的とせず保健医療福祉活動などの社会活動を行う組織のことで，一般的には**特定非営利活動促進法**（平成10年法律第7号）に基づき，内閣総理大臣や都道府県知事から設立を認められたものをいう。

世界保健機関（WHO）

　保健衛生に関する国際的な機関として，世界保健機関 World Health Organization（WHO）がある。WHOは1948（昭和23）年に設立された国際連合の専

NOTE

❶ われわれ人は自然人として権利義務をもっているが，組織についても法人格という擬制された権利義務をもつ能力を法が与えるものがある。これは人を雇用したり病院を所有したりすることを認めれば，社会の円滑な運営ができるために便宜的に認められた制度である。医療法人や株式会社，国や市町村も法人である。

NOTE

❷ **公益社団法人，公益財団法人，一般社団法人，一般財団法人**

　かつて，これら4者は民法に基づいて設立され，社団法人と財団法人をまとめて公益法人とよぶこともあったが，2013（平成25）年12月1日からこのかたちになった。

門機関の1つで，各国民の健康の保持・増進をはかるため，感染症の予防や薬物・食品に関する情報の収集・交換，医療協力など保健衛生の分野での国際協力を行っている。本部はスイスのジュネーブにあり，日本も 1951（昭和26）年に参加し，主要加盟国として活動している。

国際労働機関（ILO）

労働行政分野については国際労働機関 International Labour Organization（ILO）がある。第一次世界大戦後に設立され，現在は国際連合の一機関として，労働条件の改善，雇用確保，生活水準向上のために，母性保護・年金・平等待遇などについて多くの条約や勧告を決議している。日本も政府・雇用者・被用者から，おのおのの代表を出して加盟している。本部はジュネーブにある。

おもな条約に，「結社の自由及び団結権の保護に関する条約」（1948 年ILO 第 87 号），「同価値の労働についての男女労働者に対する同一報酬に関する条約」（1951 年 ILO 第 100 号）などがある。「看護職員の雇用，労働条件及び生活状態に関する条約❶」（1977 年 ILO 第 149 号）は，必要な看護を提供すること，看護職員は他の労働者と同等の条件を享受すること，看護業務の計画に看護職員が参加すること，看護職員に関係する決定について看護職員との協議を促進することなどが内容である。また，補足的に同名の「看護職員の雇用，労働条件及び生活状態に関する勧告」（1977 年 ILO 第 157号）が採択され，看護業務・看護職員に関する政策や勧告の適用方法を規定している。

経済協力開発機構（OECD）

経済協力開発機構 Organization for Economic Cooperation and Development（OECD）は国際連合の機関ではないが，日本をはじめヨーロッパ・北米・東アジア・オセアニアなどのいわゆる先進国が加盟し，貿易自由の推進による経済発展と途上国援助を中心的な役割としているほか，医療など社会保障に関して情報交換も行っている。本部はフランスのパリにある。

NOTE

❶この条約について日本は米国・英国・スイスなどとともに未批准である。一斉休憩などの規定の解釈についてなお検討を必要とするためである。

---

work　復習と課題

❶ 法とはなにか，また，法にはどのような種類があるかをまとめてみよう。

❷ 衛生法の分類の考え方を述べるとともに，各分類項目のなかでおもな法律名を3つ，医事法については 5 つをあげてみよう。

❸ 保健師助産師看護師法の衛生法における位置づけを考えてみよう。

— 看護関係法令 —

第 2 章

看護法

看護職にとって最も重要な法律である**保健師助産師看護師法**と**看護師等の人材確保の促進に関する法律**について解説する。看護の重要性に鑑み，看護法として章を独立させている。看護法も含めた医事法全体の解説については，第3章の冒頭を見られたい。

保健師助産師看護師法は，制定以来70年以上が経過し，27回の改正が行われている。ほかの法律が改正された影響で改正されたものや行政改革の一環で全省庁一律に改正されたものもあるが，看護の発展などのために本質的な改正が行われたものも多い。

A 保健師助産師看護師法
（昭和23年法律第203号）

1 目的

本法の目的は，保健師・助産師・看護師の資質を向上し，それにより医療・公衆衛生の普及向上をはかることである。

1948（昭和23）年7月30日に**保健婦助産婦看護婦法**[1]の名称で公布され，学校の指定などは医師法などと同時に同年10月27日から，看護婦に関する部分は1950（昭和25）年9月1日から，その他は1951（昭和26）年9月1日から段階的に施行された。

● **看護**　看護とは，一般的には傷病者に手当てをしたり世話をしたりすることであり，幅広い概念である。さまざまな定義については，先人の書物や人々の考えをもとに学修していただきたいが，筆者は，人間の自然治癒力を引き出し，生きる希望と力をつくり，生涯にわたり尊厳をもって輝く人生を送れるように支援することであると考える。保健師助産師看護師法第5条では，**傷病者もしくは褥婦に対する療養上の世話または診療の補助**[2]という行為概念が書かれている。それは看護師のみが行える業務独占の行為を書いたのであり，看護の定義ではない。看護の定義は，保健師助産師看護師法には出てこない。この法律は衛生取締法，つまり無資格者が危険な行為をするのを取締まる法律であり，書いていることは各資格の定義だからである。裏返せば，看護師などの免許は法律で規定しなければならないほど重要だということである。看護の定義は法律とは別の次元のものであり，年々発展する看護学を社会に適用したものである。

2 定義

保健師・助産師・看護師・准看護師の法律上の定義は次のとおりである。

> NOTE
>
> [1]見出しで法律名のあとに付している（　）内の「昭和23年法律第203号」は，昭和23年に203番目に公布されたという意味である。

> NOTE
>
> [2]この部分は保健師助産師看護師法第5条の原文では，「傷病者若しくはじよく婦に対する療養上の世話又は診療の補助」と表記されている。本書では「じよく婦」については「褥婦」として記載する。

◆ 保健師

　保健師とは，厚生労働大臣の免許を受けて，保健師の名称を用いて，**保健指導**に従事することを**業**とする者をいう。

　保健指導とは，一般的に健康を保つ目的に向かって教え導くことである。各種の法律に規定があり，法制度ごとに内容が多少異なる。

　業❶とは，公衆に対して反復継続の意思をもって一定の行為を行うことである。反復継続の意思があれば，その行為を1回行っただけでも業となる。しかし，たまたま数回の行為があっても，その間に反復継続の意思がなければ業ではない。また，業を行うことで報酬を受ける場合が多いが，報酬を受けたかどうか，受ける意思があったかどうかは業の要件とは関係がない。なお，「業とする者」というのは「業とすることができる者」の意味であって，実際に業務を行っていない者も含まれる。保健師の場合は，「名称を用いて」という要件があることに注意してほしい。

> **NOTE**
> ❶業
> 　業のことを業務という場合がある。

◆ 助産師

　助産師とは，厚生労働大臣の免許を受けて，**助産**または妊婦・褥婦もしくは新生児の**保健指導**を行うことを業とする**女子**をいう。

　助産とは分娩の介助を行うことで，妊婦に分娩徴候があらわれてから後産が終了して完全に分娩が終わるまでの間に行う一連の分娩の介助行為をいう。**妊婦**とは受胎後分娩開始までの期間における女子をいい，**褥婦**とは，産褥すなわち分娩が終わって母体が正常に戻るまでの期間（ふつう6週間）における女子をいい，**新生児❷**とは新産児と同じ意味で，出生後およそ1か月の間の子どもをいう。近年，助産と看護業務との違いを明確にするために，子宮口の開大の状態などの**内診**は，助産師にしかできないとの確認の解釈通知が2度にわたり厚生労働省から出されている。なお，**助産所**については医療法で規定している。

> **NOTE**
> ❷新生児
> 　母子保健法では，出生後28日を経過しない乳児をいう。（◐128ページ）

◆ 看護師

　看護師とは，厚生労働大臣の免許を受けて，傷病者もしくは褥婦に対する療養上の世話または診療の補助を行うことを業とする者をいう。

　療養上の世話とは，療養中の患者または褥婦に対して，その症状に応じて行う医学的知識と技術を必要とする世話をいい，**診療の補助**とは，医師または歯科医師が患者を診断し，治療する際に行う補助行為をいう。診療者の補助ではないことに注意されたい。

　なお，1915（大正4）年に制定された看護婦規則では，傷病者または褥婦看護業務という用語であったが，1947（昭和22）年制定の保健婦助産婦看護婦令において現行の表現となり，そのまま法律に引き継がれた。

◆ 准看護師

　准看護師とは，都道府県知事の免許を受けて，医師・歯科医師または看護

師の指示を受けて，傷病者もしくは褥婦に対する療養上の世話または診療の補助を行うことを業とする者をいう❶。准看護師の業務内容は看護師と同じであるが，准看護師が業務を行うには，医師・歯科医師・看護師の指示を受けなければならない。准看護師は看護師とは資格要件が異なるため，独立して業務を行うことを考えていないからである。

准看護師には，看護師にはないほかの法令上の規定がある。「放射性同位元素等による放射線障害の防止に関する法律」（昭和32年法律第167号）では18歳未満の者が放射性同位元素などを取り扱うことを禁止しているが，准看護師については例外としている。また，「沖縄の復帰に伴う特別措置に関する法律」（昭和46年法律第129号）により復帰前の沖縄県の「公衆衛生看護婦助産婦看護婦法」に基づき臨時准看護婦養成所などを卒業し知事免許を受けた者は，沖縄県内に限り准看護師の業務を行うことができる。現在も数十人が従事している。

◆ 専門看護師・認定看護師について

専門看護師・認定看護師という名称は，公益社団法人日本看護協会の制度であり，保健師助産師看護師法による資格ではないが，医療法の分野では広告できるなどの扱いが認められている。

3 保健師助産師看護師法の構造と附属法令

▍保健師助産師看護師法

保健師助産師看護師法❷は，保健師・助産師・看護師・准看護師の資格と業務について定めており，看護職にとって最も重要な法律である。本法は，これら看護職の定義，免許取得の要件，試験の受験資格，名称の独占，業務の独占，業務上の一般的義務，法律違反に対する罰則などについて，基本的事項を規定している。細部事項と具体的な手続きは，本法の附属法令である政令と4つの省令にゆだねられている。その関係を●図2-1に示す。

▍保健師助産師看護師法施行令

法の委任を受けた政令（昭和28年政令第386号）であり，**免許の申請**，保

NOTE

❶准看護師には，1951（昭和26）年までの乙種看護婦にあった「急性かつ重症の傷病者またはじよく婦に対する療養上の世話を除く。」という業務上の制限はない。

NOTE

❷保健師助産師看護師法第4条は「削除」という条文である。削除も大事な条文である。1948（昭和23）年に法律が制定された当初，看護婦に甲乙2種類があった名残である。

当初は第4条で看護婦には甲乙2種あること，第5条で甲種看護婦の定義，第6条で乙種看護婦の定義を規定していた。それが1951（昭和26）年に甲乙看護婦の一本化と准看護婦制度の創設を内容とする改正が行われ，第4条は不要となったので削除となった。

「削除」の条文を残さずに順次移動させると，多くの条文を改正し国民に普及したばかりの法文内容が大きくかわってしまう。条文移動を防ぐために削除との条文を残したのである。

法律	政令	省令
保健師助産師看護師法	保健師助産師看護師法施行令	保健師助産師看護師法施行規則
		保健師助産師看護師学校養成所指定規則
		特定行為研修省令〔略称〕
		准看護師試験委託省令〔略称〕
厚生労働省設置法	厚生科学審議会令	
	医道審議会令（保健師助産師看護師分科会）	

●図2-1　保健師助産師看護師法と附属法令

健師籍・助産師籍・**看護師籍・准看護師籍の登録**・訂正，免許証の交付・書換交付・再交付・返納，**養成機関の指定**に関する重要事項と保健師助産師看護師試験委員について規定している。

■ 保健師助産師看護師法施行規則

法施行のための省令（昭和 26 年厚生省令第 34 号）であり，保健師助産師看護師法と保健師助産師看護師法施行令に基づいて，免許の申請や籍の登録に関する細部事項，**国家試験・准看護師試験の試験科目**や受験手続き，助産録の記載事項などについて規定している。

■ 保健師助産師看護師学校養成所指定規則

養成所指定のための省令（昭和 26 年文部省・厚生省令第 1 号）❶であり，保健師・助産師・看護師・准看護師の養成機関である学校・養成所に関して，**入学資格・修業年限・教育内容や教員の数**，施設設備，そのほか指定の条件つまり基準などを規定している。

■ 特定行為研修省令（略称）

保健師助産師看護師法第 37 条の 2 第 2 項第 1 号に規定する特定行為及び同項第 4 号に規定する特定行為研修に関する省令（平成 27 年厚生労働省令第 33 号）は，**特定行為研修**のための省令であり，手順書により特定行為を行う看護師には，法律で特定行為研修の受講が義務づけられたため，その研修に関して，各特定行為の定義・区分や研修基準，指定研修機関の指定基準などを定めている。

■ 准看護師試験委託省令（略称）

保健師助産師看護師法に基づく指定試験機関に関する省令（平成 31 年厚生労働省令第 25 号）は，都道府県知事が民間法人に准看護師試験を委託する場合の指定試験機関の申請要件，事務規程，試験委員などについて定めている。

■ 厚生科学審議会令・医道審議会令

厚生科学審議会令と医道審議会令は，厚生労働省設置法に基づき設けられた 2 つの審議会について，それぞれ組織・所掌事務や委員の任命・任期などを定めている。

● **厚生科学審議会令（平成 12 年政令第 283 号）** 保健師・助産師・看護師・准看護師・理学療法士・作業療法士・あん摩マッサージ指圧師・はり師・きゅう師・柔道整復師の**養成機関の指定**に関する重要事項の調査・審議そのほか関係法の規定によってその権限に属することとされた事項を処理する厚生科学審議会について定めている。

● **医道審議会令（平成 12 年政令第 285 号）** 医師・歯科医師・**保健師・助産師・看護師**の免許の取消し，業務の停止などの行政処分の調査・審議や医師・歯科医師・**保健師・助産師・看護師**の国家試験の実施に関する重要事項の審議そのほか関係法の規定によってその権限に属することとされた国家試験の実施基準，看護師学校・養成所の指定基準などの事項を処理する医道審議会について定めている。医道審議会には 8 つの分科会と多くの部会があり，看護職に関する事項は，そのうちの**保健師助産師看護師分科会**で審議される。

NOTE

❶当時の文部省と厚生省が共同で出した省令であり，省の名称がかわっても制定当時の省の名称で特定されている。

4 免許

保健師，助産師，看護師の制度の基本となるものは免許である。

(1) 保健師になるには，厚生労働大臣の行う**保健師国家試験**と**看護師国家試験**の両方に合格し，厚生労働大臣から保健師免許を受けなければならない。

(2) 助産師になるには，厚生労働大臣の行う**助産師国家試験**と**看護師国家試験**の両方に合格し，厚生労働大臣から助産師免許を受けなければならない。

(3) 看護師になるには，厚生労働大臣の行う**看護師国家試験**に合格し，厚生労働大臣から看護師免許を受けなければならない。

(4) 准看護師になるには，都道府県知事の行う**准看護師試験**に合格し，都道府県知事から准看護師免許を受けなければならない。この免許は，いったん受けると，全国で通用するものである。

● **籍の登録** いずれも試験に合格しただけでは免許を受けたとはいえず，**籍に登録**してはじめて免許を受け，看護師などの業務を行えるのである。

● **免許の意義** 法律上，**免許**というのは一般人には禁止されている行為を特定の資格をもった者に対して許すことをいう。すなわち許可と同じ意味である。たとえば看護師の独占業務を行うことは一般人には禁止されているが（保健師助産師看護師法第31条，● 273ページ），これを看護師国家試験に合格し免許をもつ特定の資格の者にその禁止を解除し，業務を行うことを許している❶。これが免許の本質である。

▍ 免許の要件

免許を取得するために備えていなければならない要件を**免許の要件**という。これには**積極的要件**と**消極的要件**がある。積極的要件は，免許を取得するために必ず備えていなければならない，試験合格などの要件のことである。消極的要件とは，免許を取得するために該当してはならない要件のことで，**欠格事由（欠格条件）**ともいう。これには**絶対的欠格事由**と**相対的欠格事由**とがある。絶対的欠格事由は，絶対に免許を取得できない事由のことで，相対的欠格事由は，その程度によっては免許を取得できない場合がある事由のことである。

● **積極的要件** 免許の積極的要件は，保健師は保健師国家試験と看護師国家試験に合格すること，助産師は助産師国家試験と看護師国家試験に合格すること，看護師は看護師国家試験に合格すること，准看護師は准看護師試験に合格することである❷。

● **消極的要件（欠格事由）** 保健師・助産師・看護師・准看護師の免許には**絶対的欠格事由**はない❸。

相対的欠格事由は次のとおりで，いずれかの事由に該当する者には免許が与えられないことがある❹。

(1) 罰金以上の刑に処せられた者（罰金以上の刑とは，罰金・禁錮・懲役・死刑）。

(2) 保健師・助産師・看護師・准看護師の業務に関し，犯罪または不正の行

NOTE

❶ なぜ，これらの行為が一般人に禁止されているのか。それは危険だからである。衛生法と医事法の基本は，国民を危険から守ることである。

❷ 2006（平成18）年の保健師助産師看護師法改正前までは，それぞれ保健師国家試験・助産師国家試験・看護師国家試験・准看護師試験だけに合格すればよかった。

❸ 2001（平成13）年の法律改正により，それまであった目が見えない者などの絶対的欠格事由は削除された。

❹ 2001（平成13）年の法律改正で，従前の事由のうち，素行が著しく不良である者と伝染性の疾病にかかっている者についての規定は削除され，障害者については，障害を有していても本人の業務遂行能力に応じて資格を取得できる道を開くとともに，障害の種別を特定しない規定に改めた。

為があった者。

（3）心身の障害により保健師・助産師・看護師・准看護師の業務を適正に行うことができない者として厚生労働省令で定めるもの。

（4）麻薬・大麻・あへんの中毒者。

■ 障害がある場合の要件

心身の障害により業務を適正に行うことができない者として，厚生労働省令では次のように定めている。

視覚・聴覚・音声機能もしくは言語機能または精神の機能の障害により，保健師・助産師・看護師・准看護師の業務を適正に行うにあたって必要な**認知・判断・意思疎通**を適切に行うことができない者。

なお，免許を与えるかどうかを決定するときは，申請者が現に利用している障害を補う手段または現に受けている治療などにより障害が補われ，または障害の程度が軽減している状況を考慮すべきものとされている。また，厚生労働大臣（准看護師の場合は都道府県知事）が，心身の障害に該当する者と認めて免許を与えないこととするときは，あらかじめ申請者にその旨を通知し，求めがあれば指定する職員に本人の意見を聴取させなければならない。

■ 籍の登録と免許証

免許は国家試験または准看護師試験に合格した者の申請により，**籍❶**に登録することによって与えられる。厚生労働省には，**保健師籍・助産師籍・看護師籍**が，都道府県には**准看護師籍**が備えてあり，免許に関する一定の事項を登録する。**業務は籍に登録された日**から行うことができる。登録されたときは，それぞれの**免許証**が交付される。籍の登録事項を●表 2-1 に示す。

■ 免許の申請

免許を受けようとする者は，一定様式の免許申請書❷（● 287 ページ）に次の書類を添えて，保健師免許・助産師免許・看護師免許を受ける場合は，住所地の都道府県知事を経由して厚生労働大臣に，准看護師免許の場合は住所地の都道府県知事に提出しなければならない。

（1）試験の合格証書の写し：免許申請書に，合格した試験の施行年月・受験地・受験番号を記載した場合は，合格証書の写しは省略することができる。

（2）戸籍謄本・戸籍抄本または戸籍などを表示した住民票の写し。

（3）視覚・聴覚・音声機能もしくは言語機能または精神の機能の障害または

NOTE

❶籍とは，戸籍などと同じように一定の事項を記載した公の帳簿のことである。

NOTE

❷2021（令和 3）年から行政のデジタル化推進の一環で，各種公文書や申請書に申請者が押す押印を原則として廃止している。

● 表 2-1　保健師籍・助産師籍・看護師籍・准看護師籍の登録事項

1）登録番号・登録年月日	5）その他厚生労働大臣の定める事項：
2）本籍地都道府県名（外国籍の者は，その国籍）・氏名・生年月日	保健師助産師看護師法施行規則（第3条・第4条）による次の@〜©の事項
3）試験合格の年月（准看護師の場合はそのほかに試験施行地都道府県名）	@ 再免許の場合にはその旨
	ⓑ 免許証を書換交付または再交付した場合には，その旨・事由・年月日
4）免許の取消し，または業務の停止の処分に関する事項	© 登録の抹消をした場合には，その旨・事由・年月日

麻薬・大麻・あへんの中毒者であるかないかに関する医師の診断書。

▌籍の訂正

免許を得たのち，婚姻（結婚の法律用語）などによって，籍の登録事項である本籍地都道府県名・氏名などに変更が生じたときは，**30 日以内**に戸籍謄本などを添えて，籍の訂正を申請しなければならない。業務に従事している者は，就業地の都道府県知事を経由しなければならない。

▌免許証の書換交付・再交付

免許証の記載事項に変更が生じたときは，厚生労働大臣または免許を与えた都道府県知事に，免許証を添えて免許証の**書換交付❶**を申請することができる。免許証を失ったり，または破ったりよごしたりしたときは**再交付**を申請することができる。

▌免許の取消し，業務の停止と再免許

免許が与えられたのちにおいて，相対的欠格事由に該当するようになったとき，または保健師・助産師・看護師・准看護師としての品位をそこなうような行為があったときは，**免許の取消しか，3 年以内の業務の停止**，または**戒告**の処分を受けることがある。免許が取り消されたときは，**5 日以内**に免許証を**返納**しなければならない。

免許の取消しを受けた者でも，取消しの理由となった事項に該当しなくなったとき，その他その後の事情により再び免許を与えるのが適当であると認められるにいたったときは，再び免許を与えられることがある。これを**再免許**という。

免許の取消し，業務の停止または再免許にあたっては，厚生労働大臣は**医道審議会**（保健師助産師看護師分科会，▶ 27 ページ）の意見を，また都道府県知事は**准看護師試験委員**の意見を聴かなければならない。なお，これら処分を受けた看護職または再免許を受けようとする者は，**保健師等再教育研修**を受けるよう命ぜられることになる。

▌行政手続法の手続き（聴聞など）

行政手続法（平成 5 年法律第 88 号）の規定により，免許の取消しや業務の停止のような不利益処分を行う場合は，処分の公正の確保と相手方の権利保護のため，①**免許の取消し**をしようとするときは，期日を定めて審理の場を設け，処分の相手方に意見を述べる機会を与える**聴聞**の手続きを，②**業務の停止**を命じようとするときは，弁明のための意見陳述❷の機会を与える**弁明の機会の付与**の手続きをとらなければならない❸。

● **看護職の特例** 特例として看護職については，厚生労働大臣は，①**聴聞**にかえて都道府県知事に処分に係る者に対する**意見の聴取**を，②**弁明の機会の付与**にかえて医道審議会の委員または都道府県知事に処分に係る者に対する**弁明の聴取**を行わせ，または行うことを求めることができる。

同じように，都道府県知事は，准看護師に業務の停止を命じようとするときは，弁明の機会の付与にかえて准看護師試験委員に処分に係る者に対する**弁明の聴取**を行わせることができる。

NOTE
❶**書換交付・再交付の申請**
書換交付・再交付の申請は，就業地の都道府県知事経由で行うことができる。

NOTE
❷原則として弁明を記載した書面（弁明書）を提出して行う。
❸行政手続法第 13 条・第 15 条・第 29 条・第 30 条。

A. 保健師助産師看護師法　**27**

■ 再免許・再就業の手続き

　たとえば，看護師が輸血血液型を確認せずに輸血して患者が死亡した事件で，刑事上は業務上過失致死罪として罰金 40 万円の刑に処せられ，かつ行政処分では保健師助産師看護師法により業務停止 3 か月になった場合を考える。停止期間が過ぎて再度就業しようとすると，厚生労働大臣が命ずれば前述のように倫理の保持または知識・技能に関する再教育研修を受けることが義務化されている。医師や歯科医師も同様の再研修が実施されている。

■ 登録の抹消と免許証の返納

（1）保健師・助産師・看護師・准看護師が死亡し，または民法による失踪の宣告を受けたときは，戸籍法による届出義務者❶は，30 日以内に籍の**登録の抹消**を申請し，免許証を返納しなければならない。失踪の宣告とは，一定期間❷生死不明の者に対して，利害関係人の請求により家庭裁判所が失踪の宣告を行うことをいう。宣告を受けた者は死亡したものとみなされる（民法第 30 条・31 条）。

（2）自主的に登録の抹消をするときは，申請書を提出し，免許証を返納しなければならない。

■ 旧規則による免許取得者の切替え

　現在の制度が確立する以前において，旧保健婦規則・旧助産婦規則・旧看護婦規則によって都道府県知事の免許を受けた者は，厚生労働大臣に申請すれば，厚生労働大臣からそれぞれの免許を受けることができる。

5　試験

■ 国家試験と都道府県准看護師試験

　保健師国家試験・助産師国家試験・看護師国家試験は厚生労働大臣が，准看護師試験は都道府県知事が，保健師・助産師・看護師・准看護師としてそれぞれに必要な知識・技能について行う。このため，厚生労働省には**保健師助産師看護師試験委員**が，都道府県には**准看護師試験委員**がおかれている。また，試験の実施に関する重要事項と学校養成所の指定の基準については**医道審議会**の**保健師助産師看護師分科会**で審議される。

　准看護師試験について，都道府県知事は指定する一般社団法人・財団法人に試験事務を行わせることができる❸。

　試験は毎年少なくとも 1 回行われる❹。それぞれの試験科目は，**保健師助産師看護師法施行規則**第 20 条から第 23 条（◎ 284，285 ページ）に規定されている。

● **受験資格の基本的要件**　受験資格は基本的に，文部科学省令・厚生労働省令で定める基準に適合するものとして，文部科学大臣が指定する学校または都道府県知事が指定する養成所❺で所要の学科を修めることが必要である。2009（平成 21）年に法律が改正され，大学が明文化された。各要件は次のとおりである。

■ 保健師国家試験

　次のいずれかに該当するものが受けることができる。

NOTE

❶戸籍法による届出義務者とは，①同居の親族，②その他の同居者，③家主・地主または家屋・土地の管理人のことをいう。
❷ふつうの場合は 7 年である。戦争，船の沈没など特別の場合は 1 年である。

NOTE

❸この場合に当該法人の役職員・試験委員は公務員とみなされ，守秘義務などの本法の規定が適用される。
❹看護職の資格試験は，かつては年 2 回行われていたが，近年は 1 回である。
❺2015（平成 27）年 4 月から養成所に関しては都道府県知事の指定に一本化された。

(1) 文部科学大臣の指定した学校で**1年以上**保健師になるのに必要な学科をおさめた者。

(2) 都道府県知事の指定した保健師養成所を卒業した者。

(3) 外国の保健師学校を卒業し，または外国で保健師免許を得た者で，厚生労働大臣が上記の者と同等以上の知識と技能があると認めたもの。

▌助産師国家試験

次のいずれかに該当するものが受けることができる。

(1) 文部科学大臣の指定した学校で**1年以上**助産に関する学科をおさめた者。

(2) 都道府県知事の指定した助産師養成所を卒業した者。

(3) 外国の助産師学校を卒業し，または外国で助産師免許を得た者で，厚生労働大臣が上記の者と同等以上の知識と技能があると認めたもの。

▌看護師国家試験

次のいずれかに該当するものが受けることができる。

(1) 文部科学大臣の指定した学校教育法に基づく大学（短期大学を除く）で看護師になるのに必要な学科をおさめて卒業した者❶。

(2) 文部科学大臣の指定した学校で**3年以上**看護師になるのに必要な学科をおさめた者。

(3) 都道府県知事の指定した看護師養成所を卒業した者。

　ア　これらは保健師助産師看護師学校養成所指定規則で基準が定められており，大学に入学することができる者❷を入学・入所者資格とする課程を**3年課程**という。これには定時制もあり，その場合の修業年限は4年である。なお，中等教育学校は，1998（平成10）年の学校教育法の改正において中高一貫教育を実施するための新たな学校の種類として設けられたもので，修業年限は6年であり，前期課程3年（中学校に相当）と後期課程3年（高等学校に相当）に区分されている。

　イ　高等学校と専攻科において**看護師を養成するための一貫した教育を施す課程**は1999（平成11）年の同指定規則の改正により新設され，2002（平成14）年4月1日から施行された。この場合の専攻科の修業年限は**2年以上**である。

(4) 免許を得たのち**3年以上**業務に従事している准看護師または高等学校・中等教育学校を卒業している准看護師で，前記(1)〜(3)に規定する大学・学校，養成所で**2年以上**修業した者。これを**2年課程**❸という。これが准看護師から看護師になる道であり，前記の(2)・(3)の看護師学校・養成所に併設された2年（定時制は3年・通信制2年以上）の課程もある。通信制課程❹の入学資格は，准看護師の免許取得後7年以上の業務経験のあることが要件とされている。

(5) 外国の看護師学校を卒業し，または外国で看護師免許を得た者で，厚生労働大臣が前記(1)〜(3)の者と同等以上の知識と技能があると認めたもの。

▌准看護師試験

次のいずれかに該当するものが受けることができる。どの都道府県の学校・養成所で学んでもかまわない。

NOTE

❶これに相当する医師法第11条は，学校教育法に基づく大学で，医学の正規の課程を修めて卒業した者と記述している。

NOTE

❷高等学校または中等教育学校の卒業者または同等以上の学力がある者をさす。

NOTE

❸2年課程のことをかつては進学課程とよんだこともある。

❹通信制の課程は2004〔平成16〕年4月1日に新設。

（1）文部科学大臣の指定した学校で**2年**の看護に関する学科をおさめた者。

（2）都道府県知事の指定した准看護師養成所を卒業した者。

　上記(1)・(2)の入学または入所資格は，いずれも中学校卒業（または中等教育学校の前期課程修了）またはこれと同等以上の学力があると認められた者である。高等学校の衛生看護科（いわゆる看護高校）は(1)に含まれる。

（3）看護師国家試験の受験資格のある者❶。

（4）外国の看護師学校を卒業し，または外国において看護師免許を得た者のうち，看護師国家試験の受験資格は認められないが，厚生労働大臣の定める基準に従い，都道府県知事が適当と認めたもの。

6 学校・養成所

　学校・養成所は，文部科学大臣または都道府県知事が指定する。本法では文部科学大臣が指定するものを**大学**または**学校**❷といい，都道府県知事が指定するものを**養成所**といって両者を区別している。

指定

　学校・養成所の指定に関しては，**保健師助産師看護師法施行令**（◯277ページ）と**保健師助産師看護師学校養成所指定規則**（◯291ページ）によって詳しく規定されているが，学校でも養成所でも指定の条件は同一である。

● **文部科学大臣が指定するもの**　文部科学大臣が指定するものは，学校教育法第1条の学校（大学・短大・高等学校）およびこれらの学校に付設される**専修学校**❸（たとえば，医科大学に付設される専修学校である看護師学校）または各種学校❹である。

● **都道府県知事が指定するもの**　文部科学大臣が指定するもの以外である。かつては准看護師養成所以外は厚生労働大臣が指定していたが，地方分権のため2015（平成27）年4月1日から都道府県知事が指定することとなった。

7 業務

　保健師・助産師・看護師・准看護師は，直接に人の生命・身体に重大な影響を及ぼす業務に従事する。職務の重要性を考慮し，国は保健衛生上の見地から，これらの業務または名称は一定の資格のある者にだけ独占させ，資格のない者には禁止している。また，これらの者が業務を行うにあたっては，国民の医療・保健に支障をきたさないように，法律で各種の義務が課せられている。

保健師の名称独占

　保健師でなければ，保健師またはこれに類似する名称を用いてはならない。これを保健師の**名称独占**❺という（保健師助産師看護師法第42条の3，◯274ページ）。2006（平成18）年の改正でより厳格になった。

　類似する名称とは，たとえば，保健婦・保健指導婦・公衆衛生保健婦・パブリックヘルスナース public health nurse など保健師とまぎらわしい名称をい

NOTE

❶看護師国家試験の受験資格をもつ者は，准看護師試験も受験できる。

NOTE

❷ここで学校というのは学校教育法第1条に示された学校（幼稚園・小学校・中学校・義務教育学校・高等学校・中等教育学校・特別支援学校・大学・短大・高等専門学校をいう）とは異なり，単に指定する行政機関の違いによる便宜上の区分である。したがって個々の学校・養成所の名称では，文部科学大臣指定のものが養成所といったり，都道府県知事指定のものが学校と称していることがあるが，法律上の問題はない。

❸専修学校とは，学校教育法第1条の学校以外の教育施設で，職業や実際生活に必要な能力を育成し，または教養の向上をはかることを目的とし，文部科学大臣の定める教員数・校地・校舎・設備を有し，①修業年限が1年以上であり，②授業時間数は文部科学大臣が定める基準以上で，③常時40人以上の教育を行うものをいう。専修学校の課程には，高等課程（高等学校程度）・専門課程（大学・短大程度）・一般課程（その他）があり，専門課程をおく専修学校を**専門学校**と称する。

❹各種学校とは，専修学校の基準に達しないもので，学校教育に類する教育を行うものをいう。

❺免許を受けた者でなければ，その名称または類似する名称を用いることはできない。名称制限という場合もある。

う。保健師または類似の名称を用いなければ，保健師でなくとも保健指導を業とすることができる。医師・歯科医師・養護教諭などがその例である。助産師・看護師ももちろん保健指導を行うことができる。

▌助産師の業務独占と名称独占

助産師でなければ，助産または妊婦・褥婦・新生児の保健指導を業とすることはできない。これを助産師の**業務独占❶**という。しかし，助産師の業務は医業の一部であることから，医師はその業務の一部として助産師の業務を行うことができる（保健師助産師看護師法第 30 条，▶ 273 ページ）。

内診行為のように助産師しか行えない行為は，たとえ看護師が診療の補助としてでも行うことはできない。また，助産師も**名称独占**であり，助産師でなければ助産師またはこれにまぎらわしい名称を用いてはならない。

▌看護師の業務独占と名称独占

看護師でなければ，傷病者または褥婦に対する療養上の世話，または診療の補助を行うことを業とすることはできない。これを看護師の**業務独占**という（保健師助産師看護師法第 31 条，▶ 273 ページ）。また，**名称独占**であり，看護師でなければ看護師またはこれにまぎらわしい名称を用いてはならない**❷**。

▌准看護師の業務独占と名称独占

准看護師でなければ，**医師・歯科医師または看護師の指示を受けて**傷病者または褥婦に対する療養上の世話，または診療の補助を行うことを業とすることはできない。これを准看護師の**業務独占**という（保健師助産師看護師法第 32 条，▶ 273 ページ）。また，**名称独占**であることは看護師と同じである。

▌本来の業務のほかに行える業務

保健師・助産師・看護師の本来の業務に加え，母体保護法による**受胎調節の実地指導**も業として行える（第 15 条，▶ 131 ページ）。

▌業務独占の例外

看護師・准看護師の業務独占には次のような例外がある。

● **医師・歯科医師**　医師は医業の，歯科医師は歯科医業の範囲内で看護師の業務を行うことができる（保健師助産師看護師法第 31 条，▶ 273 ページ）。

● **保健師・助産師**　保健師・助産師は看護師の免許をもたなくとも看護師の業務を行うことができる（保健師助産師看護師法第 31 条第 2 項，▶ 273 ページ）。看護師の免許をもたないが保健師・助産師の免許をもつ場合とは，看護師国家試験に合格したが看護師免許を申請しない者が考えられる**❸**。なお，看護師の免許をもたない助産師などが看護師の業務を行うことはできるが，看護師と称することはできない。看護師国家試験に合格しないで 2007（平成 19）年 3 月以前に保健師・助産師の国家試験にだけ合格し，その免許を受けた者も看護師の業務を行うことができる。

以上を含め，看護師の業務独占の例外を ▶ 表 2-2 に示す。

▌外国医師等が行う臨床修練に係る医師法第 17 条等の特例等に関する法律（昭和 62 年法律第 29 号）

この法律により，医療に関する知識・技能の修得を目的として来日した外国看護師・助産師等 13 職種**❹**が，必要な知識・技能を有するなどの一定の

NOTE

❶ 免許を受けた者でなければ，その業務を行うことはできない。業務制限という場合もある。

NOTE

❷ 愛玩動物看護師法による愛玩動物看護師も名称独占である（▶ 104 ページ）。

NOTE

❸ ただし 1948（昭和 23）年の保健師助産師看護師法制定以前の旧制度の助産婦は看護師の業務を行うことはできない。保健婦は旧制度の時代から看護婦の業務を行うことが認められ，厚生労働大臣の免許に切りかえたあとでも同じである。

❹ 助産師・看護師・歯科衛生士・診療放射線技師・歯科技工士・臨床検査技師・理学療法士・作業療法士・視能訓練士・臨床工学技士・義肢装具士・言語聴覚士・救急救命士が該当する。

表 2-2 看護師の業務独占の例外

職種	内容
保健師	看護師の業務を行うことができる。
助産師	看護師の業務を行うことができる。内診は助産師の業務独占である。
医師	医業の範囲内で看護師の業務を行うことができる。
歯科医師	歯科医業の範囲内で看護師の業務を行うことができる。
歯科衛生士	歯科診療の補助を行うことができる。歯石の除去・フッ素の塗布は歯科衛生士の業務独占である。
診療放射線技師	診療の補助として，政令で定める画像診断装置を用いた検査，造影剤の血管内投与，下部消化管検査に関しカテーテル挿入などを行うことを業とすることができる。X線の照射などは診療放射線技師の業務独占である。
臨床検査技師	診療の補助として，採血(医師の具体的な指示を受けて行うものに限る)やインフルエンザ検査のための鼻腔拭い液等による検体の採取など，および生理学的検査を行うことを業とすることができる。
理学療法士	診療の補助として，理学療法を行うことを業とすることができる。
作業療法士	診療の補助として，作業療法を行うことを業とすることができる。
視能訓練士	診療の補助として，両眼視機能の回復のための矯正訓練とこれに必要な検査および眼科にかかる検査を行うことを業とすることができる。
言語聴覚士	診療の補助として，嚥下訓練，人工内耳の調整，その他厚生労働省令で定める行為を行うことを業とすることができる。
臨床工学技士	診療の補助として，生命維持管理装置の操作を行うことを業とすることができる。
義肢装具士	診療の補助として，義肢および装具の装着部位の採型ならびに義肢および装具の身体への適合を行うことを業とすることができる。
救急救命士	診療の補助として，救急車の中などで救急救命処置を行うことを業とすることができる。
介護福祉士	診療の補助として，喀痰の吸引等を行うことを業とすることができる。

基準に適合しているときは，厚生労働大臣の許可により，**臨床修練**のため厚生労働大臣の指定する病院において 1 年をこえない範囲で，臨床修練指導者の指導監督のもとに看護または助産の業を行うことができる。これらの者は臨床修練外国看護師等とよばれる。

8 研修

臨床研修

保健師・助産師・看護師・准看護師は，免許を受けたあとも，臨床研修その他の研修❶を受けるよう努めなければならない。必ず受けなければならないものではなく，努力をするものである。一般的に**努力義務**❷といわれる。

特定行為研修

特定行為は診療の補助に含まれる行為である。特定行為の内容は，**保健師助産師看護師法第 37 条の 2 第 2 項第 1 号に規定する特定行為及び同項第4 号に規定する特定行為研修に関する省令**で定められている(● 表 2-3)。**特定行為**を**手順書**により行う看護師は，厚生労働大臣が**指定する研修機関**において**特定行為区分**に係る**特定行為研修**を受けなければならない。保健師・助

NOTE

❶再免許のときなどの保健師等再教育研修・准看護師再教育研修は趣旨が異なるので，この研修には含まれない。

❷努力義務

法文中に出てくる用語ではないが，行政実務ではこのようにいうことが一般的である。「しなければならない」と強制することができないときに「するように努めなければならない」と求める法律上の表現をさすものである。厳密には義務ではない。

表2-3 特定行為と特定行為区分の一覧

特定行為区分の名称	特定行為
呼吸器(気道確保に係るもの)関連	経口用気管チューブまたは経鼻用気管チューブの位置の調整
呼吸器(人工呼吸療法に係るもの)関連	侵襲的陽圧換気の設定の変更
	非侵襲的陽圧換気の設定の変更
	人工呼吸管理がなされている者に対する鎮静薬の投与量の調整
	人工呼吸器からの離脱
呼吸器(長期呼吸療法に係るもの)関連	気管カニューレの交換
循環器関連	一時的ペースメーカの操作および管理
	一時的ペースメーカリードの抜去
	経皮的心肺補助装置の操作および管理
	大動脈内バルーンパンピングからの離脱を行うときの補助の頻度の調整
心嚢ドレーン管理関連	心嚢ドレーンの抜去
胸腔ドレーン管理関連	低圧胸腔内持続吸引器の吸引圧の設定およびその変更
	胸腔ドレーンの抜去
腹腔ドレーン管理関連	腹腔ドレーンの抜去(腹腔内に留置された穿刺針の抜針を含む。)
ろう孔管理関連	胃ろうカテーテルもしくは腸ろうカテーテルまたは胃ろうボタンの交換
	膀胱ろうカテーテルの交換
栄養に係るカテーテル管理(中心静脈カテーテル管理)関連	中心静脈カテーテルの抜去
栄養に係るカテーテル管理(末梢留置型中心静脈注射用カテーテル管理)関連	末梢留置型中心静脈注射用カテーテルの挿入
創傷管理関連	褥瘡または慢性創傷の治療における血流のない壊死組織の除去
	創傷に対する陰圧閉鎖療法
創部ドレーン管理関連	創部ドレーンの抜去
動脈血液ガス分析関連	直接動脈穿刺法による採血
	橈骨動脈ラインの確保
透析管理関連	急性血液浄化療法における血液透析器または血液透析濾過器の操作および管理
栄養および水分管理に係る薬剤投与関連	持続点滴中の高カロリー輸液の投与量の調整
	脱水症状に対する輸液による補正
感染に係る薬剤投与関連	感染徴候がある者に対する薬剤の臨時の投与
血糖コントロールに係る薬剤投与関連	インスリンの投与量の調整
術後疼痛管理関連	硬膜外カテーテルによる鎮痛剤の投与および投与量の調整
循環動態に係る薬剤投与関連	持続点滴中のカテコラミンの投与量の調整
	持続点滴中のナトリウム，カリウムまたはクロールの投与量の調整
	持続点滴中の降圧剤の投与量の調整
	持続点滴中の糖質輸液または電解質輸液の投与量の調整
	持続点滴中の利尿剤の投与量の調整
精神および神経症状に係る薬剤投与関連	抗けいれん剤の臨時の投与
	抗精神病薬の臨時の投与
	抗不安薬の臨時の投与
皮膚損傷に係る薬剤投与関連	抗がん剤その他の薬剤が血管外に漏出したときのステロイド薬の局所注射および投与量の調整

A. 保健師助産師看護師法　**33**

産師・准看護師は特定行為研修制度の対象とならない。違反した場合，看護師に対して罰則はないが，指定研修機関の職員が虚偽の報告をした場合などには30万円以下の罰金に処せられる。

　改正時の法附則第29条で，政府は特定行為が適切に行われるように特定行為研修の趣旨の周知をすることとされ，同第2条で，公布後5年で見直し，改正後の法律の規定について検討を加え，必要があれば所要の措置を講じることとされており，少し研修が受けやすくなった。

● **特定行為**　診療の補助であって，看護師が手順書により行う場合には，実践的な理解力・思考力・判断力，高度かつ専門的な知識・技能がとくに必要なものとして厚生労働省令で定めるもので， ◐表2-3の38行為である。

● **特定行為区分**　特定行為の区分であり， ◐表2-3の21区分である。

● **手順書**　医師・歯科医師が看護師に診療の補助を行わせる指示のために厚生労働省令により作成する文書・電磁記録のことを手順書❶という。患者の病状の範囲，診療の補助の内容などが厚生労働省令で定められている。

● **特定行為研修**　特定行為を行うための研修で，厚生労働省令で定める基準に適合するものでなければならない。

● **指定研修機関**　厚生労働大臣が指定する学校・病院などである。

> **NOTE**
> ❶改正時の法附則第27条により，施行日（2015年10月1日）に免許をもつ者や免許申請中の者に対しては，研修を受ける規定は5年間は適用しないこととされていた。この**猶予期間**の間はこれら看護師が手順書により特定行為を行うことができた。

9 義務

▍業務に従事する者の届出義務

　行政として，保健師・看護師などが業務に従事している状況を把握しておく必要があり，業務に従事している保健師・助産師・看護師・准看護師は，厚生労働省令で定める**2年ごとの年の12月31日現在**における次の事項を，**業務従事者届**として規定の様式に従い，翌年1月15日までに就業地の都道府県知事に届け出る義務がある。①氏名・性別・年齢，②住所，③保健師籍・助産師籍・看護師籍・准看護師籍の登録番号と登録年月日，④業務に従事する場所の所在地・名称，⑤保健師業務・助産師業務・看護師業務のうち，2以上の業務に従事する者は主たる業務，⑥従事期間など。

▍業務範囲を守る義務

　保健師・助産師・看護師・准看護師に関係する業務には，それぞれ独自の判断で行えるものと，主治の医師・歯科医師の指示がなければ行えないものとがあり，そのほかに指示があっても行えないものがある。

● **独自の判断で行える業務**　保健師では，通常の場合の保健指導があり，助産師では，正常な場合の助産，妊婦・褥婦・新生児に対する保健指導がある。看護師では，傷病者・褥婦に対する療養上の世話について独自の判断で行えるものが多い。准看護師も，医師・歯科医師・看護師の判断・指示を受けて療養上の世話を行うことができる。

● **主治の医師・歯科医師の指示がなければ行えない業務**　保健師・助産師・看護師・准看護師の業務は，医療の一環であり，当然，医師・歯科医師の業務と密接な関連がある。したがって，保健師・助産師・看護師・准看護

師が業務を行う際には，正当な業務範囲を逸脱して，医師・歯科医師の業務に属することまで行うことのないようにしなければならない。保健師助産師看護師法第37条では，これについて明文の規定をおいている。すなわち，「保健師，助産師，看護師又は准看護師は，主治の医師又は歯科医師の指示があつた場合を除くほか，診療機械を使用し，医薬品を授与し，医薬品について指示をし，その他医師又は歯科医師が行うのでなければ衛生上危害を生ずるおそれのある行為をしてはならない。」ただし，臨時応急の手当てをすることは差しつかえない。また，助産師がへその緒を切ったり，浣腸を施したり，そのほか助産師の業務に当然に付随する行為をすることは差しつかえない，とされている。

● **医師・歯科医師の指示があっても行えない業務**　本来，診断・外科手術などのように，医師・歯科医師がみずから行うべき行為は，かりに指示があったとしても行うことはできない。これを**絶対的医行為❶**という。また，助産師が行うべき**内診**などについても同様である。

▌保健師の義務

● **主治医の指示に従う義務**　保健師は，傷病者の療養上の指導を行う際に主治の医師・歯科医師がいるときは，その指示を受けなければならない。

● **保健所長の指示に従う義務**　保健師は，その業務に関して，就業地を管轄する保健所長の指示を受けたときは，これに従わなければならない。この義務は，保健所に勤務する保健師だけでなく，その保健所の管内で働くすべての保健師に適用される。しかし，保健師の業務のうち傷病者の療養上の指導に関して保健所長の指示と主治医の指示が異なったときは，主治医の指示が優先する。これは保健所長の指示は，管内の保健衛生行政上の立場からの一般的・総括的なものであり，主治医の指示はその患者の特性も考慮した個別的・具体的なものであるからである。

▌助産師の義務

● **異常の場合の処置禁止**　助産師は，妊婦・産婦・褥婦・胎児・新生児に異常があると認めたときは，医師の診療を求めさせる必要があり，自分でこれらの者に対して処置をしてはならない。医療法の規定により，助産所は嘱託産科医師と医療機関を定めておくこととされている。しかし，臨時応急の手当てを行うことは差しつかえない。

● **応招義務**　業務に従事する助産師は，助産または妊婦・褥婦・新生児の保健指導の求めがあった場合は，正当な理由がなければこれを拒んではならない。正当な理由とは自己の病気または他の助産のため手が離せないなどの場合であって，報酬の不払いというようなことは正当な理由とはならない。

● **証明文書に関する義務**　分娩の介助または死胎（死亡した胎児のこと）の検案をした助産師は，出生証明書・死産証書・死胎検案書の交付の求めがあった場合は，正当な理由がなければこれを拒んではならない。自分で分娩の介助または死胎の検案をしないで，出生証明書❷・死産証書❸・死胎検案書❹を交付してはならない。

● **刑事上の協力義務**　助産師は，妊娠4か月以上の死産児を検案して異常

NOTE

❶医師・歯科医師・助産師のみが行える行為を絶対的医行為という。一方，医師などの指示があれば行える行為を相対的医行為ということがあり，診療の補助とかなり重なる。

NOTE

❷医師または助産師が分娩に立ち会った場合に，その子がその母から出生したことを証明する文書である。戸籍法の規定により，子が出生したときは，医師または助産師の出生証明書を添付して14日以内に市町村長（東京都および一定の大都市では区長）に届け出なければならない。

❸医師または助産師が立ち会った分娩が死産であった場合に証明する文書をいう。

❹分娩に立ち会わず死胎だけを検査した場合に作成する文書をいう（死産については，死産の届出に関する規程を参照。○108ページ）。

があると認めた場合，24時間以内に所轄警察署に届け出なければならない。

● **助産録に関する義務**　助産師が分娩の介助をしたときは，助産に関する事項をすぐに助産録に記載しなければならない。助産録は，病院・診療所・助産所における助産についてはその管理者が，その他の助産についてはその助産師が，**5年間**保存しなければならない。

▌ 業務上の秘密を守る義務（守秘義務）

保健師・助産師・看護師・准看護師は，業務上で人の秘密に接する機会が多い。正当な理由がなくこれらの秘密をもらしてはならないことは当然である。保健師助産師看護師法は，助産師以外について次のように規定している。

保健師・看護師・准看護師は，正当な理由がなく，業務上知り得た人の秘密をもらしてはならない。保健師・看護師・准看護師でなくなったあとにおいても，同様である。この規定に違反した者は，6月以下の懲役または10万円以下の罰金に処せられる。この規定に違反する罪は親告罪であり，被害者から告訴がなければ検察官は公訴❶を提起することができない。つまり親告罪は，被害者が訴えなければ成立しない。たとえば刑法の秘密漏示罪❷や名誉毀損罪などの犯罪では，被害者の意思に反して起訴し裁判でその事実を公にすると，かえって被害者の不利益になることがあることから，被害者などの告訴がなければ，検察官は公訴を提起することができないのと同じである。後述する看護職員以外の医療技術者の守秘義務違反の罪も，親告罪である。

▌ 刑法などの守秘義務

保健師助産師看護師法の守秘義務の規定では**助産師**が除かれている。これは，助産師には明治時代から医師・薬剤師とともに刑法の秘密漏示罪が適用されるためである。いずれの職種も刑法の施行時は開業が多かった。

診療放射線技師・臨床検査技師などの医療技術者も，それぞれの法律で守秘義務が定められている。衛生法には関係者の秘密を守る義務を定めているものが多い。たとえば，母体保護法，精神保健及び精神障害者福祉に関する法律，原子爆弾被爆者に対する援護に関する法律，感染症の予防及び感染症の患者に対する医療に関する法律などには，健康診断や治療・手術などに関係した者が業務上知り得た人の秘密を正当な理由がなくもらしたときは処罰されるという規定があり，看護業務に従事する者は十分な注意が必要である。

▌ 証言と押収の拒絶権

法律は，以上のように医療関係者に秘密を守る義務を課しており，その実効を確保するため，次のような裁判上の特別な権利❸を認めている。

● **業務上の秘密に関する証言拒絶権（刑事訴訟法第149条）**　医師・歯科医師・**助産師**・**看護師**またはこれらの職にあった者などは，業務上委託を受けたために知り得た事実で他人の秘密に関するものについて証言を拒むことができる。しかし，本人が承諾した場合や証言の拒絶が被告人のためだけにする権利の乱用と認められる場合はこの限りでない。**議院における証人の宣誓及び証言等に関する法律**（昭和22年法律第225号第4条第2項）にも同趣旨の規定がある。

NOTE

❶刑事事件について検察官が裁判所に対して裁判を求めることである。
❷秘密漏示罪については刑法第134条で規定されている。

NOTE

❸この権利は一般人には認められないものである。

● **業務上の秘密に関する押収拒絶権（刑事訴訟法第105条）** 医師・歯科医師・**助産師**・**看護師**またはこれらの職にあった者などは，業務上委託を受けたために，保管・所持する物で他人の秘密に関するものについては，押収を拒むことができる❶。しかし，本人が承諾した場合や押収の拒絶が被告人のためだけにする権利の乱用と認められる場合はこの限りでない。

● **犯罪捜査のための通信傍受に関する法律（平成11年法律第137号）** 守秘義務について，禁止されている通信の傍受を犯罪捜査のために捜査機関が特例として行うことを認める法律である。助産師・看護師等との間の通信について，業務に関するものと認められるときは傍受をしてはならないとされている。

> **NOTE**
> ❶議院における証人の宣誓及び証言等に関する法律にも同趣旨の規定がある。

10 医療過誤

医療行為に関連しておきた予測に反したわるい結果を医療事故というが，そのうち医療過誤❷とは，医師・看護師などの医療従事者が業務を行うにあたって業務上必要とされる注意を怠ったため，ほかの人の権利を侵害し，損害をこうむらせ，法的責任を問われることをいう。医療事故にいたらないものはヒヤリ・ハットといわれている。万一，看護師などが医療過誤をおこした場合には，一般的に，道義的な責任，職場における責任，**民事上・刑事上・行政上**の3つの法的責任を問われる。

> **NOTE**
> ❷診療過誤ともいう。

◆ 民事上の責任

▮ 損害賠償責任

民事上の責任とは，**民法**上の不法行為に対する**損害賠償責任**である。すなわち，民法第709条の「故意又は過失によって他人の権利又は法律上保護される利益を侵害した者は，これによって生じた損害を賠償する責任を負う。」という規定に基づく損害賠償責任である。

国や地方公共団体においては，同様の内容で国家賠償法が適用される。

▮ 過失（注意義務違反）

医師・看護師などの医療従事者は，業務を行うにあたっては，**業務上必要とされる注意**をはらって，事故の発生を未然に防止すべき法律上の義務がある。この注意義務に違反することが過失である。

注意義務は，①**結果発生の予見義務**と，②**結果発生の回避義務**の2つに分けられる。結果発生の予見義務とは，危険な結果の発生をあらかじめ認識していなければならない義務であり，結果発生の回避義務とは，危険な結果の発生を避けるために適切な措置をとらなければならない義務である。

過失❸により患者に死亡・傷害・症状の悪化などの損害を発生させた者は，患者・家族に対し損害を賠償する責任がある。損害には，財産的損害のほかに精神的損害も含まれる（精神的損害の賠償とは，いわゆる慰謝料のこと）。

十分注意してもなお避けられない場合は，**不可抗力**であり，この場合は過失とはならず，損害賠償の責任は生じない。

> **NOTE**
> ❸過失には，過去の実例によれば，たとえば，処置の誤り，薬品の種類や分量の誤り，投薬または注射すべき対象の取り違え，機械・器具の操作の誤り，不適切な観察，記録の記入ミスなどいろいろである。要約すると，注意すれば結果の予見ができ，適切な措置によって損害を回避することができた，すなわち，事故を防止することができたのに，注意を怠ったこと（不注意）によって重大な結果をまねいたことが過失なのである。

A．保健師助産師看護師法　**37**

▊ 因果関係

　なお，過失があっても，結果の発生（損害の発生）との間に**因果関係**がなければ損害賠償義務は生じない。因果関係とは，ある行為が原因となって，ある結果を発生させるという関係をいう。しかし因果関係は，とらえ方によってはいくらでも広がる可能性があることから，法律上ではすべての因果関係をいうのではなく，**相当因果関係**という，社会的にみて相当とされる場合，すなわち経験上ある行為があれば，そこから通常生ずるであろうと認められる場合に限定されている。

▊ 使用者責任

　民法第715条には，事業のために他人（被用者）を使用している者（使用者）は，被用者が使用者の事業の執行について第三者に与えた損害を賠償する責任を負うという趣旨の規定がある。この規定に基づき，病院・診療所の開設者など医療従事者を使用している者も，その医療従事者の医療過誤については，原則として損害賠償の責任を負っている。多くの事故では使用者が賠償することが多く，看護職個人が責任を問われても加入している損害保険でまかなうこととなる。

▊ 債務不履行など

　損害賠償では，不法行為のほかに，民法上の**債務不履行❶**ないし**債務の不完全履行**を理由として訴えられる場合がある。

　医療は，信頼関係に基づいて，医療を受ける側（患者が委任者）と委任を受けて医療を提供する側（病院・診療所は受任者）の契約（診療契約）と考えられている。この診療契約は，専門的には民法上の準委任契約といわれているものである❷。受任者は，委任の本旨に従い**善良な管理者の注意❸**をはらって診断・治療に従事する義務（債務）があるが，損害が発生したことが，その義務（債務）の不履行あるいは不完全な履行によることが立証されれば，その損害を賠償しなければならない。

> ＝ NOTE
> ❶債務不履行による損害賠償については民法第415条で規定されている。
> ❷委任，受任者の注意義務については民法第643条，第656条で規定されている。
> ❸善良な管理者の注意
> 　その人の職業・地位などにおいて通常一般的に要求される注意を意味する法律の用語である（民法第644条）。

◆ 刑事上の責任

　刑事上の責任とは，**刑法**による業務上過失致死傷罪に問われる責任である。刑法第211条に「業務上必要な注意を怠り，よって人を死傷させた者は，5年以下の懲役若しくは禁錮又は100万円以下の罰金に処する。」という規定がある。

▊ 業務上必要な注意

　ここでいう「業務上必要な注意」とは，判例によると「一定の業務に従事する者は，その業務の性質に照らし危害を防止するための相当なる一切の注意をなすべき義務を有するものにして，法令上明文なき場合といえどもこの義務を免るるものにあらず。」とされている。

　看護師の場合，必要な注意義務というのは，職業人として，良識ある通常一般の看護師が有する医学上の知識および技術による注意能力が基準とされる。これは一般社会人の注意能力より高いものである。

　結果的に人を死傷にいたらしめたとしても，業務上必要な注意義務を怠っ

ていないことが立証されれば，過失とはならない❶。

過失と因果関係

　刑事上の責任においても，過失と因果関係についての考え方は，前述の民事上の責任の場合と基本的には同じである。ただし，刑事事件の場合は，その性質上，過失と因果関係の認定は厳密かつ慎重に行われる。一般的に民事責任は刑事責任より範囲が広く，刑事責任を負う場合は民事責任も免れないことが多い。

◆ 行政上の責任

　行政上の責任とは，**保健師助産師看護師法**による行政処分を受ける責任である。これには免許の取消し，業務の一時停止または戒告がある。前述したとおり（● 24 ページ），保健師・助産師・看護師・准看護師は相対的欠格事由に該当するようになったとき，すなわち①罰金以上の刑に処せられたとき，②保健師・助産師・看護師・准看護師の業務に関し犯罪または不正の行為があったとき，免許を取り消されるか，または 3 年以内の業務の停止を命ぜられるか，戒告処分を受ける。この行政処分は，民事上・刑事上の責任とは別に行政上の立場および保健師助産師看護師法の目的からみて，事件にかかわった者にそのまま業務を継続させることが適当かどうかという観点で，保健師・助産師・看護師については厚生労働大臣が，准看護師については都道府県知事が行う。

　免許取消処分を受けた者でも，その後の事情により再免許を与えられることがあり，業務に再度つく場合は，命令により研修を受けなければならない。

医療過誤についての重要な過去例

　1999（平成 11）年 1 月に発生した Y 市立大学医学部附属病院の患者取違え手術事件❷は，心臓手術患者と肺手術患者を 1 人の看護師が同時に病棟から手術室まで運び，手術室の 1 人の看護師に取り違えて渡し，医師たちも取違えに気づかずに執刀したものである。執刀医師なども処罰されたが，運んだ看護師と受けとった看護師は，刑事上の責任として業務上過失致傷罪に問われ，ともに罰金 50 万円となり，保健師助産師看護師法上は業務停止 1 か月となった。民事上の責任については，設置者である市と患者側で示談が成立した。

11 罰則

　法律は，その目的を実現するために，違反した者に対しては刑罰を与えることによって実効性を担保している。保健師助産師看護師法においては，刑法に規定がある業務上過失傷害罪などを除いても，無免許行為・虚偽免許取得などの行為については罰則を設けている。罰則の重さも 2 年以下の懲役から 10 万円以下の罰金まで，罪状に応じて 6 段階に分かれている（● 表2-4）。

NOTE

❶人を死傷させる目的をもって行った行為は故意であって過失ではない。故意の場合は，殺人罪か傷害罪に問われ，医療過誤とは別のものである。

NOTE

❷本文で紹介した事例のほか，重要なものとして，2000（平成 12）年 2 月に K 大学医学部附属病院で，小児用人工呼吸器の加湿器に看護師が誤ってエタノールを注入し，入院中の少女が急性アルコール中毒で死亡した事件がある。

　その看護師は，刑事上は業務上過失致死罪で禁固 10 月，執行猶予 3 年となり，保健師助産師看護師法上は業務停止 3 月となった。民事上では巡回など関係した複数の看護師が損害賠償の責任を負った。

表 2-4　保健師助産師看護師法において規定されている罰則

罰則	違反の内容
2 年以下の懲役または 50 万円以下の罰金（両方を科す場合あり）	・無免許で保健師・助産師・看護師・准看護師の業務を行った者。 ・虚偽または不正の事実で免許を受けた者。 ・同時に名称独占にも違反すると，罰金は 100 万円以下と重くなる。
1 年以下の懲役または 50 万円以下の罰金	・保健師助産師看護師試験委員や試験事務担当者，准看護師指定試験機関の役職員や試験委員であって故意または重大な過失で事前に試験問題をもらし，または故意に不正な採点をした者。 ・准看護師指定試験機関の役職員などで守秘義務に反した者。 ・同じく都道府県知事の停止命令に反した者。
6 月以下の懲役または 50 万円以下の罰金（両方を科す場合あり）	・業務停止期間中に業務を行った者。 ・保健師に対する主治医の指示，保健師に対する保健所長の指示，保健師・助産師・看護師・准看護師に禁止された行為，助産師の異常妊産婦などの処置禁止の各規定に反した者。
6 月以下の懲役または 10 万円以下の罰金	・守秘義務に反した保健師・看護師・准看護師（助産師は刑法第 134 条により同じ内容で規定されている）。
50 万円以下の罰金	・命令に反して保健師等再教育研修などを受けなかった者。 ・業務従事届を出さなかった者，みずから行わなかったのに出生証明書などを交付した，異常死産児の届出をしなかった，助産録の記載・保存をしなかった助産師。
30 万円以下の罰金	・名称独占に違反し看護師等でないのに名称を使用した者。 ・特定行為の指定研修機関で虚偽の報告をした者。 ・准看護師指定試験機関の帳簿に虚偽の記載などをし，虚偽の報告をし，または試験事務を休止したりしたなどの者。

12　沿革

　保健師助産師看護師法は 1948（昭和 23）年 7 月に当初の名称は保健婦助産婦看護婦法として制定された。これは戦前からの制度を一部改革した**保健婦助産婦看護婦令**（昭和 22 年政令第 24 号）の内容を引き継いでいるが，これによって現在の新しい看護制度の基礎が確立された。それまでの**産婆規則・看護婦規則・保健婦規則**の独立した法令によっていた制度が，看護教育を基礎に保健師教育・助産師教育を行うことになったのである。

◆ 産婆規則

　保健師・助産師・看護師のうち，明治時代に最初に制度化されたのは**産婆**つまり**助産師**である。産婆は江戸時代から 1 つの職業であったが，その要件は現代とはまったく異なった。明治新政府は発足早々の 1868（明治元）年 12 月に**太政官布告**を発して，「産婆は人命にも拘わる重要な職業であるから，売薬の世話や堕胎などを行ってはならない。」とその自覚を促している。1874（明治 7）年には文部省が**医制**（● 7 ページ）を発布し，産婆の免状は，40 歳以上で婦人・小児の解剖生理と病理の大意に通じ，平産 10 人，難産 2 人を取り扱ったという産科医の実験証書をもつ者に与えることとされた。しかし医制の規定は実施されず，実際の取締りは各地方の取締規則にゆだねられた。
　1899（明治 32）年 7 月に統一的な法規として勅令❶により**産婆規則**❷が制

NOTE

❶帝国憲法時代の法規の形式で，現在の政令に相当する。

❷産婆規則の内容
　①20 歳以上の女子で，産婆試験に合格し，地方長官（道府県知事）の管理する産婆名簿に登録された者でなければ産婆の営業はできない。
　②産婆試験は地方長官が行う。受験資格は 1 年以上産婆の学術を修業した者。

定され，産婆の免許制度が確立し，同年9月には産婆名簿登録規則と産婆試験規則が定められた。その後1910（明治43）年に，内務大臣の指定した学校・講習所を卒業した者は，無試験で産婆名簿に登録できるよう改正された。このため制定された私立産婆学校産婆講習所指定規則（内務省令）によると，高等小学校卒業または高等女学校2年以上の課程を修業した者が入学し，修業年限は2年以上であった。

1942（昭和17）年には国民医療法が制定され（○8ページ），そのなかの保健婦・助産婦・看護婦に関する規定で，産婆規則は1947（昭和22）年5月に同法の委任命令とされ，名称も助産婦規則と改められた。

◆ 看護婦規則

日本において看護が一般に認識されるのは，明治維新の際における上野の彰義隊傷病兵の救護である。その後，西南の役，日清・日露の戦争などを通じて看護は著しい進歩・発達をみるようになった。

看護婦の教育は，1885（明治18）年に高木兼寛が有志共立東京病院看護婦教育所を設けて2年課程で養成を開始したのをはじめとする。その後，次々に看護教育機関が設置されるようになった。

このような実態に対し，東京府をはじめ各県ではそれぞれ取締規則を設けて資格・業務などを規制していたが，しだいに看護婦が増加するに伴い，1915（大正4）年6月には**看護婦規則**（内務省令）が制定されて，全国的な制度が確立した。看護婦規則の概要は○表2-5に示すとおり。

看護婦規則の制定に伴い1915（大正4）年8月に，私立看護婦学校講習所指定標準ノ件（内務省訓令）が制定され，入学資格・修業年限などが定められた。これによると，入学資格は高等小学校卒業または高等女学校2年以上の課程を修業した者であり，修業年限は2年以上であった。

昭和になり戦争遂行のために多数の看護婦が必要となったので，看護婦になるための年齢が1941（昭和16）年には17歳に，さらに1944（昭和19）年には16歳に引き下げられた。

この看護婦規則も，1947（昭和22）年5月に，前述の国民医療法の委任命令に改められている。

○表2-5 看護婦規則の概要

1) 看護婦とは，公衆の需に応じて，傷病者または褥婦看護の業務をなす女子をいう。	4) 看護婦は主治医の指示を受けた場合のほかは，治療器械を使用し，または薬品を授与したり指示をしたりしてはならない。しかし臨時救急の手当ては差しつかえない。
2) 看護婦になろうとする者は，18歳以上で，看護婦試験に合格するかまたは地方長官の指定した学校・講習所を卒業し，地方長官の看護婦免許を受けなければならない。	5) 地方長官は，上記②の看護婦となる資格のない者に対しても当分の間，履歴審査により看護の業務を免許し**准看護婦免状**を下付することができる（この准看護婦の免状を受けた者は，名称は同じでも保健婦助産婦看護婦法による准看護婦とはまったく別のものである）。
3) 看護婦試験は地方長官が行う。試験科目は，人体の構造および主要器官の機能，看護方法，衛生および伝染病大意，消毒方法，包帯術および治療器械取扱大意，救急処置であり，1年以上看護の学術を修業した者でなければ試験を受けることができない。	

A. 保健師助産師看護師法　　**41**

◆ 保健婦規則

　日本における保健婦事業は，1923（大正 12）年の関東大震災の直後，恩賜
財団済生会が罹災者の訪問看護を行ったのがはじまりとされる。その後，都
市や農村においても徐々に訪問看護事業が進められ，やがて満州事変から日
中戦争・太平洋戦争へと戦争が拡大するにつれ，国民に対する保健衛生指導
が重視され，保健婦事業は著しい進歩をとげた。しかし当時一般に用いられ
ていた名称は，保健婦・公衆衛生看護婦・保健指導婦・巡回看護婦などで，
その知識・技術の程度にも著しい違いがあり，職分も一定していなかった。
公式に保健婦という名称が使用されたのは，1937（昭和 12）年に制定された
保健所法の施行規則に保健所の職員として保健婦という名称が明記されたの
がはじめである。

　さらに保健婦の資格を一定にし，的確な保健指導の普及をはかるため，
1941（昭和 16）年 7 月に**保健婦規則**（厚生省令）が制定された（◐表 2-6）。

　厚生大臣による学校・講習所❶の指定は，1944（昭和 19）年に戦時下❷の行
政事務簡素化のため地方長官の指定に改められた。

　1942（昭和 17）年制定の国民医療法により，1945（昭和 20）年 5 月に旧保健
婦規則が廃止され，新たに同法の委任命令として新保健婦規則が制定された。

　新しい保健婦規則の内容は旧規則とほぼ同内容で，①保健婦は保健指導と
療養補導に従事し，国民体力の向上に寄与することが任務，②保健婦試験の
受験資格は 1 年以上保健婦・看護婦・産婆の学術を修業した者などであった。

　また，従前の私立保健婦学校保健婦講習所指定規則にかわって，1945（昭
和 20）年 6 月に保健婦養成所指定規程（厚生省訓令）が制定された。その内容
は従来のものと大差なく養成所も当初は 3 種類あったが，やがて 1947（昭和
22）年 3 月に改正され，①1 種・2 種・3 種の区分を廃止して 1 本とし，②入
学資格は高等女学校卒業以上，修業年限は 3 年以上（やむをえない場合は 2
年以上）に改められた。

◆ 戦時下の国民医療法と看護職の関係

　1942（昭和 17）年には，戦時体制に即応して医療制度を再編成するため，
国民医療法が制定され，保健婦・助産婦・看護婦は医師・歯科医師とならん

NOTE

❶**保健婦学校・講習所の入学資格**

　保健婦規則の制定に伴って公布された私立保健婦学校保健婦講習所指定規則（厚生省告示）によると，保健婦学校・講習所の入学資格には 3 種類あり，第 1 種は高等女学校卒業で修業年限は 2 年以上，第 2 種は看護婦資格者で修業年限は 6 か月以上，第 3 種は産婆資格者で修業年限は 1 年以上であった。

❷**戦時下の保健婦修業年限**

　修業年限は，戦時下で保健婦を急速に養成する必要から 1944（昭和 19）年には第 1 種は 1 年 6 か月以上，第 3 種は 10 か月以上に短縮され，さらに 1945（昭和 20）年には第 1 種が 1 年，第 2 種が 5 か月，第 3 種が 8 か月にそれぞれ短縮された。

◐ **表 2-6　保健婦規則の概要**

1) 保健婦とは，保健婦の名称を使用して疾病予防の指導，母性または乳幼児の保健衛生指導，傷病者の療養補導そのほか日常生活上必要な保健衛生指導の業務を行う女子をいう。

2) 保健婦になろうとする者は，18 歳以上で地方長官の免許を受けなければならない。免許は，保健婦試験に合格し 3 か月以上保健婦の業務を修業した者または厚生大臣の指定した学校・講習所を卒業した者に与えられる。

3) 保健婦試験は地方長官が施行する。試験は 1 年以上看護または産婆の学術を修業した者でなければ受けることができない。

4) 保健婦は傷病者の療養補導を行う場合，主治医のいるときはその指示を受けなければならない。

5) 保健婦は業務上必要があるときには，看護の業務を行うことができる。

6) 看護婦の資格または産婆の資格のある者で，一定期間保健婦の業務に従事しているものは保健婦免許を受けることができる。

で医療関係者として同法中に規定され、看護職員に関する制度が、はじめて法律に根拠をもつことになった❶。しかし具体的な規定はすべて命令に委任されていた❷。

1945(昭和 20)年 5 月、前述の保健婦規則が制定され、1947(昭和 22)年 5 月に、産婆規則は**助産婦規則**と名称を改め、**看護婦規則**はそのまま、それぞれ国民医療法の委任による命令とされた。

◆ 保健婦助産婦看護婦法

第二次世界大戦後、日本の医療関係者の資質の全般的向上がはかられた。とくに保健婦・助産婦・看護婦については、従来の制度が欧米先進国に比べて後れているため、その資質水準を向上させる必要があった。そこで、関係者の間で検討を重ねた結果、1947(昭和 22)年 7 月に国民医療法の委任に基づく政令として**保健婦助産婦看護婦令**が制定され、従来の保健婦規則・助産婦規則・看護婦規則は廃止された。しかし保健婦助産婦看護婦令は学校・養成所の指定に関する部分が施行されただけで、1948(昭和 23)年に根拠法である国民医療法自体が戦後の社会情勢にそぐわないとして廃止された。このため同令の内容をほとんどそのまま引き継いで、1948(昭和 23)年 7 月、**保健婦助産婦看護婦法**が制定され、ここに新しく現在の看護制度が発足したのである(◐ 図 2-2)。これによって従来、保健婦・助産婦・看護婦それぞれ別個の法令によって規定されていたものが、1 つの法律に統一的に規定されただけでなく、看護制度そのものが看護教育を基礎として飛躍的に改善されることとなった。各業務内容自体は従前のものと大差ないが、新制度では資質の向上をはかるため、免許資格要件を引き上げている。新しい看護制度の要

> **NOTE**
> ❶国民医療法第 2 条「本法ニ於テ医療関係者トハ医師、歯科医師、保健婦、助産婦及看護婦ヲ謂フ」。
> ❷国民医療法第 27 条「本章ニ規定スルモノノ外保健婦、助産婦及看護婦ニ関シ必要ナル事項ハ命令ヲ以テ之ヲ定ム」。

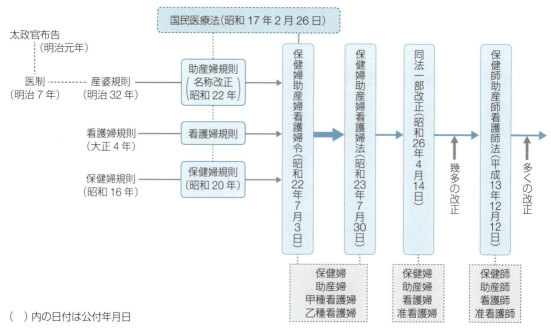

( )内の日付は公付年月日

◐ 図 2-2 保健師助産師看護師法の変遷

点は次のとおりである。

(1) 従来は，看護婦の免許は都道府県知事の指定した学校・講習所を卒業するか，または都道府県知事の行う試験（いわゆる**検定試験**）に合格した者に対し，都道府県知事が与えており，学校・講習所と試験の内容も十分とはいえないものであった。そこで新法では看護婦を**甲種・乙種**に分け，**甲種看護婦・保健婦・助産婦**については，文部大臣または厚生大臣❶の指定した学校・養成所を卒業したうえでそれぞれの国家試験に合格した者に対して厚生大臣が免許を与えることになった。教育内容も向上がはかられ，甲種看護婦学校・養成所の入学資格は高等学校卒業者で，修業年限は 3 年以上となり，保健婦・助産婦の教育は看護婦学校養成所卒業後 1 年以上となった。

(2) **乙種看護婦**は，甲種看護婦だけでは実際上多数にのぼる看護婦の需要に応ずることが困難なために設けられ，中学校卒業後，文部大臣または厚生大臣の指定した学校・養成所において 2 年以上修業したのち，都道府県知事の行う試験に合格した者に対し，都道府県知事が免許を与えることになっている。なお，乙種看護婦は，医師・歯科医師・甲種看護婦の指示を受けて業務を行い，業務内容については急性かつ重症の傷病者・褥婦に対する療養上の世話を除くこととされた。

(3) 助産婦が看護婦の業務を行うことができることになった❷。

▌看護婦の一本化と准看護婦制度の創設

1951（昭和 26）年 4 月に保健婦助産婦看護婦法は ▶ **表 2-7** に示すように，甲乙看護婦を一本化し，**准看護婦制度**をつくるなど改正された。同年 11 月にはさらに法律が改正され，旧規則による看護婦で希望する者は無条件で国家免許に切りかえられた。

▌男性の看護士・保健士

1968（昭和 43）年には，男子である看護人・准看護人の名称を**看護士・准看護士**とする法律改正が，1993（平成 5）年には，男子も**保健士**の名称を用いて保健指導の業務を行うことができる法律改正が行われた。

> **NOTE**
>
> ❶**文部大臣と厚生大臣**
> 現在の文部科学大臣と厚生労働大臣のことであり，2001（平成 13）年以前はこのようによばれていた。文部科学省大臣などとはいわない。

> **NOTE**
>
> ❷旧制度では，保健婦は看護婦の業務を行うことができたが，助産婦にはできなかった。

▶ **表 2-7　1951 年の保健婦助産婦看護婦法の改正内容**

1) 看護婦の甲種・乙種の区分を廃止し**一本化**した。

2) 保健婦・助産婦の教育は看護婦教育のなかで基礎的事項を教育することとし，そのうえに保健婦・助産婦それぞれ 6 か月（それまでは 1 年）の純粋な専門教育とした。

3) 乙種看護婦制度を廃したことに伴い，看護婦をたすけ看護の総力を構成する要員として新しく**准看護婦制度**を設け，教育は中学校卒業後 2 年間とした。准看護婦は医師・歯科医師または看護婦の指示を受けて看護業務を行うが，乙種看護婦のような業務制限（急性かつ重症の傷病者または褥婦に対する療養上の世話が除かれていた）はない。また，乙種看護婦学校・養成所は文部大臣または厚生大臣の指定であったが，准看護婦養成所は都道府県知事の指定である。

4) 旧看護婦規則によって免許を受けた看護婦で，普通教育および免許取得後の看護実務年数が通算 13 年以上で，厚生大臣の定める講習を修了したときは，新法による看護免許を与えることができる。

5) 乙種看護婦試験を当分の間行い，これに合格した者は旧看護婦規則による看護婦試験に合格したものとみなされる（これによって乙種看護婦試験に合格した者については，旧法による業務制限がなくなり，旧看護婦規則による看護婦と同等となった。なお，乙種看護婦試験は，1988〔昭和 63〕年 3 月 31 日限りで廃止された）。

欠格事由・守秘義務の改正など

2001（平成13）年には，医師などの医療関係者の免許の**欠格事由**が大幅に改正され，障害があっても本人の業務遂行能力に応じて資格が取得できること，素行不良の者は看護師になれないとの前近代的な表現を削ること，助産師に加え保健師・看護師・准看護師にも**守秘義務**を課すことなどの法改正が行われた。

保健師助産師看護師法へ

2001（平成13）年の法律改正において，それまで性別によって異なっていた看護職員の名称を改め，**保健師・助産師・看護師・准看護師**と男女を一本化し，同時に法律の題名も改め，2002（平成14）年4月から施行された。

医療の安全のための改正

2006（平成18）年6月には，医療の質と安全の確保のための医療制度の大改革の一環として，保健師助産師看護師法や健康保険法が改正された[❶]。保健師助産師看護師法については，①看護師資格をもたない保健師・助産師でも看護業務ができるのは安全面から問題があるため，2007（平成19）年から新たに保健師免許・助産師免許を取得する際には看護師国家試験にも合格することとしたこと，②保健師については名称独占があるが助産師・看護師・准看護師の名称独占はないことが長い間の懸案であったので名称独占としたこと，③免許停止などの行政処分を受けた看護職については，医療への安心と信頼を確保する観点から，処分類型の厳格化，再教育の義務化などを行うこと，さらに医療法において，④助産所における嘱託医師を産科の医師とし，そのうえで，嘱託医師では十分に対応できない場合の後方支援として連携医療機関を確保すること，⑤特定機能病院・地域医療支援病院に加えてすべての病院についても備えるべき診療の諸記録に**看護記録**を追加することとした。

> **NOTE**
> [❶]良質な医療を提供する体制の確立を図るための医療法等の一部を改正する法律（平成18年法律第84号）

良質な看護の提供のための改正

2009（平成21）年7月には，少子高齢化の進展に伴う医療需要の増大などに対応した良質看護などを国民に提供することの必要性から，看護師の養成に大学を明記し，保健師・助産師の養成年限を1年に延長し，臨床研修の努力などを法的に位置づけた。

都道府県への権限委譲などの改正

2013（平成25）年6月には，「地域の自主性及び自立性を高めるための改革の推進を図るための関係法律の整備に関する法律[❷]」（平成25年法律第44号）により，保健師助産師看護師法・医師法・歯科医師法・薬剤師法などが改正され，免許取消しなどの手続きの際に都道府県知事が必ず意見書を出さなければならなかったものを任意とするなど，全省庁にわたる手続き的な改正を行った。

2014（平成26）年には，「地域の自主性及び自立性を高めるための改革の推進を図るための関係法律の整備に関する法律」（平成26年法律第51号）により，保健師助産師看護師**養成所の監督権限**が厚生労働省から都道府県に委譲された。さらに，「行政不服審査法の施行に伴う関係法律の整備に関する法律」（平成26年法律第69号）により審査請求に関する用語が整理された。

> **NOTE**
> [❷]近年は同名の法律が毎年のように制定されている。

B. 看護師等の人材確保の促進に関する法律　45

特定行為の研修などの改正

2014（平成26）年には，「地域における医療及び介護の総合的な確保を推進するための関係法律の整備等に関する法律」（平成26年法律第83号）により，保健師助産師看護師法に特定行為の研修制度が加わり，看護師等の人材確保の促進に関する法律では未就業看護師などの登録努力義務制度が始まった。

2017（平成29）年には，医療法の改正で助産所に関して規定が整備された。

また，2018（平成30）年には，都道府県知事が**准看護師試験事務**を指定する民間団体に委託できるようになり，2019（令和元）年度から適用されている。

以上の制度変遷の大要を図示すれば ▶図2-2（▶42ページ）のとおりであり，改正をまとめると ▶表2-8 のとおりとなる。表からわかるように，保健師助産師看護師法は27回改正されている。保健婦助産婦看護婦法の一部を改正する法律という名称の法律だけで5本もあるが，そのほかの多くはほかの法律の改正や行政改革として，関係法律が一律に改正されたことによるものである。

B 看護師等の人材確保の促進に関する法律
（平成4年法律第86号）

急速な高齢化の進展や保健医療を取り巻く環境の変化に伴い，看護師等の確保はますます重要になっている。とくに1988（昭和63）年の医療計画制度❶発足により，一時的に看護師の需給が逼迫した。このため1992（平成4）年に本法が制定され，看護職の重要性と必要性について国民的合意を形成した意義は大きい。このような法律があるのは，当時は看護職だけであった。

a 目的

急速な高齢化の進展と保健医療を取り巻く環境の変化などに伴い，看護師等の確保の重要性が著しく増大している。このため看護師等の確保を促進するための措置に関する基本指針を定め，看護師等の養成，処遇の改善，資質の向上，就業の促進などをはかる措置を講ずることにより，高度な専門知識と技能を有する看護師等を確保し，国民の保健医療の向上に資すること。

b 定義

● **看護師等**　保健師・助産師・看護師・准看護師のことをいう。

● **病院等**　病院・診療所・助産所・介護老人保健施設・介護医療院と指定訪問看護事業を行う事業所のことをいう。

● **病院等の開設者等**　病院病院・診療所・助産所・介護老人保健施設・介護医療院の開設者と指定訪問看護事業を行う者のことをいう。

NOTE

❶看護職は慢性的に不足状態が続いていたが，1985（昭和60）年の医療法改正により，1988（昭和63）年から医療計画制度が始まると，病床の確保に伴い，看護職の確保が求められた。

46 第2章　看護法

▶ 表2-8　保健師助産師看護師法の制定と全改正一覧

法律名	年・法律番号	おもな施行日	概要
保健婦助産婦看護婦法	昭和23年法律第203号	昭和23年10月27日,昭和25年9月1日	当初の法律。甲乙看護婦,国家試験,免許などを定めた。
審議会等の整理に伴う厚生省設置法等の一部を改正する法律	昭和25年法律第34号	昭和25年4月1日	保健婦助産婦看護婦試験審議会を保健婦助産婦看護婦審議会に改めるなど。
保健婦助産婦看護婦法の一部を改正する法律	昭和26年法律第147号	昭和26年9月1日	甲種・乙種看護婦の統合,保健婦・助産婦教育を看護教育の基盤の上におくこと,准看護婦制度の創設。
保健婦助産婦看護婦法等の一部を改正する法律	昭和26年法律第258号	昭和26年11月6日	旧規則による看護婦につき希望者は無条件で国家免許に切替え。
保健婦助産婦看護婦法の一部を改正する法律	昭和27年法律第316号	昭和27年12月22日	旧規則による看護婦は保健師国家試験を受験できるようにすること。
地方自治法の一部を改正する法律の施行に伴う関係法令の整理に関する法律	昭和28年法律第213号	昭和28年9月1日	免許の提出や業務従事届出の詳細を規定。
あへん法	昭和29年法律第71号	昭和29年5月1日	欠格事由に「あへん」を加えること。
厚生省関係法令の整理に関する法律	昭和29年法律第136号	昭和29年6月1日	削除されている現行第34条の旧条文であり,業務従事証等の規定を改正。
許可,認可等の整理に関する法律	昭和42年法律第120号	昭和42年8月1日	看護師等は毎年業務従事届出を出すこととされ,これに伴い第33条は削除とされたこと。
保健婦助産婦看護婦法の一部を改正する法律	昭和43年法律第84号	昭和43年6月1日	男子である看護人に対し看護士の名称等を創設。
厚生省設置法等の一部を改正する法律	昭和44年法律第51号	昭和44年11月1日	審議会を整理し,保健婦助産婦看護婦審議会を医道審議会に統合。
障害に関する用語の整理のための医師法等の一部を改正する法律	昭和56年法律第51号	昭和56年5月25日	目が見えない者,口がきけない者等に用語を改めること。
行政事務の簡素合理化に伴う関係法律の整理及び適用対象の消滅等による法律の廃止に関する法律	昭和57年法律第69号	昭和57年7月23日	業務従事届を隔年とすること。
地方公共団体の執行機関が国の機関として行う事務の整理及び合理化に関する法律	昭和61年法律第109号	昭和61年12月26日	乙種看護師試験を昭和63年3月末で廃止するもの。
行政手続法の施行に伴う関係法律の整備に関する法律	平成5年法律第89号	平成6年10月1日	行政手続法の施行に伴い,行政処分に際しての聴聞手続きの詳細等を規定するもの。
保健婦助産婦看護婦法の一部を改正する法律	平成5年法律第90号	平成5年11月29日	男性の保健士制度を創設。
学校教育法等の一部を改正する法律	平成10年法律第101号	平成11年4月1日	中等教育学校制度の創設に伴う看護婦の国家試験受験資格に追加。
地方分権の推進を図るための関係法律の整備等に関する法律	平成11年法律第87号	平成12年4月1日	厚生大臣が行う都道府県知事に対する聴聞の命令を請求に改正するほか,地方公共団体の事務を法定受託事務とすることなど。
中央省庁等改革関係法	平成11年法律第87号	平成13年1月6日	厚生労働省となったため用語の改正など。
障害等に係る欠格事由の適正化等を図るための医師法等の一部を改正する法律	平成13年法律第87号	平成13年7月16日	障害があっても業務遂行能力に応じて免許が取得できる道を開き,素行不良条項を削除し,保健師・看護師等に守秘義務を規定。
保健婦助産婦看護婦法の一部を改正する法律	平成13年法律第153号	平成14年3月1日	「保健婦」「助産婦」「看護婦」等を「保健師」「助産師」「看護師」等へ名称を変更すること。
良質な医療を提供する体制の確立を図るための医療法等の一部を改正する法律	平成18年法律第84号	平成19年4月1日,20年4月1日	保健師と助産師になるには看護師国家試験に合格すること,看護師・助産師の名称独占,行政処分を受けた看護師等の研修などを規定。
保健師助産師看護師法及び看護師等の人材確保の促進に関する法律の一部を改正する法律	平成21年法律第78号	平成22年4月1日	看護師国家試験の受験資格に大学を明文化し,保健師・助産師の教育を1年とし,看護師の卒後臨床研修を努力義務とするもの。
地域の自主性及び自立性を高めるための改革の推進を図るための関係法律の整備に関する法律	平成25年法律第44号	平成25年6月14日	看護師等の行政処分にあたっての都道府県知事の意見書を任意とするもの。
地域の自主性及び自立性を高めるための改革の推進を図るための関係法律の整備に関する法律	平成26年法律第51号	平成27年4月1日	厚生労働大臣がもつ看護師等養成所の認可権限を都道府県知事に委譲するもの。
行政不服審査法の施行に伴う関係法律の整備等に関する法律	平成26年法律第69号	平成28年4月1日	審査請求に関する条文が変更されたために整理するもの。
地域における医療及び介護の総合的な確保を推進するための関係法律の整備等に関する法律	平成26年法律第83号	平成27年10月1日	看護師の特定行為に関する研修を規定。
地域の自主性及び自立性を高めるための改革の推進を図るための関係法律の整備に関する法律	平成30年法律第66号	平成30年6月27日	准看護師試験の民間委託を可能。

(注)　著者調査。施行時期が複数に分かれる法律については重要なものを記している。

（2022〔令和4〕年2月1日現在）

C 看護師等の人材確保の促進

基本指針

厚生労働大臣・文部科学大臣は，それぞれの所管事項に応じて，次の事項について看護師等の確保を促進するための措置に関する基本指針を定め，これを公表しなければならない。

このため 1992(平成 4)年 12 月 25 日に，**看護婦等の確保を促進するための措置に関する基本的な指針❶**(文部省・厚生省・労働省告示第 1 号)が定められている。この指針で次の事項を定める。

①看護師等の就業の動向に関する事項，②看護師等の養成に関する事項，③病院等に勤務する看護師等の処遇の改善に関する事項，④研修等による看護師等の資質の向上に関する事項，⑤看護師等の就業の促進に関する事項，⑥その他看護師等の確保の促進に関する重要事項。

国・病院開設者などの責務

国，地方公共団体，病院等の開設者等，看護師等と国民は，それぞれの立場に従って看護師等の確保❷の促進などに努めなければならない。努めるべき事項のなかで看護師等の責務については，次のように述べられている。

看護師等は，保健医療の重要な担い手としての自覚のもとに，高度化し，かつ，多様化する国民の保健医療サービスへの需要に対応し，研修を受けるなど，みずから進んでその能力の開発・向上をはかるとともに，自信と誇りをもってこれを看護業務に発揮するよう努めなければならない。

また，**国民**は，看護に従事する者への感謝の念をもつよう心がけるとともに，看護の重要性に対する関心と理解を深めるよう努めなければならない。

さらに**病院等の開設者**等は，勤務する看護師等の処遇の改善，新たに業務に従事する看護師等に対する臨床研修その他の研修の実施，看護師等がみずから研修を受ける機会を確保できるよう必要な配慮に努めなければならない。

確保のための措置

国と都道府県は，病院等の開設者等に対して，基本指針に定める事項について必要な指導・助言を行う。

公共職業安定所は，看護師等の就職に関する雇用情報の提供，職業指導，就職のあっせんなどを行う。

都道府県は，社会的信望があり，看護師等の業務について識見を有する者に**看護師等就業協力員**を委嘱することができる。看護師等就業協力員は，看護師等の確保に関する施策と看護に対する住民の関心と理解の増進に関する施策への協力などの活動を行う。

看護師等の数が，医療法に基づく員数(❷ 64 ページ)を著しく下まわる病院，その他看護師等の確保が著しく困難な状況にある病院として厚生労働省令で定めるものは，**看護師等確保推進者**をおかなければならない。看護師等確保推進者は，病院における看護師等の配置と業務の改善に関する計画の策定など看護師等の確保に関する事項を処理する。

NOTE

❶当時は厚生省・文部省・労働省の共同告示であった。その後，「看護師」と名称が変更されても本指針は改正されていないが，本書の本文中では「看護師」の用語を使う。

NOTE

❷看護師は昔から慢性的に不足していたため，厚生省は数次にわたり看護職の需給見通しを策定していたことがある。法律に基づく計画ではない。

d ナースセンターと離職届

都道府県ナースセンター

都道府県知事は看護師等について，無料の職業紹介事業を行うことその他看護師等の確保のための調査，研修，情報の提供，相談，啓発活動，就業の促進に関する情報提供などの業務を行う一般社団法人または一般財団法人を，都道府県ごとに1個に限り**都道府県ナースセンター**として指定することができる。これには各都道府県看護協会があたっている。

中央ナースセンター

厚生労働大臣は，都道府県ナースセンターの健全な発展をはかるため，都道府県ナースセンターの業務に関して，啓発活動，連絡・調整，指導，情報・資料の収集・提供などを行うほか，看護師等の確保をはかるため必要な業務を行う一般社団法人または一般財団法人を，全国を通じて一個に限り**中央ナースセンター**❶として指定することができる。

離職看護師等の届出努力義務

看護師等は，病院等を離職した場合，免許取得後ただちに就業しない場合などに，住所・氏名・メールアドレスのほか任意で職歴・専門性などをインターネットまたは補足して紙媒体で都道府県ナースセンターに届け出るよう努めなければならない（**努力義務**）。病院等の開設者等は，離職看護師等の届出が適切に行われるよう必要な支援に努める。

さらに，2021（令和3）年成立のデジタル改革関連法において，2024年度中に看護職の資質の向上や就業促進のためにマイナンバー制度を活用した人材活用システムの構築を実施することとされている。

秘密保持

中央・都道府県各ナースセンターの役員・職員は，正当な理由がなく，業務に関して知りえた秘密をもらしてはならない。違反者には1年以下の懲役または50万円以下の罰金が科せられる。

> **NOTE**
>
> **❶中央ナースセンター**
> 中央ナースセンターは公益社団法人日本看護協会が指定されている。なお，日本看護協会などは公益法人であり，一般社団法人のなかでもとくに公益性が高い形態である。

📝 work 復習と課題

❶ 保健師・助産師・看護師・准看護師の養成，免許取得要件，業務，義務について，一覧表にしてまとめてみよう。

❷ 保健師・助産師・看護師・准看護師のそれぞれがもつ独自の制度について，簡単にまとめてみよう。

❸ 保健師助産師看護師法の最近の改正経過を簡単にまとめてみよう。

❹ 看護師等の人材確保の促進に関する法律においては，どのようなことが求められているかまとめてみよう。

❺ 看護に関する法律について，どのような課題があるか考えてみよう。

― 看護関係法令 ―

第 3 章

医事法

医事法の体系

医療に関する法令をまとめて**医事法**といい，日本の医事法体系は，これを次の3つに分類することができる。

①**医療の目的・理念と医療を行う場所である医療施設の規制法**　医療法

②**医療を行う人である医療関係者の資格や業務などの規制法**　保健師助産師看護師法，看護師等の人材確保の促進に関する法律（この2つの法律は第2章に記載），医師法❶，歯科医師法，薬剤師法，診療放射線技師法，臨床検査技師等に関する法律，理学療法士及び作業療法士法，視能訓練士法，言語聴覚士法，臨床工学技士法，義肢装具士法，救急救命士法，歯科衛生士法，歯科技工士法，あん摩マッサージ指圧師，はり師，きゅう師等に関する法律，柔道整復師法。なお，本章では読者の便のために，以上の資格法に続いて，公認心理師法などの保健衛生福祉関係の資格法を載せている。

③**医療を支える法**　地域における医療及び介護の総合的な確保の促進に関する法律，独立行政法人国立病院機構法，高度専門医療に関する研究等を行う国立研究開発法人に関する法律，独立行政法人地域医療機能推進機構法，健康・医療戦略推進法，国立研究開発法人日本医療研究開発機構法，臨床研究法，医療分野の研究開発に資するための匿名加工医療情報に関する法律，臓器の移植に関する法律，移植に用いる造血幹細胞の適切な提供の推進に関する法律，死産の届出に関する規程，死体解剖保存法，医学及び歯学の教育のための献体に関する法律，死因究明等推進基本法など

医療を構成する要素であるヒト・モノ・カネのうち前2者は本章で，①医療法，②医師その他の医療関係者に関する法，③医療を支える法の順に概説する。カネについては，第6章で解説する。

> **NOTE**
> ❶法学上は医師法も医療の基本原理をあらわしており，医療の目的法との考えもある。しかし，本書では編集の都合と読者の理解の便を優先し，医師法を医療関係者の資格や業務などの規制法とする構成とした。

A 医療法（昭和23年法律第205号）

利用者の選択支援や情報提供など医療提供の理念などとともに，医療を行う場所である病院・診療所・助産所に関する事項を定めた法律である。

医療法の歴史

医療法は，1948（昭和23）年に，医療施設に関する基本法として制定された。その後，医療法人制度の創設，公的医療機関の病床規制，地域医療計画の制度化などの改正が行われた。人口の高齢化，医学の進歩，疾病構造の変化などに対応して1992（平成4）年に，良質かつ適切な医療を効率的に提供する体制の確保をはかるため，医療提供の理念の明示，医療施設機能の体系化のための特定機能病院制度・療養型病床群制度の創設，医療広告規制の見直しなど，大きな改正が行われた。1997（平成9）年に，急速な高齢化に伴う要介護者の増大に対応するため，療養型病床群を診療所へ拡大，地域医療支援病院制度の創設などの改正が行われ，2000（平成12）年に，病床区分の見直し，病床の種別に応じた人員配置基準❷・構造設備基準の適正化などの改正が行われた。

> **NOTE**
> ❷医療法体系においては，人員配置基準算定などで看護師と准看護師は基本的に区別されていない。

2006（平成18）年に，良質な医療を提供する体制を確立するため，医療機関の情報公表制度の導入など利用者の選択に資する情報の提供の推進，医療の安全を確保する体制整備，医療計画制度の拡充・強化による医療提供体制の確保，地域における医療従事者の確保，非営利性の強化など医療法人に関する制度の見直しなどを内容とする改正❶が行われた。

● **地域包括ケアに関する改正**　一連の社会保障と税の一体的改革を受けて2014（平成26）年に成立した，**地域における医療及び介護の総合的な確保を推進するための関係法律の整備等に関する法律**（平成26年法律第83号。以下，**地域医療介護総合確保推進法**）により，**地域における医療及び介護の総合的な確保の促進に関する法律**（平成元年法律第64号。以下，**医療介護総合確保法**）が定める目標と計画に基づいて介護と連携をとって医療提供体制を整備することとされ，病床機能報告制度や地域医療構想，臨床研究中核病院制度，医療事故・調査支援センター設置などが盛り込まれた。

● **安全対策強化の改正**　安全で適切な医療提供の推進のために，ゲノム医療の実用化に向けた遺伝子関連検体検査の精度の確保，特定機能病院の高度安全確保のための管理・運営体制の強化，医療に関する広告規制の見直し（美容医療ウェブサイトなどの広告適正化）などの措置が講じられた。

● **医師の偏在解消のための改正**　地域間の医師偏在の解消をはかるために，医師少数区域で勤務した医師の評価，医療計画における医師確保，都道府県知事から大学へ地域入学枠の要請，臨床研修病院の指定を都道府県知事へ委譲，専門研修の充実，外来医療機能の偏在・不足への対応，医療機関の開設・増床に対する規制の強化などの改正が行われた。順次施行されるが読者の便を考慮し最終形で記述している。

● **医師の働き方改革などの改正**　2021（令和3）年に，医師の労働時間の短縮と健康確保，外来医療の機能の明確化，医学生の臨床実習制度改革，各医療職種の業務範囲の見直しなどの改正が行われた。

a 目的

　本法の目的は医療を受ける者の医療に関する適切な選択の支援，医療の安全確保，病院・診療所・助産所の開設・管理と，これらの施設の整備と医療提供施設相互間の機能の分担と業務の連携推進などのために必要な事項を定め，医療を受ける者の利益の保護と良質・適切な医療を効率的に提供する体制を確保し，国民の健康の保持に寄与することである。

b 医療提供の理念など

医療提供の理念

（1）医療は，生命の尊重と個人の尊厳の保持を第一に，医師・歯科医師・薬剤師・**看護師**その他の医療の担い手と医療を受ける者との信頼関係に基づき，医療を受ける者の心身の状況に応じて行われる。医療は単に治療のみならず，疾病の予防のための措置およびリハビリテーションを含む良質かつ適切なものでなければならない。

> **NOTE**
> ❶医療法はもともと施設規制法であったので根本的な改正はあまりなかった。しかし，医療計画制度導入による改正以来，医療の基本法としての性格も順次もつにいたり，改正されることが増えた。今世紀に入って本文の記述も含め37回も改正されている。

（2）医療は，国民みずからの健康の保持・増進のための努力を基盤に，医療を受ける者の意向を十分に尊重し，病院，診療所，介護老人保健施設，介護医療院，調剤を実施する薬局その他の医療を提供する施設，医療を受ける者の住居などで，**医療提供施設**の機能に応じ効率的に，かつ福祉サービスその他の関連するサービスと有機的に連携して提供されなければならない。

関係者の責務

● **国・地方公共団体の責務**　国と地方公共団体は，医療提供の理念に基づき，国民に対し良質かつ適切な医療を効率的に提供する体制が確保されるよう努めなければならない。

● **医療の担い手の責務**　医師・歯科医師・薬剤師・**看護師**その他の医療の担い手は，医療提供の理念に基づき医療を受ける者に対し良質かつ適切な医療を行うよう努めなければならない。また，医療を提供するにあたっては適切な説明を行い，医療を受ける者の理解を得るよう努めなければならない。

● **診療に従事する医師などの責務**　診療に従事する医師・歯科医師は，医療提供施設相互間の機能の分担と業務の連携に資するため，必要に応じて医療を受ける者をほかの医療提供施設に紹介し，その者の診療・調剤に関する情報をほかの医療提供施設の医師・歯科医師・薬剤師に提供するなどの措置を講ずるよう努めなければならない。

● **地域保健医療福祉サービスとの連携**　病院・診療所の管理者は，当該病院・診療所を退院する患者が引きつづき療養を必要とする場合には，保健医療・福祉サービスを提供する者との連携をはかり，当該患者が適切な環境のもとで療養を継続することができるよう配慮しなければならない。

● **医療提供施設の建物・設備の利用**　医療提供施設の開設者・管理者は，医療技術の普及と医療の効率的な提供のため建物・設備を，勤務しない医師・歯科医師・薬剤師・**看護師**など医療の担い手の診療・研究・研修のために利用させるよう配慮しなければならない。

C 定義など

医療提供施設の定義

医療法では，**病院・診療所**・介護老人保健施設・介護医療院・調剤薬局その他を医療提供施設とよぶ。介護老人保健施設・介護医療院・調剤薬局は，ほかの法律で内容を規定している。医療機関❶という用語は，医療法では公的医療機関として，公立の病院と診療所をさす際に用いている。また医療法では病院を，**病院**，地域の医療を支える**地域医療支援病院**，大学病院などの**特定機能病院**，最高度の臨床研究を行う**臨床研究中核病院**に分類している。これらは要件と規制の態様が異なる。

● **病院**　医師・歯科医師が，公衆・特定多数人のため医業・歯科医業を行う場所であって，**20 人以上の患者**を入院させるための施設のあるものである。病院は，傷病者が科学的で適正な診療を受けることができる便宜を与えることをおもな目的として組織され，運営されるものでなければならない。

NOTE

❶**医療機関**
一般的に，狭義には病院と診療所をさすことが多い。広くは薬局，訪問看護事業所，助産所，あん摩マッサージ指圧師施術所までをさすこともある。

● **診療所**　医師または歯科医師が，公衆または特定多数人のため医業または歯科医業を行う場所であって，患者を入院させるための施設のないもの，または **19 人以下**の患者を入院させるための施設のあるものである。

● **介護老人保健施設**　介護保険法による要介護者に対し，看護，医学的管理下の介護，機能訓練など必要な医療とともに日常生活上の世話を行う施設である。

● **介護医療院**　介護保険法による長期療養が必要な要介護者に対し，療養上の管理，看護，医学的管理下の介護，機能訓練などの医療と日常生活上の世話を行う施設である。

● **助産所**　助産師が公衆または特定多数人のため業務を行う場所である。助産所は，**妊婦・産婦または褥婦 9 人以下の入所施設**をもつことができる。

● **地域医療支援病院**　国・都道府県・市町村・社会医療法人・医療法人・公益法人・学校法人など厚生労働大臣の定める者が開設する病院であって，地域医療確保の支援のため，**200 人以上**の患者を入院させる施設があり，他病院・診療所からの紹介患者に医療を提供すること，建物・設備・器械・器具を当該病院以外の医師その他の医療従事者の診療・研究・研修に利用させる体制が整備されていること，地域の医療従事者の資質の向上をはかる研修を行わせる能力を有すること，救急医療能力を有すること，などの要件に該当し，**都道府県知事の承認**を得たものである。

● **特定機能病院**　高度の医療提供能力，高度の医療技術の開発・評価能力，高度の医療に関する研修能力，医療の高度の安全を確保する能力を有する病院で，診療科名中に原則として一定の診療科❶を有し，**400 人以上**の患者を入院させる施設と他病院の基準以上の医療従業者と施設構造設備をもち，**厚生労働大臣の承認**を得たものである。

● **臨床研究中核病院**　臨床研究の実施の中核的な役割を担う病院で，特定臨床研究の計画立案・実施の能力，他病院・診療所と共同研究をする場合は主導的な役割を果たす能力，他病院・診療所に対し相談・情報提供・助言などを行う能力をもち，特定機能病院とほぼ同様の診療科目名，**400 人以上**の患者の入院施設があるなどで，**厚生労働大臣の承認**を得たものである❷。

▌往診特例

往診のみによって診療に従事する医師・歯科医師，出張のみによって業務に従事する助産師は，それぞれその住所を診療所または助産所とみなす。

▌医師確保区域の勤務経験の認定

厚生労働大臣は，医師の確保をとくにはかるべき区域における医療提供の知見や勤務経験を有する医師の認定を行う。認定を受けた医師である旨は，医療法により広告ができる。

▌名称の使用禁止

病院・診療所・助産所・地域医療支援病院・特定機能病院・臨床研究中核病院でないものは，それぞれの名称または類似の名称を用いることは禁止されている❸。

病院類似の名称である介護医療院は，病院・診療所ではないが，介護保険

NOTE

❶**特定機能病院の診療科**
　内科・外科・精神科・小児科・皮膚科・泌尿器科・産婦人科(産科・婦人科)・眼科・耳鼻咽喉科・放射線科・救急科・脳神経外科・整形外科・歯科である。

❷臨床研究中核病院は特定機能病院を兼ねることができる。

❸1997(平成 9)年の法律改正により総合病院に関する規定は廃止されたが，総合病院の名称を引きつづき使用することは差しつかえない。また，病院であっても「病院」という名称を使わずに，「医療センター」や「医院」という名称を使うことはかまわない。診療所に，「病院」「病院分院」「産院」という名称を使うことは禁じられている。

法により名称を使うことが認められている。病院・診療所から介護医療院に転換したものは，介護医療院と明示すれば転換前の名称を使用できる。

d 医療に関する選択の支援などに関する事項

◆ 医療に関する情報の提供

● **国・地方公共団体・医療提供施設・国民の責務**　国・地方公共団体は，医療を受ける者が病院等（病院・診療所・助産所のことをいう。以下同じ）の選択に関して必要な情報を容易に得られるように，必要な措置を講ずるよう努めなければならない。医療提供施設の開設者・管理者は，提供する医療について正確かつ適切な情報を提供するとともに，患者・家族からの相談に適切に応ずるよう努めなければならない。国民は，医療提供施設相互間の機能分担・業務連携の重要性について理解を深め，その機能に応じ医療に関する選択を適切に行い，医療を適切に受けるように努めなければならない。

● **医療に関する情報の提供**　医療機能情報の公開について，病院等の管理者は，都道府県知事が定める方法により年に1回以上，名称や開設者などの基本的な事項を知事に報告するとともに，病院等において閲覧させなければならない❶。変更があったときも同様である。

● **入退院時の書面の作成・交付など**　病院・診療所の管理者は，患者を入院させたときは，7日以内に入院中の治療に関する計画などを記載した書面の作成・交付と適切な説明を行うようにしなければならない。また，患者を退院させるときは，退院後の療養に必要な保健医療サービス・福祉サービスに関する事項を記載した書面の作成・交付と適切な説明を行うよう努める。患者・家族等の承諾を得て電磁的方法によることもできる。これらを**入院診療計画書**または**退院療養計画書**という。

● **助産所の場合など**　助産所の管理者・出張助産師は，妊婦・産婦の助産を行うときは厚生労働省令である医療法施行規則で定めるところにより，担当助産師の氏名，助産・保健指導の方針，助産所の名称・住所・連絡先，異常時に対応する病院・診療所などを記載した書面を妊産婦等・家族へ交付し❷，適切に説明しなければならない。

◆ 医療に関する選択の支援のための広告

　医療を受ける国民に対して正確で適切な情報を提供することは，国民が医療機関・医療内容を選択するうえで重要なことである。しかし，医師・歯科医師・助産師の業務または病院等についての広告は，なんでも自由にできることとすると，生命・身体にかかわることだけに虚偽あるいは誇大な広告によって国民に多くの迷惑をかけるおそれもあり，これを放任することは適当ではなく，広告の内容と方法は規制されている。

▌医業・歯科医業の広告

　何人も医業・歯科医業または病院・診療所に関し，文書その他いかなる方法を問わず，広告その他の誘引するための手段としての表示（以下，「広告」

NOTE

❶閲覧にかえてインターネットなどでも公表できる。都道府県知事はそれらの情報をインターネットなどで公表しなければならない。

NOTE

❷妊産婦等・家族の承諾を得て，書面交付にかえて電磁的方法で提供することもできる。

A. 医療法　**55**

● 表 3-1　医業・歯科医業または病院・診療所について広告できる事項

(1) 医師または歯科医師である旨。 (2) 政令で定めるなどの診療科名。 (3) 病院・診療所の**名称**・**電話番号**，**所在**の場所を表示する事項，病院・診療所の**管理者**の氏名。 (4) 診療日・診療時間，予約による診療の実施の有無。 (5) 法令の規定に基づき一定の医療を担うものとして指定を受けた病院・診療所または医師・歯科医師である場合には，その旨。 (6) 厚生労働大臣から医師の確保をはかるべき区域での医療の提供に関する知見をもつための経験を有する認定を受けた旨。 (7) 地域医療連携推進法人である場合には，その旨。 (8) **入院設備**の有無，**病床**の種別ごとの数，医師・歯科医師・薬剤師・看護師その他の従業者の**員数**その他の当該病院・診療所における施設・設備・従業者に関する事項。 (9) 当該病院または診療所において診療に従事する医師・歯科医師・薬剤師・看護師など医療従事者の**氏名**・年齢・性別・役職・略歴その他のこれらの者に関する事項であって医療を受ける者による医療に関する適切な選択に資するもの(具体的には，看護師・医師等の専門性として，社団法人日本看護協会が認定する**専門看護師**と**認定看護師**の 27 資格[1]，各医学会が認定する専門医 56 資格，歯科医師 5 資格，薬剤師 1 資格である)。	(10) 患者・家族からの医療に関する相談に応ずるための措置，医療の安全を確保するための措置，個人情報の適正な取扱いを確保するための措置その他の当該病院・診療所の管理・運営に関する事項。 (11) 紹介をすることができるほかの病院・診療所またはその他の保健医療サービス・福祉サービスを提供する者の名称，これらの者と当該病院・診療所との間における施設・設備・器具の共同利用の状況など保健医療福祉サービスを提供する者との連携に関する事項。 (12) 診療録などの情報の提供，退院後の必要なサービスに関する書面の交付など当該病院・診療所における医療に関する情報の提供に関する事項。 (13) 当該病院・診療所の医療の内容に関する事項(検査・手術など治療の方法については，医療を受ける者による医療に関する適切な選択に資するもの)。 (14) 当該病院・診療所における患者の平均的入院日数，平均的外来患者・入院患者の数など医療の提供の結果に関する事項であって医療を受ける者による医療に関する適切な選択に資するもの，その他。

1) がん看護専門看護師，小児看護専門看護師，精神看護専門看護師，地域看護専門看護師，母性看護専門看護師，老人看護専門看護師，感染症看護専門看護師，急性・重症患者看護専門看護師，慢性疾患看護専門看護師，がん化学療法看護認定看護師，がん性疼痛看護認定看護師，感染管理認定看護師，がん放射線療法看護認定看護師，救急看護認定看護師，手術看護認定看護師，小児救急看護認定看護師，新生児集中ケア認定看護師，摂食・嚥下障害看護認定看護師，透析看護認定看護師，糖尿病看護認定看護師，乳がん看護認定看護師，訪問看護認定看護師，緩和ケア認定看護師，集中ケア認定看護師，認知症看護認定看護師，皮膚・排泄ケア認定看護師，不妊症看護認定看護師
　　なお，上記 27 の資格以外に，家族支援専門看護師，脳卒中リハビリテーション看護認定看護師，慢性呼吸疾患看護認定看護師，慢性心不全看護認定看護師については日本看護協会から厚生労働省に申請中である。(2011年 8 月 23 日改正が最新のものである)。

という)をする場合には虚偽の広告をしてはならない。その場合，医療を受ける者の適切な選択を阻害することがないよう，広告の内容・方法は基準❶に適合しなければならない。

　インターネットによる広告についても規制対象となる。また，厚生労働省令で定める場合を除いて●表 3-1 に掲げる，医師である旨，診療科名，名称などの事項以外の広告をしてはならない。

▌ 広告できる診療科名

　医業・歯科医業につき政令で定める診療科名は次のとおりである。

　内科・外科は，単独で診療科名として広告することが可能であるとともに，(a)身体や臓器の名称，(b)患者の年齢・性別などの特性，(c)診療方法の名称，(d)患者の症状，疾患の名称，についても医療法施行令に規定する事項に限り，内科・外科と組み合わせ，診療科名として広告することが可能である。

☐ NOTE

❶広告の内容・方法の基準
　①ほかの病院・診療所と比較して優良である旨の広告，②誇大な広告，③公の秩序・善良の風俗に反する内容の広告，④厚生労働省令による基準で判定する主観・伝聞による体験談の広告，治療の内容や効果を患者に誤認させるおそれがある治療前後の写真などの広告をしてはならない。

そのほか，精神科，アレルギー科，リウマチ科，小児科，皮膚科，泌尿器科，産婦人科(産科・婦人科)，眼科，耳鼻咽喉科，リハビリテーション科，放射線科(放射線治療科・放射線診断科)，救急科，病理診断科，臨床検査科についても，単独の診療科名として広告することが可能である。

また，これらの診療科名と前記の(a)から(d)までに掲げる事項とを組み合わせることで診療科名として広告することも可能である(○表3-2)。

前記以外の診療科名であって，厚生労働大臣が医道審議会に諮って医師・歯科医師に許可したものとしては**麻酔科**がある。その場合は医師名もあわせて広告しなければならない。

助産所の広告

何人も，助産師の業務または助産所に関して，文書その他いかなる方法によっても，広告をする場合には虚偽の広告をしてはならない。この場合には，医療を受ける者による医療に関する適切な選択を阻害することがないよう，広告の内容と方法について，病院・診療所と同様の基準に適合するものでなければならない。その場合には病院等に準じて，医療法施行令で定める場合を除いて，○表3-3 に掲げる事項以外の広告をしてはならない。

中止命令・罰則

法律に違反して医業などに関する広告を行った者に対する都道府県知事・保健所設置市市長・特別区区長による立入検査，当該広告の中止命令などがあり，違反すると6月以下の懲役または30万円以下の罰金が科せられる❶。

e 医療の安全の確保

国・地方公共団体の安全への努力

国・都道府県・保健所設置市・特別区は，医療の安全に関する情報の提供，意識の啓発など，医療の安全の確保に関し，必要な措置を講ずるよう努めなければならない。

● **医療事故**　医療事故とは勤務する医療従事者が提供した医療に起因した疑いがある死亡・死産であって，管理者が予期しなかったものをいう。

病院等の管理者の安全への努力

医療の安全については，指針などの医療安全確保措置，院内感染防止，医薬品安全管理，医療機器の保守点検・安全使用の4つの方策を実施する。

● **医療安全に関する指針・委員会**　医療の安全を確保するために，病院等の管理者は指針を定めるなど安全管理の体制を確保しなければならない。

(1)医療に係る安全管理のための指針は，安全管理に関する基本的考え方，安全管理委員会などの組織，従業者に対する研修，事故報告などの安全確保のための方策，医療事故発生時の対応などを内容とするものである。

(2)医療に係る安全管理のための委員会(医療安全管理委員会❷)は，安全管理の体制の確保・推進のため，規程や患者への対応，事故発生時の原因分析，改善策実施などを担当する。

● **院内感染対策**　院内感染対策のために，指針や委員会の設置，研修，発生状況報告などが定められている。

NOTE

❶医療機関の広告は，医療を利用する者の選択の支援の一環として位置づけられており，自由開業医制により患者のフリーアクセスを基本とする日本の医療制度の根幹をなすものである。そのため広告は厳重・厳格に規制されている。

NOTE

❷医療安全管理委員会
　入院設備を有しない診療所などは委員会の設置を要しない。

A. 医療法　**57**

表 3-2　広告できる診療科の例示

医科				歯科
内科	ペインクリニック内科	肝臓外科	病理診断科	歯科
呼吸器内科	アレルギー疾患内科	膵臓外科	臨床検査科	小児歯科
循環器内科	内科(ペインクリニック)	胆のう外科	救急科	矯正歯科
消化器内科	内科(循環器)	食道外科	児童精神科	歯科口腔外科
心臓内科	内科(薬物療法)	胃外科	老年精神科	小児矯正歯科
血液内科	内科(感染症)	大腸外科	小児眼科	など
気管食道内科	内科(骨髄移植)	内視鏡外科	小児耳鼻咽喉科	
胃腸内科	外科	ペインクリニック外科	小児皮膚科	
腫瘍内科	呼吸器外科	外科(内視鏡)	気管食道・耳鼻咽喉科	
糖尿病内科	心臓血管外科	外科(がん)	腫瘍放射線科	
代謝内科	心臓外科	精神科	男性泌尿器科	
内分泌内科	消化器外科	アレルギー科	神経泌尿器科	
脂質代謝内科	乳腺外科	リウマチ科	小児泌尿器科	
腎臓内科	小児外科	小児科	小児科(新生児)	
神経内科	気管食道外科	皮膚科	泌尿器科(不妊治療)	
心療内科	肛門外科	泌尿器科	泌尿器科(人工透析)	
感染症内科	整形外科	産婦人科	産婦人科(生殖医療)	
漢方内科	脳神経外科	産科	美容皮膚科	
老年内科	形成外科	婦人科	血液・腫瘍内科	
女性内科	美容外科	眼科	糖尿病・代謝内科	
新生児内科	腫瘍外科	耳鼻咽喉科	小児腫瘍外科	
性感染症内科	移植外科	リハビリテーション科	老年診療内科	
内視鏡内科	頭頸部外科	放射線科	など	
人工透析内科	胸部外科	放射線診断科		
疼痛緩和内科	腹部外科	放射線治療科		

（注 1 ）　2008（平成 20）年以前に広告に使うことが認められていた診療科名のうち，改正により認められなくなった「神経科」「呼吸器」「消化器」「胃腸科」「循環器」「皮膚泌尿器科」「性病科」「肛門科」「気管食道科」については，看板の書きかえなど，広告の変更を行わない限り，引きつづき，広告することが認められる。

（注 2 ）　広告することができない診療科名の表示：法令上根拠のない名称や，組み合わせの診療科名のうち，診療内容が明瞭でないものや，医学的知見・社会通念に照らし，不適切な組み合わせである名称については，患者などに対して適切な受診機会を喪失させることにつながるとともに，不適切な医療を提供するおそれがあることから，これらを診療科名とすることは認められず，医療機関が当該不適切な診療科名を広告することは，法に規定する罰則をもって禁止されている。

（注 3 ）　法令に根拠のない名称については，診療科名として広告することは認められない。
　　　　　医科に関係しては，「呼吸器科」「循環器科」「消化器科」「女性科」「老年科」「化学療法科」「疼痛緩和科」「ペインクリニック科」「糖尿病科」「性感染症科」など，歯科に関係しては，「インプラント科」「審美歯科」などが認められない。

表 3-3　助産師とその業務に関して広告できる事項

1 ）助産師である旨。

2 ）助産所の名称・電話番号，所在の場所，管理者名。

3 ）就業の日時，予約による業務の実施の有無。

4 ）入所施設の有無・定員，助産師その他の員数，施設・設備・従業者に関する事項。

5 ）業務に従事する助産師の氏名・年齢・役職・略歴その他医療を受ける者による適切な選択に資するもの。

6 ）患者・家族からの医療に関する相談に応ずるための措置，医療の安全を確保するための措置，個人情報の適正な取扱いを確保するための措置など管理・運営に関する事項。

7 ）嘱託する医師の氏名または病院・診療所の名称など業務連携に関する事項。

8 ）助産録に係る情報の提供などに関する事項，その他。

● **医薬品の安全管理体制**　医薬品の安全使用のための責任者の配置や従業者に対する研修，安全使用のための手順書策定，手順書に基づく業務，情報収集など改善のための方策などが定められている。

● **医療機器の保守点検・安全使用に関する体制**　医薬品のものと類似し，責任者・研修・保守点検・情報収集などが定められている。

医療安全支援センター

　都道府県・保健所設置市・特別区は，患者・家族からの医療に関する苦情への対応，医療安全確保に関する情報提供・研修の実施などの事務を実施する施設を，医療安全支援センターとして設けるよう努めなければならない。

医療安全の確保のための措置

　病院等の管理者は医療事故が発生した場合に，一般法人・法人のなかから厚生労働大臣が指定した**医療事故調査・支援センター**に遅滞なく報告しなければならない。病院等の管理者は医療事故の原因を明らかにするための調査をすみやかに行い，センターに結果を報告するとともに遺族に説明しなければならない。センターは事故発生病院などの管理者や遺族から依頼があったとき必要な調査を行い，その結果を管理者と遺族に報告しなければならない。

f 開設などの規制

開設など

● **病院の開設**　病院を開設するときは，都道府県知事❶の許可を受けなければならない。

● **診療所の開設**　臨床研修等修了医師・臨床研修等修了歯科医師が患者を入院させるための施設を有しない診療所を開設するときは許可を必要としないが，開設後 10 日以内に**都道府県知事に届け出**なければならない。入院施設を有する診療所の場合および臨床研修等修了医師・臨床研修等修了歯科医師でない者が診療所を開設しようとする場合は，**都道府県知事の許可**を受けなければならない。

● **助産所の開設**　助産師が助産所を開設するときは許可を必要としないが，開設後 10 日以内に都道府県知事に届け出なければならない。助産師でない者が助産所を開設するときは，都道府県知事の許可を受けなければならない。

● **営利性の排除**　営利を目的として病院等を開設しようとする者に対しては，許可を与えないのが原則である。

● **病床数・病床種別の変更など**　病院を開設した者が，病床数・病床種別を変更しようとするときは，都道府県知事の許可を受けなければならない。ただし，病床数を減少させる場合は許可を要せず，届出でよい。病床の種別とは，精神病床・感染症病床・結核病床・療養病床・一般病床の区分をいう（●表3-4）。診療所に病床を設けようとするとき，または病床数・病床種別を変更しようとするときは，**都道府県知事の許可**を受けなければならない❷。

● **公的性格をもつ病院の開設などの規制**　都道府県知事は，公的医療機関その他公的性格のある病院の開設の許可，病床数の増加または病床種別の変更については，病床の種別に応じて，当該地域における病院の病床数が厚生

📖 **NOTE**

❶**都道府県知事と政令指定都市市長などの役割分担**
　医療機関に関しては都道府県知事が基本的な権限をもつため本文では多くは「都道府県知事」と書いている。ただし，地方自治体間の権限委譲が進んでおり，地方自治法第252条の19第1項に基づく同法施行令第174条の35の規定により，**病院**の開設許可は，都道府県知事，政令指定都市の市長が権限をもつ。**診療所**の開設許可，臨床研修医師が開設する場合の届出，助産師が**助産所**を開設する届出は，都道府県知事，政令指定都市の市長，東京23特別区の区長，保健所設置市の市長が権限をもつ。それぞれ読みかえて適用される。
❷減床の場合や，医療計画に基づき在宅医療・へき地医療・小児医療・周産期医療その他医療計画で必要とされる場合の設置・増床は届出でよい。

A. 医療法　59

▶表 3-4　病床の種別

病床区分	概要
精神病床	病院の病床のうち精神疾患を有する者を入院させるためのもの。
感染症病床	病院の病床のうち，感染症の予防及び感染症の患者に対する医療に関する法律に規定する一類感染症・二類感染症・新型インフルエンザ等感染症・指定感染症の患者と新感染症の所見がある者を入院させるためのもの。
結核病床	病院の病床のうち，結核の患者を入院させるためのもの。
療養病床	病院・診療所の病床のうち，精神病床・感染症病床・結核病床以外の病床であって，主として長期にわたり療養を必要とする患者を入院させるためのもの。療養病床は 2000（平成 12）年の法律改正により制度化されたもので，これに伴ってそれまでの療養型病床群の制度は廃止された。
一般病床	病院・診療所の病床のうち，上記の病床以外のもの。

労働省令で定める標準に従い，都道府県が定める医療計画における地域の基準病床数に達している場合，またはそれをこえる場合には，その許可を与えないことができる。

地域医療構想による規制

病院・診療所の一般病床・療養病床数について，**地域医療構想**の区域において将来の必要量に達しているか，こえることになる場合は，都道府県知事は，協議や説明などの手続きを経て許可を与えないことができる。

休止・廃止・再開

病院等の開設者が，その病院等を休止・廃止したとき，休止のものを再開するときは，10 日以内に都道府県知事（診療所・助産所の場合は，保健所設置市市長・特別区区長）に届け出なければならない。開設者は，正当な理由なく，病院等を 1 年をこえて休止してはならない。

g 病院等の管理

病院等の管理者・開設者

病院等には管理者をおかなければならない。管理者とは，通常，**院長**とよばれ，当該施設における運営管理の全般に責任を負う者のことである。

病院・診療所の管理者は，医業を行う場合は**臨床研修等修了医師**で，歯科医業を行う場合は**臨床研修等修了歯科医師**でなければならない。医師・歯科医師の臨床研修の必修化に伴い管理者は臨床研修修了医師・歯科医師でなければならなくなった❶。特定機能病院の開設者は，管理・運営に関する業務の遂行に関し必要な能力・経験を有する者を管理者として選任しなければならない。その場合，開設者と特別の関係がない者を構成員に含む合議体の審査結果をふまえる。助産所の管理者は助産師であり，同様に再教育研修の場合は修了していなければならない。

● **開設者と管理者**　病院等の開設者は必ずしも臨床研修等修了医師・臨床研修等修了歯科医師・助産師でなくてもよいが，管理者は必ず臨床研修等修了医師・臨床研修等修了歯科医師・助産師でなければならない。病院・診療所の開設者が臨床研修等修了医師・臨床研修等修了歯科医師であり，助産所

NOTE

❶改正時の法の附則で，必修化以前に免許を取得した医師・歯科医師は臨床研修修了とみなされる。行政処分を受けて再教育研修を受けるべき医師・歯科医師は，再研修が修了しなければ管理者になれない。

の開設者が助産師であるときは，原則としてみずから管理者にならなければならない。

● **医師確保区域などにおける特例**　医師の確保をとくにはかる区域の医療の支援を行う病院の管理者は，原則として厚生労働大臣から当該区域における**勤務経験の認定**を受けた医師でなければならない。病院等の管理者である医師・歯科医師・助産師は，ほかの診療所などの管理者になれない**❶**。

● **診療所と病院との連携**　診療所**❷**の管理者は，入院患者の病状の急変時における適切な治療の提供のため，ほかの病院・診療所との緊密な連携を確保しなければならない。

● **助産所の収容人員**　助産所の管理者は，同時に**9人以下❸**の妊婦・産婦・褥婦を入所させることができる。

● **医師の宿直**　医業を行う病院の管理者は，病院に医師を**宿直**させなければならない**❹**。

● **病院報告**　病院と療養病床を有する診療所の管理者は，毎月，患者などについて一定の事項を記載した**病院報告**を保健所長に提出しなければならない。この報告は都道府県知事を経由して厚生労働大臣に提出される。

● **地域医療支援病院の業務報告**　地域医療支援病院の開設者は，医療法施行規則の定めるところにより，毎年，紹介患者に対する医療提供の実績などを記載した**業務に関する報告書**を都道府県知事に提出しなければならない。

● **特定機能病院の業務報告**　特定機能病院の開設者は，医療法施行規則の定めるところにより，高度な医療の提供の実績などを記載した**業務に関する報告書**を厚生労働大臣に提出しなければならない。

● **臨床研究中核病院の業務報告**　臨床研究中核病院の開設者は，医療法施行規則の定めるところにより，特定臨床研究に関する計画の立案，特定臨床研究実施の主導的役割，研修の実績など**業務に関する報告書**を厚生労働大臣に提出しなければならない。

● **管理者の監督義務**　病院・診療所の管理者は，医師・歯科医師・薬剤師など従業者を監督し，業務遂行に欠けないよう必要な注意をしなければならない。助産所の管理者は，助産師など従業者を監督し，業務遂行に必要な注意をしなければならない。

　病院・診療所・助産所の管理者は，自施設内で検体検査業務を行う場合は医療法施行規則で定める基準に適合させなければならない。

● **業務の委託**　病院・診療所では，検体検査の業務**❺**と医師・歯科医師の診療，患者の入院などに著しい影響を与えるものとして医療法施行令で定める7種類の業務**❻**を委託する場合は，当該業務の種類に応じ，その業務を適正に行う能力のある者として医療法施行規則で定める基準に適合するものに委託しなければならない。同規則でそれぞれの業種に応じて，人員・構造設備・運営などの基準について詳細に規定されている。助産所の業務の委託についても同様である。

● **地域医療支援病院の管理者の義務**　地域医療支援病院の管理者は，医療法施行規則の定めるところにより，○**表3-5**に示す事項を行わなければなら

NOTE

❶医師が不足する地域内の診療所を管理しようとするなどとして都道府県知事の許可を受けた場合を除く。

❷有床診療所について，かつては一般病床に関して48時間以上患者を入院させない，いわゆる「48時間規制」があったが，へき地などでの役割，高度な施術を行う施設の存在などから，2006（平成18）年の医療法改正で廃止された。

❸ほかに適当な施設がなく，臨時応急のため入所させる場合は10人以上でも差しつかえない。

❹医師が隣接地に待機するなど，入院患者の病状が急変してもすみやかに診療を行う体制がとられている場合で条例で定めているときは，宿直させなくてもよい。

NOTE

❺検体検査業務の委託
　ほかの7つの業務と同様に政令委任で記述されていたが，検体検査の精度管理向上のために同じ条文のなかで項を独立させ明記した。委託する場合は衛生検査所あるいは自施設内で検査を行う場合には医療法施行規則で定める基準に適合する者にしなければならない。

❻7種類の業務とは，①医療用具などの滅菌・消毒，②病院における患者への食事の提供，③患者の搬送，④医療法施行規則で定める医療機器の保守点検，⑤医療用ガス供給設備の保守点検，⑥患者用寝具・衣類の洗濯，⑦施設の清掃である。

▶表 3-5 地域医療支援病院・特定機能病院・臨床研究中核病院の管理者の義務

病院の種類	管理者の義務
地域医療支援病院	1) 建物・設備・器械・器具を当該病院以外の医師・歯科医師・薬剤師・看護師その他の医療従事者の診療・研究または研修のために利用させること。 2) 救急医療を提供すること。 3) 地域の医療従事者の資質の向上をはかるため研修を行わせること。 4) 診療に関する諸記録と病院の管理・運営に関する諸記録を体系的に管理すること。 5) 患者を紹介しようとする医師などから，4) の諸記録の閲覧を求められたときは，正当な理由がある場合を除いて，患者の秘密を害するおそれのないものとして厚生労働省令で定めるものを閲覧させること。 6) ほかの病院・診療所から紹介された患者に対し，医療を提供すること，など。
特定機能病院	1) 高度の医療を提供し，高度の医療技術の開発・評価を行い，高度の医療に関する研修を行わせること。 2) 診療に関する諸記録と病院の管理・運営に関する諸記録を体系的に管理すること。 3) ほかの病院・診療所から紹介された患者に対し，医療を提供すること。 4) 患者を紹介しようとする医師などから，2) の諸記録の閲覧を求められたときは，正当な理由がある場合を除いて，患者の秘密を害するおそれのないものとして厚生労働省令で定めるものを閲覧させること，など。
臨床研究中核病院	1) 特定臨床研究に関する計画を立案・実施すること。 2) ほかの病院・診療所と共同研究をする場合は主導的な役割を果たすこと。 3) ほかの病院・診療所に対し相談・情報提供・助言などを行うこと，など。

ない。

● **特定機能病院の管理者の義務**　特定機能病院の管理者は，医療計画に定める医療連携体制が適切に構築される配慮をするとともに厚生労働省令の定めるところにより，▶表 3-5 に示す事項を行わなければならない。また，管理運営の重要な事項で医療法施行規則で定めるものを行う場合には，管理者，勤務する医師・歯科医師・薬剤師・看護師などで構成する合議体の決議に基づかなければならない。

● **臨床研究中核病院の管理者の義務**　臨床研究中核病院の管理者は，医療法施行規則の定めるところにより，▶表 3-5 に示す事項を行わなければならない。

● **特定機能病院の開設者の責務**　とくに特定機能病院の開設者は，管理運営業務が適切に遂行されるよう，管理者の権限の明確化，医療安全の監査委員会の設置，管理者業務が法令に適合することを確保する体制，開設者による業務監督体制など医療法施行規則で定める体制の整備などの措置を講じなければならない❶。

● **助産所の開設者の責務**　助産所の開設者は，嘱託する産科・産婦人科の医師と病院・診療所を定めなければならない。その際，そこに勤務する医師であれば個人名を特定しなくともよい。なお，分娩を取り扱わない助産所については定めなくてもよい。

● **患者の入院などで遵守すべき事項**　病院等の管理者は，医療法施行規則に基づき患者・妊婦・産婦・褥婦の入院などに関して▶表 3-6 に示す事項を遵守しなければならない。

NOTE

❶この規定は，大学病院で事故が相ついだため，2017（平成 29）年の改正でつけ加えられた。

表 3-6 患者の入院などに関して遵守すべき事項

1) 病室・入所室(妊婦・産婦・褥婦を入所させる室)には,定員をこえて患者・妊婦・産婦・褥婦を入院・入所させないこと*。 2) 病室・入所室でない場所に患者・妊婦・産婦・褥婦を入院・入所させないこと*。 3) 精神病患者・感染症患者を,精神病室・感染症病室でない病室に入院させないこと*。	4) 病毒感染の危険のある患者について,ほかの種の患者と同室に入院させないこと。病毒感染の危険のある患者を入院させた室は,消毒したあとでなければほかの患者を入院させないこと。患者が使用した被服・寝具・食器などは消毒したあとでなければほかの患者に使用させないこと。

* 1)〜3)については,臨時応急の場合はこの限りではない。

▋ 税制上の優遇

　地方税法(昭和 25 年法律第 226 号)では,社会福祉法人や健康保険組合などが看護師養成所のための不動産を取得した場合,都道府県税である**不動産取得税**と**固定資産税**は非課税である。なお,病院・診療所・看護師養成所は,大都市での事業活動に課税される**事業所税**が非課税である❶。

h 病院等の人員

◆ 病院の人員配置基準

　病院には,病床の種別に応じて,医療法施行規則または都道府県条例で定める員数の医師・歯科医師・薬剤師・看護師などの従業者をおかねばならない。

　医療法施行規則(第 19 条,第 21 条の 2,第 22 条の 2)には,特定機能病院・臨床研究中核病院とそれ以外の病院に分けて,病院におくべき人員の配置基準が病床の種別に応じて具体的に規定されている。これらの医療関係者のうち,**看護師・准看護師**は入院患者 3 人に 1 人を,外来患者 30 人に 1 人を基本に病院機能ごとに定められており,ここではその標準を中心に説明する。同様に,医師の配置については一般病床では入院患者 16 人に 1 人,外来患者 40 人に 1 人を基本としている。

▋ 病院と地域医療支援病院

　入院患者については,次のように規定されている。

(1) **一般病床・感染症病床**では**患者 3 人に 1 人**として算定した数の合計数。端数は 1 人とする(以下同じ。入院している新生児を含む)。

(2) **療養病床・結核病床・精神病床**では**患者 4 人に 1 人**。ただし,精神病床のうち,医学部附属病院または 100 床以上で内科・外科・産婦人科・眼科を含む病院は患者 3 人に 1 人。

(3) **外来患者**については,**患者 30 人に 1 人**。

(4) 産婦人科・産科においては,そのうちの適当数を助産師とするものとし,歯科においては,そのうちの適当数を歯科衛生士とすることができる。

(5) 療養病床では**入院患者 4 人に 1 人**の**看護補助者**をおく。療養病床を有する病院では,実情に応じ適当数の理学療法士と作業療法士をおく。

NOTE

❶税の特別措置
　開業医の経営安定のために,社会保険診療報酬収入については,一定額以下では 72%を必要経費と認めるなどの所得税の特別措置がある。

A. 医療法　　63

■ 特定機能病院

特定機能病院では，医師・歯科医師・薬剤師・看護師については，それ以外の病院より多い員数の標準が医療法施行規則により設定されており，栄養士は管理栄養士1人以上となっている。看護師・准看護師の員数の標準は，**入院患者**については**2人に1人**と手厚くしている。

■ 臨床研究中核病院

臨床研究中核病院は特定機能病院とは別の，研究推進の観点から臨床研究機能を強化する病院である。臨床研究に携わる看護師を15人以上，医師・歯科医師を5人以上配置するなど，手厚い人員配置である。また，入院患者3人に1人以上の看護師をおくことが医療法施行規則で定められている。

■ 診療所

無床診療所と一般病床のみを有する診療所には，人員配置基準はない。

■ 療養病床を有する診療所

療養病床を有する診療所では，次の人員をおかなければならない。①医師：1人，②**看護師・准看護師❶**：療養病床の**入院患者4人**またはその端数ごとに1人，③看護補助者：療養病床の入院患者4人またはその端数ごとに1人，④事務員その他の従業者：診療所の実情に応じた適当数。

■ 病院などの専属薬剤師

病院または医師が**常時3人以上**勤務する診療所には，原則として専属の薬剤師をおかなければならない。

■ 助産所嘱託医師など

助産所は，嘱託する産科・産婦人科の**医師**と産科・産婦人科の**病院・診療所**を定めておかなければならない。出張のみで業務を行う助産師も，妊婦などの助産を行うときは異常に対応する病院・診療所を定めなければならない。

> **NOTE**
> ❶2024年3月31日までは緩和措置により看護師・准看護師は6対1，看護補助者は6対1である。

◆ 適正な人員の確保

都道府県知事は，病院または療養病床を有する診療所の人員の配置が，上記の基準に照らして不十分で，適正な医療の提供に著しい支障が生ずる場合として医療法施行規則で定める場合に該当するときは，開設者に人員の増員や，業務の全部または一部の停止を命ずることができる。

● **人員・施設の基準省令と条例の関係**　病院・診療所は一定の人員，設備などを備えなければならないが，医師数などは基本的に厚生労働省令で基準が定められており，看護師数など一部は医療法施行規則の基準に従った都道府県条例で定めることとなっている❷。ただし，地域医療支援病院・特定機能病院・臨床研究中核病院にあっては医療法施行規則で定められている。

> **NOTE**
> ❷病院・診療所にとっては，省令による規制も条例によるものもかわりはない。

ⅰ 病院等の構造設備

■ 構造設備の基準

病院等は清潔であり，構造設備は衛生上・防火上・保安上，安全と認められるものでなければならない。構造設備は，換気・採光・照明・防湿・保安・避難・清潔その他衛生上の観点から医療法施行規則第16条・第17条で

詳細な基準❶が定められている。療養病床など長期入院型では広めに規定されている。また，診療用の放射線は，後述のようにとくに厳重な防護設備が要求されている。

● **病院の法定施設**　病院は，傷病者に科学的で適正な診療を行うため，その診療科に応じ医療法施行規則第20条で定める一定の基準に従って，①各科専門の診察室，②手術室，③処置室，④臨床検査施設，⑤エックス線装置，⑥調剤所，⑦消毒施設，⑧給食施設，⑨洗濯施設，⑩分娩室および新生児の入浴施設（産婦人科・産科のある病院のみ）を備えていなければならない❷。

療養病床を有する病院では，このほかに①機能訓練室，②談話室，③食堂，④浴室を備えていなければならない。

● **地域医療支援病院の法定施設**　地域医療支援病院では，前述のもののほか，さらに①集中治療室，②化学・細菌・病理の検査施設，③病理解剖室，④研究室，⑤講義室，⑥図書室，⑦医薬品情報管理室❸，⑧救急用・患者輸送用自動車を備えなければならない。

● **特定機能病院の法定施設**　特定機能病院では，病院の法定施設および地域医療支援病院の法定施設（上記①〜⑦）を備えるほか，無菌状態の維持された病室を備えなければならない。さらに，救急用・患者輸送用自動車を備えることが望ましい。

● **臨床研究中核病院の法定施設**　臨床研究中核病院では，病院の法定施設のほか，集中治療室，診療・臨床研究に関する諸記録，病院の管理・運営に関する諸記録，化学・細菌および病理の検査施設，病理解剖室，研究室，講義室，図書室，その他医療法施行規則で定める施設を備えなければならない。

● **療養病床を有する診療所の法定施設**　療養病床を有する診療所は，①機能訓練室，②談話室，③食堂，④浴室を備えなければならない。

● **助産所の構造設備**　衛生・安全に問題がないように医療法施行規則で決められている。入所室は地階または3階以上には設けてはならないが，耐火構造であれば3階以上でもよい。入所室面積は2母子以上を入所させる場合は1母子につき4.3 m²以上とする。入所室を有する場合は9 m²以上の分娩室を設けなければならないが，分娩を取り扱わない場合は必要がない。

▌診療用放射線に関する構造設備など

病院・診療所の管理者は，エックス線装置・診療用高エネルギー放射線発生装置・診療用放射線照射装置・診療用放射線照射器具・放射性同位元素装備診療機器・診療用放射性同位元素を備えつける場合には，装置ごとに定められた一定の事項を都道府県知事に届け出なければならない。また，障害防止のために，装置ごとに定められた障害防止の方法，診療室・使用室・貯蔵施設・廃棄施設・治療病室などの構造設備や注意事項の掲示，管理区域の設定と標識，診療従事者や患者の被曝防止，身体の適切な部位に装着した放射線測定器による測定，放射性廃棄物に関する帳簿の5年間保存など，一定の措置を講じなければならない❹。これらの詳細については，医療法施行規則（第4章 診療用放射線の防護）で規定されている❺。

NOTE

❶**構造設備の基準**
たとえば病室の床面積は，病院の病室および診療所の療養病床では患者1人につき6.4 m²以上，それ以外では個室で患者1人につき6.3 m²以上，多床室で患者1人につき4.3 m²以上，病院廊下の幅は1.8 m以上などの多様な内容の規定がある。
❷これらの施設で行われる業務のうち，検査・消毒・給食・洗濯については，外部委託が認められている（◉60ページ）。
❸医薬品に関する情報の収集・分類・評価・提供を行うための室である。

NOTE

❹放射線の障害防止には，放射性同位元素等による放射線障害の防止に関する法律（昭和32年法律第167号）による規制もある。
❺放射線診療従事者に対する健康管理については，労働安全衛生法に基づいて特別な健康診断が行われる（◉239ページ）。

j 診療に関する諸記録など

看護記録など病院の諸記録

病院は診療に関する諸記録を備え，**2年間**保存しなければならない[1]。診療に関する諸記録とは，病院日誌・各科診療日誌，処方箋，手術記録・**看護記録**・検査所見記録，エックス線写真，入院患者と外来患者の数を明らかにする帳簿，入院診療計画書である[2]。

地域医療支援病院の諸記録

地域医療支援病院では，診療に関する諸記録と病院の管理・運営に関する諸記録を備えておかなければならない。

(1)**診療に関する諸記録**とは，過去**2年間**の病院日誌，各科診療日誌，処方箋，手術記録，**看護記録**，検査所見記録，エックス線写真，紹介状，退院した患者に係る入院期間中の診療経過の要約と入院診療計画書である。

(2)**病院の管理・運営に関する諸記録**とは，共同利用の実績，救急医療の提供実績，地域の医療従事者の研修実績，閲覧実績，紹介患者に対する医療提供の実績，他の病院・診療所への患者紹介実績の帳簿である。

特定機能病院の諸記録

特定機能病院では，診療に関する諸記録と病院の管理・運営に関する諸記録を備えておかなければならない。

(1)このうち**診療に関する諸記録**は，上述の地域医療支援病院の診療に関する諸記録と同じである。

(2)**病院の管理・運営に関する諸記録**とは，過去**2年間**の従業者数を明らかにする帳簿，高度の医療の提供の実績，高度の医療技術の開発・評価の実績，高度の医療の研修の実績，閲覧実績，紹介患者に対する医療提供の実績，入院患者・外来患者および調剤の数ならびに安全管理のための体制の確保の状況を明らかにする帳簿である。

臨床研究中核病院の諸記録

臨床研究中核病院は，特定機能病院より機能を強化した病院であるので，特定機能病院と同等以上の診療・臨床研究に関する諸記録，病院の管理運営に関する諸記録など医療法施行規則で定める記録を備えなければならない。

k 病院等の監督

報告命令・立入検査など

都道府県知事等(都道府県知事・保健所設置市市長・特別区区長のこと，以下同じ)は，必要があるときは病院等の開設者・管理者に対し報告を命じ，職員を施設に立ち入らせ，人員・清潔保持の状況，構造設備，診療録・助産録・帳簿書類その他を検査させることができる。また都道府県知事等は，病院等の業務が法令または法令に基づく処分に違反している疑いや運営が著しく適正を欠く疑いがあると認めるときは，病院等の開設者・管理者に対し，病院等や開設者の事務所に立ち入り，診療録などの帳簿書類や物件などの提出を命ずることができる。厚生労働大臣は，必要があると認めるときは特定

NOTE

[1] **健康保険の給付記録の保存義務**

これらの診療に関する諸記録は，健康保険法の保険医療機関(○194ページ)の指定を受けた病院等(ほとんどが指定を受けている)にあっては，健康保険などの療養の給付の担当に関する記録として，保険医療機関及び保険医療養担当規則により，その完結の日から3年間保存することが義務づけられている。

[2] 医師の記載する診療録(カルテ)はこの諸記録に含まれず，医師法で保存期間は5年とされている(○75ページ)。

機能病院・臨床研究中核病院の開設者・管理者に対し，同様の措置をとることができる。このために，厚生労働省・都道府県・保健所設置市・特別区に**医療監視員❶**をおく。

使用許可

病院，入院・入所施設のある診療所・助産所は，都道府県知事等の検査を受け，**許可証を交付されたあとでなければ，構造設備を使用してはならない。**

使用禁止など

(1) 都道府県知事等は，病院等が清潔を欠き，構造設備が法令の規定に違反し，衛生上有害または保安上危険と認めたときは，期間を定めて全部または一部の**使用制限・使用禁止・修繕・改築を命令**できる。

(2) 厚生労働大臣は，特定機能病院・臨床研究中核病院の構造設備が前述の定められた基準に違反するときは，期限を定めて修繕・改築を命令できる。

(3) 都道府県知事は，病院等が法令もしくは法令に基づく処分に違反し，または運営が著しく適正を欠くときは，開設者に必要な措置をとることを命じ，さらに業務の一部または全部の**停止を命令**できる。

管理者変更の命令

都道府県知事等は，病院等の管理者に犯罪または医事に関する不正行為があるとき，管理者として不適当なときは，開設者に**変更を命令**できる。

開設許可の取消しなど

(1) 都道府県知事等は，病院等の開設者が，①正当な理由がないのに6か月以上その業務を開始しないとき，②休止したあとに正当な理由がないのに1年以上業務を再開しないとき，③前述の使用禁止命令や管理者の変更命令に違反したとき，④開設者に犯罪または医事に関する不正の行為があったときは，**開設許可の取消し，**または期間を定めて**閉鎖を命令**できる。

(2) 都道府県知事は，地域医療支援病院が，①地域医療支援病院としての要件(前述の定義と同じ)を欠くにいたったとき，②開設者が都道府県知事に対する業務の報告書の提出義務に違反したとき，③構造設備の修繕・改築命令に違反したとき，④管理者が管理運営上の義務に違反したときは，地域医療支援病院の承認を取り消すことができる。

(3) 厚生労働大臣は，特定機能病院が，①特定機能病院としての要件(前述の定義と同じ)を欠くにいたったとき，②開設者が厚生労働大臣に対する業務の報告書の提出義務に違反したとき，③構造設備の修繕・改築命令に違反したとき，④管理者が管理運営上の義務に違反したときは，特定機能病院の承認を取り消すことができる。臨床研究中核病院の場合も同様である。

処分に伴う手続き

都道府県知事等は病院等に対して，使用禁止命令，改築などの命令，管理者の変更命令，開設許可の取消し，閉鎖命令などの処分をするにあたっては，行政手続法に定める**聴聞**または**弁明の機会の付与**の手続きをとらなければ

NOTE

❶医療監視員

厚生労働大臣，都道府県知事，保健所設置市の市長，特別区の区長はその職員のなかから病院等への立ち入り・検査などの職権を行わせる医療監視員を命ずる。医療監視員は医療法施行規則で要件などが定められ，医療に関する法規と病院・診療所・助産所の管理について相当に知識を有する者とされており，身分証を携帯しなければならない。

ならない（聴聞，弁明の機会の付与，▶26ページ）❶。公益上（衛生上・保安上）緊急の必要があるときは，事前の手続きを経ないで処分を行うことができるが，この場合には処分後3日以内に弁明の機会の付与を行わなければならない。

Ｉ 医療計画など医療提供体制の確保

◆ 医療提供体制の確保

▌基本方針

　厚生労働大臣は，**医療介護総合確保法の総合確保方針**に即して，良質で適切な医療を効率的に提供する医療提供体制の確保をはかるための基本方針を定める。**基本方針**として，医療提供体制の確保のため講じようとする施策の基本となるべき事項，医療提供体制の確保にかかる目標に関する事項などを定める。厚生労働大臣は基本方針を定め，変更したときは遅滞なく公表する。

▌医療計画

（1）都道府県は，基本方針に即し地域の実情に応じ当該都道府県における医療提供体制の確保をはかるための**医療計画**を定める。医療計画❷においては，**医療介護総合確保法の都道府県計画と都道府県介護保険事業計画との整合性**の確保をはかり，医療法施行規則で定める疾病（**がん・脳卒中・急性心筋梗塞・糖尿病・精神疾患**。いわゆる5疾病）の治療と予防に係る事業に関する事項，救急医療，災害医療，感染症蔓延時の医療❸の確保に必要な事業，へき地の医療，周産期医療，小児医療などの確保に必要な**救急医療等確保事業**に関する事項，居宅医療の確保に関する事業，医療連携体制に関する事業，医療機能に関する情報の提供の推進事業，地域の病床に関し**地域医療構想区域**と**基準病床数**に関する事項などを定める。

（2）都道府県は，地域の関係者による協議を経て，各種類の医療ごとに医療提供施設相互間の機能の分担・業務の連携を確保するための医療連携体制が構築されるよう配慮するとともに，患者が退院後においても継続的に適切な医療を受けることが確保されるよう，医療提供施設と居宅等（居宅その他厚生労働省令で定める場所）において提供される保健医療サービスなどとの連携が確保されるように配慮しなければならない。

▌医療計画の期間

　都道府県は，医療計画に達成すべき目標を定めるとともに，6年ごとに目標の達成状況などの調査・分析・評価を行い，必要があると認めるときは，医療計画を変更する。居宅等における医療の充実と介護との連携については，居宅等における医療の確保の目標に関する事項，その医療連携体制に関する事項がある。居宅等に関しては3年ごとに計画を変更する。

▌外来機能報告対象病院等

　療養病床・一般病床を有し外来医療を提供する病院・診療所を外来機能報告対象病院等とする。地域の外来医療を担う病院・診療所の機能分化と連携の推進のため，管理者は，提供する外来医療のうち医療従事者・医薬品・医

NOTE

❶厚生労働大臣が，特定機能病院・臨床研究中核病院に対して修繕・改築などの命令または承認の取消しの処分をする場合においても同様である。

NOTE

❷都道府県は，医療計画の作成，医療計画に基づく事業の実施のために必要があると認めるときは，市町村など官公署，医療保険者，医療提供施設の開設者・管理者に対し，医療機能に関する情報などの提供を求めることができる。

❸2021（令和3）年の医療法改正では，医療計画に定める事項として「そのまん延により国民の生命及び健康に重大な影響を与えるおそれがある感染症がまん延し，又はそのおそれがあるときにおける医療の確保に必要な事業に関する事項」が追加された。

療機器を重点的に活用するものとして医療法施行規則で定める外来医療の内容，外来医療を提供する基幹的病院・診療所の役割を担う意向などを都道府県知事に報告しなければならない。無床診療所においても同様である。

医療提供施設の協力など

医療提供施設の開設者・管理者は，医療連携体制の構築のために必要な協力をするよう努める。病院・診療所の管理者は，居宅等において医療を提供し在宅医療の提供に関し必要な支援を行うよう努めるものとする。国は都道府県に対し，医療計画に基づく事業費用の一部を補助することができる。

医療提供施設の管理者・開設者は，病院にあっては病床の機能分化と連携の推進に協力し，有床診療所にあっては患者が住み慣れた地域で日常生活を営むことができるよう退院時の療養生活へ円滑に移行するための医療や，居宅等の医療❶，急変時の入院などの医療を確保するよう努めるものとする。

◆ 医療従事者の確保など

都道府県知事は，特定機能病院・地域医療支援病院・公的医療機関などの開設者などの関係者に，医師の派遣，研修体制の整備，医師が不足している地域の病院・診療所における医師の確保に関し必要な協力を要請することができる。また，都道府県は，医師の確保に関する調査・分析・相談・情報提供などの援助など医師の確保の支援事務を行うように努める。

医療従事者の勤務環境の改善

病院・診療所の管理者は，医療従事者の勤務環境の改善などの措置を講ずるよう努め，厚生労働大臣はその指針となる事項を定める。都道府県は，医療従事者の勤務環境の改善に関する相談，情報提供・助言などの必要な支援事務を実施するよう努める。とくに医師に関しては本法の附則において，医療機関勤務環境評価センター(後述)や労働時間短縮計画などの規定がある。

地域医療対策協議会など医療従事者の確保施策

都道府県は，医療機関管理者，大学など関係者と協議する地域医療対策協議会を設け，これらの者の協力を得て，医師不足の地域における医師の確保・派遣などの事項に関し必要な施策を定め，これを公表しなければならない。公的医療機関の管理者などは，都道府県から救急医療等確保事業にかかる医療従事者の確保の協議に参画するよう求めがあった場合には，これに協力するよう努め，医師・歯科医師・薬剤師・看護師などの医療従事者は，都道府県が定めた施策の実施に協力するよう努めなければならない。

大学の地域入学者枠などの設定

文部科学省令・厚生労働省令に基づき，都道府県知事は大学医学部に対して地域入学者枠・地元出身入学者枠を設定し拡充するよう，地域医療対策協議会において要請することができる。

m 病床の機能分化，連携の推進

病床機能報告制度

一般病床または療養病床を有する病院・診療所の管理者は，医療法施行規

□ **NOTE**

❶居宅医療
　近年重要性を増す居宅での医療には，医療保険分野では臨時応急のものである往診と計画的な訪問診療がある。介護保険分野では医療行為を伴わない居宅療養がある。

A. 医療法 69

● 表 3-7　病床の機能区分

機能	内容
高度急性期機能	・急性期の患者に対し，状態の早期安定化に向けて，診療密度がとくに高い医療を提供する。
急性期機能	・急性期の患者に対し，状態の早期安定化に向けて，医療を提供する。
回復期機能	・急性期を経過した患者への在宅復帰に向けた医療やリハビリテーションを提供する。 ・とくに，急性期を経過した脳血管疾患や大腿骨頸部骨折などの患者に対し，ADL の向上や在宅復帰を目的としたリハビリテーションを集中的に提供する（回復期リハビリテーション機能）。
慢性期機能	・長期にわたり療養が必要な患者を入院させる。 ・長期にわたり療養が必要な重度の障害者（重度の意識障害者を含む。），筋ジストロフィー患者または難病患者などを入院させる。

● 表 3-8　地域医療構想の実現のために都道府県知事がとることのできる措置

1) 病院開設などの許可に際し，構想区域の将来の病床数の必要量に達していない病床機能を提供するよう条件を付すること。
2) 構想区域の将来の病床数の必要量にすでに達しているときは，病院などの開設者・管理者に対し基準日における病床機能を変更しないことなどを要請し，公的医療機関に対しては命令すること。
3) 区域における将来の病床数の必要量に達していない病床機能区分の医療を提供する病院などの開設者・管理者に対して必要な措置をとることを要請し，公的医療機関に対しては指示すること。

4) 基準病床をこえている場合で正当な理由がなく許可を受けた病床にかかる業務を行っていない病院には，病床数の削減を要請すること。
5) 病院などの開設者・管理者が，上記の要請に従わないときは勧告し，さらに従わないときには公表し，地域医療支援病院・特定機能病院である場合には承認を取り消すこと。

則で定める病床の機能区分（● 表 3-7）に従い，基準日である毎年 7 月 1 日における病床の機能と 6 年が経過した日における病床の機能の予定，入院患者に提供する医療の内容などの情報を都道府県知事に報告しなければならない。

地域医療構想

　都道府県は，医療計画において構想された基本的に二次医療圏の区域を構想区域とし，そこにおける病床機能区分ごとの将来の必要量などに基づく将来の医療提供体制構想，構想の達成に向けた**病床の機能分化・連携の推進に関する事項**を地域医療構想として定める。

● 地域医療構想の推進方策　地域医療構想の実現のため，都道府県知事は構想区域ごとに医療関係者・医療保険関係者との協議の場を設け，● 表 3-8 の措置をとることができる❶。

外来医療提供体制の確保

　外来医療機能の偏在・不足などの情報を可視化するため，二次医療圏を基本として外来医療関係者による協議の場を設け，夜間救急体制の連携構築など地域における外来医療機関間の機能分化・連携の方針を協議し公表する。

n　公的医療機関

公的医療機関

　医療法では公的医療機関の制度を設け，その役割の重要性から運営につい

—NOTE
❶医療の提供体制を整備するための事業を実際に行う組織は**都道府県地域医療支援センター**とよばれているが，センター自体は法律上の文言ではない。

て特別な監督を行うこととされている。公的医療機関とは，都道府県・市町村および厚生労働大臣の定める者❶が開設する病院・診療所をいう。

● **公的医療機関の協力**　公的医療機関は，救急医療等確保事業の医療従事者の確保について都道府県が定めた施策の実施に協力しなければならず，厚生労働大臣・都道府県知事は，公的医療機関の開設者・管理者に対して，医療計画に定められた救急医療等確保事業にかかる医療の確保に関し必要な措置を講ずるよう命ずることができる。

■ **公的医療機関への命令など**

(1)厚生労働大臣は，医療の普及をはかるためとくに必要があると認めるときは，公的医療機関の設置を命ずることができる。この場合には，国はその設置に必要な費用の一部を補助する。

(2)厚生労働大臣・都道府県知事は，公的医療機関の開設者・管理者に対して業務に支障のない限り，建物・設備・器械器具を部外の医師・歯科医師に利用させること，医師・歯科医師の実地修練・臨床研修を行わせるのに必要な条件を整備させることなど必要な指示をすることができる。

(3)都道府県知事は，病床過剰地域における公的医療機関などの病床❷について，正当な理由がないのに業務を行っていない病床数の範囲内で，病床数削減の許可変更のための措置をとるべきことを命ずることができる。

🔵 附則における医師の働き方改革に関する規定

働き方改革における医師の勤務時間については，本来は労働基準法が適用されるべきである。しかし医師の業務に鑑み，同法の附則第141条で，医師の時間外および休日の勤務に関する規定については当分の間除外すると定めている。このため長時間労働の是正のため暫定的な措置が必要である。医療法の本則に規定すべき重要な内容であるが，暫定的措置であるから附則において，厚生労働大臣の指針や勤務環境の改善策，評価，医療機関の類型などを定めている。

● **厚生労働大臣の指針**　厚生労働大臣は，医師の労働時間短縮と健康確保のために関係者が適切に対処する指針を定め公表する。

● **医療機関勤務環境評価センター**　厚生労働大臣が指定し，病院・診療所の勤務医師の労働時間短縮への取り組みの状況などについて評価し，結果を当該病院・診療所の管理者と都道府県知事に通知する。知事は評価結果を公表する。

● **長時間労働医師への面接指導**　病院・診療所の管理者は，各月の労働時間が一定以上である面接指導対象医師に，厚生労働省令の要件に該当する面接実施指導医師による面接指導を行う。それにより労働時間の短縮，宿直回数の減少などの措置を講じる。

● **休息時間の確保**　病院・診療所の管理者は，年間労働時間が一定以上の面接指導対象医師ごとに一定の継続した休息時間を確保するよう努めなければならず，宿日直勤務も制限される。

● **都道府県知事の改善命令**　必要な面接指導を行わない管理者には改善命

NOTE

❶厚生労働大臣の定める者とは，地方公共団体病院組合など・国民健康保険団体連合会・普通国民健康保険組合・日本赤十字社・恩賜財団済生会・厚生農業協同組合連合会・北海道社会事業協会である。

NOTE

❷**公的医療機関の病床規制**
　自由開業医制の日本では病院の開設は自由であったが，1962（昭和37）年から公的病院について，病床が過剰な地域での開設は不許可にできることとなったのが病床規制の始まりである。

令を出すことができる。

● **特定労務管理対象機関**　次の4類型の医療機関をいう。特定労務管理対象機関は，3年ごとにおのおのの指定の更新を受け，要件を満たさなくなったとき都道府県知事は指定を取り消す。

①**特定地域医療提供機関**　都道府県知事は，救急医療や，居宅医療，その病院・診療所以外では担えない医療のために医師をやむをえず長時間従事させる病院・診療所を，開設者の申請により特定地域医療提供機関として指定する。申請の際には労働時間短縮計画案を添えなければならない。指定の際には医療機関勤務環境評価センターの評価結果をふまえ，都道府県医療審議会の意見を聴き，指定し，公示する。

②**連携型特定地域医療提供機関**　都道府県知事は，ほかの病院・診療所に医師の派遣を行うため，やむをえず医師が長時間労働となる病院・診療所を連携型特定地域医療提供機関として指定する。

③**技能向上集中研修機関**　都道府県知事は，やむをえず医師を長時間従事させ医学教育の実習や臨床研修を行う病院を，技能向上集中研修機関として指定する。

④**特定高度技能研修機関**　高度な技能を有する医師を育成することが公益上とくに必要として厚生労働大臣が公示した分野に関して厚生労働大臣の委託機関が要件を満たすと判断し指定，都道府県知事がする。

● **労働時間短縮計画**　特定労務管理対象機関の管理者は，労働時間短縮計画を定める。管理者は3年ごとに勤務する医師の意見を聴き，労働時間短縮計画を見直し，必要な場合には計画の変更を行わなければならない。

● **休息時間の確保**　特定労務管理対象機関の管理者は，勤務する医師のうち1年間の労働時間が一定以上の者に，継続した休息時間を原則として確保しなければならない。

p 医療法人制度

▌法人

　法人❶には，**医療法人**，公益法人❷，**株式会社**，**社会福祉法人**，**学校法人**などがある。公益とは積極的に一般社会の利益をはかることであり，公益法人は相当の公益性が要求される。なお株式会社は営利を目的とする。営利を目的としないが必ずしも積極的な公益のみではない医業経営は，医業の非営利性をそこなわずに法人となれるように，医療法で病院・診療所・介護老人保健施設・介護医療院を設置するための法人として**医療法人**制度を設けている。

▌医療法人

　病院，医師・歯科医師が常時勤務する診療所，介護老人保健施設または介護医療院を開設する社団・財団は，都道府県知事の認可を受けて**医療法人**となることができる。持ち分のある社団，持ち分のない社団および財団の3種があり，公益性が高く都道府県知事の認定を受けると**社会医療法人**となる。

　医療法人には**理事**・**監事**などをおき，**理事長**は**医師**・**歯科医師**とし，例外

NOTE

❶病院・診療所の開設者には，医師などの自然人のほか法人もなることができる。自然人とは人間のことであり，法人とは人間以外の一定の財産または人の集団が法により権利義務をもつことを認められたものである。法人は資金を集めやすく，経営者個人が死亡しても相続問題で病院等が分割されないので，経営に安定性と永続性がある。

❷公益法人には，公益目的のために提供された財産がもとの財団と，人の集合である社団とがある。

は都道府県知事の認可を受けなければならない。社団にあっては**社員**と社員総会を，財団にあっては**評議員**と評議員会をおかねばならない。

剰余金の配当をしてはならず，解散時の残余財産の帰属を定める場合は，国・地方公共団体・医療法人などでなければならない。合併もできる。

本来事業である病院等の経営を行い，地域における医療の重要な担い手としての役割を積極的に果たすことが求められている。また，業務に支障がない限り，**付帯的な業務**として行うことができるものが規定されている**❶**。

都道府県知事は，必要があると認めるときは，①法人に報告を求め，②立入検査をし，③期限を定めて改善措置を命じ，④従わないときは期限を定めて業務停止を命じ，⑤設立認可を取り消すことができる。

▌社会医療法人

社会医療法人は，医療法人のうち**救急医療等確保事業**にかかる業務を行っているなどの要件**❷**に該当するとして**都道府県知事の認定**を受けたものをいう。社会医療法人は，開設する病院などの業務に支障がない限り，その収益を病院などの経営にあてるために，厚生労働大臣が定める**収益業務**を行うことができる。また救急医療等確保事業のために社会医療法人債を発行できる。

都道府県知事は，社会医療法人が要件を欠く，定められた業務以外の業務を行う，収益を病院経営にあてない，収益業務が病院業務に支障がある，などに該当すると認めるときは，収益業務の停止を命ずることができる。

▌地域医療連携推進法人

医療機関相互の機能の分担と業務の連携を推進し，地域医療構想を達成するために，2017（平成29）年4月から始まった一般社団法人制度である。医療法人などの非営利法人を社員とし，都道府県知事が認可し監督する。社員総会で病院などの連携推進方針を決定し，診療科の再編，医療従事者の共同研修，医薬品等の共同購入，訪問看護などによる在宅生活支援などを行う。

B 医療関係資格法

看護の周囲でさまざまな職種がともに活動しており，多くは法律に基づく資格である。以下にそれらの法律について，医師・歯科医師から医療関係の資格，そして保健衛生福祉の資格を規定するものへと順次説明していく。なお，医師・歯科医師の共用試験**❸**の導入などの改正は数次にわたり施行されるが，完成型で記している。

1 医師法（昭和23年法律第201号）

◆ 任務

医師の任務は医療および保健指導をつかさどることによって，公衆衛生の向上と増進に寄与し，もって国民の健康な生活を確保することである。

NOTE

❶付帯的な業務として行えるものには，①医療関係者の養成・再教育，②医学・歯学に関する研究所の設置，③疾病予防のための有酸素運動施設の設置，④疾病予防のための温泉利用施設の設置，⑤有料老人ホームの設置，⑥社会福祉法の社会福祉事業などがある。

❷具体的な社会福祉法人の要件は，役員について親族などが総数の1/3をこえないこと，財団または持ち分の定めのない社団である医療法人であること，40床以上の病院があること，救急病院であること，公益の増進に著しく寄与することができる施設を有することなどである。解散時の残余財産は国・地方公共団体，他の社会医療法人に帰属させる。

NOTE

❸共用試験

医学・歯科医学を専攻する学生が，臨床実習の開始前に習得すべき知識・技能をもっているか評価するため大学が共用する試験として，厚生労働省令で定めるものをいう。法律上は共用試験であるが，便宜上，医師共用試験・歯科医師共用試験ともいう。

B. 医療関係資格法　　**73**

● **資質向上に関する関係者の責務**　国，都道府県，病院・診療所の管理者，大学，医学医術学術団体，診療に関する学識経験者団体などは，医師が資質の向上をはかることができるよう，適切な役割分担と相互連携をはかりながら協力するよう努める。

◆ 免許

▌ 免許の要件

　医師になるには，**医師国家試験**に合格し，厚生労働大臣の免許を受けなければならない。医師免許の積極的要件は医師国家試験に合格することである。
　消極的要件のうち，絶対的欠格事由は未成年者である。相対的欠格事由は，心身の障害により医師の業務を適正に行うことができない者として医師法施行規則で定めるもの（同規則に看護師の場合と同様の規定がある），麻薬・大麻またはあへんの中毒者，罰金以上の刑に処せられた者，医事に関して犯罪または不正の行為のあった者である（○ 24 ページ）。欠格事由はほぼ看護師の場合と同様であるが，医師独自の要件として未成年者❶がある。
● **籍の登録と免許証**　免許は厚生労働省に備えてある**医籍**に登録することによって行われる。登録されたときは免許証が交付される。

▌ 免許の取消し・業務停止・再免許

　免許を受けたのち，相対的欠格事由に該当するようになったとき，または医師としての品位を損するような行為のあったときは，厚生労働大臣は**免許の取消し**，または**期間を定めての医業の停止**を命ずることがある❷。免許の取消しを受けた者でも取消しの理由となった事項に該当しなくなったとき，その他その後の事情により再び免許を与えるのが適当であると認められたときは**再免許**を与えることができる。

◆ 試験

　医師国家試験は，臨床上必要な医学と公衆衛生に関し，医師として必要な知識と技能について，厚生労働大臣が毎年少なくとも 1 回行う。

▌ 受験資格

　受験資格❸は，次のいずれかである。
(1) 大学において医学の正規の課程をおさめて卒業した者（医師共用試験に合格したものに限る。防衛医科大学校の卒業生を含む）。
(2) 厚生労働大臣の行う医師国家試験予備試験に合格した者で，1 年以上の診療および公衆衛生に関する実地修練を経たもの。
(3) 外国の医学校を卒業し，または外国で医師免許を得た者で，厚生労働大臣が(1)・(2)と同等以上の学力・技能をもち，かつ適当であると認めたもの。

● **予備試験の受験資格**　医師国家試験予備試験の受験資格は，外国の医学校を卒業し，または外国で医師免許を得た者のうち，国家試験の受験資格は認められないが，予備試験を受けさせることが適当であると厚生労働大臣が認定したものである。

NOTE

❶未成年者とは，18 歳未満（2022 年 4 月までは 18 歳未満）の者をいう。未成年者は，社会生活をするうえで，民法の行為能力が制限されている。かつては成年被後見人・被保佐人も医師の欠格事由であったが，2019（令和元）年の法律改正で欠格事由から削除された。
❷免許の取消し，業務の停止または再免許を行う場合の手続きは，看護師の場合と同じである。また，業務の停止，再免許後に再び医業につこうとするときに研修を受けなければならないことも看護師と同様である。
❸国家試験・予備試験の実施に関する重要事項は医道審議会で審議される。

74　第3章　医事法

◆ 研修

▌臨床研修

　診療に従事しようとする医師は，免許を受けたのちも，基準を満たし都道府県知事が指定する病院で，**2年以上**の**臨床研修**を受けなければならない。

　なお，厚生労働大臣は毎年度，都道府県ごとの臨床研修医の定員を定める。医師の臨床研修は従来は努力義務であったが，診療に従事しようとする新たに免許を取得した医師については，2004（平成16）年4月1日から臨床研修が必修化された。**病院・診療所の管理者**は，臨床研修を修了した医師でなければならない**❶**。

　厚生労働大臣は臨床研修を修了した者について，申請により臨床研修を修了した旨を**医籍に登録**し，臨床研修修了登録証を交付する。

▌専門研修

　いわゆる専門研修について都道府県知事の意見を聴いたうえで，厚生労働大臣は日本専門医機構などに対し，長時間にわたる労働により健康をそこなうことなく地域医療の観点から必要な専門研修を確保するよう要請する。

◆ 業務

● **業務独占**　医師でなければ，**医業**を行ってはならない。

● **名称独占**　医師でなければ，医師またはこれにまぎらわしい名称を用いてはならない。すなわち，医師は**業務独占**であり，かつ**名称独占**である。

● **医業と医行為**　**医業**とは，医行為を業（ ● 21ページ）とすること，すなわち反復継続の意思をもって医行為を行うことである。**医行為**とは人の疾病の診察・治療・予防など医師の医学的判断および技術をもってするのでなければ人体に危害を及ぼし，または危害を及ぼすおそれのあると考えられるすべての行為をいう。

▌業務独占の例外

　本法により，医師以外の者が医業を行うことは禁止されている**❷**。しかし，次のような例外がある。

● **共用試験合格者の特例**　共用試験に合格した者**❸**は，大学が行う臨床実習において医師の指導監督のもとで医師として具有すべき知識・技能の習得のために，医業の一部を行うことができる。

● **助産師**　助産師は，保健師助産師看護師法第3条により，医業の一部である助産を行うことができる。

● **外国医師など**　外国医師等が行う臨床修練に係る医師法第**17**条等の特例等に関する法律（昭和62年法律第29号）により，医療に関する知識・技能の修得を目的として来日した外国医師・外国歯科医師は，厚生労働大臣の許可を受けて，**臨床修練**のため，厚生労働大臣の指定する病院において，2年をこえない範囲内で，指導医・指導歯科医の指導監督のもとに，医業・歯科医業を行うことができる（政令により処方箋の交付は行うことができない）。これらの者を臨床修練外国医師・臨床修練外国歯科医師という。

NOTE

❶ 必修となったときにすでに医師免許を受けている者などは，臨床研修修了登録を受けた者とみなされる。

NOTE

❷ 終戦後の沖縄県において，戦死した医師の不足を補うために，琉球政府立法院は法に基づく資格として介輔（かいほ）を定め，旧日本軍の衛生兵などに一定の教育のもとで医業を行わせていた。沖縄の復帰に伴う特別措置に関する法律（昭和46年法律第129号）により，沖縄の本土復帰後も介補には医業が認められ，2008（平成20）年まで続いていた。介補には，医介輔と歯介輔があった。

❸共用試験合格者の特例
　いわば仮免許を与えるための試験であり，医事分野では医師法と歯科医師法にのみ設けられている。看護が将来どうするかについて考えてみたい。

応招義務

診療に従事する医師は、診察・治療の求めがあった場合には、正当な理由がなければ、拒んではならない。これを**医師の応招義務**という。正当な理由とは、自己の病気により診療が不可能である、手術中またはほかに重篤な患者がいて手が離せないなど社会通念上妥当と認められるものに限られる❶。

証明文書に関する義務

診察または検案❷を行い、または出産に立ち会った医師は、診断書❸・検案書❹・出生証明書・死産証書の交付の求めがあった場合には、正当な理由がなければ、これを拒んではならない。

無診察治療などの禁止

医師は、みずから診察しないで治療をし、または診断書・処方箋を交付してはならない。また、みずから出産に立ち会わないで、出生証明書または死産証書を交付し、みずから検案しないで検案書を交付してはならない。しかし、診療中の患者が最後の診療を受けてから**24時間以内**に死亡した場合には、あらためて診察を行わないでも死亡診断書を交付することができる。

オンライン診療

情報通信機器を用いたオンライン診療については、無診察治療にならないよう直接の対面診療を経たのち、患者の求めに応じ、オンライン診療の限界も含む十分な説明と患者の理解を得たうえで行うことができる❺。オンライン診療の適切な実施に関する指針（平成30年医政発第0330第46号、厚生労働省医政局長通知）がある。

刑事上の協力義務

医師は、死体または**妊娠4か月以上**の死産児を検案して異状があると認めたときは、24時間以内に所轄警察署に届け出なければならない。

処方箋の交付義務

医師は、患者に対し治療上薬剤を調剤して投与する必要があると認めた場合には、患者または看護にあたっている者に対して**原則として処方箋の交付**をしなければならない。これを**医薬分業**❻という。

しかし、患者または看護にあたっている者が処方箋の交付を必要としない旨を申し出た場合および▶表3-9に示す各号のいずれかに該当する場合は交付しなくてもよい。

保健指導の義務

医師は、診療をしたときは本人または保護者に対し、療養の方法その他保

NOTE

❶単に軽度の疲労や診療報酬の不払いなどは正当な理由とはならない。これが働き方改革のなかで議論になっている。
❷医師が自分で診療していなかった者の死体を調べ、死亡の事実を医学的に確認することである。
❸診断書とは、通常の診断書と死亡診断書をいう。
❹検案書とは、死体検案書と死胎検案書をいう。

NOTE

❺2020（令和2）年4月から、新型コロナウイルス感染症が急激に拡大するなかで院内感染などの防止のために、時限的・特例的な対応として、患者の求めがあれば初診からオンライン・電話による診察・服薬指導を条件つきで行ってよいとされた。

NOTE

❻医薬分業
医師と薬剤師の職能を分離し、医師は患者を診断し、処置を施し、薬を処方することを職能とし、薬剤師は、処方箋に基づいて調剤や投薬をすることを職能とする。

▶**表3-9 処方箋を交付しなくてもよい場合**

1) 暗示的効果を期待する場合において、処方箋を交付することが目的の達成を妨げるおそれのある場合	4) 診断または治療方法の決定していない場合
2) 処方箋を交付することが診療または疾病の予後について患者に不安を与え、疾病の治療を困難にするおそれがある場合	5) 治療上必要な応急の措置として薬剤を投与する場合
	6) 安静が必要な患者以外に薬剤の交付を受けることができる者がいない場合
3) 病状の短期間ごとの変化に即応して薬剤を投与する場合	7) 覚せい剤を投与する場合
	8) 薬剤師が乗り組んでいない船舶内において薬剤を投与する場合

健の向上に必要な事項を指導しなければならない。

診療録に関する義務

医師は，診療をしたときは遅滞なく診療に関する事項を**診療録**に記載しなければならない。診療録とは，いわゆる**カルテ**のことである。診療録の記載事項は，①診療を受けた者の住所・氏名・性別・年齢，②病名と主要症状，③治療方法（処方と処置），④診療の年月日である。

診療録は，病院・診療所に勤務する医師が行った診療については管理者が，その他診療に関するものは医師が，**5 年間**保存しなければならない。

業務上の秘密を守る義務

医師は，正当な理由がないのに業務上取り扱った人の秘密をもらしてはならない。このことは医師法には規定されていないが，**刑法❶**によって義務づけられ，違反した場合には 6 月以下の懲役または 10 万円以下の罰金が科せられる（**助産師**の場合も同じ）❷。

共用試験合格者については，医師法で同様の罰則が規定されている。

ほかの衛生法令にも医師の秘密を守る義務について規定しているものがあるが，おおむね前述した看護職員の場合と同様である（● 35 ページ）。

> **NOTE**
> ❶ 刑法第 134 条秘密漏示罪の規定である。
> ❷ この規定にかかわらず，**道路交通法**では，医師は診察を受けた者が**重度の精神病・認知症・薬物中毒**など自動車の運転に支障を及ぼす状態にあるときは，診察結果を公安委員会に届け出ることができる。

2 歯科医師法（昭和 23 年法律第 202 号）

◆ 任務

歯科医療および保健指導をつかさどることによって公衆衛生の向上と増進に寄与し，もって国民の健康な生活を確保すること。

◆ 免許

歯科医師になるためには，厚生労働大臣の行う**歯科医師国家試験**に合格し，厚生労働大臣の免許を受けなければならない。このほか，免許取得の要件，籍の登録，免許の取消しまたは業務の停止，その後の再就業時の研修などに関しては医師の場合と同様である。

◆ 試験

歯科医師国家試験は，臨床上必要な歯科医学と口腔衛生に関し，歯科医師として必要な知識と技能について，厚生労働大臣が毎年少なくとも 1 回行う。

受験資格

受験資格は，次のいずれかである。

(1) 大学で歯学の正規の課程をおさめて卒業した者（共用試験合格者に限る）。

(2) 厚生労働大臣の行う歯科医師国家試験予備試験に合格した者で，1 年以上の診療および口腔衛生に関する実地修練を経たもの。予備試験の受験資格は医師と同様である。

(3) 外国の歯科医学校を卒業し，または外国で歯科医師免許を得た者で，厚生労働大臣が(1)・(2)の者と同等以上の学力・技能をもち，かつ適当で

あると認めたもの。

◆ 臨床研修

診療に従事しようとする歯科医師は，免許を受けたのちも大学の附属病院または厚生労働大臣の指定する病院または診療所で，**1年以上**の**臨床研修**を受けなければならない。歯科医師の臨床研修は努力義務となっていたが，2000（平成12）年の法律改正により，診療に従事しようとする新たに免許を取得した歯科医師は，2006（平成18）年4月1日から臨床研修が必修化された。これに伴い歯科の病院・診療所の管理者は，臨床研修を修了した歯科医師でなければならなくなった。すでに免許を取得している者の特例措置は医師と同様である。

厚生労働大臣は臨床研修を修了した者について，申請により臨床研修を修了した旨を**歯科医籍に登録**し，臨床研修修了登録証を交付する。

◆ 業務

● **業務独占・名称独占**　業務についても，歯科医業に関して歯科医師は医師と同じく業務独占❶，名称独占であり，応招義務，刑法で規定する守秘義務，診断書の交付義務，無診察治療などの禁止，処方箋の交付，保健指導，診療録に関する義務についても医師の場合と同様である。

> **NOTE**
> ❶歯科医師の業務独占の例外
> 　例外には，医師の場合と同じく，共用試験合格者の臨床実習，臨床修練外国歯科医師がある（◑74ページ）。

3 薬剤師法（昭和35年法律第146号）

◆ 任務

調剤・医薬品の供給その他薬事衛生をつかさどることによって，公衆衛生の向上と増進に寄与し，もって国民の健康な生活を確保することである。

◆ 免許

薬剤師になるには，**薬剤師国家試験**に合格し厚生労働大臣の免許を受けなければならない。免許の絶対的欠格事由・相対的欠格事由，免許の取消し，業務の停止，再免許については，審議会に関する部分と免許の取消し，業務の停止を行う場合の特例措置を除いて，おおむね医師の場合と同様である❷。

> **NOTE**
> ❷薬剤師の障害による欠格事由は，視覚と精神の機能の障害のみである。

◆ 試験

薬剤師国家試験は，厚生労働大臣が毎年少なくとも1回以上行う。

▎**受験資格**

受験資格は，①大学で薬学の正規の6年制の課程❸をおさめて卒業した者，②外国の薬学校を卒業し，または外国で薬剤師免許を受けた者で，厚生労働大臣が①と同等以上と認定したものである。

> **NOTE**
> ❸薬学部には薬剤師にならない4年制の課程もある。

◆ 業務

▌業務独占と例外

薬剤師でない者は，販売・授与の目的で調剤してはならない。ただし，医師・歯科医師が次の場合において，自己の処方箋によりみずから調剤するときは，差しつかえない❶。

(1)患者または看護にあたっている者が，その医師・歯科医師から薬剤の交付を受けることを希望する場合。

(2)処方箋交付が治療を困難にする場合など医師・歯科医師の処方箋交付義務の例外となっている場合（▶ 75 ページ）。

● **名称独占**　薬剤師でなければ薬剤師またはこれにまぎらわしい名称を用いてはならない。

▌調剤などの規定

● **調剤の求めに応ずる義務**　調剤に従事する薬剤師は，調剤の求めがあった場合には正当な理由がなければ，これを拒んではならない。

● **調剤の場所**　薬剤師は，薬局または病院・診療所・飼育動物診療施設の調剤所以外の場所で調剤してはならない。

● **処方箋による調剤**　薬剤師は，医師・歯科医師・獣医師の処方箋によらなければ，販売・授与の目的で調剤してはならない。処方箋に記載された医薬品について，その処方箋を交付した医師・歯科医師・獣医師の同意を得ないで，これを変更して調剤してはならない。処方箋に疑わしい点があるときは，その処方箋を交付した医師・歯科医師・獣医師に確かめたあとでなければ調剤してはならない。

● **薬剤の用法などの表示**　調剤した薬剤の容器・被包には，患者の氏名，用法・用量・調剤年月日，薬剤師の氏名，薬局・病院・診療所・飼育動物診療施設の名称・所在地を記載しなければならない。

● **情報の提供**　調剤したときは，患者または現に看護にあたっている者に対し，薬剤の適正な使用のために必要な情報を提供しなければならない。

● **使用状況把握，服薬指導義務など**　調剤時に限らず必要に応じて患者の使用状況の把握や服薬指導を行わなければならない。薬局薬剤師は患者の薬剤使用に関する情報を病院の医師等に提供するよう努めなければならない。

● **処方箋に関する義務**　調剤したときは，処方箋に調剤ずみであること，調剤年月日その他一定の事項を記入し，記名押印または署名しなければならない。また薬局の開設者は，調剤ずみとなった処方箋を 3 年間保存しておかなければならない。

● **業務上の秘密を守る義務**　薬剤師は医師などと同様に，正当な理由がないのに業務上取り扱った人の秘密をもらしてはならないことが，刑法❷によって義務づけられている。

NOTE
❶獣医師についても同様である。

NOTE
❷刑法第 134 条（秘密漏示）である。

B. 医療関係資格法　　**79**

4　医療関係資格法

　以下の資格各法において，受験資格について「学校教育法の規定により大学に入学することができる者」との書きぶりが一般的であるが，これは同法第90条で，高等学校・中等教育学校の卒業者，通常の課程による12年の学校教育を修了した者とこれに相当する者，文部科学大臣の定めるところによりこれと同等以上の学力があると認められる者とされている。

a　診療放射線技師法（昭和26年法律第226号）

　本法は，1937（昭和12）年の診療用エックス線装置取締規則にはじまり，1951（昭和26）年に診療エックス線技師法として制定され[1]，その後，診療放射線技師の制度を設けるため1968（昭和43）年に診療放射線技師及び診療エックス線技師法となった。1983（昭和58）年の改正で**診療エックス線技師制度が廃止**され，法律名も改められ現在にいたっている。

◆　定義

● **放射線**　次の電磁波または粒子線をいう。①アルファ線およびベータ線，②ガンマ線，③100万電子ボルト以上のエネルギーを有する電子線，④エックス線，⑤政令で定める，陽子線・重イオン線・中性子線。
● **診療放射線技師**　厚生労働大臣の免許を受けて，医師・歯科医師の指示のもとに，放射線の人体に対する照射[2]を業とする者のことをいう。

◆　免許

　免許は，厚生労働大臣の行う**診療放射線技師国家試験**に合格した者に与えられる。免許の欠格事由，免許の取消し，業務の停止，再免許などについては，看護師の場合に準ずる（● 24ページ）。

◆　試験

　診療放射線技師国家試験は，厚生労働大臣が毎年少なくとも1回行う。
● **受験資格**　①大学に入学することができる者で文部科学大臣・都道府県知事が指定した学校・養成所において**3年以上**修業したもの，または②外国の学校・養成所を卒業し，または外国で免許を得た者で，①と同等以上の学力・技能があると認められたもの。

◆　業務

● **名称独占**　診療放射線技師でなければ，診療放射線技師という名称またはこれにまぎらわしい名称を用いてはならない。
● **業務独占**　医師・歯科医師を除き，診療放射線技師でなければ，医師・歯科医師の指示のもとに，放射線を人体に対して照射することを業とすることはできない。照射は診療の補助ではないので，看護師は行うことができな

NOTE

❶診療エックス線技師
　旧診療エックス線技師は，医師・歯科医師の指示のもとに，100万電子ボルト未満のX線を人体に対して照射することを業とする者であったが，すでに免許を受けている者は，制度廃止後も従来どおり業務を行うことが認められている。

❷照射
　撮影を含み，照射機器を人体内に挿入して行うものを除く。

第3章 医事法

い。

■ 業務上の規定

● **義務** 診療放射線技師は，医師・歯科医師の具体的な指示を受けなければ，照射を行ってはならない。また，病院・診療所以外の場所で照射を行ってはならない。ただし，①100万電子ボルト未満のエネルギーの電子線で，医師・歯科医師が診察した患者についてその医師・歯科医師の指示により出張する場合，②集団的な健康診断において胸部エックス線検査（CTを除く）と一定の要件でマンモグラフィーによる検査を行う場合，③医師・歯科医師の立ち合いのもとで行う場合については照射を行える。また，④医師・歯科医師が診察した患者について指示を受け，出張して超音波診断装置などの画像診断装置で厚生労働省令で定める検査を行える。

● **照射録** 診療放射線技師は，人体に対して放射線を照射したときは遅滞なく一定の事項を記載した**照射録**を作成し，指示をした医師・歯科医師の署名を受けておかなければならない。

● **診療の補助** 診療放射線技師は上記の業務のほか，保健師助産師看護師法の規定にかかわらず**診療の補助**として，医師・歯科医師の指示のもとに，磁気共鳴画像診断装置などの画像による診断を行うための装置を用いた検査❶を行うことを業とすることができる。さらに，医師・歯科医師の具体的な指示を受けて放射線の照射などに関連する行為❷を業とすることができる。

● **連携** 診療放射線技師は，業務を行うにあたっては，医師その他の医療関係者との緊密な連携をはかり，適正な医療の確保に努めなければならない。

● **守秘義務** 診療放射線技師は，正当な理由がなく，業務上知りえた人の秘密をもらしてはならない。診療放射線技師でなくなったあとにおいても同様である。違反者には50万円以下の罰金が科せられる。

b 臨床検査技師等に関する法律
（昭和33年法律第76号）

本法は，かつて衛生検査技師法と言われ衛生検査技師❸についてのみ規定していたが，医学の進歩と検査技術の高度化により生理学的検査の重要性が増大したことから，1970（昭和45）年の改正で，この検査も行うことができる新たな臨床検査技師制度を設け，衛生検査所の登録について定めた。2005（平成17）年の改正で衛生検査技師制度が廃止され，名称が改められた。

◆ 定義

厚生労働大臣の免許を受けて，臨床検査技師の名称を用いて，医師・歯科医師の指示のもとに，人体から排出され，または採取された検体の検査として厚生労働省令で定める検体検査および厚生労働省令で定める心電図検査などの生理学的検査を行うことを業とする者である。

◆ 免許

免許は，厚生労働大臣が行う**臨床検査技師国家試験**に合格した者に与えら

NOTE

❶次の装置を用いた検査が該当する。①磁気共鳴画像診断装置，②超音波診断装置，③眼底写真撮影装置（散瞳薬を投与した者の眼底を撮影するためのものを除く），④核医学診断装置を用いた検査。

❷次の行為が該当する。①静脈路に造影剤注入装置を接続すること，造影剤自動注入装置を操作すること，造影剤を投入すること，造影剤投与後に静脈路の抜針・止血を行うこと，②下部消化管検査においてカテーテルを挿入すること，挿入したカテーテルから造影剤と空気を注入すること，③画像誘導放射線治療のために肛門にカテーテルを挿入すること，挿入したカテーテルから空気を吸引すること

❸衛生検査技師
臨床検査技師と違い診療の補助にかかる採血などの生理学的検査はできず，検体検査などを行う。2006（平成18）年までは衛生検査技師の新規免許が付与されていたが，いまはなくなったので既取得者のみが衛生検査技師の業務を行える。これは生涯有効である。医学部卒業生などは無試験で衛生検査技師になれた。

れる。免許の欠格事由，免許の取消し，名称の使用停止，再免許などについては看護師の場合に準ずる（● 24 ページ。ただし，障害による欠格事由は，視覚と精神の機能の障害のみである）。

◆ 試験

臨床検査技師国家試験は，臨床検査技師として必要な知識・技能（検査に必要な採血行為を含む）について，厚生労働大臣が毎年少なくとも 1 回行う。

● **受験資格**　①大学に入学することのできる者で文部科学大臣・都道府県知事が指定した学校・養成所において **3 年以上修業したもの**，②衛生検査技師の免許を受ける資格のある者で，政令の定めるところにより①と同等以上の知識・技能があると認められるもの，または，③外国の学校・養成所を卒業し，または外国で免許を得た者で①と同等以上の知識・技能があると認められるもの。

◆ 業務

● **名称独占**　臨床検査技師でない者は，臨床検査技師という名称またはこれにまぎらわしい名称を使用してはならない。

● **診療の補助**　臨床検査技師は，保健師助産師看護師法の規定にかかわらず，医師・歯科医師の具体的な指示を受けて**診療の補助**として**採血・検体採取**と厚生労働省令で定める心電図検査・超音波検査などの**生理学的検査**，医師・歯科医師の具体的な指示を受けて行う行為とそれに関連する行為を行うことを業とすることができる。なお，検体採取とは，①鼻腔拭い液，鼻腔吸引液，咽頭拭い液などを採取すること，②表皮・体表および口腔の粘膜を採取すること（生検のためにこれらを採取する行為を除く），③皮膚・体表および口腔の粘膜の病変部位の膿を採取すること，④鱗屑・痂皮その他の体表の付着物を採取すること，⑤綿棒を用いて肛門から糞便を採取することをいう。

● **信用失墜行為の禁止**　臨床検査技師は，その信用を傷つけるような行為をしてはならない。

● **守秘義務**　臨床検査技師は，正当な理由がなく，業務上知りえた秘密を他にもらしてはならない。臨床検査技師でなくなったあとにおいても同様である。違反者には 50 万円以下の罰金が科せられる。

◆ 衛生検査所

● **定義**　衛生検査所とは検体検査を業として行う場所をいう。

● **登録**　衛生検査所（病院・診療所・助産所を除く）を開設しようとする者は，都道府県知事等（都道府県知事・保健所設置市市長・特別区区長のこと。以下同じ）の登録を受けなければならない。衛生検査所の構造設備・管理組織および検体検査の精度の確保方法などの事項が厚生労働省令で定める登録基準に適合しないときは，都道府県知事等は登録してはならない。

● **監督**　都道府県知事等は，衛生検査所の開設者に対し報告を命じ，または職員に衛生検査所に立ち入らせ，構造設備・帳簿書類などの物件を検査さ

82　第3章　医事法

せることができる。また都道府県知事等は，構造設備・管理組織および検体検査の精度の確保方法について必要な指示をし，登録基準に適合しなくなった衛生検査所について，登録を取り消し，または業務の停止を命ずることができる。

C 理学療法士及び作業療法士法
（昭和 40 年法律第 137 号）

医学的リハビリテーション medical rehabilitation の発展は目ざましく，身体または精神に障害のある人々に対し，理学療法・作業療法・視能訓練・言語訓練・聴能訓練などが行われ，これらの人々の社会復帰に大きな成果をあげている。リハビリテーション専門技術者の養成訓練と資格制度の確立が要望され，1965（昭和 40）年に，理学療法士と作業療法士について法制化すべく本法が制定された。

◆ 定義

● **理学療法**　身体に障害のある者に対し，主としてその基本的動作能力の回復をはかるため，治療体操その他の運動を行わせ，電気刺激・マッサージ・温熱その他の物理的手段を加えること。英語の physical therapy である。
● **作業療法**　身体または精神に障害のある者に対し，主としてその応用的動作能力または社会的適応能力の回復をはかるため，手芸・工作その他の作業を行わせること。英語の occupational therapy である。
● **理学療法士**　厚生労働大臣の免許を受けて，理学療法士の名称を用いて，医師の指示のもとに理学療法を行うことを業とする者❶である。
● **作業療法士**　厚生労働大臣の免許を受けて，作業療法士の名称を用いて，医師の指示のもとに，作業療法を行うことを業とする者❷である。

◆ 免許

免許は，**理学療法士国家試験**または**作業療法士国家試験**に合格した者に与えられる。免許の欠格事由❸・取消し，再免許などは看護師の場合に準ずる（● 24 ページ）。

◆ 試験

理学療法士国家試験と**作業療法士国家試験**は，厚生労働大臣が毎年少なくとも 1 回行う。
● **受験資格**　①大学に入学することのできる者で文部科学大臣・都道府県知事が指定した学校・養成施設において **3 年以上**修業したもの，②すでに理学療法士（または作業療法士）の免許を得ている者など政令（未制定）で定める者が作業療法士（または理学療法士）の国家試験を受ける場合は 2 年以上修業したもの，③外国の学校・養成所を卒業し，または免許を得た者で①と同等以上の知識・技能を有すると認められたもの。

NOTE
❶ 英語の physical therapist であり，PT とよばれる。
❷ 英語の occupational therapist であり，OT とよばれる。
❸ ただし，障害による欠格事由は精神の機能の障害のみである。

◆ 業務

● **名称独占**　理学療法士・作業療法士でない者は，それぞれの名称または類似の名称を使用してはならない。

● **診療の補助**　理学療法士・作業療法士は，保健師助産師看護師法の規定にかかわらず**診療の補助**として理学療法または作業療法を行うことを業とすることができる。

● **理学療法としてのマッサージ**　理学療法士は，病院・診療所において，または医師の具体的な指示を受けて，理学療法として**マッサージ**を業とすることができる❶。

● **守秘義務**　理学療法士・作業療法士は正当な理由がなく，業務上知りえた人の秘密をもらしてはならない。理学療法士または作業療法士でなくなったあとにおいても同様である。違反者には 50 万円以下の罰金が科せられる。

> **NOTE**
> ❶本来マッサージは，あん摩マッサージ指圧師（● 91 ページ）の独占業務である。理学療法士は医師の具体的指示を受けてマッサージを行うことが認められている。

d 視能訓練士法（昭和 46 年法律第 64 号）

　眼科医療の著しい進歩により，斜視・弱視など両眼の視機能に障害のある者を幼少時の段階で矯正治療をすることが可能となった。眼科医の指示のもとに，長期間にわたる矯正訓練や必要な検査を行う専門技術者を養成する必要が生じたため，1971（昭和 46）年に新たに視能訓練士法が制定され，視能訓練士の資格制度が定められた。

◆ 定義

　厚生労働大臣の免許を受けて，視能訓練士の名称を用いて医師の指示のもとに，両眼視機能に障害のある者に対するその両眼視機能の回復のための矯正訓練およびこれに必要な検査を行うことを業とする者である。

◆ 免許

　免許は，**視能訓練士国家試験**に合格した者に与えられる。免許の欠格事由・取消し，再免許などは，看護師の場合に準ずる（● 24 ページ）。

◆ 試験

　視能訓練士国家試験は，厚生労働大臣が毎年少なくとも 1 回行う。

● **受験資格**　①大学に入学することのできる者で文部科学大臣・都道府県知事が指定した学校・養成所で **3 年以上**修業したもの，②大学・短期大学・看護師学校養成所・保育士養成施設などで 2 年以上修業し，所定の科目をおさめた者であって①の学校・養成所で **1 年以上**修業したもの，③外国の学校・養成所を卒業し，または免許を得た者で①・②と同等以上の知識・技能を有すると認められたもの。

◆ 業務

● **名称独占**　視能訓練士でない者は，視能訓練士という名称またはこれに

まぎらわしい名称を使用してはならない。

● **診療の補助**　視能訓練士は，保健師助産師看護師法の規定にかかわらず，**診療の補助**として両眼の視機能を回復させるための矯正訓練と，これに必要な検査を行うことを業とすることができる。

● **医師の具体的指示が必要な訓練・検査**　ただし，厚生労働省令で定める矯正訓練または検査❶は，医師の具体的な指示を受けなければ行うことはできない。

● **眼科検査**　**診療の補助**として医師の指示のもとに眼科に係る検査（眼科検査）を行うことを業とすることができる❷。これは近年の医学の進歩，新しい医療機器の開発などに対応して，医療関係者間における効率的かつ適正な役割分担をはかるため，視能訓練士の業務範囲の拡大を目的として，1993（平成5）年の法律改正において，視能訓練士の業務に，従来の両眼視機能の回復のための矯正訓練とそのための検査に加えて，新たに眼科検査の業務が追加されたものである。

● **連携**　視能訓練士は，業務を行うにあたっては医師その他の医療関係者との緊密な連携をはかり，適正な医療の確保に努めなければならない。

● **守秘義務**　視能訓練士は，正当な理由がなく，業務上知りえた人の秘密をもらしてはならない。視能訓練士でなくなったあとにおいても同様である。違反者には50万円以下の罰金が科せられる。

e 言語聴覚士法（平成9年法律第132号）

　人口の高齢化や疾病構造の変化などに伴い，脳卒中などに起因する言語機能や聴覚に障害をもつ人々に対し機能の維持・向上のための検査・訓練・助言を行う専門家の必要性・重要性が高まっている。これらリハビリテーションを行う専門技術者の養成と資質の向上をはかるため，1997（平成9）年に本法が制定され，言語聴覚士の資格制度を定めた。外国でも制度化されている。

◆ 定義

　厚生労働大臣の免許を受けて，言語聴覚士の名称を用いて，音声機能・言語機能・聴覚に障害のある者について機能の維持向上をはかるため，言語訓練その他の訓練，これに必要な検査・助言・指導その他の援助を行うことを業とする者❸である。

◆ 免許

　免許❹は，**言語聴覚士国家試験**に合格した者に与えられる。免許の欠格事由・取消し，再免許などは看護師の場合に準ずる（◐24ページ）。

◆ 試験

　言語聴覚士国家試験❺は，厚生労働大臣が，毎年1回以上行う。

● **受験資格**　①大学に入学することのできる者で文部科学大臣・都道府県知事が指定した学校・養成所で**3年以上**修業したもの，②大学，厚生労働

NOTE

❶**厚生労働省令で定める矯正訓練・検査**
　(1)矯正訓練：①抑制除去訓練法，②異常対応矯正法，③眩惑刺激法，④残像法。
　(2)検査：①散瞳薬の使用，②眼底写真撮影，③網膜電図検査，④眼球電図検査，⑤眼振電図検査，⑥視覚誘発脳波検査。

❷人体に影響を及ぼす程度が高い検査として厚生労働省令で定める涙道通水通色素検査（色素を点眼するものを除く）を除く。

NOTE

❸英語の speech therapist であり，STとよばれる。

❹**免許登録事務の委託**
　厚生労働大臣は免許登録事務を，指定する財団法人医療研修推進財団に行わせることができる。

❺**試験事務の委託**
　厚生労働大臣は試験事務を，指定する公益財団法人医療研修推進財団に行わせることができる。

省令で定める学校・文教研修施設・養成所❶などで 2 年以上修業し所定の科目をおさめた者で、さらに文部科学大臣・都道府県知事が指定した学校・養成所で 1 年以上修業したもの❷、③大学で所定の科目をおさめた者またはそれに準ずる者として厚生労働省令で定めるもの、④大学を卒業した者またはそれに準ずるものとして厚生労働省令で定めるもので、指定学校・養成所で 2 年以上修学したもの、⑤外国の学校・養成所を卒業し、または外国で免許を得た者で、上記の者と同等以上の知識・技能があると認定されたもの。

◆ 業務

● **名称独占**　言語聴覚士でない者は、言語聴覚士またはこれにまぎらわしい名称を使用してはならない。

● **診療の補助**　言語聴覚士は、保健師助産師看護師法の規定にかかわらず**診療の補助**として、医師・歯科医師の指示のもとに、<ruby>嚥<rt>えん</rt></ruby>下訓練、**人工内耳の調整**その他厚生労働省令で定める行為❸を行うことを業とすることができる。

● **連携**　言語聴覚士は業務を行うにあたり、音声機能・言語機能・聴覚に障害のある者に主治の医師・歯科医師があるときは、その指導を受けなければならない。また、業務を行うにあたっては、医師・歯科医師などの医療関係者との緊密な連携をはかり、適正な医療の確保に努めなければならない。さらに、音声機能・言語機能・聴覚に障害のある者の福祉に関する業務を行う者などの関係者との連携を保たなければならない。

● **守秘義務**　言語聴覚士は正当な理由がなく、業務上知りえた人の秘密をもらしてはならない。言語聴覚士でなくなったあとにおいても同様である。違反者には 50 万円以下の罰金が科せられる。

f 臨床工学技士法（昭和 62 年法律第 60 号）

　医療機器の進歩は目ざましく、とくに人工透析・人工心肺・人工呼吸などの各生命維持管理装置は医療で大きな役割を果たしている。

　生命維持管理装置の操作と保守点検には、医学的知識だけでなく工学的知識も必要であり、装置も複雑・高度化していることに対応して、1987（昭和 62）年に臨床工学技士の制度が設けられた。

◆ 定義

● **生命維持管理装置**　人の呼吸・循環または代謝の機能の一部を代替し、または補助することが目的とされている装置をいう。

● **臨床工学技士**　厚生労働大臣の免許を受けて、臨床工学技士の名称を用いて、医師の指示のもとに、生命維持管理装置の操作❹、保守点検を業とする者である。

◆ 免許

　免許は**臨床工学技士国家試験**に合格した者に与えられ、欠格事由、免許の取消し、名称の使用停止、再免許などは看護師に準ずる（◉ 24 ページ）。

NOTE

❶厚生労働省令により、看護師・歯科衛生士・診療放射線技師・臨床検査技師・理学療法士・作業療法士・視能訓練士・臨床工学技士・義肢装具士・救急救命士の学校・養成所などが指定されている。

❷大学・文教研修施設などの修業期間が 1 年以上の者にあっては、指定学校・養成所の修学期間は 2 年以上修業したもの。

❸厚生労働省令で定める行為
　①機器を用いる一定の聴力検査、②聴性脳幹反応検査、③音声機能に係る検査と訓練（他動運動・抵抗運動を伴うものまたは薬剤・器具を使用するものに限る）、④言語機能に係る検査と訓練（他動運動・抵抗運動を伴うものまたは薬剤・器具を使用するものに限る）、⑤耳型の採型、⑥補聴器装用訓練が定められている。

NOTE

❹生命維持管理装置の先端部の身体への接続または身体からの除去であって政令で定める次のものを含む。①人工呼吸装置のマウスピース、鼻カニューレその他の先端部の身体への接続または除去（気管への接続または気管からの除去にあっては、あらかじめ接続用に形成された気管の部分への接続または先端部分からの除去に限る）、②血液浄化装置の穿刺針その他の先端部のシャントへの接続または除去、③生命維持管理装置の導出電極の皮膚への接続または除去。

◆ 試験

　臨床工学技士国家試験[1]は，厚生労働大臣が，毎年1回以上行う。

● **受験資格**　①大学に入学することのできる者で文部科学大臣・都道府県知事が指定した学校・養成所で3年以上修業したもの，②大学，厚生労働省令で定める学校・文教研修施設・養成所など[2]で2年以上修業し所定の科目をおさめた者で，さらに文部科学大臣・都道府県知事が指定した学校・養成所で1年以上修業したもの[3]，③大学で厚生労働大臣が指定する科目をおさめて卒業した者，④外国の学校・養成所を卒業し，または外国で免許を得た者で①と同等以上の知識・技能があると認められるもの。

◆ 業務

● **名称独占**　臨床工学技士でない者は，臨床工学技士という名称またはこれにまぎらわしい名称を使用してはならない。

● **診療の補助**　臨床工学技士は，保健師助産師看護師法の規定にかかわらず**診療の補助**として，生命維持管理装置の操作と同装置を用いた医療に関連する医療用装置の操作として，厚生労働省令で定める医師の具体的指示を受けたもの[4]を行うことを業とすることができる。

● **医師の具体的指示が必要な操作**　臨床工学技士は，医師の具体的な指示を受けなければ，厚生労働省令で定める生命維持管理装置の操作[5]を行ってはならない。

● **守秘義務**　臨床工学技士は，正当な理由がなく，業務上知りえた人の秘密をもらしてはならない。臨床工学技士でなくなったあとにおいても同様である。違反者には50万円以下の罰金が科せられる。

g　義肢装具士法（昭和62年法律第61号）

　義手・義足・ギプスなどの義肢・装具を患者に装着して訓練を行い，社会復帰を促進する医学的リハビリテーションが普及・定着しており，義肢・装具を製作し，身体に適合させるなどの業務に従事する者が，臨床の場で重要な役割を果たしている。義肢・装具は複雑・高度なものであり，個々の患者に適した義肢・装具の製作・適合などには高度の専門的技術が必要とされる。このため1987（昭和62）年に本法が制定され，義肢装具士の制度が定められた。

◆ 定義

● **義肢**　上肢・下肢の全部または一部に欠損のある者に装着して，欠損を補塡し，または欠損により失われた機能を代替するための器具器械をいう。

● **装具**　上肢・下肢の全部または一部または体幹の機能に障害のある者に装着して，その機能を回復させ，機能低下を抑制し，機能を補完するための器具器械をいう。

● **義肢装具士**　厚生労働大臣の免許を受けて，義肢装具士の名称を用いて，

NOTE

[1] **試験事務の委託**
　厚生労働大臣は試験事務を，指定する公益財団法人医療機器センターに行わせることができる。

[2] 厚生労働省令により，看護師・診療放射線技師・臨床検査技師・理学療法士・作業療法士・視能訓練士・義肢装具士の学校・養成所などが指定されている。

[3] 大学・文教研修施設などの修業期間が1年以上の者にあっては指定学校・養成所の修業期間は2年以上修業したもの。

[4] 次のものが定められている。①手術室・集中治療室での静脈路への輸液ポンプの接続・操作・抜針・止血など，②心臓等カテーテル治療での電気的刺激負荷装置の操作，③内視鏡用ビデオカメラの保持と視野確保のための操作。

[5] 医師の具体的指示が必要な操作は次のとおりである。①身体への血液・気体・薬剤の注入，②身体からの血液・気体の抜き取り（採血を含む），③身体への電気的刺激の負荷。

医師の指示のもとに，義肢・装具の装着部位の採型ならびに義肢・装具の製作および身体への適合を行うことを業とする者をいう。

◆ 免許

免許は，**義肢装具士国家試験**に合格した者に与えられる。免許の欠格事由[1]，免許の取消し，名称の使用停止，再免許などは看護師の場合に準ずる（▶24 ページ）。

◆ 試験

義肢装具士国家試験[2]は，厚生労働大臣が，毎年 1 回以上行う。

● **受験資格**　①大学に入学することができる者で文部科学大臣・都道府県知事が指定した学校・養成所で**3 年以上**修業したもの，②大学・高等専門学校，厚生労働省令で定める学校・文教研修施設・養成所など[3]において 1 年以上修業し所定の科目をおさめた者で，さらに文部科学大臣・都道府県知事が指定した学校・養成所において 2 年以上修業したもの，③職業能力開発促進法の規定に基づく義肢・装具の製作にかかる技能検定に合格した者で，文部科学大臣・都道府県知事が指定した学校・養成所で 1 年以上修業したもの，④外国の学校・養成所を卒業し，または外国で免許を得た者で，①〜③と同等以上の知識・技能があると認められたもの。

◆ 業務

● **名称独占**　義肢装具士でない者は，義肢装具士という名称またはこれにまぎらわしい名称を使用してはならない。

● **診療の補助**　義肢装具士は，保健師助産師看護師法の規定にかかわらず**診療の補助**として，義肢・装具の装着部位の採型，義肢・装具の製作と身体への適合を行うことを業とすることができる。

● **医師の具体的指示が必要な行為**　義肢装具士は医師の具体的な指示を受けなければ，厚生労働省令で定める義肢・装具の装着部位の採型および義肢・装具の身体への適合[4]を行ってはならない。

● **守秘義務**　義肢装具士は，正当な理由がなく，業務上知りえた人の秘密をもらしてはならない。義肢装具士でなくなったあとにおいても同様である。違反者には 50 万円以下の罰金が科せられる。

h 救急救命士法（平成 3 年法律第 36 号）

日本の救急医療は，受け入れる医療機関の体制の整備とともに搬送されるまでの間における傷病者に対する救急救命処置の確保が重要な課題である。搬送途上において必要性の高い救急救命処置を行うことのできる医療技術者の資格制度を創設し，救急医療の充実をはかるため，1991（平成 3）年に本法が制定され，救急救命士[5]の制度がつくられた。

NOTE

[1] 障害による欠格事由は視覚と精神の機能の障害のみである。

NOTE

[2] **試験事務の委託**
　厚生労働大臣は試験事務を，指定する公益財団法人テクノエイド協会に行わせることができる。

[3] 厚生労働省令により，看護師・診療放射線技師・臨床検査技師・理学療法士・作業療法士・視能訓練士・臨床工学技士・保育士の学校・養成所などが指定されている。

NOTE

[4] 厚生労働省令では，①手術直後の患部の採型と当該患部への適合，②ギプスで固定されている患部の採型と当該患部への適合が定められている。

NOTE

[5] 用語は「救急」が「救命」よりも先であることに注意されたい。

◆ 定義

● **救急救命処置**　症状が著しく悪化するおそれがあり，生命が危険な状態にある傷病者（重度傷病者）が病院・診療所に搬送されるまでの間，または病院・診療所に到着後，入院するまでの間に，その重度傷病者に対して行われる気道の確保，心拍の回復その他の処置であって，その症状の著しい悪化を防止し，または生命の危険を回避するために緊急に必要なものをいう。

● **救急救命士**　厚生労働大臣の免許を受けて，救急救命士の名称を用いて，医師の指示のもとに，救急救命処置を行うことを業とする者である。

◆ 免許

　免許は，**救急救命士国家試験❶**に合格した者に与えられる。免許の欠格事由・取消し，再免許などは看護師の場合に準ずる（▶24ページ）。

◆ 試験

　救急救命士国家試験は，厚生労働大臣が毎年1回以上行う❷。

● **受験資格**　①大学に入学することができる者で文部科学大臣・都道府県知事が指定した学校・養成所において**2年以上**修業したもの，②大学・短期大学，厚生労働省令で定める学校・文教研修施設・養成所など❸において1年以上修業し所定の科目をおさめた者で，文部科学大臣・都道府県知事が指定した学校・養成所において1年以上修業したもの，③大学（医科大学）において厚生労働大臣の指定する科目をおさめて卒業した者，④消防法に規定する救急業務に関する講習で厚生労働省令で定める課程を修了し，一定期間❹，救急業務に従事した者であって，文部科学大臣・都道府県知事が指定した学校・養成所において1年以上❺修業したもの，⑤外国の学校・養成所を卒業し，または外国の免許を得た者で，①〜④と同等以上の知識・技能があると認められたもの。

◆ 業務

● **名称独占**　救急救命士でない者は，救急救命士またはこれにまぎらわしい名称を使用してはならない。

● **診療の補助**　救急救命士は，保健師助産師看護師法の規定にかかわらず**診療の補助**として，救急救命処置を行うことを業とすることができる。

● **医師の具体的指示が必要な処置**　救急救命士は，医師の具体的な指示を受けなければ，厚生労働省令で定める救急救命処置❻を行ってはならない。

● **業務場所の規定**　救急救命士は，救急用自動車等❼以外の場所で業務を行ってはならない。ただし，救急用自動車等に乗せるまでの間または入院するまでの間において必要がある場合は行うことができる。

● **研修の受講**　病院・診療所に勤務する救急救命士は，重度傷病者が当該病院・診療所に到着後，入院するまでの間の救急救命処置を行うために必要な研修を受けなければならない。

NOTE

❶免許登録事務の委託
　厚生労働大臣は免許登録事務を，指定する一般財団法人日本救急医療財団に行わせることができる。

❷試験事務の委託
　厚生労働大臣は試験事務を，指定する一般財団法人日本救急医療財団に行わせることができる。

❸厚生労働省令により，看護師学校養成所，自衛隊の准看護師養成所，高等学校の専攻科，防衛医科大学校などが指定されている。

❹厚生労働省令により，5年とされている。ただし，救急活動を行った時間が2,000時間に達したときは，それまでの期間でよい。

❺現に救急業務に従事している者を対象とした厚生労働省令で定める学校・養成所にあっては6月以上。

❻厚生労働省令で定める救急救命処置とは，重度傷病者のうち心肺機能停止状態の患者に対する，①厚生労働大臣の指定する薬剤（乳酸リンゲル液）を用いた静脈路確保のための輸液，②厚生労働大臣の指定する器具（食道閉鎖式エアウェイ・ラリンゲアルマスク・気管内チューブ）による気道確保，③厚生労働大臣の指定する薬剤（エピネフリン〔アドレナリン〕，ブドウ糖溶液）の投与である。
　なお，①の「乳酸リンゲル液」および③の「ブドウ糖溶液」は心肺機能停止状態でない患者にも処置できる。

❼重度傷病者搬送用の救急用自動車・船舶・航空機であって，医師の指示を受けるための通信設備その他の適正な救急救命処置を行うのに必要な構造設備を有するもののことをいう。

B. 医療関係資格法　89

● **救急救命処置録**　救急救命士は，救急救命処置を行ったときは，遅滞なく一定の事項を**救急救命処置録**に記載し，**5年間**保存しなければならない。

● **連携**　救急救命士は，業務を行うにあたっては医師その他の医療関係者との緊密な連携をはかり，適正な医療の確保に努めなければならない。

● **守秘義務**　救急救命士は正当な理由がなく，業務上知りえた人の秘密をもらしてはならない。救急救命士でなくなったあとにおいても同様である。違反者には50万円以下の罰金が科せられる。

i　歯科衛生士法（昭和23年法律第204号）

歯科衛生士は，アメリカのデンタルハイジェニスト dental hygienist の制度にならって，歯科疾患の予防に従事する専門技術者として法制化されたものである。その後，1955（昭和30）年の法改正で歯科診療の補助も行えるようになり，さらに1989（平成元）年には歯科保健指導が業務に加えられて現在にいたっている。かつて本則では女子のみの資格であり，附則で男子にも道を開いていたが，2015（平成27）年4月の改正により本則でも性別の制限をなくし，「歯科医師の**直接の指導**」との表現が「歯科医師の指導」となった。

◆ 定義

厚生労働大臣の免許を受けて，歯科医師の指導のもとに，**歯牙および口腔の疾患の予防処置❶**を行うことを業とする者である。この行為（一般的に**歯石の除去**と**フッ素の塗布**）は，看護師には認められていない。

◆ 免許

免許❷は，**歯科衛生士国家試験**に合格した者に対して与えられる。免許の欠格事由・取消し，業務の停止，再免許などについては，看護師の場合に準ずる（● 24ページ）。

◆ 試験

歯科衛生士国家試験は，厚生労働大臣が毎年少なくとも1回行う❸。

● **受験資格**　①文部科学大臣・都道府県知事の指定した学校・養成所を卒業した者，②外国の学校・養成所を卒業し，免許を得た者で①と同等以上の知識・技能を有すると認められたもの。なお，学校・養成所の入学資格は高等学校（または中等教育学校）卒業または同等以上の学力があることであり，修業年限は**3年以上**である。

◆ 業務

歯科衛生士は，**歯牙・口腔の疾患の予防処置**のほか，歯科衛生士の名称を用いて，**歯科保健指導**を行うことを業とすることができる。さらに，歯科衛生士は，保健師助産師看護師法の規定にかかわらず**歯科診療の補助**を行うことを業とすることができる❹。

● **名称独占・業務独占**　歯科衛生士でなければ，歯科衛生士またはこれに

NOTE

❶次の予防処置が定められている。
①歯牙露出面および正常な歯茎の遊離縁下（いわゆる歯周ポケットが深い状態）の付着物と沈着物を機械的操作によって除去すること。
②歯牙および口腔に対して薬物を塗布すること。

❷**免許登録事務の委託**
厚生労働大臣は免許登録事務を，指定する一般財団法人歯科医療研修振興財団に行わせることができる。

❸**試験事務の委託**
厚生労働大臣は試験事務を，指定する一般財団法人歯科医療研修振興財団に行わせることができる。

NOTE

❹いわば歯科医療分野の看護職である。歯石の除去など以外は看護師も行うことができる。

まぎらわしい名称を使用してはならない。歯科衛生士でなければ，歯科衛生士の業務を行うことはできない。しかし歯科医師は歯科医業の一部として，これを行うことができる。

● **主治医などの指示**　歯科衛生士は歯科保健指導を行うにあたり，主治の歯科医師・医師があるときはその指示を受けなければならない。また，歯科保健指導の業務に関して就業地を管轄する保健所長の指示を受けたときは，これに従わなければならない。

● **看護師と類似の業務制限**　歯科衛生士は，歯科診療の補助を行うにあたっては，看護師の場合と同様に，主治の歯科医師の指示があった場合のほかは，診療機械の使用，医薬品の授与や医薬品についての指示など，歯科医師が行うのでなければ衛生上，危害を生ずるおそれのある行為をしてはならない。ただし，臨時応急の手当てをすることは差しつかえない。

● **適正な歯科医療の確保**　歯科衛生士が業務を行うにあたっては，歯科医師などの医療関係者との緊密な連携をはかり，適正な歯科医療の確保に努めなければならない。

● **守秘義務**　歯科衛生士は，正当な理由がなく，業務上知りえた人の秘密をもらしてはならない。歯科衛生士でなくなったあとにおいても同様である。違反者には 50 万円以下の罰金が科せられる。

j 歯科技工士法（昭和 30 年法律第 168 号）

◆ 定義

● **歯科技工**　特定人に対する歯科医療の用に供する補綴物・充填物または矯正装置を作成・修理・加工することをいう。

● **歯科技工士**　厚生労働大臣の免許を受けて歯科技工を業とする者をいう。

● **歯科技工所**　歯科医師・歯科技工士が，業として歯科技工を行う場所をいう。

◆ 免許

免許❶は，**歯科技工士国家試験**に合格した者に与えられる。免許の欠格事由，免許の取消し，業務の停止，再免許については看護師の場合に準ずる（▶24 ページ。障害による欠格事由は視覚と精神の機能の障害のみである）。

◆ 試験

歯科技工士国家試験❷は，厚生労働大臣が毎年少なくとも 1 回行う。

● **受験資格**　①文部科学大臣・都道府県知事の指定した学校・養成所を卒業した者，②歯科医師国家試験・予備試験の受験資格のある者，③外国の学校・養成所を卒業し，免許を得た者で①・②と同等以上の知識・技能があると認められたもの。なお，学校・養成所の入学資格は高等学校（または中等教育学校）卒業か同等以上の学力があることであり，修業年限は **2 年以上**である。

NOTE

❶**免許登録事務の委託**
　厚生労働大臣は免許登録事務を，指定する一般財団法人歯科医療研修振興財団に行わせることができる。

❷**試験事務の委託**
　厚生労働大臣は試験事務を，指定する一般財団法人歯科医療研修振興財団に行わせることができる。

B. 医療関係資格法　**91**

◆ 業務

● **業務独占**　歯科医師・歯科技工士でなければ，業として歯科技工を行ってはならない。

● **歯科医師の指示，行為の制限**　歯科技工士は，歯科医師の**指示書**または病院・診療所における歯科医師の**直接の指示**によるのでなければ，歯科技工を行ってはならない。また，その業務を行うにあたっては，印象採得・咬合採得・試適・装着その他歯科医師が行うのでなければ衛生上危害を生ずるおそれのある行為をしてはならない。

● **守秘義務**　歯科技工士は，正当な理由がなく，業務上知りえた人の秘密をもらしてはならない。歯科技工士でなくなったあとにおいても同様である。違反者には50万円以下の罰金が科せられる。

◆ 歯科技工所

● **定義**　歯科医師・歯科技工士が業として歯科技工を行う場所をいう。ただし，病院・診療所内にあるものは含まれない。

● **管理**　歯科技工所には，歯科医師または歯科技工士である管理者をおかなければならない。歯科技工所を開設した者は，10日以内に一定事項を都道府県知事等（都道府県知事・保健所設置市市長・特別区区長のこと。以下同じ）に届け出なければならない。届出事項を変更したとき，歯科技工所を休止・廃止・再開したときも同様である。

● **都道府県知事等の監督**　都道府県知事等は必要がある場合には，歯科技工所の開設者または管理者に対し報告を命じ，職員に施設に立ち入らせ，構造設備・指示書などの帳簿書類を検査させることができる。また，構造設備の改善を命じ，従わないときは歯科技工所の全部または一部の使用を禁止することができる。

k あん摩マツサージ指圧師，はり師，きゆう師等に関する法律（昭和22年法律第217号）

あん摩・マッサージ・指圧・はり・きゅうの業務は，医師の医療行為とは別に，補助的な医療行為として伝統的に日本にあった❶。明治以来これらの業種について取締りがなされてきたが，本法によって統一的な規制と資質の向上がはかられた。

● **法の変遷**　当初は，「あん摩，はり，きゆう，柔道整復等営業法」の名称であったが，1951（昭和26）年に「あん摩師，はり師，きゆう師及び柔道整復師法」とされた。1955（昭和30）年に，指圧があん摩師の業務に含められ，1964（昭和39）年に，あん摩マッサージ指圧師と名称が改められ，さらに1970（昭和45）年に，柔道整復師に関する部分が分離独立した法となり，現在の名称になった。

> **NOTE**
>
> ❶かつて，あん摩マッサージ指圧師は，あん摩師と称していた。

◆ 免許

医師以外の者で，あん摩・マッサージ・指圧・はり・きゅうを業としよう
とする者は，それぞれ厚生労働大臣の**あん摩マッサージ指圧師免許・はり師
免許・きゅう師免許**を受けなければならない。免許❶は，それぞれの国家試
験に合格した者に対して与えられる。

免許の欠格事由，免許の取消し，業務の停止，再免許などについては看護
師の場合に準ずる（▶24ページ。ただし，障害による欠格事由は精神の機能
の障害のみである）。

◆ 試験

それぞれの免許の国家試験❷は厚生労働大臣が行う。

● **受験資格**　大学に入学することができる者で，文部科学大臣が認定した
学校または，あん摩マッサージ指圧師の課程をもつ養成所については厚生労
働大臣が，もたない養成所については都道府県知事が認定した養成施設で**3
年以上**修業したもの。

● **視覚障害への配慮**　当分の間，著しい視覚障害者❸については，中学校
卒業または同等以上の学力があり，学校・養成施設において，あん摩マッ
サージ指圧師は3年以上，あん摩マッサージ指圧師・はり師・きゅう師をあ
わせたものは5年以上，修業した者は試験を受けることができる。

◆ 業務

● **業務独占**　医師以外で，これらの免許をもたないものはこれらを業とし
てはならない。

▌業務上の規定

あん摩マッサージ指圧師・はり師・きゅう師などの施術者は，外科手術を
行い，薬品を投与し，またはその指示をするなどの行為をしてはならない。

あん摩マッサージ指圧師は，医師の同意を得た場合のほかは，脱臼また
は骨折の患部に施術してはならない。

はり師は，はりを施そうとするときには，はり・手指および施行の局部を
消毒しなければならない。

● **広告の制限など**　あん摩マッサージ指圧師・はり師・きゅう師の業務に
関する広告には一定の制限がある。都道府県知事等（都道府県知事・保健所
設置市市長・特別区区長。以下同じ）は衛生上，害を生ずるおそれがあると
認めるときは，施術者に対しその業務に関して必要な指示をすることができ
る。

● **守秘義務**　施術者は正当な理由がなく，業務上知りえた人の秘密をもら
してはならない。施術者でなくなったあとにおいても同様である。違反者に
は50万円以下の罰金が科せられる。

NOTE

❶免許登録事務の委託

厚生労働大臣は免許登録
事務を，指定する公益財団
法人東洋療法研修試験財団
に行わせることができる。

NOTE

❷試験事務の委託

厚生労働大臣は試験事務
を，指定する公益財団法人
東洋療法研修試験財団に行
わせることができる。

❸文部科学大臣・厚生労働
大臣は，視覚障害者である
あん摩マッサージ指圧師の
生計の維持が著しく困難と
ならないよう，必要があれ
ば視覚障害者以外の者を教
育・養成する施設について，
当分の間，承認しないこと
ができる。

◆ 施術所

● **開設の届出**　施術所を開設した者は，10日以内に一定事項を都道府県知事等に届け出なければならない。届出事項を変更したとき，休止・廃止・再開したときも同様である。もっぱら出張のみによって業務に従事する場合にも，その旨を届け出なければならない。

● **管理・監督**　施術所の構造設備の基準，衛生上必要な措置については厚生労働省令で規定されている。都道府県知事等は必要がある場合には，開設者に対し報告を提出させ，職員に施設に立ち入らせ構造設備・衛生状況を検査させ，そのほか衛生上の措置，構造設備の改善，使用禁止を命ずることができる。施術所の広告についても一定の制限がある。

◆ 医業類似行為の制限

あん摩・マッサージ・指圧・はり・きゅう以外の医業類似行為[1]は，柔道整復師法によるものを除き原則として業として行うことは禁止されている[2]。

> **NOTE**
> [1]電気・光線・刺激・温熱または手技などによるものをさす。
> [2]本法公布の際，すでに業務を行っていた者で届け出た者は，これらの業務を行うことが認められている。

Ⅼ 柔道整復師法（昭和45年法律第19号）

かつて，柔道整復師は，あん摩マッサージ指圧師・はり師・きゅう師とともに同一の法律で規制されていたが，沿革があん摩・マッサージ・指圧・はり・きゅうとは異なることや，業務の実態などから，これらとは別に規制することとされ，1970（昭和45）年に，新たに単独法として制定された。

◆ 免許

医師以外の者で，柔道整復を業としようとする者は，厚生労働大臣の免許を受けなければならない。免許[3]は**柔道整復師国家試験**に合格した者に与えられる。

免許の欠格事由・取消し，業務の停止，再免許などは看護師の場合に準ずる（▶24ページ。なお，障害による欠格事由は精神の機能の障害のみである）。

> **NOTE**
> [3]**免許登録事務の委託**
> 厚生労働大臣は免許登録事務を，指定する公益財団法人柔道整復研修試験財団に行わせることができる。

◆ 試験

国家試験[4]は厚生労働大臣が行う。

● **受験資格**　大学に入学することができる者で文部科学大臣指定の学校・都道府県知事指定の養成施設において**3年以上修業**したもの。

> **NOTE**
> [4]**試験事務の委託**
> 厚生労働大臣は試験事務を，指定する公益財団法人柔道整復研修試験財団に行わせることができる。

◆ 業務

● **業務独占**　医師・柔道整復師を除き，業として柔道整復を行ってはならない。名称独占の規定はない。

● **規制事項**　柔道整復師は，外科手術を行い，薬品を投与し，またはその指示をするなどの行為をしてはならない。医師の同意を得た場合のほかは，脱臼または骨折の患部に施術してはならない。ただし，応急手当をする場合は差しつかえない。

94　第3章　医事法

● **広告の制限, 業務への指示**　業務に関する広告については一定の制限がある。このほか都道府県知事等は衛生上, 害を生ずるおそれがあると認めるときは, 柔道整復師に対し, その業務に関し必要な指示をすることができる。

● **守秘義務**　柔道整復師は正当な理由がなく, 業務上知りえた人の秘密をもらしてはならない。柔道整復師でなくなったあとにおいても同様である。違反者には50万円以下の罰金が科せられる。

● **施術所**　施術所の開設・変更・休止・廃止・広告・構造設備や, 衛生上の措置, 報告, 検査, 改善命令と使用禁止などには, あん摩マッサージ指圧師, はり師, きゅう師等に関する法律と同様の規制がある。

5　保健衛生福祉資格法

a　公認心理師法（平成27年法律第68号）

　心理職については, 民間団体の臨床心理士などの資格❶があり, 日常生活はもとより災害時や教育の現場などでも需要は多い❷。

● **目的**　公認心理師の資格を定めて, その業務の適正をはかり, もって国民の心の健康の保持・増進に寄与することである。

◆ 公認心理師

● **定義**　公認心理師とは, **登録**を受け, 公認心理師の名称を用いて, 保健医療・福祉・教育その他の分野において, 心理学に関する専門的知識・技術をもって▶表3-10に掲げる行為を行うことを業とする者をいう。

● **欠格事由**　公認心理師になることができない者を, ▶表3-11に示す。

◆ 試験

　公認心理師試験に合格した者は, 公認心理師となる資格を有する。

　試験❸は, 公認心理師として必要な知識・技能について毎年1回以上, 文部科学大臣・厚生労働大臣が行う。

● **受験資格**　受験資格は, ▶表3-12のいずれかに該当することである。

◆ 登録

　公認心理師となるには, 公認心理師登録簿に氏名・生年月日などの登録❹

NOTE

❶本法は, 資格のあり方について関係者の意見がまとまり, 議員立法として成立したものである。
❷従来から民間の心理関係資格が存続しているが, 公認心理師制度の発足によってなくなるものではない。

NOTE

❸**試験事務の委託**
　文部科学大臣・厚生労働大臣は試験の実施に関する事務を, 指定する一般財団法人日本心理研修センターに行わせることができる。
❹**登録事務の委託**
　文部科学大臣・厚生労働大臣は登録事務を, 指定する一般財団法人日本心理研修センターに行わせることができる。

▶**表3-10　公認心理師の行う行為**

1) 心理に関する支援を要する者（要支援者）の心理状態を観察し, その結果を分析すること。
2) 要支援者に対し, 心理に関する相談に応じ, 助言・指導その他の援助を行うこと。
3) 要支援者の関係者の相談に応じ, 助言・指導その他の援助を行うこと。
4) 心の健康に関する知識の普及をはかるための教育および情報の提供を行うこと。

▶**表3-11　公認心理師の欠格事由**

1) 心身の故障により業務を適正に行えない者であり, 文部科学・厚生労働省令で精神の機能障害で必要な認知・判断・意思疎通を適切に行うことができない者。
2) 禁錮以上の刑に処せられ2年を経過しない者。
3) 本法その他保健・医療・福祉・教育に関する法律により, 罰金の刑に処せられ2年を経過しない者。
4) 公認心理師登録を取り消され, 2年を経過しない者。

B. 医療関係資格法　　**95**

> ○ **表 3-12　公認心理師の受験資格**＊
>
> 1) 学校教育法に基づく大学（短期大学を除く。以下，同じ）において心理学その他の公認心理師となるために必要な科目（以下，必要科目）として文部科学省令・厚生労働省令（以下，両省令）で定めるものをおさめて卒業し，大学院において必要科目として両省令で定めるものをおさめてその課程を修了した者。これに準ずるものとして両省令で定める者。
>
> 2) 大学において必要科目として両省令で定めるものをおさめて卒業した者と，これに準ずるものとして両省令で定める者で，両省令で定める施設において一定期間以上，公認心理師の業務に従事したもの。
>
> 3) 文部科学大臣・厚生労働大臣が上の 1) と 2) に掲げる者と同等以上の知識・技能を有すると認定した者。
>
> ＊ 試験の受験資格には制度創設に伴う経過的特例が設けられている。

を受けなければならない。

◆ 業務

● **義務など**　公認心理師は，公認心理師の信用を傷つけるような行為をしてはならない。公認心理師は，業務を行うにあたっては，その担当する者に対し保健医療・福祉・教育などが密接な連携のもとで総合的かつ適切に提供されるよう，これらを提供する関係者などとの連携を保つとともに，要支援者に主治の医師があるときは，その指示を受けなければならない。また，公認心理師は，業務の内容の変化に適応するため，知識・技能の向上に努めなければならない。

● **名称独占**　公認心理師でない者は，公認心理師という**名称**を使用してはならず，名称中に**心理師**という文字を用いてはならない。

● **守秘義務**　公認心理師は，正当な理由がなく，その業務に関して知りえた人の秘密をもらしてはならない。公認心理師でなくなったあとにおいても同様である。業務に関して知りえた人の秘密をもらした者は，1 年以下の懲役または 30 万円以下の罰金など所要の規定がある。

b 精神保健福祉士法（平成 9 年法律第 131 号）

　精神障害者の社会復帰に関する相談・援助を行う専門職種の育成・確保のため，精神保健福祉士の資格制度を定めた法律である。

● **目的**　精神保健福祉士の資格を定めて，業務の適正をはかり，精神保健の向上と精神障害者の福祉の増進に寄与することである。

● **精神保健福祉士**　厚生労働省の**精神保健福祉士登録簿への登録**を受け，精神保健福祉士の名称を用いて，精神障害者の保健・福祉に関する専門的知識・技術をもって，精神科病院その他の医療施設で精神障害の医療を受け，または精神障害者の社会復帰の促進をはかることを目的とする施設を利用している者の社会復帰に関する相談に応じ，助言，指導，日常生活への適応のために必要な訓練その他の援助を行うこと（相談援助）を業とする者である。

● **試験・登録**　資格は，精神保健福祉士試験に合格し登録❶することで与えられる。精神保健福祉士試験は厚生労働大臣が毎年 1 回以上行い，受験資格は，大学で専門的な科目をおさめて卒業した者などである（○ 表 3-13）。

● **名称独占**　精神保健福祉士でない者は，精神保健福祉士の名称を使用してはならない。

NOTE

❶**試験登録事務の委託**

　厚生労働大臣は，試験事務と登録事務を指定試験・登録機関である公益財団法人社会福祉振興・試験センターに行わせることができる。

○表3-13　精神保健福祉士の受験資格（看護師に関係するおもなもの）

(1) 大学などで文部科学省令・厚生労働省令で定める精神障害者の保健・福祉に関する指定科目をおさめて卒業した者。 (2) 大学などで文部科学省令・厚生労働省令で定める精神障害者の保健・福祉に関する基礎科目をおさめて卒業した者で，文部科学大臣・厚生労働大臣指定の学校または都道府県知事指定の精神保健福祉士短期養成施設などで6月以上修業したもの。 (3) 大学などを卒業した者で，文部科学大臣・厚生労働大臣指定の学校または都道府県知事指定の精神保健福祉士一般養成施設などで1年以上修業したもの。 (4) 3年制短期大学¹⁾などで指定科目をおさめて卒業した者で，厚生労働省令で定める指定施設²⁾で1年以上相談援助の業務に従事したもの。	(5) 3年制短期大学などで基礎科目をおさめて卒業した者で，指定施設²⁾で1年以上相談援助の業務に従事したのち，精神保健福祉士短期養成施設などで6月以上修業したもの。 (6) 3年制短期大学などを卒業した者³⁾で，指定施設²⁾で1年以上相談援助の業務に従事したのち，精神保健福祉士一般養成施設などで1年以上修業したもの。 (7) 指定施設²⁾で4年以上相談援助の業務に従事したのち，精神保健福祉士一般養成施設などで1年以上修業した者。 (8) 社会福祉士で，精神保健福祉士短期養成施設などで6月以上修業したもの。

1) 2年制短期大学では，1年とあるものが2年となる。
2) (4)〜(7)の指定施設には，「精神科病院」「精神病床を有するか精神科または心療内科を広告している病院・診療所」が含まれている。
3) (6)の短期大学などを卒業した者には看護師養成所を卒業した者も含まれている。

● **業務**　精神保健福祉士は，その信用を傷つけるような行為をしてはならない。また，業務を行うにあたって精神障害者に主治の医師があるときは，その指導を受けなければならない。さらに，業務を行うにあたっては，医師その他の医療関係者との連携を保たなければならない。

● **守秘義務**　精神保健福祉士は，正当な理由なく，業務に関して知りえた人の秘密をもらしてはならない。精神保健福祉士でなくなったあとにおいても同様である。違反者には1年以下の懲役または30万円以下の罰金が科せられる。

C 栄養士法（昭和22年法律第245号）

● **栄養士**　都道府県知事の免許を受けて，**栄養士の名称**を用いて栄養の指導に従事することを業とする者である。

● **管理栄養士**　厚生労働大臣の免許を受けて，**管理栄養士の名称**を用いて，①傷病者に対する療養のため必要な栄養の指導，②個人の身体の状況，栄養状態などに応じた高度の専門的知識・技術を要する健康の保持・増進のための栄養の指導，③特定多数人に対して継続的に食事を供給する施設における利用者の身体の状況，栄養状態，利用の状況などに応じた特別の配慮を必要とする給食管理とこれらの施設に対する栄養改善上必要な指導などを行うことを業とする者である。

● **栄養士の免許**　高等学校卒業程度以上の者であって，厚生労働大臣の指定した栄養士の養成施設で**2年以上修業**したものに与えられる。相対的欠格事由は罰金以上の刑に処せられた者および業務に関する犯罪または不正行為のあった者である。免許取得後，欠格事由に該当するようになったときは，免許の取消しまたは1年以内の名称の使用停止が行われることがある。

B. 医療関係資格法　**97**

● **管理栄養士の免許**　厚生労働大臣の行う**管理栄養士国家試験**に合格した者に与えられる。免許の欠格事由などは栄養士と同じである。国家試験の受験資格は，栄養士であって，①修業年限2年の養成施設を卒業した者は3年以上，修業年限3年の養成施設を卒業した者は2年以上，修業年限4年の養成施設を卒業した者は1年以上，厚生労働省令で定める一定の施設で栄養の指導に関する実務に従事したもの，または②修業年限4年の管理栄養士養成施設を卒業した者である。

● **名称独占**　栄養士でなければ，栄養士またはこれに類似する名称を用いて業務を行ってはならない。管理栄養士でなければ，管理栄養士またはこれに類似する名称を用いて業務を行ってはならない。

● **主治医の指導**　管理栄養士は，傷病者に対する療養のため必要な栄養の指導を行うにあたっては，主治の医師の指導を受けなければならない。

● **病院と栄養士**　医療法施行規則により，病床数100以上の病院では栄養士1人を，特定機能病院では管理栄養士1人以上をおかねばならない。

d 社会福祉士及び介護福祉士法
（昭和62年法律第30号）

● **目的**　人口の高齢化の進展により，高齢者・身体障害者などの福祉に関する相談や介護について，専門的能力を有する人材を養成・確保して在宅介護の充実強化をはかるため，社会福祉士と介護福祉士の資格を定めて業務の適正をはかり，社会福祉の増進に寄与することである。

● **社会福祉士**　厚生労働省の社会福祉士登録簿に登録を受け，社会福祉士の名称を用いて，専門的知識・技術をもって，身体上または精神上の障害や環境上の理由により，日常生活を営むのに支障がある者の福祉に関する相談に応じ，助言・指導し，福祉サービスを提供する者または医師など保健医療サービスを提供する関係者との連絡・調整，その他の相談援助を業とする者である。

● **介護福祉士**　厚生労働省の介護福祉士登録簿に登録を受け，介護福祉士の名称❶を用いて，専門的知識・技術をもって，身体上または精神上の障害により日常生活を営むのに支障がある者につき，心身の状況に応じた介護（喀痰の吸引などを含む）を医師の指示のもとに行い❷，その者と介護者に対して介護に関する指導を行うこと（以下，介護等）を業とする者である。

● **社会福祉士の登録**　社会福祉士の資格は**社会福祉士試験**に合格し，登録した者に与えられる。受験資格は，大学で社会福祉に関する科目をおさめた者，大学・短期大学を卒業後，実務経験を経て社会福祉士養成施設で修業した者，一定期間社会福祉に関する業務に従事した者などである（◎表3-14）。学校や科目については，厚生労働大臣などが指定し定めている。

● **介護福祉士の登録**　介護福祉士の資格は**介護福祉士試験**に合格し，登録したものに与えられる。受験資格には，①養成施設，②実務経験，③福祉系高校がある（◎表3-15）。なお，2027年3月までは，経過措置として①は試験が免除される。

NOTE

❶准介護福祉士
2007（平成19）年の改正により創設され，2027年4月以降に誕生することになる制度である。経済連携協定（EPA）により，インドネシア・フィリピンなどから来る介護福祉士候補者は養成施設を卒業すれば国家試験を経ることなく資格を取れるとの交渉経緯があったために，養成所卒業者に国家試験が課されたあとも養成所を卒業するだけで准介護福祉士の名称を用いることができるようにしたもの。日本人にも適用される。ただし，介護福祉士の資格を取得するように努めなければならない。

❷介護福祉士などは医師の指示のもとに診療の補助の一部である喀痰の吸引など（①口腔内の喀痰の吸引，②鼻腔内の喀痰の吸引，③気管カニューレ内部の喀痰の吸引，④胃ろうまたは腸ろうによる経管栄養，⑤経鼻経管栄養）が行える。

表 3-14 社会福祉士試験の受験資格	表 3-15 介護福祉士試験の受験資格
1) 大学で一定の社会福祉に関する指定科目をおさめて卒業した者。 2) 大学で一定の社会福祉に関する基礎科目をおさめて卒業した者などで，社会福祉士短期養成施設などで6月以上必要な知識・技能を修得した者。 3) 大学を卒業した者で，社会福祉士一般養成施設などで1年以上必要な知識・技能を修得した者。 4) 短期大学などで指定科目をおさめて卒業した者で，指定施設で2年(修業年限が3年の短期大学を卒業したものは1年。以下同様)以上，相談援助の業務に従事した者。 5) 指定施設で4年以上相談援助の業務に従事したのち，社会福祉士一般養成施設などで1年以上必要な知識・技能を修得した者。 6) 児童福祉司・身体障害者福祉司・知的障害者福祉司，老人福祉法の社会福祉主事，福祉事務所の指導監督を行う所員の期間が4年以上となったのち，社会福祉士短期養成施設などで6月以上必要な知識・技能を修得した者。	1) 高等学校などを卒業後，指定養成施設などで2年以上必要な知識・技能を修得した者。 2) 大学・短期大学などで一定の社会福祉に関する科目をおさめて卒業した者で指定養成施設などで1年以上必要な知識・技能を修得した者。 3) 3年以上介護などの業務に従事し実務者研修(または介護職員基礎研修・喀痰吸引等研修)を修了した者。 4) 高等学校・中等教育学校において，厚生労働省令で定める福祉などに関する教科目および単位数をおさめて卒業した者。 5) 経済連携協定介護福祉士候補者として来日し，3年以上介護の業務に従事した者，など。

● **試験の実施と登録**　社会福祉士・介護福祉士国家試験は，厚生労働大臣が毎年1回以上行う❶。

● **名称独占**　社会福祉士・介護福祉士でなければ，それぞれの名称を使用してはならない。

● **業務における義務**　社会福祉士・介護福祉士は，担当する者が個人の尊厳を保持し，有する能力・適性に応じ自立した日常生活を営むことができるよう，つねにその者の立場にたって，誠実に業務を行わなければならない。信用を傷つける行為をしてはならない。担当する者に福祉サービスと関連する保健医療サービスなどが総合的かつ適切に提供されるよう，地域に即した創意と工夫を行い，福祉サービスを提供する者または保健医療サービスを提供する関係者との連携を保たなければならず，社会福祉を取り巻く環境の変化による業務の内容の変化に適応するため，相談援助に関する知識と技能の向上に努めなければならない。

● **守秘義務**　社会福祉士・介護福祉士は正当な理由がなく，業務に関し知りえた人の秘密をもらしてはならず，社会福祉士・介護福祉士でなくなったあとも同様である。違反者には1年以下の懲役または30万円以下の罰金が科せられる。

● **介護福祉士などの診療補助業務**　2012(平成24)年4月1日から介護福祉士は，保健師助産師看護師法の規定にかかわらず，診療の補助として喀痰の吸引などを行うことを業とすることができるようになった。また，都道府県知事から所要の研修を修了したと認定された**認定特定行為業務従事者**も，同様に診療の補助として医師の指示のもとに喀痰の吸引などの一部を行うことを業とすることができる。都道府県知事は要件に適合している登録研修機関の登録を行う。みずからの事業またはその一環としてこれら業務を行おうとする者は，事業所ごとに都道府県知事の登録を受けなければならない。事業所としては病院や診療所は除かれるので，事実上，介護福祉士が喀痰の吸引

□ NOTE

❶厚生労働大臣は社会福祉士・介護福祉士の登録と試験事務を，指定登録・試験機関の公益財団法人社会福祉振興・試験センターに行わせることができる。

を行うのは老人保健施設や福祉施設，居宅に限られる。

e 衛生関係資格法

獣医師法（昭和24年法律第86号）

● **獣医師**　飼育動物[1]に関する診療および保健衛生の指導，その他の獣医事をつかさどることによって，動物に関する保健衛生の向上と畜産業の発達をはかり，あわせて公衆衛生の向上に寄与する資格である[2]。

● **公衆衛生行政の担い手**　公衆衛生の向上も担い，獣医師国家試験科目に公衆衛生も含まれているため，保健医療分野に従事する者も多い[3]。

● **名称独占と業務独占**　獣医師でない者は，獣医師またはこれにまぎらわしい名称を用いてはならず，飼育動物の診療を業務としてはならない。

● **免許**　獣医師になろうとする者は，獣医師国家試験に合格し，農林水産大臣の免許を受けなければならない。

● **試験など**　獣医師国家試験は，飼育動物の診療上必要な獣医学と獣医師として必要な公衆衛生に関する知識・技能について行い，大学で獣医学の6年の正規課程をおさめて卒業した者などが受験資格を有する。その他の規定は医師法とほぼ同様である。

愛玩動物看護師法（令和元年法律第50号）

犬・猫など愛玩動物の獣医療の普及・向上と適正飼養のために，愛玩動物看護師の資格を定める法律である。

● **愛玩動物看護師**　所定の大学・養成所などを卒業し，農林水産大臣・環境大臣の国家試験に合格し，両大臣の免許を受け，獣医師の指示のもとで愛玩動物の診療の補助，疾病にかかり負傷した愛玩動物の世話などの愛玩動物の看護や飼養者等への愛護・適正飼養の助言などを業とする者。**名称独占**であるが業務独占ではない。

調理師法（昭和33年法律第147号）

● **調理師**　都道府県知事の免許を受け，調理師の**名称**で調理業務[4]に従事する者である。

● **免許**　①都道府県知事指定の養成施設で1年以上修得した者，または②学校・病院の給食施設・飲食店などで2年以上調理の実務に従事し都道府県知事の**調理師試験**に合格した者に対して与えられる。

● **欠格事由など**　絶対的欠格事由は免許取消し後1年以内の者であり，相対的欠格事由は看護師などと同様である。食品中毒など衛生上重大な事故を発生させたときは，免許を取り消されることがある。

● **名称独占**　調理師でなければ，調理師やまぎらわしい名称を用いてはならない。

● **病院への配置**　病院・学校・寄宿舎や，多数人に飲食物を調理して供与する施設・営業などには，調理師をおくように努めなければならない。

NOTE

[1] 飼育動物とは，牛・馬・めん羊・山羊・豚・犬・猫・鶏・うずら，その他獣医師が診療を行う必要があるものとして，政令で定めるものである。

[2] 旧獣医師法は1926（大正15）年に制定されていた。飼育動物の診療施設の開設・管理を規定した獣医療法（平成4年法律第46号）がある。

[3] 勤務獣医師3万人のうち，5千人以上が検疫所・保健所・衛生検査所などの公衆衛生行政機関で働いている。

NOTE

[4] **調理技術の審査**

厚生労働大臣は，調理師の調理技術に関する審査を行い**専門調理師**（日本料理・西洋料理・麺料理・中国料理・すし料理・給食用特殊料理専門調理師）の認定証書を交付する。これは，職業能力開発促進法上の**技能検定**とみなされ，**調理技能士**の合格証書も交付される。

● **ふぐ調理師**　多くの都道府県でふぐ条例などにより，フグの調理を規制し試験に合格した者などに知事免許を与える地方自治体独自の業務独占資格である。国家資格ではなく，都道府県内のみで通用する。名称は各自治体で多少異なる。

製菓衛生師法（昭和41年法律第115号）

● **製菓衛生師**　都道府県知事の免許を受け，製菓衛生師の名称で菓子製造業に従事する者である。
● **免許**　都道府県知事の**製菓衛生師試験**に合格した者に与えられる。
● **受験資格など**　①都道府県知事指定の養成施設で1年以上修得した者，または②2年以上菓子製造業に従事した者。欠格事由などは調理師に準ずる。
● **名称独占**　製菓衛生師でなければ，製菓衛生師や類似する名称を用いてはならない。

理容師法（昭和22年法律第234号）・美容師法（昭和32年法律第163号）

　理容と美容の業務が適正に行われるよう理容師と美容師の資格を定める法律。理容師法から美容師法が分かれたので，両資格は似ている❶。
● **理容師**　頭髪の刈込み，顔そりなどの方法で容姿を整える理容を業とする者である。
● **美容師**　パーマネントウーブ・結髪・化粧などの方法で容姿を美しくする美容を業とする者である。
● **免許**　両資格とも所定の養成所で知識と技能を修得したのち，厚生労働大臣が行う**国家試験**に合格し大臣の**免許**を受けなければならない。ともに**業務独占**であるが，名称規制の規定はない。
● **諸規定**　不適格事由や業務の際の衛生上の規制，理容所・美容所の管理，試験登録事務を実施する指定機関などについて規定している。

f 看護に関係する資格の概要

　看護に関係し法律に基づく資格の取得要件や養成の形態・期間，業務独占などを標準的なかたちで示すと，●表3-16のとおりである❷。看護職は多くの専門職とかかわりながら仕事をすることがわかるであろう。

免許と登録

　資格には，免許の形式のものと，公認心理師・精神保健福祉士・社会福祉士・介護福祉士のように登録形式のものとがある。免許形式でも登録が前提である。一般的に業務独占があるものを免許ということが多いが，栄養士のように名称独占だけで免許というものもある。業務独占や名称独占の定義は法律上のものではなく，学問上便宜的なものである。資格のない者が名称を使って業務を行うことを禁止する保健師の免許や，業務を行う際に資格のない者がその名称を用いてはならない栄養士の免許もある。

NOTE

❶理容師と美容師はもともと1つの法律内の資格であったのが分かれたものである。男性の顔そりは理容で，パーマネントは美容との大まかな区分があったが，最近は両者の垣根があいまいになっている。

NOTE

❷民間団体が認めている資格として，臨床心理士やカイロプラクティクなどがあるが，これらは法律に基づくものではないため掲載していない。

B. 医療関係資格法 **101**

○ 表 3-16　看護に関係する資格の免許・資格取得要件と名称・業務の独占

名称	養成施設の形態	修学または修業期間	試験実施者	免許・資格付与者	名称独占	業務独占
保健師	大学院，大学[1]，専門学校	1年	厚生労働大臣	厚生労働大臣	○	
助産師	大学院，大学[1]，専門学校	1年	厚生労働大臣	厚生労働大臣	○	○
看護師	大学，短期大学，専門学校	3年	厚生労働大臣	厚生労働大臣	○	○
准看護師	専門学校，高校	2年	都道府県知事	都道府県知事	○	○
医師	大学	6年	厚生労働大臣	厚生労働大臣	○	○
歯科医師	大学	6年	厚生労働大臣	厚生労働大臣	○	○
薬剤師	大学	6年	厚生労働大臣	厚生労働大臣	○	○
診療放射線技師	大学，短期大学，専門学校	3年	厚生労働大臣	厚生労働大臣	○	○
臨床検査技師	大学，短期大学，専門学校	3年	厚生労働大臣	厚生労働大臣	○	△[2]
理学療法士	大学，短期大学，専門学校	3年	厚生労働大臣	厚生労働大臣	○	△
作業療法士	大学，短期大学，専門学校	3年	厚生労働大臣	厚生労働大臣	○	△
視能訓練士	大学，短期大学，専門学校	3年	厚生労働大臣	厚生労働大臣	○	△
言語聴覚士	大学，短期大学，専門学校	3年	厚生労働大臣	厚生労働大臣	○	△
臨床工学技士	大学，短期大学，専門学校	3年	厚生労働大臣	厚生労働大臣	○	△
義肢装具士	大学，短期大学，専門学校	3年	厚生労働大臣	厚生労働大臣	○	△
救急救命士	大学，短期大学，専門学校	2年	厚生労働大臣	厚生労働大臣	○	△
歯科衛生士	大学，短期大学，専門学校	3年	厚生労働大臣	厚生労働大臣	○	○
歯科技工士	大学，短期大学，専門学校	2年	厚生労働大臣	厚生労働大臣	○	○
あん摩マッサージ指圧師	大学，短期大学，専門学校	3年	厚生労働大臣	厚生労働大臣	○	○
はり師	大学，短期大学，専門学校	3年	厚生労働大臣	厚生労働大臣	○	○
きゅう師	大学，短期大学，専門学校	3年	厚生労働大臣	厚生労働大臣	○	○
柔道整復師	大学，短期大学，専門学校	3年	厚生労働大臣	厚生労働大臣	○	○
公認心理師[3]	大学院	6年	文部科学大臣・厚生労働大臣	文部科学大臣・厚生労働大臣	○	
精神保健福祉士	大学，短期大学，専門学校	4年	厚生労働大臣	厚生労働大臣	○	
管理栄養士	大学，短期大学，専門学校	4年[4]	厚生労働大臣	厚生労働大臣	○	
栄養士	短期大学，専門学校	2年	（無試験）	都道府県知事	○	
社会福祉士	大学，短期大学，専門学校	4年	厚生労働大臣	厚生労働大臣	○	
介護福祉士	｛大学，専門学校，高校 または実務	2年[5] 3年	厚生労働大臣	厚生労働大臣	○	△[6]
獣医師	大学	6年	農林水産大臣	農林水産大臣	○[7]	○[7]
愛玩動物看護師	大学，専門学校	3年	農林水産大臣・環境大臣	農林水産大臣・環境大臣	○[8]	

1)　大学などにおいては，看護師の教育と並行して行われている。
2)　△印は，その業務内容のうち保健師助産師看護師法の規定にかかわらず診療の補助として行うことができるものについては業務独占である。
3)　公認心理師以下の資格には，免許ではなく登録であるものがあるので，本文で確認すること。
4)　別に養成施設と実務経験あわせて5年以上で受験できるコースもある。
5)　2026年度から厚生労働大臣試験が必要となる。
6)　2012(平成24)年4月1日から喀痰の吸引などの一部の行為ができるようになった。
7)　牛・馬などの飼育動物に関してのみ。
8)　犬・猫である愛玩動物に関してのみ。

■ 医療関係の資格

▶表 3-16 において，薬剤師以下に掲載した資格を定めた法については，通常は医事法とはしないが，学修の便を考えて表に入れた。

C 医療を支える法

1 医療・介護の提供体制に関する法

a 地域における医療及び介護の総合的な確保の促進に関する法律（平成元年法律第 64 号）
〔略称：医療介護総合確保法〕

高齢者保健福祉推進 10 か年戦略（ゴールドプラン❶）に基づき，高齢者保健福祉を推進し，特別養護老人ホームなどを整備するために平成元年にできた「地域における公的介護施設等の計画的な整備等の促進に関する法律」を，2014（平成 26）年に**地域包括ケアシステム**の構築，医療と介護の総合的な確保を基本とするために改正したものである。

● **目的**　地域における創意工夫をいかしつつ，効率的で質の高い医療提供体制を構築するとともに，地域包括ケアシステムを構築することを通じ，地域における医療・介護の総合的な確保を促進することである。

● **総合確保方針**　地域の医療・介護を総合的に確保するために厚生労働大臣が定める基本的な方針。医療法の基本方針と介護保険法の基本指針の基本となる事項，公正性と透明性の確保，基金で実施する都道府県事業の基本的な事項などを内容とする。

● **都道府県計画・市町村計画**　総合確保方針と地域の実情に応じ，地域医療構想の達成に向け医療機関の施設・設備の整備，居宅等での医療の提供，介護施設の整備，医療・介護従事者の確保などに関する事業の実施に関し，都道府県と市町村が作成する計画である。**医療計画・介護保険事業支援計画との整合性**を確保しなければならない。

● **基金**　都道府県計画上の事業経費にあてるために基金を設けることができる。国はその財源の 2/3 を消費税増税分の収入で負担する。

● **地域包括ケアシステム**　地域の実情に応じ，高齢者❷が可能な限り住み慣れた地域で能力に応じ自立した日常生活を営むことができるよう，医療・介護・介護予防・住まい・自立した日常生活の支援が包括的に確立される体制である。

NOTE

❶ゴールドプラン

高齢者の保健福祉施策を 10 年間で急速に進めるために，旧厚生・自治・大蔵の 3 大臣合意により，高齢者保健福祉推進 10 か年戦略をつくりゴールドプランと称して 1989（平成元）年から開始した。その後見直され，1995（平成 7）年に新ゴールドプランが，2000（平成 12）年からはゴールドプラン 21 が推進された。現在では市町村介護保険事業計画と都道府県介護保険支援計画に引き継がれている。

NOTE

❷本文のとおり地域包括ケアは，法律上においては高齢者を対象とする概念である。しかし，実際は高齢者に限らず保健医療福祉全般の分野に概念が広がりつつある。

b 医療を提供する組織に関する法律

◆ 独立行政法人国立病院機構法（平成 14 年法律第 191 号）

　旧国立病院・療養所は第二次世界大戦前からの軍の病院などを厚生省（当時）引き継ぎ 1945（昭和 20）年に発足した病院制度であるが，行政改革のため 2004（平成 16）年 4 月に独立行政法人国立病院機構の病院となった。独立行政法人となった国立病院などを 1 つの法人として，全国的なネットワークを組織し，がんや難病など政策的に国が担うべき医療の提供，医療に関する調査・研究・技術者の研修などを行い，公衆衛生の向上・増進に寄与するための法律である。

　なお，独立行政法人といえども行政の一部であるので国の仕事を担っている。厚生労働大臣は，災害の発生や，公衆衛生上重大な危害のおそれなど緊急の事態に対処するため必要があると認めるときは，本法以下の各法律に基づく法人に対し，医療の実施などを求めることができる。

◆ 高度専門医療に関する研究等を行う国立研究開発法人に関する法律（平成 20 年法律第 93 号）

　国立がん研究センターなどのナショナルセンターといわれる 6 つの国立高度専門医療研究センターを，センターごとに独立行政法人とし，その目的，病院運営などを規定する法律である。

◆ 独立行政法人地域医療機能推進機構法（平成 17 年法律第 71 号）

　かつての社会保険病院・厚生年金病院・船員保険病院などの運営を行い，地域における医療などの重要な担い手としての役割を果たす独立行政法人地域医療機能推進機構の目的・組織・業務などを定める法律である。

　同機構は，政府から出資を受けた病院・介護老人保健施設の運営などを行い，救急・災害・へき地・周産期・小児・リハビリテーションなどの医療・介護を提供する❶。看護師養成所の設置運営を行うことができる。

c 医療研究を推進するための法律

◆ 健康・医療戦略推進法（平成 26 年法律第 48 号）

　国民が健康な生活と長寿を享受できる社会の形成のために，先端的な科学技術を用いた医療・革新的な医薬品等による医療など世界最高水準の技術を用いた医療の提供のための研究開発，環境の整備，成果の普及，新たな産業活動の創出・活性化などに関して，基本理念，国などの責務，基本的施策，健康・医療戦略の作成，健康・医療戦略推進本部の設置などについて定める法律である。

> **NOTE**
> ❶行政改革の趣旨から，病院などを新設せず，災害・公衆衛生上の緊急の事態に対処するため厚生労働大臣の求めに応じて必要な措置をとる場合を除き，政府は財源を交付しない。

◆ 国立研究開発法人日本医療研究開発機構法
（平成 26 年法律第 49 号）

　医療分野の研究開発について，基礎から実用化まで一貫した推進と，成果の円滑な実用化，研究開発環境の整備などを総合的・効率的に行うために，医療分野研究開発推進計画を策定する。これに基づき，大学・研究開発法人などの能力を活用して行う研究開発，環境の整備，助成などを行う国立研究開発法人日本医療研究開発機構❶を設置し，その組織や業務などを定める法律である。

◆ 臨床研究法（平成 29 年法律第 16 号）

　臨床研究は，医薬品・医療機器などの開発候補の実用化可能性などの探索的研究や同種同効薬どうしの有効性に関する比較研究，手術と抗がん薬の組み合わせの関係など，さまざまな診療ガイドラインの検討により，実施されている。本法は，臨床研究に対する国民の信頼を確保することにより，研究の実施を促進し保健衛生の向上に寄与することを目的とする。臨床研究の実施の手続き，認定臨床研究審査委員会による審査意見業務の適切な実施，臨床研究資金などの提供に関する情報の公表制度などを定めている。

● **臨床研究**　医薬品などの人への有効性・安全性を明らかにする研究のことである❷。関係業者などから研究資金を受けて行われるものなどは**特定臨床研究**といい，より厳格な手続きとなる。

◆ 医療分野の研究開発に資するための匿名加工医療情報に関する法律（平成 29 年法律第 28 号）〔略称：次世代医療基盤法〕

　健康・医療に関する先端的研究開発と新産業創出を促進し，健康長寿社会の形成を目的に，医療分野の研究開発のために患者個人などが特定されないための匿名加工医療情報（ビッグデータ）に関し，国の責務，基本方針，作成事業を行う者の認定，匿名加工医療情報の取扱いの規制などを定めている。

● **医療情報**　特定の個人の病歴など心身の状態に関する情報で，その心身の状態を理由とする個人・子孫に対する不当な差別，偏見その他の不利益が生じないように，取扱いにとくに配慮を要する政令で定める文書・図画・電磁的記録などでつくられる記録に記載・記録された一切の事項が含まれる個人に関する情報で，特定の個人を識別することができるもの，個人識別符号が含まれるものである。

● **匿名加工医療情報**　情報に応じた一定の措置を講じて，特定の個人を識別することができないように医療情報を加工した個人情報で，復元することができないようにしたものである。

NOTE

❶英語名称の Japan Agency for Medical Research and Development を略して JAMD とよばれる。

NOTE

❷治験は医薬品，医療機器等の品質，有効性及び安全性の確保等に関する法律（以下，医薬品医療機器等法）で規制されるので除かれる。

C. 医療を支える法　**105**

2　移植医療に関する法

a　臓器の移植に関する法律（平成 9 年法律第 104 号）

　本法は，亡くなった方からの移植医療が進まないため，人道的見地にたち，臓器の移植が提供者の意思をいかし必要とする者に対し適切に行われるように，脳死を規定するために制定された❶。

　当初は，本人の意思表示が必要であるため，遺言ができない 15 歳未満の者からは移植ができなかった。2010（平成 22）年に法が改正され，家族の意思表示も認められたので，15 歳未満の者からの移植が可能となった❷。

　本法の目的は臓器❸の機能に障害がある者に，機能の回復または付与を目的として行われる臓器の移植術に使用される臓器を死体から摘出すること，臓器売買などを禁止することなどにより，移植医療の適正な実施に資することである。

基本的理念

(1) 死亡した者の臓器提供の意思は尊重されなければならない。また，提供は任意にされたものでなければならない。

(2) 臓器の移植は，臓器が人道的精神に基づいて提供されたものであることに鑑み，移植を受ける者に対して適切に行われなければならない。また，移植を受ける機会は公平に与えられるよう配慮されなければならない。

医師の責務

　医師は移植を行うにあたり，診療上必要な注意をはらい，移植を受ける者またはその家族に必要な説明を行い，理解を得るよう努めなければならない。

脳死と臓器の摘出

(1) 医師は，死亡した者が生存中に臓器提供の意思を書面により表示している場合であって遺族が拒まないとき，遺族がないとき，または遺族が書面で承諾したときは，移植に使用するための臓器を死体（**脳死した者の身体**を含む）から摘出することができる。

(2) 脳死した者の身体とは，**脳幹を含む全脳の機能が不可逆的に停止**するにいたったと判定された者の身体をいう。

(3) 脳死の判定は，当該者が臓器提供の意思表示にあわせて上記の判定に従う意思がないことを表示している場合以外の場合であって，家族が判定を拒まないとき，家族がないときなどに限り，行うことができる。

(4) なお，死亡後に臓器を提供する意思を**書面**により表示する際には，親族に対して優先的に提供する意思を表示することができる。

● **脳死の判定**　必要な知識と経験を有する 2 人以上の医師（臓器を摘出する医師と移植を行う医師を除く）の，一般に認められている医学的知見に基づき厚生労働省令で定めるところにより行う判断の一致によって行う❹。

● **礼意の保持**　死体から臓器を摘出するにあたっては，**礼意**を失わないよう，とくに注意しなければならない。

NOTE

❶旧「角膜及び腎臓の移植に関する法律」は本法に引き継がれている。

❷生体肝移植や生体腎移植のように生きている者からの移植自体については医師法や医療法などの一般法以外に法律による規制はない。

❸臓器
　人の心臓・肺・肝臓・腎臓その他厚生労働省令で定める内臓（膵臓・小腸）と眼球。骨髄の移植は別の法律（◐106 ページ）で行われる。

NOTE

❹脳死判定の技術的事項は，臓器の移植に関する法律施行規則（厚生労働省令）で詳細に規定されている。

■ 記録の作成・保存・閲覧

医師は，脳死の判定・臓器の摘出・移植を行った場合には，厚生労働省令により，記録❶を作成し，5年間保存しなければならない。

■ 臓器売買などの禁止

臓器を提供すること，または提供を受けることの対価として，財産上の利益の供与を受け，または供与をしてはならない❷。臓器の提供または提供のあっせんの対価として，財産上の利益の供与を受けてはならず，あっせんを受けることで利益の供与をしてはならない。

■ 業として行う臓器のあっせんの許可

業として，臓器を提供すること，または提供を受けることのあっせんをしようとする者(臓器あっせん機関)は，**厚生労働大臣の許可**を受けなければならない。

厚生労働大臣は，営利目的のおそれがある者，または移植を受ける者の選択を公平かつ適正に行わないおそれのある者には許可をしてはならない。

◆ 移植に用いる造血幹細胞の適切な提供の推進に関する法律（平成24年法律第90号）

移植に用いる造血幹細胞である**骨髄**，**末梢血幹細胞**および**臍帯血**の適切な提供の推進をはかり，もって造血幹細胞移植の円滑かつ適正な実施に資することを目的とする。造血幹細胞の適切な提供に関する基本理念を定め，国の責務などを明らかにし，施策の基本となる事項について定めるとともに，骨髄・末梢血幹細胞提供あっせん事業と臍帯血供給事業について必要な規制と助成を行う。

b 再生医療を国民が迅速かつ安全に受けられるようにするための施策の総合的な推進に関する法律（平成25年法律第13号）

急速に発展をとげる再生医療について，国民が迅速かつ安全に受けられるよう，研究開発・提供・普及の促進に関し基本理念を定め，国・医師等・研究者・事業者の責務を明らかにし，研究開発から実用化までの施策の総合的な推進をはかり，医療の質と保健衛生の向上に寄与する法律である。

● **再生医療の基本理念**　最先端の科学的知見などをいかした再生医療を世界に先がけて利用する機会が国民に提供されるように施策を進めるべきこと，生命倫理に配慮し迅速・安全な研究開発・提供・普及の促進のため施策の有機的な連携と実効性を伴う総合的な取り組みが進められるべきこと，再生医療の安全の確保，生命倫理，最新の研究開発・技術開発の動向などについて有識者・医療関係者・研究者・技術者など関係者の意見を聴き，国民の理解を得ることなどである。

■ 国などの責務

国は，再生医療の迅速・安全な研究開発と提供・普及の促進策を総合的に策定し実施する責務を有し，国民の理解と関心を深め啓発に努める。

NOTE

❶この記録は，遺族その他厚生労働省令で定める者(移植を受けた者またはその家族，厚生労働大臣の許可を受けた臓器あっせん機関)から請求があった場合には，閲覧を拒む正当な理由がある場合を除き，個人の権利利益を不当に侵害するおそれのないものとして厚生労働省令で定めるものを閲覧に供するものとする。

❷これには，交通・通信，臓器の摘出・保存・移送，移植術などの費用で通常必要とされるものは含まれない。

医師などの医療関係者・研究者は，国が実施する再生医療の迅速・安全な研究開発と提供・普及の促進に関する施策に協力するよう努めなければならない。再生医療に用いる細胞の培養などの加工を行う事業者も同様である。

▊ 基本方針など

国は基本方針を定め，医薬品医療機器等法による早期の再生医療製品の製造・販売の承認に資する治験が迅速・確実に行われるよう必要な施策を講じ，早期の承認をはかり，安全性を確保するため，審査にあたる人材の確保，審査の透明化，審査に関する体制の整備などに必要な措置を講ずる。また，事業の促進，人材の確保，安全面・倫理面での配慮について規定する。

● 再生医療の提供　ヒトの細胞を使った再生医療は，**再生医療等の安全性の確保等に関する法律**（下記）により規制され，厳格な手続きがとられる。

◆ 再生医療等の安全性の確保等に関する法律
（平成 25 年法律第 85 号）

再生医療の総合的な推進は前述の法律によるが，本法は再生医療等の迅速・安全な提供のため，提供者が講ずべき措置を明らかにし，特定細胞加工物の製造の許可制度などを定める❶。適正な提供のために，インフォームドコンセント，個人情報保護措置，安全性確保の改善命令や保健衛生上の危害発生拡大防止のための命令などを定め，医療機関が特定細胞加工物の製造を委託する場合は，製造許可を受けた者などへ委託しなければならない。

● 規制　再生医療等を提供しようとする病院・診療所の管理者は，あらかじめ再生医療等提供計画を厚生労働大臣に提出しなければならないなどの規制がある。違反すると 1 年以下の懲役または 100 万円以下の罰金に，厚生労働大臣の中止命令に反すると 3 年以下の懲役または 300 万円以下の罰金に処せられる。

> **NOTE**
> ❶再生医療等については人への影響により，**第一種再生医療等**から**第三種再生医療等**までに 3 分類し，必要な手続きを定める。

3 地域振興における看護の役割に関する法

過疎地域自立促進特別措置法（平成 12 年法律第 15 号）において，都道府県は無医地区での保健師による保健指導などの活動に，国・都道府県は無医地区での看護師の確保などの医療の確保に努めるとされ，**小笠原諸島振興開発特別措置法**（昭和 44 年法律第 79 号）において，国・地方公共団体は小笠原諸島で必要な看護師の確保などにより医療の充実がはかられるよう適切な配慮をすることとされている。さらに，**奄美群島振興開発特別措置法**（昭和 29 年法律第 189 号）において，国・鹿児島県は無医地区における診療に従事する看護師の確保その他無医地区における医療の確保に努めなければならないとされている。**離島振興法**（昭和 28 年法律第 72 号）にも同趣旨の規定がある。

4 人の死に関する法

a 死産の届出に関する規程
（昭和 21 年厚生省令第 42 号）

　母子保健の向上を目的に，死産の実情を明らかにするため，死産はこの規程❶により届け出なければならない。
- **死産**　妊娠第 4 か月以後における死児の出産のことである。
- **死児**　出産後に**心臓拍動，随意筋の運動，呼吸**のいずれをも認めないもののことである。

手続き
(1) 届出は，医師または助産師の死産証書または死胎検案書を添えて，7 日以内に市町村長（東京都と政令指定都市では区長）に提出しなければならない。
(2) 届出は死産届書により行う。届出内容は次の事項である。①父母の氏名，②父母の婚姻直前の本籍（外国人の場合は国籍），③死産児の性別，嫡出であるかないかの別，④死産の年月日時分，場所，⑤**死産届書，死産証書及び死胎検案書に関する省令**で定める父母の生年月日，死産当時の父母の年齢，世帯のおもな仕事，死産当時の母の住所などの事項。

> **NOTE**
> ❶本来は法律とすべき内容であるが，第二次世界大戦後の混乱期に省令として定められた。1952（昭和 27）年のサンフランシスコ講和条約発効後は法律と同格となり，この規程の改正は法律によっている。

b 死体解剖保存法（昭和 24 年法律第 204 号）

　本法の目的は死体と妊娠 4 か月以上の死胎の解剖・保存および死因調査を適正に行い，公衆衛生の向上と医学・歯学の教育・研究に資することである。

解剖
解剖の種類は次のとおりである。
- **系統解剖（正常解剖）**　医学・歯学教育として行われる身体の正常な構造を明らかにする解剖。医学・歯学に関する大学の解剖学教室で行われる。
- **病理解剖（剖検）**　医学の研究のため，病死した患者の死因や病態などを究明するために行われる解剖。医科大学の病理学教室や病院などで行われる。
- **行政解剖**　公衆衛生上の見地から，伝染病・中毒・災害など死因が明らかでない死体の死因を究明するために行われる解剖。監察医が行う。
- **司法解剖**　刑事訴訟法の規定により，犯罪と関係がある疑いがある死体の検証または鑑定のために行われる解剖。ふつう医科大学の法医学教室で行われる。行政解剖と司法解剖をあわせ**法医解剖**ということがある。

保健所長の許可
　死体の解剖を行うには，厚生労働大臣が認定した者が行う場合，解剖学・病理学・法医学の教授・准教授が行う場合，その他一定の場合を除いて保健所長の許可を受けなければならない❷。
　解剖にあたっては，原則として**遺族の承諾**を得なければならない。しかし，次の**医学及び歯学の教育のための献体に関する法律**によって，死亡者があら

> **NOTE**
> ❷死体を傷つける行為は，刑法第 190 条の死体損壊罪として 3 年以下の懲役となるが，本法による解剖はこの除外である。

かじめ正常解剖のために献体の意思を表示している場合には，遺族の承諾は必要としない。解剖はとくに設けた解剖室において行わなければならない。解剖した結果，死体について犯罪と関係のある異常が認められたときは，24時間以内に警察署長に届け出なければならない。

▊ 標本の保存

医学に関する大学，地域医療支援病院・特定機能病院・臨床研究中核病院の長は，医学の教育・研究のためとくに必要があるときは，原則として遺族の承諾を得て，死体の全部または一部を標本として保存することができる。

▊ 市町村長の交付

市町村長は，引取者のない死体を，医学の教育・研究のため医学に関する大学の長に交付することができる。

▊ 礼意の保持

死体の解剖またはその全部もしくは一部の保存にあたっては，**礼意**を失わないように，とくに注意しなければならない。

▊ 監察医

東京都の区の区域と政令で定める大都市❶には，都道府県知事によって**監察医**がおかれ，伝染病・中毒・災害により死亡した疑いのある死体，死因が不明な死体の死因を明らかにするために，検案・解剖を行っている。

> **NOTE**
> ❶**政令で定める大都市**
> 大阪市・横浜市・名古屋市・神戸市が政令で定められている。

◆ 医学及び歯学の教育のための献体に関する法律
（昭和 58 年法律第 56 号）

死体解剖保存法の特例として，医学・歯学の向上のための献体に関して必要な事項を定めた法律である。**献体の意思**は，自己の身体を死後の医学・歯学の教育として行う身体の正常な構造を明らかにするための正常解剖の解剖体として提供することを希望するもので，尊重されなければならない。

死亡した者が，献体の意思を書面によって表示している場合，医学・歯学の学校長がその旨を遺族に告知し，遺族が解剖を拒まないときは，死体解剖保存法の規定にかかわらず，その死体の正常解剖については遺族の承諾は必要としない。また，献体の意思を表示している者に遺族がないとき，死体の引取者は，学校長の求めに応じて死体を引き渡すことができる。

◆ 死因究明等推進基本法（令和元年法律第 33 号）

死因究明❷等に関し，身元確認や生命の尊重と個人の尊厳，公衆衛生の向上，事件・事故の再発防止などを含む基本理念のもとに，国・地方公共団体・関係者の責務，死因究明等施策の基本，推進計画の策定，厚生労働大臣を本部長とする死因究明等推進本部の設置などを定め，死因究明等に関する施策を総合的・計画的に推進する。医療に関する死因究明は医療法体系で行われる。

> **NOTE**
> ❷**死因究明**
> 死亡にかかる診断と死体（妊娠 4 月以上の死胎を含む）の検案・解剖・検視などで死亡の原因・推定年月日時・場所などを明らかにすることである。身元確認とは，死体の身元を明らかにすることである。

◆ 警察等が取り扱う死体の死因又は身元の調査等に関する法律（平成24年法律第34号）

　警察と海上保安庁が取り扱う死体について，調査・検査・解剖など死因・身元を明らかにする措置を定め，死因が災害・事故・犯罪などである場合に被害の拡大防止・再発防止に役だて，遺族などの不安の緩和・解消，公衆衛生の向上と市民生活の安全・平穏を確保するための法律である。

　おもに警察署長が調査や検査を行い，必要があれば医師に解剖を行わせることができる。遺族への説明や身元究明の措置などを規定している。

5 緊急時の看護・医療に関する法

a 事故時の医療に関する法

　事故など緊急時に医療を確保するおもな法律は次のとおりである。

◆ 消防組織法（昭和22年法律第226号）

　消防は，国民の生命・身体・財産を火災から保護し，水火災・地震などの被害を防除し，軽減することを任務とする。組織として国に消防庁を，区域の消防に責任をもつ市町村に消防本部・消防署・消防団をおくことなどを定める❶。都道府県は航空消防隊をもつことができる。具体的な消防の内容，火災予防，救急業務については，消防法（昭和23年法律第186号）が定める。

◆ 救急医療用ヘリコプターを用いた救急医療の確保に関する特別措置法（平成19年法律第103号）

　救急医療用ヘリコプターつまりドクターヘリは，医療機器と医薬品を搭載し，高度な救急医療を提供する病院の敷地内などに配備される。事故発生時に医師が当該ヘリコプターに搭乗して傷病者のいる場所に行き，搭載機器や医薬品を用いて，その場所やヘリコプター内で治療を行いながら，医療機関などに搬送することを目的とする。厚生労働大臣は医療法の医療提供基本方針で救急医療用ヘリコプターを用いた救急医療の確保に関する事項を定め，都道府県は医療計画で同様に救急医療の目標，病院・関係者の連携に関する事項を定め，着陸場所の確保や費用なども規定する。

b 災害時の医療に関する法

　東日本大震災などの地震や台風などの風水害に見舞われる日本では，国民を守るために過去の教訓をいかして災害に関する法制度が整備されてきた。災害対策に関する主要な法は次のとおりである。

◆ 災害対策基本法（昭和36年法律第223号）

　本法は災害対策の基本であり，1959（昭和34）年に死者・行方不明者約5

◻ NOTE

❶東京都特別区の場合は，連合して消防にあたる（実際は都内のほぼ全域を，東京都の組織である東京消防庁が担当）。

千人を出した伊勢湾台風の教訓から，国土と国民の生命・身体・財産を災害から保護するために制定された。防災計画の作成や，予防対策・応急対策・復旧対策・財政金融措置などを定めている。指定公共機関❶は防災計画を策定・実施する。

本法に基づき，国には中央防災会議を，都道府県には都道府県防災会議を設置し，各種防災計画を策定する。また，内閣総理大臣は災害時に必要があるときは非常災害対策本部や緊急災害対策本部などを設置する。

◆ 災害救助法（昭和22年法律第118号）

本法❷は災害が発生した後の応急的救助について，国が地方公共団体・日本赤十字社や国民の協力のもとに，必要な救助を行い，被災者保護と社会・秩序の保全をはかるものである。救助は都道府県知事が実施する。都道府県知事は計画の樹立，救助組織の確立，労務・施設・設備・物資・資金の整備に努める。救助の内容は，収容施設・応急仮設住宅の供与，食品・飲料水・被服など生活必需品の給与と貸与，医療・助産，救出などである。救助費用は国が5割から9割を負担する。

◆ 大規模災害からの復興に関する法律（平成25年法律第55号）

本法❸は緊急災害対策本部が設置されるような特定大規模災害が発生した際に，内閣総理大臣を長とする復興対策本部をおき，基本方針・復興計画の策定，許認可などの規制緩和，復旧工事の国による代行などの手厚い復興策を講じる。

◆ 被災者生活再建支援法（平成10年法律第66号）

本法❹は自然災害で被災した人の生活を維持するために，住宅を建設する場合に最高200万円の被災者生活再建支援金を支給するなどの措置を講じる。

◆ 大規模地震対策特別措置法（昭和53年法律第73号）

発生が予想されている東海地震は唯一予知が可能とされたことから，本法は東海地震で大規模な災害が生じるおそれがある地域をあらかじめ地震防災対策強化地域に指定し，地震防災基本計画などを定め，測量・観測を強化し，各種対策を講じる。地震予知情報により東海地震の発生が近いと判断された場合には内閣総理大臣が警戒宣言❺を発し，地震防災応急対策を講じる。地震発生後は災害対策基本法による対策となる。

◆ 南海トラフ地震に係る地震防災対策の推進に関する特別措置法など

南海トラフ地震に係る地震防災対策の推進に関する特別措置法（平成14年法律第92号），日本海溝・千島海溝周辺海溝型地震に係る地震防災対策の推進に関する特別措置法（平成16年法律第27号）と地震対策強化地域における地震対策緊急整備事業に係る国の財政上の特別措置に関する法律（昭和55年

NOTE

❶指定公共機関として，独立行政法人国立病院機構・日本赤十字社・日本銀行・日本放送協会(NHK)などが定められている

NOTE

❷本法は，1945（昭和20）年（終戦直後）に，死者・行方不明者約4千人を出した枕崎台風の教訓からつくられた法律である。

NOTE

❸本法は，東日本大震災(2011〔平成23〕年)を契機としてつくられた法律である。

NOTE

❹本法は，阪神・淡路大震災(1995〔平成7〕年)を契機としてつくられた法律である。

NOTE

❺かつて想定された東海地震を念頭においた大規模地震対策特別措置法であるが，東海地震が予知できるとの前提ではなく，東南海・南海地震と一体で観測し，南海トラフ地震臨時情報を出して警戒をよびかける方法に事実上転換している。東海地域の耐震対策は実施している。

法律第 63 号)は，予知はできないが大地震の発生が歴史的に繰り返されている地域における地震防災対策の推進を目的とし，地震対策緊急整備事業の経費について，地方公共団体などの財政負担を軽減する法律である。

◆ 分野別の災害対策法

▌防災対策

風水害や地震以外でも，**原子力災害特別措置法**(平成 11 年法律第 156 号)，**石油コンビナート等災害防止法**(昭和 50 年法律第 84 号)，**活動火山対策特別措置法**(昭和 48 年法律第 61 号)などによる各種の災害対策がある。

土砂災害警戒区域等における土砂災害防止対策の推進に関する法律(平成 12 年法律第 57 号)は，土砂災害から国民をまもるため，国が土砂災害防止対策基本指針を定め，都道府県が土砂災害警戒区域を指定し，危険の周知，警戒避難体制の整備，区域内の住宅立地の抑制，既存住宅の移転促進などを推進する。

▌災害予防・応急対策

災害の予防に関して，耐震基準などを定めた**建築基準法**(昭和 25 年法律第 201 号)，気象や地震に関する情報を発出して被害軽減をはかる**気象業務法**(昭和 27 年法律第 165 号)がある。災害応急対策について，**災害救助法**のほか，**消防法**(昭和 23 年法律第 186 号)や**水防法**(昭和 24 年法律第 193 号)がある。

▌災害復旧

災害復旧・復興などには，**激甚災害に対処するための特別の財政援助等に関する法律**(昭和 37 年法律第 150 号)や**地震保険に関する法律**(昭和 41 年法律第 73 号)，**災害弔慰金の支給等に関する法律**(昭和 48 年法律第 82 号)などがある。

◆ 国際緊急援助隊の派遣に関する法律(昭和 62 年法律第 93 号)

海外の大規模災害被災国への国際緊急援助活動について，開発途上国などに日本から国際緊急援助隊(以下，援助隊)を派遣するために必要な措置を定め，国際協力の推進に寄与する法律である。援助隊の任務は，救助活動・医療活動・防疫活動などである。援助活動は必要に応じて，自衛隊・警察・消防・国立国際医療研究センターなど関係機関が協力する。

● **外国の医師の医療行為** 東日本大震災における医療活動のなかで，外国医師のみの資格を有する者が日本において医療行為を行うことがあった。日本国内において医療行為を行うためには，医師法により日本の医師国家試験に合格して厚生労働大臣の免許を受けなければならない。しかし，医師法は東日本大震災のような緊急事態を想定しておらず，こうした事態のもとで被災者に対して必要最小限の医療行為を行うことは，刑法第 35 条に規定する正当業務行為として違法性が阻却されうるものと考えられる❶。

NOTE
❶概念的には刑法第 37 条の緊急避難も考えられよう。

C 武力攻撃事態等と存立危機事態への対処と看護

日本が攻撃された場合の基本方針

　平和憲法をもつ日本であるが，万一，外部からの武力攻撃がおきた場合には，自衛隊法や日米安全保障条約に基づく対応がとられる。国全体として総合的に対処するために，**武力攻撃事態等及び存立危機事態における我が国の平和と独立並びに国及び国民の安全の確保に関する法律**（平成15年法律第79号）により国会の承認を得て閣議で対処方針が決められ，事態対策本部が設置され，国民への情報提供はじめ各般の措置が講じられる。

医療

　医療などの確保については，住民避難などの救援を定めた**武力攻撃事態等における国民の保護のための措置に関する法律**（平成16年法律第112号）による。都道府県知事は，地域住民に医療提供の必要があるときは，看護師などの医療関係者に医療を行うよう要請し，場合によっては指示できる。また，大規模な武力攻撃災害で看護師などが不足する場合に外国政府から医療提供の申し出があったとき，厚生労働大臣は外国の看護師資格などをもつ者が医療を行うことを許可することができる❶。

　捕虜の人道的処遇は，**武力攻撃事態等及び存立危機事態における捕虜等の取扱いに関する法律**（平成16年法律第117号）による。侵略国の捕虜で当該国の看護師資格をもつ者は，被収容者に対し看護師の業務などができる。

> **NOTE**
> ❶災害時における外国の医療資格者については，刑法第35条の業務上正当行為であると解釈するのを根拠に，災害時に国内でも医療行為を行うことを認めているが，緊急事態については特別法を根拠に，外国の医療資格者に医療行為を行わせる。

---

work 復習と課題

❶ 看護職と医師などの医療関係職の関係について考えてみよう。
❷ 医師・歯科医師は，業務に関してどのような義務があるかをまとめてみよう。
❸ 医療施設の種類と要件についてまとめてみよう。
❹ 医療施設の管理者の義務について考えてみよう。
❺ 病院における看護職の役割と人員と設備の基準を考えてみよう。
❻ 病院が広告できる事項に関し考えてみよう。
❼ 救急時や災害時に看護師はどのような職種と連携をとるかを考えてみよう。

― 看護関係法令 ―

第4章

保健衛生法

保健衛生法の体系

国民の健康の保持・増進を目的とする法が**保健衛生法**である❶。おもな法律には次のものがある。

①**地域保健と健康づくり**　地域保健法，健康増進法

②**精神保健と精神障害者の福祉**　精神保健及び精神障害者福祉に関する法律，精神保健福祉士法（第3章に記載）

③**母子保健**　母子保健法，成育過程にある者及びその保護者並びに妊産婦に対し必要な成育医療等を切れ目なく提供するための施策の総合的な推進に関する法律

④**母体の保護**　母体保護法，旧優生保護法に基づく優生手術等を受けた者に対する一時金の支給等に関する法律

⑤**学校保健安全**　学校保健安全法

⑥**個別の保健医療対策**　自殺対策基本法，がん対策基本法，肝炎対策基本法，アルコール健康障害対策基本法，アレルギー疾患対策基本法，健康寿命の延伸等を図るための脳卒中，心臓病その他の循環器病に係る対策に関する基本法，難病の患者に対する医療等に関する法律，ハンセン病問題の解決の促進に関する法律，原子爆弾被爆者に対する援護に関する法律，狂犬病予防法，歯科口腔保健の推進に関する法律

⑦**老人保健**　高齢者の医療の確保に関する法律（第6章に記載）

⑧**予防衛生**　感染症の予防及び感染症の患者に対する医療に関する法律，新型インフルエンザ等対策特別措置法，予防接種法，検疫法

⑨**食品**　食品安全基本法，食品衛生法，カネミ油症法，食品表示法，栄養士法，調理師法，製菓衛生師法（栄養士法以下の3資格法は第3章に記載）

⑩**環境衛生関係の営業**（人が多数集まる場所などの衛生に関するもの）　生活衛生関係営業の運営の適正化及び振興に関する法律，理容師法，美容師法（理容師法・美容師法は資格法として第3章に記載），クリーニング業法，旅館業法，公衆浴場法，興行場法

⑪**生活環境の整備改善**　水道法，下水道法，有害物質を含有する家庭用品の規制に関する法律，建築物における衛生的環境の確保に関する法律，墓地，埋葬等に関する法律

> **NOTE**
>
> ❶保健衛生法を所管するのは大部分が厚生労働省健康局であるが，精神保健福祉とアルコール健康障害関係は障害保健福祉部，母子保健・母体保護は子ども家庭局，自殺対策は社会・援護局，歯科口腔保健は医政局，老人保健は老健局，食品・環境衛生関係は医薬・生活衛生局，新型インフルエンザの特別措置の関係は内閣，学校保健安全は文部科学省がおもに所管するなど多くの省庁・部局が対応する。

A 共通保健法

1 地域保健法（昭和22年法律第101号）

本法は，急激な人口の少子高齢化，疾病構造の変化などに対応し，地域保健対策を総合的に推進し強化をはかるため，国・地方公共団体の責務の明確化，地域保健対策の推進に関する基本指針と人材確保支援計画の策定，保健所・市町村保健センターの整備などのため，1947（昭和22）年制定の保健所

法を 1994（平成 6）年に，全面的に改正したものである。

a 目的

基本指針や保健所の設置など地域保健対策の推進に関し基本となる事項を定めることにより，母子保健法などによる対策が地域において総合的に推進されることを確保し，地域住民の健康の保持・増進に寄与することである。

b 基本指針

厚生労働大臣は，次の基本的事項について地域保健対策の推進に関する基本指針を定め，これを公表しなければならない。

①地域保健対策の推進の基本的な方向，②保健所・市町村保健センターの整備・運営，③地域保健対策に係る人材の確保・資質の向上，町村に対する人材確保支援計画の策定，④地域保健に関する調査・研究，⑤社会福祉などの関連施策との連携などである。

c 保健所

設置

保健所は，都道府県，地方自治法の指定都市（いわゆる政令指定都市❶），中核市❷，地域保健法施行令で定める市（保健所政令市ともいう）と，東京都の特別区（東京都の 23 区のこと）が設置する（●表 4-1）。

職員

保健所には，3 年以上公衆衛生の実務に従事した経験があるなど一定の資格をもつ医師である所長のほか，医師・歯科医師・薬剤師・獣医師・保健師・助産師・看護師・診療放射線技師・臨床検査技師・管理栄養士・栄養士・歯科衛生士・統計技術者などのうち，都道府県知事などが必要と認める者をおく。地域保健法施行令で，保健所長の確保がどうしても困難な場合は 2 年の期間を限り，医師でない者を保健所長にあてることができる。

事業

（1）保健所は●表 4-2-a の企画・調整・指導と必要な事業を行う。

> **NOTE**
> ❶政令指定都市（指定都市）
> 人口 50 万人以上の大都市であって大きな行政能力を有するもので，地方自治法による政令により指定都市として指定される都市をいう。
> ❷中核市
> 人口 20 万人以上などの要件を備えて相当な行政能力を有する市で，当該市からの申し出があったもので，地方自治法による政令により中核市として指定される政令上の都市をいう。

● 表 4-1　保健所を設置する市（保健所設置市）の一覧（2022〔令和 4〕年 4 月 1 日時点）

種別	市名*
政令指定都市（指定都市）（20 市）	大阪・名古屋・京都・横浜・神戸・北九州・札幌・川崎・福岡・広島・仙台・千葉・さいたま・静岡・堺・新潟・浜松・岡山・相模原・熊本
中核市（62 市）	宇都宮・金沢・岐阜・姫路・鹿児島・秋田・郡山・和歌山・長崎・大分・豊田・福山・高知・宮崎・いわき・長野・豊橋・高松・旭川・松山・横須賀・奈良・倉敷・川越・船橋・岡崎・高槻・東大阪・富山・函館・下関・青森・盛岡・柏・西宮・久留米・前橋・大津・尼崎・高崎・豊中・那覇・枚方・八王子・越谷・呉・佐世保・八戸・福島・川口・八尾・明石・鳥取・松江・山形・福井・甲府・寝屋川・水戸・吹田・松本・一宮
保健所政令市（5 市）	小樽・町田・藤沢・茅ヶ崎・四日市

* 政令指定都市と中核市については指定順で市名を掲載し，保健所政令市については，地理的に北に位置する市から掲載した。

表 4-2 保健所が行う事業

a 全国共通の事業

1) 地域保健に関する思想の普及・向上
2) 人口動態統計その他地域保健にかかる統計
3) 栄養の改善・食品衛生
4) 住宅，水道，下水道，廃棄物の処理，清掃その他の環境の衛生
5) 医事・薬事
6) 保健師に関する事項
7) 公共医療事業の向上・増進
8) 母性・乳幼児・老人の保健
9) 歯科保健
10) 精神保健
11) 治療方法が確立していない疾病その他の特殊の疾病により長期に療養を必要とする者の保健
12) エイズ・結核・性病・伝染病(感染症のこと)その他の疾病の予防
13) 衛生上の試験・検査
14) その他，地域住民の健康の保持・増進

b 所管区域の特性に応じて任意で行える事業

1) 所管区域にかかる地域保健に関する情報の収集・整理・活用および調査・研究
2) 歯科疾患など厚生労働大臣の指定する疾病の治療
3) 試験・検査の実施，医師・歯科医師・薬剤師などに試験・検査施設を利用させる

---

(2) このほか保健所は，地域住民の健康の保持・増進をはかるため必要があるときは，●表 4-2-b に示した事業を行うことができる。

(3) 都道府県の設置する保健所は，所管区域内の市町村の地域保健対策に関して，市町村相互間の連絡・調整を行い，市町村の求めに応じて技術的助言，職員の研修その他の援助を行うことができる。

(4) 他の法律により保健所・保健所長の業務とされている一例を次に示す。

- **保健師助産師看護師法**第 36 条により，保健師は業務に関し就業地を管轄する保健所の長の指示を受けたときは，従わなければならない。
- **精神保健及び精神障害者福祉に関する法律**により，精神保健と精神障害者の福祉に関して相談に応じ，指導を行う。
- **母子保健法**により，市町村が行う母子保健事業に関して，技術的な指導・助言その他の援助を行う。
- **児童福祉法**により，身体障害児などの療育について指導を行う。
- **老人福祉法**により，老人福祉施設の栄養改善など衛生に関して協力する。

(5) 衛生行政に関する各種の届出・申請について，保健所が実際の窓口になっている場合が多い❶。

▌費用

国は，政令で保健所の施設・設備に要する経費のうち，創設費・初度調弁費❷については 1/2，その他の諸費については 1/3 を補助する。

d 市町村保健センター

● **設置**　市町村は，市町村保健センターを設置することができる。

● **定義**　住民に対し，健康相談・保健指導・健康診査その他地域保健に関し必要な事業を行うことを目的とする施設である。

● **費用**　国は市町村に対し，市町村保健センターの設置に要する費用の一部を補助することができる。

NOTE

❶たとえば，看護師免許の申請書は住所地の都道府県知事を経由して厚生労働大臣に提出することになっている(●25 ページ)。実際には申請書の受付，免許証の交付は保健所を経由して行われている。

❷創設費・初度調弁費
創設費は保健所を建設する費用であり，初度調弁費とは保健所の設置に伴い必要となる機械・器具などの設備の費用である。なお，企業会計における創設費は，会社を設立した際の登記などの費用をいうが，それとは異なる。

e 人材確保支援計画

都道府県は，人口規模などから人材の確保，資質の向上に必要な措置を実施する見込みがない町村について，当該町村の申出に基づき地域保健計画を円滑に実施するための人材の確保または資質の向上に関する**人材確保支援計画**を定めることができる。

● **計画の内容**　支援計画は，対象となる特定町村の人材の確保，資質の向上に関する基本的方針，事業の内容などについて定める。

● **国の費用と援助**　国は，支援計画を実施する都道府県に対し，事業に要する費用の一部を補助することができるほか，必要な助言・指導その他の援助に努める。

2　健康増進法（平成 14 年法律第 103 号）

本法は，急速な高齢化の進展と疾病構造の変化に伴い国民の健康の増進の重要性が著しく増大していることから，国民の健康の増進の総合的な推進の基本的な事項を定めるとともに❶，国民の栄養の改善その他の国民の健康の増進をはかるための措置を講じ，国民保健の向上をはかることを目的としている。2018（平成 30）年の法律改正で望まない**受動喫煙の防止**のための対策が強化された。

基本方針と健康診査の実施

（1）厚生労働大臣は国民の健康の増進の総合的な推進をはかるための**基本方針**を定める。都道府県は基本方針を勘案し，住民の健康増進の推進に関する**都道府県健康増進計画**を定め，市町村は基本方針・都道府県健康増進計画を勘案し，住民の健康増進の推進に関する**市町村健康増進計画**を定めるように努める。

（2）厚生労働大臣は，健康診査の実施，その結果の通知，健康手帳の交付などの措置につき，**健康増進事業実施者❷**が守るべき**健康診査等指針**を定める。

国民健康・栄養調査など

厚生労働大臣は，国民の健康の増進の総合的な推進をはかる基礎資料として，国民の身体の状況，栄養摂取量・生活習慣の状況を明らかにするため**国民健康・栄養調査**を行う。都道府県知事（保健所設置市市長・特別区区長を含む。以下同じ）は，必要に応じて**国民健康・栄養調査員**をおくことができる。

● **生活習慣病の状況把握**　国・地方公共団体は，国民の生活習慣とがん・循環器病その他の政令で定める生活習慣病との相関関係を明らかにするため，**生活習慣病の発生の状況**の把握に努めなければならない。

相談・栄養指導など

住民の健康の増進をはかるため，市町村は，医師・薬剤師・**保健師・助産師・看護師**・管理栄養士・歯科衛生士などによる栄養の改善その他の生活習

NOTE

❶本法の制定により，栄養改善法（1952〔昭和 27〕年制定）は廃止された。

NOTE

❷学校保健安全法，母子保健法，労働安全衛生法，高齢者の医療の確保に関する法律，介護保険法，健康保険法などにより健康増進事業を行う者をいう。

慣の改善についての相談，栄養指導その他の保健指導を行う。都道府県（保健所設置市・特別区を含む。以下同じ）は栄養指導その他の保健指導のうち，とくに専門的な知識・技術を必要とするものを行い，特定かつ多数の者に継続的に食事を供給する施設に対して栄養管理について必要な指導・助言を行う。都道府県には医師または管理栄養士の資格を有する**栄養指導員**をおく。

特定給食施設

（1）特定かつ多数の者に継続的に食事を供給する施設のうち，栄養管理が必要として厚生労働省令で定める**特定給食施設❶**の設置者は，都道府県知事に一定の事項を届け出なければならない。届出事項の変更や事業の休止・廃止のときも同様である。

（2）都道府県知事は，特定給食施設に対して必要な指導・助言をすることができる。規定に違反する特定給食施設に対して，勧告・命令・立入検査などをすることができる。

受動喫煙防止

国・地方公共団体は，望まない**受動喫煙**（人が他人の喫煙によりタバコから発生した煙にさらされること）が生じないような措置を推進する。学校・病院・劇場・百貨店・事業所・官庁施設・飲食店など多数の者が利用する施設の管理者は，望まない受動喫煙が生じないよう，受動喫煙を防止する措置の推進のため相互に連携・協力するよう努める。地方公共団体は，必要最小限度で喫煙を禁止すること，違反者には**過料**という行政罰を科すことができる。

特別用途表示など

販売に供する食品について，乳児用・幼児用・妊産婦用・病者用その他内閣府令で定める特別な用途に適する**特別用途表示❷**をしようとする者は，内閣総理大臣（消費者庁長官）の許可を受けなければならない。許可を受けた**特別用途食品**は，内閣府令で定める表示をしなければならない。販売に供する食品（特別用途食品を除く）について**栄養表示❸**をする者は，食品表示基準とは別に内閣総理大臣の定める**栄養表示基準**に従って表示する。

● **誇大表示の禁止**　販売に供する食品について広告その他の表示をするときは，健康の保持・増進の効果その他内閣府令で定める**健康保持増進効果等**について，著しく事実に相違する表示，または著しく人を誤認させる表示をしてはならない。

秘密を守る義務

国民健康・栄養調査に関する事務に従事した公務員，国立健康・栄養研究所❹の職員，国民健康・栄養調査員またはこれらの職にあった者が職務上知りえた人の秘密を正当な理由がなくもらしたときは，1年以下の懲役または100万円以下の罰金が科せられる。職務上秘密を知りえた他の公務員または公務員であった者についても同様である。

NOTE

❶特定給食施設のうち，特別な栄養管理が必要なものとして都道府県知事が指定するものは，**管理栄養士を**おかなければならない。それ以外の特定給食施設は，栄養士または管理栄養士をおくように努めなければならない。

NOTE

❷特別用途表示
特別用途表示には，特別用途食品，特定保健用食品，栄養機能食品，機能性表示食品の各表示がある。
❸栄養成分または熱量に関する表示をいう。

NOTE

❹国立栄養・健康研究所
かつては厚生省の機関であったが，2006（平成18）年に行政改革で独立行政法人となり職員は公務員でなくなった。国立研究開発法人医薬基盤・健康・栄養研究所法（平成16年法律第135号）で設置が規定されている。

B. 分野別保健法　**121**

B 分野別保健法

1 精神保健及び精神障害者福祉に関する法律
（昭和 25 年法律第 123 号）〔略称：精神保健福祉法〕

　本法は，1900（明治 33）年の精神病者監護法，1919（大正 8）年の精神病院法を経て，1950（昭和 25）年に精神衛生法として制定された。1987（昭和 62）年に，精神障害者の人権を擁護し適正な医療の確保と社会復帰の促進をはかる改正が行われ，法律名も精神保健法に改められた。1995（平成 7）年には，適正な医療の確保と社会復帰の促進の一層の推進，精神障害者の自立と社会経済活動への参加の促進，精神障害者保健福祉手帳など福祉の充実のために大幅な改正が行われ，法律名も再度改められ現在のものとなった。1999（平成 11）年に精神医療の充実・適正化などのため，医療保護入院と応急入院の要件の明確化，緊急入院時における移送制度の創設などの改正が行われた。また，2014（平成 26）年 4 月に，高齢の父母などに配慮して保護者制度が廃止された**❶**。

　障害者の医療福祉サービスの一部は，**障害者の日常生活及び社会生活を総合的に支援するための法律**（平成 17 年法律第 123 号。以下，**障害者総合支援法**という）の体系で運用されている。また，地方分権の観点から都道府県の権限の一部は政令指定都市が処理する。

a 目的と定義

● **本法の目的**　精神障害者の医療と保護を行い，障害者総合支援法と相まって，社会復帰の促進や，自立と社会経済活動への参加の促進のために必要な援助を行い，予防その他国民の精神的健康の保持・増進に努めることにより，精神障害者の福祉の増進と国民の精神保健の向上をはかることである。

● **国などの義務と人権尊重**　国・地方公共団体は，施策を総合的に推進する義務のほか，精神障害者に対する医療が病状の改善など精神的健康の保持・増進を目的として行われるべきことを認識し，精神障害者の人権を尊重して，精神障害者の退院後の地域生活への移行が促進されるよう十分配慮しなければならない。

● **精神障害者**　統合失調症，精神作用物質による急性中毒またはその依存症，知的障害，精神病質などの精神疾患を有する者のことである**❷**。

● **指針**　厚生労働大臣は，精神障害者の障害の特性その他の心身の状態に応じた良質かつ適切な精神障害者に対する医療の提供を確保するための指針を定めなければならない。その際に，看護師など医療従事者と精神保健福祉士など保健福祉の専門的知識を有する者との連携に関する事項を盛り込むこととされている。

NOTE

❶2017（平成 29）年に，措置入院者の退院後の支援，精神保健指定医の制度運営の厳格化，措置入院の際の理由の説明などを内容とする改正案が衆議院を通過したが，衆議院が解散され廃案となった。今後の動向に注意されたい。

NOTE

❷本法では患者という言葉は使わない。

b 精神科病院・精神保健福祉センター

精神科病院・指定病院

　都道府県は，**精神科病院❶**を設置しなければならない。都道府県知事は，民間の精神科病院の全部または一部を，設置者の同意を得て都道府県設置の精神科病院にかわり指定することができる。これを**指定病院**という。

　精神科病院の管理者は，精神障害者の社会復帰の促進をはかるため，看護師などによる有機的な連携の確保に配慮しつつ，相談に応じるなど必要な援助，家族等❷関係者との連絡・調整に努める。

精神保健福祉センター

　都道府県は，精神保健の向上と精神障害者の福祉の増進をはかるため，**精神保健福祉センター**を設置する。センターは，精神保健と精神障害者の福祉に関する知識の普及をはかり，調査・研究を行い，相談・指導のうち複雑または困難なものを行うとともに，精神障害者保健福祉手帳の交付の決定と通院医療の公費負担の申請にかかる専門的な知識・技術を必要とする審査を行う。また，精神医療審査会の事務を行う。

c 精神保健指定医

職務

(1) 精神保健指定医は，精神障害者またはその疑いのある者について，入院またはその継続を必要とするかどうかの判定，隔離などの行動の制限の必要性の判定などの職務を行う。これらの職務を行ったときは遅滞なく，当該精神保健指定医の氏名などの事項を診療録に記載しなければならない。

(2) 精神保健指定医は，入院中の者の処遇がこの法律の規定に違反し，またはこの法律に基づいて厚生労働大臣が定める基準に適合していないと認めるとき，その他入院者の処遇が著しく適当でないと認めるときは，精神科病院の管理者にその旨を報告し，処遇の改善のために必要な措置がとられるよう努めなければならない。

指定・研修

(1) 厚生労働大臣は入院の判定などの機能を行うため，申請により ◁表4-3 のいずれにも該当する医師のなかで，必要な知識と技能を有する者を**精神保健指定医**に指定する。

(2) 精神保健指定医は，指定後5年ごとに**厚生労働省令で定める研修を受けなければならない❸**。

NOTE

❶精神科病院
　従来は精神病院とよばれていたが，**精神病院の用語の整理等のための関係法律の一部を改正する法律**（平成18年法律第94号）により，精神科病院となった。
❷家族等とは，①配偶者，②親権を行う者，③扶養義務者，④後見人・保佐人をいう。

NOTE

❸精神保健指定医が研修を受けなかったときは，やむをえない場合を除いて，指定は効力を失う。また，指定を辞退することができる。さらに，指定の取消しなどの規定がある。

▷表4-3　**精神保健指定医の経験要件**

1) 5年以上診断または治療に従事した経験。
2) 3年以上精神障害の診断または治療に従事した経験。
3) 厚生労働大臣が定める精神障害につき，省令の要件を満たす指定医のもとで厚生労働大臣が定める程度の診断・治療に従事した経験。
4) 指定を受けたことがない者などは厚生労働大臣の登録を受けた者が行う厚生労働省令で定める研修（申請前1年以内）の課程を修了していること。
5) 指定医の指定を取り消されたことがある者は倫理などの研修の課程を修了していること。

● **指定医の必置**　精神障害者を入院させている精神科病院（任意入院のみを行う精神科病院を除く）は，**常勤の精神保健指定医**をおかなければならない。

d　医療と保護

　都道府県知事が行うものと，精神科病院の管理者が行うものとが書き分けられている。

● **通院**　障害者総合支援法による自立支援医療の精神通院医療である。

▌任意入院

　精神科病院の管理者は，精神障害者を入院させる場合においては，本人の同意に基づいて入院が行われるように努めなければならない。

　精神障害者がみずから入院する場合には，精神科病院の管理者は当該任意入院者に退院などの請求に関することを書面で知らせ，みずから入院する旨の書面を受けとらなければならない。

　任意入院者から退院の申し出があれば，その者を退院させなければならない。ただし，精神保健指定医の診察の結果，医療および保護のため入院継続の必要があると認めたときは，**72 時間**以内は退院させないことができる。任意入院以外に次の 4 つの入院形態❶がある。

▌措置入院

　都道府県知事は，市民や警察官，検察官などの通報により 2 人以上の精神保健指定医の診察の結果，一致した意見として，受診者が精神障害者であり，医療および保護のため入院させなければ自傷他害のおそれがあると認めたときは，国・都道府県の精神科病院または指定病院に入院させることができる。

　この場合に都道府県知事は，措置入院者に対し，措置入院をさせる旨・理由と退院の請求に関することなどを書面で知らせなければならない。

▌緊急措置入院

　都道府県知事は，精神障害者またはその疑いのある者について，精神保健指定医の診察の結果，急を要し，ただちに入院させなければ自傷他害のおそれが著しいと認めたときは **72 時間**以内は前記の病院に入院させることができる。

　この場合に都道府県知事は，入院者に対し緊急措置入院をさせる旨・理由と退院の請求に関することなどを書面で知らせなければならない。

▌応急入院

　厚生労働大臣の定める基準に適合するものとして都道府県知事が指定する精神科病院（応急入院指定病院）の管理者は，急を要し，家族等の同意を得ることができない場合において，精神保健指定医の診察の結果，精神障害者であり，ただちに入院させなければ医療および保護のうえで著しい支障があるが任意入院が行われる状態にないと判定されたものについて **72 時間**以内の入院をさせることができる。

▌医療保護入院

　精神科病院の管理者は，精神保健指定医の診察の結果，精神障害者であって，医療および保護のため入院の必要があるが任意入院が行われる状態にな

NOTE

❶入院の形態

　任意入院が基本であるが，それによることができない場合に，都道府県知事が行う措置入院と緊急措置入院と，病院管理者が行う応急入院と医療保護入院とがある。重症度や緊急性により最適な入院方法がとられなければならない。

いと判定されたものについて，本人の同意がなくても家族等の同意があれば入院させることができる❶。

この場合に精神科病院の管理者は，入院者に対し医療保護入院をさせる旨・理由および退院などの請求に関することなどを書面で知らせなければならない。ただし，症状に照らして医療および保護に支障があると認められる間は，**4週間**を限り知らせなくてもよい。

移送

都道府県知事は，指定する精神保健指定医の診察の結果，精神障害者であり，ただちに入院させなければ医療・保護のうえで著しい支障があるが任意入院が行われる状態にないと判定されたものについて，家族等の同意があるときは，当該精神障害者を医療保護入院または応急入院させるため，応急入院指定病院に移送することができる。この場合に都道府県知事は，当該精神障害者に対し移送を行う旨を書面で知らせなければならない。

入院者への通知

都道府県知事・精神科病院の管理者は，前記の緊急措置入院・措置入院・医療保護入院・応急入院により入院させる場合には，その者に対して，このような方法で入院させる旨および退院などの請求に関することなどを書面で知らせなければならない。ただし医療保護入院については，症状に照らして医療・保護のうえで支障があると認められる間はこの限りでない。

処遇

精神科病院の管理者は，入院者について医療・保護に欠くことのできない限度で，その行動について必要な制限をすることができる❷。ただし入院者の隔離および身体の拘束は，精神保健指定医が必要と認める場合でなければ行うことはできない。また，信書の発受の制限，人権擁護に関する行政機関の職員または患者の代理人である弁護士との面会または電話の制限は行うことができない。

地域生活移行の促進

医療保護入院者を入院させている精神科病院の管理者は，精神保健福祉士などから，**退院後生活環境相談員**を選任し，医療保護入院者の退院後の生活などの相談指導をしなければならない。措置入院にあっても同様である。

改善命令

厚生労働大臣・都道府県知事は，入院者の処遇が上記の制限規定に違反し，厚生労働大臣が定める処遇の基準に適合していないなど処遇が著しく適当でないと認めるときは，管理者に対し，改善計画の提出・変更や処遇の改善に必要な措置をとることを命ずることができる。

退院命令

厚生労働大臣・都道府県知事は，必要があると認めるときは任意入院の継続入院措置，医療保護入院または応急入院による入院者について，2人以上の精神保健指定医に診察させ，診察の結果が入院継続の必要があると一致しない場合，または入院がこの法律・命令に違反して行われた場合には，精神科病院の管理者に対し，その者を退院させることを命ずることができる。

NOTE

❶家族等のうち，いずれかの者の同意が要件である。

NOTE

❷医療は精神障害者のために行われるものであり，尊厳を守ることはもちろん，行動制限は最小限でなければならない。そのために本法では，人権への配慮について詳細に規定されている。

医療提供の制限

厚生労働大臣・都道府県知事は，精神科病院の管理者がこの改善命令または退院命令に従わないときは，期間を定めて精神障害者の入院医療の提供の全部または一部を制限することを命ずることができる。

請求による退院

入院者または家族等は都道府県知事に対し，入院者を退院させ，または精神科病院の管理者に対し退院させることを命じ，または処遇の改善に必要な措置をとることを命じるよう求めることができる。

この場合，都道府県知事は精神医療審査会の審査により，入院の必要がないと認めた場合には，退院させ，または管理者に対し退院させることを命じ，または処遇の改善の措置をとることを命じなければならない。

費用

医療保険が適用される。自己負担分について，措置入院と緊急措置入院は都道府県知事が負担する(国はそのうち 3/4 を負担する)。通院については，障害者総合支援法による自立支援医療の精神通院医療が適用され，自己負担分 3 割のうち，2 割分は国・都道府県・市町村が負担し，1 割分が自己負担となる。このように健康保険などの社会保険や介護保険による医療の給付の対象であるときは保険給付が優先的に適用されるので公費負担は残りの部分について適用される[1]。

> **NOTE**
> [1] 精神障害者医療は 1995 (平成 7)年の法律改正により，従来の公費優先のしくみが保険優先に改められた。

e 精神医療審査会・地方精神保健福祉審議会

● **精神医療審査会**　措置入院または医療保護入院によって入院した者について，入院の必要があるかどうか，入院者・家族等から退院の請求または処遇の改善について要求があった場合に，入院の必要があるか，処遇が適当かどうかなどを審査するため，都道府県に**精神医療審査会**が設置されている。

● **地方精神保健福祉審議会**　精神保健および精神障害者の福祉に関する事項を調査・審議し，都道府県知事の諮問に答え，意見を具申するため，条例で都道府県に**地方精神保健福祉審議会**が設置されている。

f 精神障害者保健福祉手帳

精神障害者(知的障害者を除く)は，都道府県知事に**精神障害者保健福祉手帳**の交付を申請することができ，都道府県知事は，政令で定める精神障害の状態[2]にあると認めたときは手帳を交付しなければならない。交付された者は 2 年ごとに，障害の状態について都道府県知事の認定を受け，障害の状態がなくなると，手帳を都道府県に返還しなければならない。

> **NOTE**
> [2] 一級が最重度で，二級・三級がある。

g 施設と事業

● **精神障害者社会復帰施設**　本法と連携して障害者総合支援法で，都道府県・市町村・社会福祉法人などは，精神障害者(知的障害者を除く)の社会復帰・自立と社会経済活動への参加の促進をはかるため，**精神障害者社会復帰施設**(● 表 4-4)を設置することができ，障害者総合支援法の体系でサービス

126 第4章 保健衛生法

○表 4-4 精神障害者社会復帰施設

精神障害者生活訓練施設	精神障害者が日常生活に適応することができるように，必要な訓練と指導を行う。
精神障害者授産施設	精神障害者が自活することができるように，必要な訓練を行い，職業を与える。
精神障害者福祉ホーム	精神障害者に居室などの設備を利用させ，日常生活に必要な便宜を供与する。
精神障害者福祉工場	精神障害者を雇用し必要な指導を行う。

が提供される。

● **地域活動支援センター**　地域活動支援センターは，障害者の創作的活動
または生産活動の機会の提供，社会との交流の促進その他障害者などが自立
した日常生活・社会生活を営むために必要な支援を行う障害者総合支援法に
基づく施設である。

● **精神障害者居宅生活支援事業**　国・都道府県以外の者は，精神障害者の
社会復帰・自立の促進をはかるため，都道府県知事に届け出て，**精神障害者
居宅生活支援事業**を行う。

● **精神障害者社会復帰促進センター**　厚生労働大臣は，精神障害者の社会
復帰をはかるための事業を行うことを目的とする一般社団法人または一般財
団法人を，全国を通じて1個に限り，**精神障害者社会復帰促進センター**とし
て指定することができる❶。センターは，精神障害者の社会復帰を促進する
ための啓発活動・広報活動，訓練・指導などに関する研究・開発，これらの
成果の提供，事業従事者の研修などの業務を行う。

● **費用の補助**　都道府県は精神障害者社会復帰施設の設置者に対し，設
置・運営の費用の一部を補助することができる。国は都道府県に対して，都
道府県が設置する精神障害者社会復帰施設の設置・運営の費用の一部を補助
することができる。

h 相談指導など

▌相談指導

　都道府県等(都道府県・保健所設置市・特別区のことをいう。以下同じ)は，
精神保健福祉相談員または指定した医師に，精神保健および精神障害者の福
祉に関して，精神障害者・家族等の相談に応じ，指導させ，必要に応じて適
切な医療施設を紹介しなければならない。

▌精神保健福祉相談員

　精神保健福祉センターと保健所におかれ，精神保健と精神障害者の福祉に
関する相談に応じ，精神障害者と家族等を訪問指導する職員であって，精神
保健福祉士その他政令で定める資格を有する者のうちから，都道府県知事・
市町村長が任命する。

▌事業の利用の調整

　市町村は，精神障害者保健福祉手帳の交付を受けた精神障害者から求めが
あったときは，適切な事業の利用ができるよう，相談に応じ，必要な助言を
行う。また市町村は，助言を受けた精神障害者から求めがあったときは，上

<hr>
NOTE

❶**精神障害者社会復帰促進
センター**

　財団法人全国精神障害者
家族会連合会が指定されて
いた。しかし，2007〔平成
19〕年に同連合会が解散した
ため，現在は指定されてい
るものはない。

記の事業などの利用について，あっせん・調整を行う。

都道府県は，あっせん・調整などに関して，その設置する保健所による技術的事項についての協力その他市町村に対する必要な援助および市町村相互間の連絡・調整を行う。

i 秘密の保持

精神保健指定医，精神科病院の管理者・職員，精神医療審査会・地方精神保健福祉審議会の委員，精神障害者の相談・指導に従事する医師，精神障害者社会復帰促進センターの役員・職員またはこれらの職にあった者は，本法の規定に基づく職務の執行または業務に関し知りえた秘密をもらしてはならない。違反者には，1年以下の懲役または100万円以下の罰金が科せられる。

j 心神喪失等の状態で重大な他害行為を行った者の医療及び観察等に関する法律
（平成15年法律第110号）

本法は心神喪失者等医療観察法と略され，刑法第39条の心神喪失・心神耗弱の状態のために善悪の区別がつかないなど刑事責任を問えない状態で，殺人・放火・強盗・強制性交・強制わいせつ・傷害など重大な他人を害する行為を行った者に適切な医療を提供し，社会復帰を促進するものである。

▌処遇手続き

心神喪失・心神耗弱の状態で重大な他害行為を行い，不起訴処分となるか無罪などが確定した者に対して，検察官は本法による医療および観察を受けさせるべきかどうかを地方裁判所に申し立てる。その後，鑑定を行う医療機関での入院などが行われ，裁判官と必要な学識経験を有する医師である**精神保健審判員**の合議体による審判で医療・観察の適用が決定される。

▌処遇

本法の入院による医療の決定を受けた者に対しては，厚生労働大臣の指定入院医療機関において専門的な医療の提供が行われ，法務省の保護観察所の**社会復帰調整官**により，退院後の生活環境の調整が実施される。なお，通院による医療の決定や退院許可を受けた人は，社会復帰調整官が中心となって作成する**処遇実施計画**に基づいて，原則として3年間は，地域において厚生労働大臣の指定通院医療機関による医療などを受けることになる。

指定医療機関の管理者は，医療上適切であるときは，入院している者を看護師・医師の付添いなど医学的管理のもとに外出させることができる。

k ギャンブル等依存症対策基本法
（平成30年法律第74号）

ギャンブルは，依存症の者と家族の日常生活・社会生活への支障，多重債務，貧困，虐待，自殺，犯罪などの重大な社会問題を生じさせる❶。本法は対策の基本理念を定め，国・地方公共団体等の責務を明らかにし，基本事項を定め，対策を総合的・計画的に推進する。

▭ NOTE

❶統合型リゾートを整備する特定複合観光施設区域整備法（平成30年法律第80号。IR法）第39条により免許を受けたカジノ事業者が行うカジノについては，刑法の賭博罪を適用しない。したがって合法的に行われるギャンブル等の依存症対策が問題となる。なお，WHOの疾患名は**ギャンブル障害**である。

l 自動車の運転により人を死傷させる行為等の処罰に関する法律（平成 25 年法律第 86 号）

● **対象疾患など** アルコールや薬物以外でも，自動車の運転に支障がある，いずれも重篤な疾患として**統合失調症**，**てんかん**，**再発性の失神**，**低血糖症**，**躁うつ病**（躁病，うつ病を含む）と**睡眠障害**の 6 つを対象に定め，これらによって人を負傷させると 12 年以下の懲役，死亡させると 15 年以下の懲役を科す[❶]。それら以外の過失運転で人を死傷させた場合は 7 年以下の懲役，禁固または 100 万円以下の罰金を科す。なお，自動車運転以外の刑法上の業務上の過失致死傷罪は 5 年以下の懲役，禁固または 100 万円以下の罰金である。

● **免許申請** 道路交通法においては，前述の一定の統合失調症などは免許の拒否事由となる。該当するかどうかの判断をする免許申請時の質問票に，虚偽の事実を記載した者は 1 年以下の懲役または 30 万円以下の罰金に，免許を不正に取得した者は 3 年以下の懲役または 50 万円以下の罰金になる。

2 母子保健法（昭和 40 年法律第 141 号）

かつて母子保健は児童福祉法のなかで児童福祉施策の一環として規定されていた。母子保健対策の強化，母子保健の向上と推進のため，1965（昭和40）年に単独の法律として本法が制定された。その後，1 歳 6 か月児の健康診査が法定化され，都道府県が実施していた妊娠・出産・育児の保健指導，3 歳児健康診査，新生児・妊産婦[❷]に対する訪問指導などの基本的な母子保健に関する措置が市町村に委譲された。

a 目的

本法の目的は，母性と乳幼児の健康の保持・増進をはかるため，母子保健に関する原理を明らかにするとともに，母性と乳幼児に対する保健指導・健康診査・医療その他の措置を講じ，国民保健の向上に寄与することである。

b 理念

母性は，すべての児童がすこやかに生まれ，育てられる基盤であることに鑑み，尊重され，保護されなければならない。

乳児と幼児は，心身ともに健全な人として成長していくために，その健康が保持・増進されなければならない。

母性は，妊娠・出産・育児についての正しい理解を深め，乳幼児の保護者は，みずからすすんで育児についての正しい理解を深め，母性と乳幼児の健康の保持・増進に努めなければならない。国・地方公共団体は，母性・乳幼児の健康の保持・増進に努めなければならない。

c 母子保健の向上に関する措置

● **知識の普及** 都道府県・市町村は母性と乳幼児の健康の保持・増進のた

NOTE

❶本法制定の経緯

自動車運転事故によって人を死傷させると，以前は刑法の業務上過失致死傷罪となり，その後は同法第 208 条の 2 の危険運転致死傷罪の対象となっていた。しかし，アルコール・薬物，高速・未熟・危険な運転，信号無視，一定の重篤疾患などにより重大な結果をまねく事故が相ついだために，過失についての特別な法として処罰対象を明確化する目的で本法が制定された。

NOTE

❷本法の用語の定義

・妊産婦：妊娠中または出産後 1 年以内の女子。
・乳児：1 歳に満たない者。
・幼児：満 1 歳から小学校就学の始期に達するまでの者。
・保護者：親権を行う者，未成年後見人などで，乳児または幼児を現に監護する者。
・新生児：出生後 28 日を経過しない乳児。
・未熟児：身体の発育が未熟のまま出生した乳児であって，正常児が出生時にもっている諸機能を得るまでのもの。

め，妊娠・出産・育児に関して相談に応じ，個別的・集団的に必要な指導・助言を行い，住民の活動を支援するなど，母子保健に関する知識の普及に努めなければならない。

● **市町村の保健指導**　市町村は，妊産婦・配偶者・乳幼児の保護者に対し，妊娠・出産・育児に関する必要な保健指導を行い，医師・歯科医師・助産師・保健師から保健指導を受けることを勧奨しなければならない。

● **新生児の訪問指導**　保健指導の結果，乳児が新生児であって育児上必要がある場合は，市町村長は，医師・助産師・保健師その他の職員に保護者を訪問指導させる。

● **健康診査**　市町村は，満1歳6か月をこえ満2歳に達しない幼児，満3歳をこえ満4歳に達しない幼児に対し，毎年一定の事項について**健康診査**（**1歳6か月児健康診査・3歳児健康診査**）❶を行わなければならない。さらに，必要に応じ，妊産婦・乳幼児に対して健康診査を行い，または健康診査を受けることを勧奨しなければならない。厚生労働大臣は妊婦の健康診査の基準を定める。

● **妊娠の届出**　妊娠した者は，すみやかに市町村長に妊娠の届出をしなければならない。

● **母子健康手帳**　届出をした者には，市町村から母子健康手帳が交付される。妊産婦または乳幼児の保護者は，健康診査・保健指導を受けたときは，そのつど母子健康手帳に必要な事項の記載を受けなければならない。

● **妊産婦の訪問指導**　市町村長は，健康診査の結果，保健指導を必要とする妊産婦については，医師・助産師・保健師その他の職員に訪問指導をさせ，妊娠・出産に支障を及ぼすおそれのある疾病にかかっている疑いのある者には，医師・歯科医師の診療を受けることを勧奨し，必要な援助を与えるよう努めなければならない。

● **産後ケア事業**　市町村は，病院や助産所などの**産後ケアセンター**などにおいて，産後ケアを必要とする出産後1年以内の女子と乳児に対して，心身のケアや育児のためのサポートなどの産後ケア事業を行い，安心して子育てができる支援体制を確保するよう努める。

● **低体重児**　体重が2,500g未満の乳児（**低体重児**）が出生したときは，保護者は出生の日時・場所・体重などを市町村に届け出なければならない。

● **未熟児の訪問指導**　市町村長は，区域内の**未熟児**について養育上必要があるときは，医師・保健師・助産師などの職員に，その保護者に対して訪問指導させるものとする。

● **養育医療**　市町村は，養育のため病院・診療所に入院することを必要とする未熟児に対し，養育に必要な医療（**養育医療**）❷の給付を行い，またはその費用を支給することができる。養育医療の給付は，指定養育医療機関に委託して行われる。

● **栄養摂取の援助**　市町村は妊産婦・乳幼児に対し，栄養の摂取について必要な援助をするように努めるものとする。

● **実施の委託**　市町村は，この法律に基づく母子保健に関する事業の一部

NOTE

❶健康診査の項目

　母子保健法施行規則で，1歳6か月児健康診査では身体発育状況など11項目が規定されている。3歳児健康診査では眼と耳・鼻・咽頭の感覚器などの項目が加わり13項目が規定されている。

NOTE

❷児童の医療

　未熟児に対する**養育医療**，結核にかかっている児童に対する**療育医療**（療育の給付），小児がんなどの難病の児童に対する**小児慢性特定疾病医療費支援**，身体障害児に対する**育成医療**（自立支援医療），胎児から成人までのリプロダクティブヘルスを包括的にとらえる概念である**成育医療**などの用語に注意されたい。

130　第4章　保健衛生法

の実施を，病院・診療所または医師・助産師その他適当と認められる者に委託できる。

d 母子健康包括支援センター

　子育て世代包括支援センター❶とよばれ，妊娠期から子育て期にわたる切れ目ない支援を行うものである。市町村は母子健康包括支援センターを設置するよう努めなければならない。妊産婦と乳幼児の実情を把握し，各種相談や支援プランの策定や，関係機関との連絡・調整，母子保健と子育て支援の一体的提供により，妊産婦と乳幼児の健康について包括的な支援を行う。

e 成育過程にある者及びその保護者並びに妊産婦に対し必要な成育医療等を切れ目なく提供するための施策の総合的な推進に関する法律
（平成30年法律第104号）〔略称：成育医療法〕

　次代を担う成育過程にある者の個人としての尊厳が重んぜられ，心身の健やかな成育が確保されるよう，必要な成育医療等❷を切れ目なく提供する施策を総合的に推進するため，基本理念を定め，国・地方公共団体・保護者・医療関係者等の責務などを明らかにし，成育医療等基本方針の策定，成育医療等の提供施策の基本事項を定めた法律。

f 生殖補助医療の提供等及びこれにより出生した子の親子関係に関する民法の特例に関する法律（令和2年法律第176号）

　人工授精・体外受精・体外受精胚移植を用いた生殖補助医療に関し，適切な医療提供や女性の健康の保護，子どもの健やかな成長などをはかるための基本理念を明らかにし，国・医療関係者の責務などを定める。本法により，生殖補助医療により出生した子の親子関係に関する民法の特例として，出産した女性を母とし，同意した夫を父とする。

g 医療的ケア児及びその家族に対する支援に関する法律（令和3年法律第81号）

　医療技術の進歩に伴い増加する，痰の吸引，人工呼吸器管理，胃ろうの管理などを必要とする医療的ケア児と家族に適切な支援を行う必要がある。そのために基本理念を定め，国・地方公共団体の責務を明らかにし，保育・教育の拡充施策や公立・民間立の医療的ケア児支援センターについて定める。

3 母体保護法（昭和23年法律第156号）

　戦前の国民優生法を廃止して，戦後に優生保護法が制定された。1996（平成8）年に現在の名称となった。障害をもつ人に対する望まない不妊手術を認めていたが1996（平成8）年に改正され，名称も現在のものとなった。望ま

NOTE

❶子育て世代包括支援センターは，従前の母子健康センターを発展・改編したものである。

NOTE

❷成育医療等
　妊娠・出産・育児に関する問題，成育過程各段階で生ずる心身の健康問題などを包括的にとらえて適切に対応する医療・保健とこれに密接に関連する教育・福祉サービスなどのことをいう。

ない不妊手術などの被害を補償する後述の法律がある。

a 目的

本法は母性の生命健康を保護することを目的とし，**不妊手術・人工妊娠中絶・受胎調節の実地指導**について定めている。

b 不妊手術

不妊手術とは，生殖腺を除去しないで，生殖を不能にする手術をいう。

医師は，妊娠・分娩が母体の生命に危険を及ぼすおそれ，または現に数人の子があって分娩ごとに母体の健康を著しく低下するおそれのあるものについて，本人および配偶者の同意を得て不妊手術を行うことができる。

c 人工妊娠中絶

人工妊娠中絶とは，胎児が母体外において生命を保続することができない時期に，人工的に胎児およびその付属物を母体外に排出することをいう❶。身体的または経済的理由によって母体の健康を著しく害するおそれのあるもの，または暴行・脅迫によって妊娠したものについては，都道府県医師会の指定する医師が，本人および配偶者の同意を得て，人工妊娠中絶を行うことができる。

> **NOTE**
> ❶生命の保護を最優先とする近代国家においては，胎児の命も守られている。人工妊娠中絶のことを堕胎ともいい，刑法の堕胎罪で禁止されている。しかし，本法によって人工妊娠中絶は，例外的に認められる。

d 受胎調節の実地指導

妊娠・分娩を避けるには，比較的危険度が高い人工妊娠中絶より**受胎調節**を行うことが望ましいとされ，受胎調節の実地指導が規定されている。

女子に対して避妊用の器具を使用する受胎調節の実地指導は，医師のほかは都道府県知事の指定を受けた**受胎調節実地指導員**でなければ業として行うことはできない。厚生労働大臣の定める基準に従って都道府県知事の認定する講習を終了した**助産師・保健師・看護師**が指定される（▶30ページ）。実地指導に際し子宮腔内に避妊用の器具を挿入するのは医師に限られる。

e 秘密の保持

不妊手術・人工妊娠中絶の施行の事務に従事した者は，職務上知りえた秘密をもらしてはならない。その職を退いたあとにおいても同様である。違反者には，6月以下の懲役または30万円以下の罰金が科せられる。

f 旧優生保護法に基づく優生手術等を受けた者に対する一時金の支給等に関する法律
（平成31年法律第14号）

旧優生保護法に基づき意思に反する優生手術等を受けた者は心身に多大な苦痛を受けてきた。国として反省しお詫びするとともに，手術等を受けた人の名誉と尊厳が重んぜられ，このような事態を二度と繰り返さないよう，本法で疾病や障害の有無により分け隔てられることなく，相互に人格と個性を

尊重し共生する社会をつくる決意を表明し，誠実に対応するものである。

● **対象** 旧優生保護法により優生手術や，生殖を不能にする手術，放射線照射を受けた者❶は，法施行から5年以内に厚生労働大臣に請求し認定されると一時金が支給される。

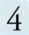 学校保健安全法(昭和33年法律第56号)

　学校教育の円滑な実施とその成果の確保を目的に，児童生徒等(幼児・児童・生徒・学生のことをいう。以下同じ)と職員の健康の保持・増進をはかるため，学校❷における**保健管理**に関して必要な事項を定めるとともに，学校における教育活動が安全な環境において実施され，児童生徒等の安全の確保がはかられるよう，学校における**安全管理**に関して必要な事項を定めた法律❸である。

● **関係者の責務** 保健・学校安全にかかる取り組みが確実かつ効果的に実施されるよう，国・地方公共団体・設置者の責務などを規定している。

管理運営

● **学校保健計画の策定など** 学校は，児童生徒等・職員の心身の健康の保持・増進をはかるため，**健康診断**・環境衛生検査，児童生徒等に対する指導その他保健に関する計画を策定し，実施しなければならない。

● **学校環境衛生基準** 文部科学大臣は，換気・採光・照明・保温・清潔保持その他の学校環境衛生基準を策定する。設置者は，**環境衛生の維持・改善**に努めなければならない。

● **保健室** 健康診断・健康相談・保健指導・救急処置などの措置を行うため，学校に保健室を設ける。

健康相談など

　学校では健康相談・保健指導を行い，地域の医療機関などと連携をはかる。

健康診断

● **入学前健康診断** 市(特別区を含む)町村の教育委員会は，小学校入学前の児童に対して**健康診断**を行い，結果に基づいて治療の勧告，保健上必要な助言を行い，就学の猶予・免除，特別支援学校への就学などに関して指導を行わなければならない。

● **入学後健康診断** 学校においては毎学年，定期に児童生徒等・職員の**健康診断**を行わなければならない。必要があるときは臨時に健康診断を行う。健康診断を行ったときは，その結果に基づいて疾病の予防措置を行い，治療を指示し，または運動・作業・勤務を軽減するなどの措置をとらなければならない。

感染症予防

　校長は，感染症にかかっているか，その疑いのある者，またはかかるおそれのある児童生徒等に対し，その理由・期間を明示して**出席を停止**することができる❹。学校の設置者は，感染症予防上必要があるときは，臨時に学校の全部または一部を**休業**とすることができる。

NOTE

❶母体保護や疾病の治療のため，本人の希望などで手術を受けた者は対象から除外される。

❷学校とは，学校教育法第1条による学校である幼稚園・小学校・中学校・義務教育学校・高等学校・中等教育学校・特別支援学校・大学(短期大学を含む)・高等専門学校をいう。

❸2008(平成20)年4月，それまでの学校保健法という名称をかえ，内容も安全が含まれ拡充されている。

NOTE

❹出席停止の期間は疾病によって異なる。

B. 分野別保健法　**133**

○表 4-5　学校において予防すべき感染症

第*一種	・エボラ出血熱 ・クリミア-コンゴ出血熱 ・痘そう ・南米出血熱 ・ペスト ・マールブルグ病	・ラッサ熱 ・急性灰白髄炎 ・ジフテリア ・重症急性呼吸器症候群（SARS 　コロナウイルスであるもののみ）	・中東呼吸器症候群（MERS コロ 　ナウイルス） ・特定鳥インフルエンザ（A 属イン 　フルエンザ A ウイルスで H5 　N1・H7N9 であるもののみ） ・新型コロナウイルス感染症
第二種	・インフルエンザ（第一種の特定鳥 　インフルエンザを除く） ・百日咳 ・麻しん	・流行性耳下腺炎 ・風しん ・水痘 ・咽頭結膜熱	・結核 ・髄膜炎菌性髄膜炎
第三種	・コレラ ・細菌性赤痢 ・腸管出血性大腸菌感染症	・腸チフス ・パラチフス ・流行性角結膜炎	・急性出血性結膜炎 ・その他の感染症

* 感染症の予防及び感染症の患者に対する医療に関する法律で規定される，新型インフルエンザ等感染症・指定感染症・新感染症は**第一種**とみなされる。したがって**新型コロナウイルス感染症は第一種**の扱いである。

● **予防すべき感染症の種類**　学校において予防すべき感染症の種類は，学校保健安全法施行規則（昭和 33 年文部省令第 18 号）によって，○表 4-5 のとおり定められている。

学校医・学校保健技師など

学校における保健管理に関する業務を行うため，**学校医**がおかれ，さらに大学以外の学校には，**学校歯科医**と学校薬剤師がおかれている。

保健所への連絡

学校は，本法の規定による健康診断を行おうとする場合，および出席停止または臨時休業を行ったときは，**保健所に連絡**する。

学校安全

児童生徒等の安全をおびやかす事件・事故・自然災害に対応した総合的な**学校安全計画**の策定による学校安全の充実，各学校における危険発生時の対処要領の策定による的確な対応の確保，警察など関係機関や地域のボランティアなどとの連携による学校安全体制の強化が定められている。

専修学校の保健管理

児童生徒等・職員に対する健康診断と学校安全に関しては，学校教育法第 1 条に規定する学校ではないが**専修学校**（○ 29 ページ）にも準用される。

5　個別対策法

個別の疾病対策のために次の法律がある。

a　自殺対策基本法（平成 18 年法律第 85 号）

● **本法の目的**　近年，日本では自殺による死亡者数が高い水準で推移している。本法の目的は自殺に追い込まれることのない社会の実現を目ざし，自殺対策に関し，基本理念を定め，国・地方公共団体などの責務を明らかにし，

対策の基本事項などを定め，対策を総合的に推進し，その防止と親族への支援の充実をはかり，国民が健康で生きがいをもって暮らせる社会の実現に寄与することである。

基本理念

自殺対策は生きることの包括的な支援であり，自殺を個人的な問題としてだけとらえるのではなく，背景にさまざまな社会的要因があり社会的に取り組まれなければならない。自殺は多様で複合的な原因と背景を有し，単に精神保健的観点だけではなく，実態に即した対策が実施されなければならない。事前予防，発生の危機への対応，発生または未遂の後の対応の各段階への効果的な施策が求められる。保健・医療・教育・労働施策などと有機的に連携し総合的に実施されなければならない。

自殺対策

国，地方公共団体，医療機関，事業主，学校，自殺防止活動を行う民間団体など関係者は相互に連携し協力する。厚生労働省に総合対策会議をおき，政府は総合対策大綱を定め，都道府県・市町村は対策計画を定める。調査・研究の推進，国民の理解の増進，人材の確保，医療提供体制の整備，未遂者への支援などを行う❶。

b がん対策基本法（平成18年法律第98号）

● **本法の目的**　がんが国民の生命と健康にとって重大な問題となっている現状に鑑み，がん対策のいっそうの充実をはかるため，がん対策に関し基本理念を定め，国・地方公共団体・医療保険者・国民・医師などの責務を明らかにし，がん対策の推進に関する計画の策定と対策の基本となる事項を定めることにより，がん対策を総合的・計画的に推進することである❷。

基本理念

(1) がんの克服を目ざし，がんに関する専門的・学際的・総合的な研究を推進するとともに，研究などの成果を普及・活用し，発展させること。

(2) がん患者が，居住する地域にかかわらず，科学的知見に基づく適切ながん医療を受けることができるようにすること。

(3) がん患者のおかれている状況に応じ，本人の意向を十分尊重して治療方法などが選択されるよう，がん医療を提供する体制の整備がなされること。

(4) がん患者が，福祉的支援・教育的支援などを受けられるようにすること。

がん対策推進基本計画など

政府はがん対策の総合的・計画的な推進をはかるため，がん対策推進基本計画を策定し，都道府県はそれをもとに都道府県がん対策推進計画を策定する。事業主はがん対策に協力し，がん患者の雇用継続などに努める。

基本的施策

がんの予防と早期発見の推進，がん医療の均てん化の促進，がん研究の推進，いわゆる希少がん・難治性がん・小児がんなどの性別・年齢などを考慮したがんの予防に関する啓発と知識の普及，などである。

NOTE
❶9月10〜16日を自殺予防週間，3月を対策強化月間とする。

NOTE
❷**がん対策推進協議会**
厚生労働省に，がん患者・家族または遺族を代表する者，がん医療に従事する者，学識経験のある者で構成されるがん対策推進協議会をおく。

B. 分野別保健法　**135**

◆ がん登録等の推進に関する法律（平成 25 年法律第 111 号）

　がん対策基本法の趣旨にのっとり，がん医療・がん検診の質の向上，がんの予防推進，国民に対しがんとその医療・検診・予防についての情報提供を充実するなどの対策を科学的知見に基づき実施するため，**全国がん登録**の実施，情報の利用・提供・保護，**院内がん登録**などの推進に関する事項，がん登録で得られた情報の活用について定める。がんの罹患，診療，転帰などの状況把握・分析など，調査・研究を推進し，対策の一層の充実に資する❶。

C 肝炎対策基本法（平成 21 年法律第 97 号）

● **本法の目的**　肝炎対策に関し基本理念を定め，国・地方公共団体・医療保険者・国民・医師などの責務を明らかにし，肝炎対策の推進に関する指針の策定，肝炎対策の基本となる事項を定めることにより，肝炎対策を総合的に推進することである。

▌基本理念

　専門的・学際的・総合的な研究を推進し，肝炎の予防・診断・治療などにかかる技術の向上など研究の成果を普及・活用・発展させること，何人も居住する地域にかかわらず等しく肝炎検査を受けられるようにすること，肝炎患者等❷が地域にかかわらず等しく適切な肝炎の医療を受けられるようにすること，実施にあたり肝炎患者等の人権が尊重され，肝炎患者等であることを理由に差別されないように配慮することである。

▌肝炎対策基本指針の策定など

　厚生労働大臣は，肝炎対策の総合的な推進をはかるため，肝炎の予防と肝炎医療の推進の基本的な方向，肝炎の予防のための施策，肝炎検査の実施体制・検査能力の向上，肝炎医療を提供する体制の確保，肝炎の予防と肝炎医療に関する人材の育成などに関する事項を内容とする基本指針を定め，これに従い国・地方公共団体は基本的な施策を講ずる。

● **C 型肝炎等対策**　C 型肝炎❸の感染被害者を救済する，次の法律がある。

◆ 特定フィブリノゲン製剤及び特定血液凝固第Ⅸ因子製剤による C 型肝炎感染被害者を救済するための給付金の支給に関する特別措置法（平成 20 年法律第 2 号）

　フィブリノゲン製剤・血液凝固第Ⅸ因子製剤に C 型肝炎ウイルスが混入し，多くの人々が感染した事件がおきた。感染被害者・遺族は長期にわたり肉体的・精神的苦痛を受けたが従来の法制度では一律救済に限界があったことから，ウイルス感染者・相続人に対し給付金を支給するための法律である。

● **特定 C 型肝炎ウイルス感染者**　上記した製剤の投与❹を受けたため C 型肝炎ウイルスに感染した者，胎内または産道において感染した者も含む。

● **給付金の支給**　独立行政法人医薬品医療機器総合機構は感染者・相続人に対し，請求に基づき，医療・健康管理などの経済的負担を含む健康被害の救済をはかる給付金を支給する❺。支給を請求するには確定判決などが必要

NOTE

❶患者情報の匿名化や情報漏洩に対する罰則なども規定している。

NOTE

❷肝炎患者等
　肝炎ウイルスの感染者と肝炎患者のことである。

NOTE

❸B 型肝炎については，特定B 型肝炎ウイルス感染者給付金等の支給に関する特別措置法（C 155 ページ）がある。B 型肝炎は予防接種の方法に起因する健康被害であるため，本書では予防接種法による健康被害の救済措置のあとに記している。

❹獲得性の傷病にかかる投与に限る。すなわち，妊娠中や出産時の大量出血，手術での大量出血，新生児出血症が獲得性の傷病に該当する。

❺給付金の支給のため，政府と製薬企業が拠出する基金が機構に設けられている。

である。

d アルコール健康障害対策基本法
（平成25年法律第109号）

アルコール健康障害❶（以下，健康障害）は飲酒運転・暴力・虐待・自殺などの問題に密接に関連する。これらの問題の根本的な解決のため，関係施策との有機的な連携がはかられるよう配慮する基本理念および国・地方公共団体などの責務，健康障害対策の基本事項を定め，その対策を総合的・計画的に推進し，健康障害の発生・進行・再発の防止をはかる。健康障害を有する者への支援の充実をはかり国民の健康を保護し，安心して暮らせる社会の実現に寄与する。

e アレルギー疾患対策基本法
（平成26年法律第98号）

アレルギー疾患❷が国民生活に多大な影響を及ぼしていること，疾患が生活環境の多様で複合的な要因により発生し重症化することから，対策を総合的に推進するため基本理念を定め，国，地方公共団体，医療保険者，国民，医師などの医療関係者，学校などの設置者・管理者の責務を明らかにし，対策の推進に関する指針の策定などの基本事項を定める。

f 健康寿命の延伸等を図るための脳卒中，心臓病その他の循環器病に係る対策に関する基本法（平成30年法律第105号）

脳卒中・心臓病などの循環器病は死亡と要介護状態の原因の主要なものであり，国民の生命と健康に重大な問題である。本法は，循環器病の予防に取り組むことにより国民の健康寿命の延伸などをはかり，医療と介護の負担の軽減に資するため，循環器病対策に関し基本理念と，国，地方公共団体，医療保険者，国民，保健・医療・福祉従事者の責務，循環器病対策推進計画の策定，対策の基本事項を定める。

g 難病の患者に対する医療等に関する法律
（平成26年法律第50号）

本法は難病の患者に対する医療費助成に関して定める❸。難病医療の費用❹に消費税の収入をあて，公平で安定的な医療制度を確立し，難病医療の基本方針の策定や調査・研究の推進，療養生活環境整備事業の実施などの措置を講じる。

● **難病**　発病の機構が明らかでなく，かつ治療方法が確立していない希少な疾病であって，当該疾病にかかることにより長期にわたり療養を必要とするものをいう。そのうち医療費助成の対象となるものを**指定難病**❺という。

基本理念

難病の患者に対する医療等（医療・難病に関する施策をいう）は，患者の社

NOTE

❶**アルコール健康障害**
　アルコール依存症その他の多量の飲酒，未成年者の飲酒，妊婦の飲酒などの不適切な飲酒の影響による心身の健康障害のことをいう。

NOTE

❷**アレルギー疾患**
　気管支喘息，アトピー性皮膚炎，アレルギー性鼻炎，アレルギー性結膜炎，花粉症，食物アレルギーなどアレルゲンに起因する免疫反応による人の生体に有害な局所的または全身的反応にかかる疾患で政令で定めるものをいう。政令は未制定。

NOTE

❸難病患者の医療について，従来の予算措置では不十分であった患者の権利を法制度で保障し，国・地方公共団体の責任を明らかにした。
❹**小児慢性特定疾病**の患児に対する医療費助成は，児童福祉法で対応する。
❺ベーチェット病など338疾患が政令で指定されている（2022〔令和4〕年2月現在）。

会参加の機会が確保され，地域において尊厳を保持しつつ，ほかの人々との共生を妨げられないことを旨として，難病の特性に応じて，社会福祉その他の関連施策との有機的な連携に配慮しつつ，総合的に行われなければならない。

▋特定医療費

都道府県知事は申請により，指定難病の患者に対し特定医療費を支給する。健康保険が優先されるが，通常は 3 割の自己負担が 2 割に軽減される❶。

▋基本方針など

厚生労働大臣は，施策の総合的推進の基本方針を策定する。国は発病の機構，診断・治療方法などの調査・研究を推進し，都道府県は難病相談支援センターの設置や訪問看護の拡充・実施など療養生活環境整備事業を行う。

> **NOTE**
> ❶負担が一定額をこえると軽減措置がある。医療機関は都道府県知事が指定する。

h ハンセン病問題の解決の促進に関する法律
（平成 20 年法律第 82 号）

ハンセン病患者であった者などと家族の福祉の増進と名誉の回復など，患者隔離政策に起因する問題の解決の促進に関し基本理念を定め，国・地方公共団体の責務を明らかにし，問題の解決の促進に関する必要な事項を定める。

国は，看護師の確保など国立ハンセン病療養所における医療・介護に関する体制の整備のために必要な措置を講ずるように努める。

▋基本理念

隔離政策によりハンセン病❷の患者であった者などと家族が受けた身体・財産や社会生活全般にわたる被害に照らし，被害を可能な限り回復することを旨とし，入所者が現に居住する国立ハンセン病療養所などで，地域社会から孤立することなく安心してゆたかな生活を営むことができるように配慮されなければならない。何人もハンセン病の患者であった者と家族などに対し，それを理由として差別など権利利益を侵害する行為をしてはならない。

▋国の責務

国は，国立ハンセン病療養所で入所者に必要な療養を行うほか，再入所や新規入所を断ってはならず，意思に反する退所や転所を禁止し，医師・看護師・介護員の確保など医療・介護に関する体制を整備し，地域社会から孤立することがないようにする。入所者の教養を高め福利を増進すること，社会復帰支援と日常生活・社会生活の援助，家族関係の回復の支援を行うこと，相談や情報提供，退所者給与金や非入所者給与金，療養所勤務医師の兼業の特例などについて規定している。

> **NOTE**
> ❷ハンセン病
> ハンセン病はかつて「らい病」とよばれていた。らい菌によって発症し皮膚・末梢神経・粘膜などに病変が生じる疾患である。ノルウェーのハンセン医師が原因菌を発見したので「ハンセン病」とよばれる。
> 早期に発見し治療すれば後遺症なく治り，現在の日本では流行していないが，開発途上国では発症者がいる。
> 1907（明治 40）年に旧らい予防法が制定され，1996（平成 8）年に廃止されるまで隔離政策が行われた。ハンセン病は感染症法の対象ではなく，届出義務はない。

◆ ハンセン病元患者家族に対する補償金の支給等に関する法律（令和元年法律第 55 号）

ハンセン病の元患者・家族などは偏見と差別のなかで，元患者との間で望んでいた家族関係を形成することが困難になるなど長年にわたり多大の苦痛と苦難をしいられてきた。本法により，元患者家族のこうむった精神的苦痛を慰謝するため，厚生労働大臣が認定した一定の家族に対し，国は補償金（最高 180 万円）を支給する。さらに厚生労働省の審査会や支給事務を行う福

祉医療機構などに関し定め，元患者・家族などの名誉の回復などをはかる。

ⅰ 原子爆弾被爆者に対する援護に関する法律
（平成 6 年法律第 117 号）

　1945（昭和 20）年 8 月に広島と長崎に投下された原子爆弾の放射能により，いまも苦しむ被爆者を支援する法律である❶。1957（昭和 32）年の原子爆弾被爆者の医療等に関する法律と 1968（昭和 43）年の原子爆弾被爆者に対する特別措置に関する法律により行われてきた被爆者援護施策を充実・発展させて，保健・医療・福祉の総合的援護施策を講ずるため，1994（平成 6）年に 2 つの法律を一本化して新たに制定された。

● **被爆者**　被爆当時，**広島市・長崎市**とその周辺地域内にいた者，放射能の残存期間中にその地域に救援などで立ち入った者，第二次放射能を受ける事情にあった者，これらの者の胎児であった者である。

● **被爆者健康手帳**　被爆者には，申請により都道府県知事から**被爆者健康手帳**が交付される。

● **健康診断**　都道府県知事は被爆者に対して毎年，一定の**健康診断**を行わなければならない。その結果必要があるときは，受診者に必要な指導を行う。

医療の給付

（1）厚生労働大臣は，原子爆弾に起因する負傷・疾病に対して必要な**医療の給付**を行う。医療の給付は，①診察，②薬剤・治療材料の支給，③医学的処置・手術など治療・施術，④居宅における療養上の管理と療養に伴う世話などの看護，⑤病院・診療所への入院・療養に伴う世話などの看護，⑥移送，などである。医療の給付は指定医療機関に委託して行われる。その際の診療方針・診療報酬は，原則として健康保険に準ずる。

（2）被爆者に対しては，原子爆弾に起因する負傷または疾病以外の負傷・疾病についても，医療の現物給付，医療費の支給が行われる（一般疾病医療費の支給）。遺伝性疾病・先天性疾病など一定の疾病は除かれる。

● **手当などの支給**　被爆者の福祉のため各要件の該当者に対し，医療特別手当・特別手当・原子爆弾小頭症手当・健康管理手当・保健手当・介護手当・葬祭料を支給する。

● **福祉事業**　都道府県は福祉施策として，①被爆者の心身の健康，日常生活その他被爆者の援護に関する相談に応ずる**被爆者相談事業**，②居宅における日常生活を支援するための**被爆者居宅生活支援事業**，③施設に入所させて養護を行う**被爆者養護事業**などの福祉事業を行うことができる。

秘密を守る義務

　本法による健康診断・指導，被爆者相談事業の事務に従事した者は，職務に関して知りえた人の秘密を正当な理由がなくもらしてはならない。違反者には，1 年以下の懲役または 30 万円以下の罰金が科せられる。

ⅰ 狂犬病予防法（昭和 25 年法律第 247 号）

● **本法の目的**　四類感染症❷である狂犬病の発生と蔓延を防止し，撲滅す

NOTE

❶本法では「被爆」を使うが，ほかの放射線防護関係の法では「被曝」を使う。

NOTE

❷狂犬病は感染症法の四類感染症であるが，媒介する犬の規制は感染症法による包括的規定では限界があるので，そこを補うべく本法がある。

ることである。
● **適用の範囲**　狂犬病のうち，**犬の狂犬病**に限って適用される❶。
● **狂犬病予防員**　狂犬病予防のため，都道府県（保健所設置市・特別区を含む）には，獣医師である**狂犬病予防員**がおかれている。
● **所有者の責務**　犬の所有者は，犬を取得したときは市町村長・特別区区長に**登録**し，**鑑札**を受けて犬に着けておかなければならない❷。また毎年1回，犬に**狂犬病の予防注射**を受けさせ，注射済票を犬に着けておかなければならない。犬が死亡したときと所有者が変更したときは，市町村長に届け出なければならない。
● **抑留**　狂犬病予防員は，未登録の犬，未注射の犬，または鑑札・注射済票をつけていない犬があるときは，これを抑留しなければならない。この場合，都道府県知事の指定した捕獲人に犬を捕獲させることができる。抑留した犬は，所有者に通知するか，または2日間公示し，公示期間満了後1日以内に引取者がないときは，これを処分することができる。

蔓延防止

　都道府県知事，保健所設置市の市長，特別区区長は，狂犬病の蔓延防止のため必要なときは，犬の一斉検診，臨時の予防注射，犬の移動の禁止・制限，72時間以内の交通遮断・制限，犬の集合施設の禁止，犬に口輪をかけ，またはけい留を命じ，けい留されていない犬は薬殺するなどができる。

　狂犬病にかかり，またはその疑いのある犬などを診断した獣医師はすぐに一定事項を保健所長に届け出なければならず，当該犬などは隔離される。

k 歯科口腔保健の推進に関する法律
（平成23年法律第95号）

● **本法の目的**　口腔の保健は健康で質の高い生活を営むために基礎的で重要な役割を果たし，日常生活での歯科疾患の予防の取り組みは口腔の健康の保持にきわめて有効である。このため本法の目的は，歯科疾患の予防など口腔の健康保持の推進の基本理念を定め，国・地方公共団体の責務などを明らかにし施策の基本事項を定めることである。

基本理念など

　国民が生涯にわたり歯科疾患の予防に向けた取り組みを行うとともに，歯科疾患を早期に発見し早期に治療することなどを基本理念する。歯科医療・保健指導の従事者❸は，関係者と緊密に連携し適切に業務を行う。国民は正しい知識をもち，日常生活で歯科疾患予防の取り組みを行い，定期的に歯科検診を受け，必要に応じて歯科保健指導を受けるなど歯科口腔保健に努める。

国・地方公共団体の責務

　基本理念に基づき，歯科口腔保健に関する施策を策定し実施する。具体的には，知識の普及・啓発，定期的歯科検診の勧奨，障害者や介護が必要な高齢者などへの定期的な歯科検診受診施策，歯科疾患の予防や調査・研究などを講ずる。都道府県・保健所設置市は口腔保健支援センターを設けることができる。

NOTE

❶狂犬病を人に感染させるおそれが高いものとして政令で定める，猫・アライグマ・キツネ・スカンクについては，本法の届出・隔離などの措置を適用することができる。
❷本法とは別に，動物の愛護及び管理に関する法律（○267ページ）による責務がある。

NOTE

❸**歯科診療と看護師**
　看護師は歯科診療の補助も行うなど歯科口腔保健を担っている。

C 感染症に関する法

1 感染症の予防及び感染症の患者に対する医療に関する法律（平成 10 年法律第 114 号）

感染症の発生状況と医学の発展，国際交流の進展など保健医療環境の変化，生物テロや事故による感染症発症の防止などから，総合的な感染症予防対策の推進が必要となった。このため個々の疾病ごとの予防法を順次統合し，感染症に類型を設け，感染症予防のための基本指針の策定，情報の収集・公表，人権を尊重した健康診断・就業制限・入院，蔓延防止のための消毒措置，入院患者への良質で適切な医療の提供などに関する事項を定め，病原体を媒介するおそれのある動物の輸入検疫制度などを加え，本法（以下，感染症法）が制定された。その後，病原体・毒素も規制した。

個別法の統合と新型インフルエンザ等対策特別措置法の制定

感染症法の制定と拡充に伴い，従来の伝染病予防法❶・性病予防法と後天性免疫不全症候群の予防に関する法律は廃止され，2006（平成 18）年には結核予防法も廃止された。その後，2012（平成 24）年春に，新型インフルエンザと新感染症への対策を社会経済全般にわたり実施するため，新型インフルエンザ等対策特別措置法が制定された。

● **新型コロナウイルス感染症**　新型コロナウイルス感染症は 2020（令和 2）年 2 月に政令で指定感染症とされ，2021（令和 3）年 2 月に本法を改正して，新型インフルエンザ等感染症のなかに位置づけられた。

a 目的・基本理念など

● **本法の目的**　感染症の予防と患者に対する医療に関し必要な措置を定めることにより，感染症の発生を予防し，蔓延の防止をはかることである。

基本理念

国際的動向をふまえ，保健医療を取り巻く環境の変化，国際交流の進展などに即応し，新感染症などに迅速・的確に対応することができるように，患者などの人権を尊重し，総合的・計画的に施策が推進されることである。

国・地方公共団体の責務

国・地方公共団体は，感染症に関する知識の普及，情報の収集・提供，研究の推進，病原体等の検査能力の向上，感染症予防にかかる人材の養成・資質の向上をはかり，社会福祉などの関連施策との連携をはかって，患者が良質かつ適切な医療を受けられるように必要な措置を講ずるよう努めなければならない。

医師などの責務

(1) 医師など医療関係者は，国・地方公共団体が講ずる施策に協力し，感染症の予防に寄与するとともに，良質で適切な医療を行い，適切な説明を

NOTE

❶感染と伝染

かつて法律上の名称は伝染病であったが，いまは感染症である。両者はほぼ同義であるが，細菌やウイルスが身体に侵入し増殖して悪影響を与えることを「感染」といい，人体への悪影響が一定以上の状態を「感染症」という。

一方，「伝染」とは，感染症に罹患している身体から分泌物や排出物とともに出たウイルスなどと接触することにより，ほかの身体が感染することをいう。地域保健法や公衆浴場法には「伝染病」や「伝染性の疾病」の用語がある。

行って当該患者の理解を得るよう努めなければならない。病院・診療所・検査機関・老人福祉施設などの開設者・管理者は，その施設において感染症が発生・蔓延しないように必要な措置を講ずるよう努めなければならない。

(2) 獣医師など獣医療関係者は，国・地方公共団体が講ずる施策に協力するとともに，感染症の予防に寄与するよう努めなければならない。動物等取扱業者は，取り扱う動物やその死体が感染症を人に感染させることがないように必要な措置を講ずるよう努めなければならない。

b 感染症の定義と適用

感染症の定義

感染症とは，一類感染症・二類感染症・三類感染症・四類感染症・五類感染症❶・新型インフルエンザ等感染症・指定感染症・新感染症をいう。

● **一類感染症**　エボラ出血熱，クリミア-コンゴ出血熱，痘そう，南米出血熱，ペスト，マールブルグ病，ラッサ熱の7疾病である。一類感染症は人々の生命・健康に重篤な影響を及ぼす。

● **二類感染症**　急性灰白髄炎（ポリオ），結核，ジフテリア，重症急性呼吸器症候群❷，中東呼吸器症候群❸，鳥インフルエンザ❹の6疾病である。

● **三類感染症**　コレラ，細菌性赤痢，腸管出血性大腸菌感染症，腸チフス，パラチフスの5疾病である。

● **四類感染症**　E型肝炎，A型肝炎，黄熱，Q熱，狂犬病，炭疽，鳥インフルエンザ（特定鳥インフルエンザを除く），ボツリヌス症，マラリア，野兎病のほか，すでに知られている感染性の疾病で，動物，その死体，飲食物，衣類，寝具などの物件を介して人に感染し，国民の健康に影響を与えるおそれがあるものとして感染症法施行令で34疾病が定められ，計44疾病である（▶表4-6）。

● **五類感染症**　インフルエンザ❺，ウイルス性肝炎❻，クリプトスポリジウム症，後天性免疫不全症候群，性器クラミジア感染症，梅毒，麻しん，メチシリン耐性黄色ブドウ球菌感染症，その他のすでに知られている感染性の疾病（四類感染症を除く）で，国民の健康に影響を与えるおそれがあるものとして感染症法施行規則で39疾病が定められ，計47疾病である（▶表4-7）。

● **新型インフルエンザ等感染症**　次の4つがある。

(1) 新たにヒトからヒトに伝染する能力をもったウイルスを病原体とするインフルエンザで，国民に免疫がないために生命と健康に重大な影響を与える**新型インフルエンザ**。

(2) かつて世界的規模で流行したインフルエンザで，その後流行することなく長期間が経過しているもので厚生労働大臣が定めるものが再度流行するもののうち，国民に免疫がないために生命と健康に重大な影響を与える**再興型インフルエンザ**。

(3) 新たにヒトからヒトに伝染する能力をもったコロナウイルスを病原体とする感染症で，国民に免疫がないために生命と健康に重大な影響を与え

■ NOTE

❶一類〜五類の考え方
　感染症法では感染症を感染力と罹患した場合の重篤性など総合的な観点からみた危険性の程度に応じて次のように分類している。最重度の**一類**は入院が基本で，消毒などの措置に加え交通規制ができるもの，**二類**は交通規制までは行わないもの，**三類**は就業制限で対応するもの，**四類**は一類〜三類以外でおもに動物などを介して感染するもの，**五類**は国民や医療関係者に情報提供が必要なものである。

❷重症急性呼吸器症候群
　病原体がベータコロナウイルス属SARSコロナウイルスであるものに限る。英語名はsevere acute respiratory syndrome (SARS)である。

❸中東呼吸器症候群
　病原体がベータコロナウイルス属MERSコロナウイルスであるものに限る。英語名はmiddle east respiratory syndrome (MERS)である。

❹鳥インフルエンザ
　病原体がインフルエンザウイルスA属インフルエンザAウイルスであってその血清亜型が新型インフルエンザ等感染症の病原体に変異するおそれが高いものの血清亜型として政令で定めるH5N1，H7N9に限る。特定鳥インフルエンザという。

❺インフルエンザ
　鳥インフルエンザ・新型インフルエンザ等感染症を除く。

❻ウイルス性肝炎
　E型肝炎・A型肝炎を除く。

142　第4章　保健衛生法

▶ 表4-6　四類感染症一覧

1. E型肝炎	16. キャサヌル森林病	29. 日本紅斑熱
2. A型肝炎	17. コクシジオイデス症	30. 日本脳炎
3. 黄熱	18. サル痘	31. ハンタウイルス肺症候群
4. Q熱	19. ジカウイルス感染症	32. Bウイルス病
5. 狂犬病	20. 重症熱性血小板減少症候群	33. 鼻疽
6. 炭疽	（病原体がフレボウイルス	34. ブルセラ症
7. 鳥インフルエンザ（特定鳥インフルエン	属SFTSウイルスである	35. ベネズエラウマ脳炎
ザを除く）	ものに限る）	36. ヘンドラウイルス感染症
8. ボツリヌス症	21. 腎症候性出血熱	37. 発しんチフス
9. マラリア	22. 西部ウマ脳炎	38. ライム病
10. 野兎病	23. ダニ媒介脳炎	39. リッサウイルス感染症
11. ウエストナイル熱	24. チクングニア熱	40. リフトバレー熱
12. エキノコックス症	25. つつが虫病	41. 類鼻疽
13. オウム病	26. デング熱	42. レジオネラ症
14. オムスク出血熱	27. 東部ウマ脳炎	43. レプトスピラ症
15. 回帰熱	28. ニパウイルス感染症	44. ロッキー山紅斑熱

（2022年2月現在）

▶ 表4-7　五類感染症一覧

1. インフルエンザ（鳥インフル	16. 急性出血性結膜炎	31. 伝染性紅斑
エンザおよび新型インフルエ	17. 急性脳炎（ウエストナイル脳	32. 突発性発しん
ンザ等感染症を除く）	炎・西部ウマ脳炎・ダニ媒介脳	33. 播種性クリプトコックス症
2. ウイルス性肝炎（E型肝炎お	炎・東部ウマ脳炎・日本脳炎・	34. 破傷風
およびA型肝炎を除く）	ベネズエラウマ脳炎・リフトバ	35. バンコマイシン耐性黄色ブドウ球
3. クリプトスポリジウム症	レー熱を除く）	菌感染症
4. 後天性免疫不全症候群	18. クラミジア肺炎（オウム病を除	36. バンコマイシン耐性腸球菌感染症
5. 性器クラミジア感染症	く）	37. 百日咳
6. 梅毒	19. クロイツフェルト-ヤコブ病	38. 風しん
7. 麻しん	20. 劇症型溶血性レンサ球菌感染症	39. ペニシリン耐性肺炎球菌感染症
8. メチシリン耐性黄色ブドウ球	21. 細菌性髄膜炎（以下の23～24	40. ヘルパンギーナ
菌感染症	に該当するものを除く）	41. マイコプラズマ肺炎
9. アメーバ赤痢	22. ジアルジア症	42. 無菌性髄膜炎
10. RSウイルス感染症	23. 侵襲性インフルエンザ菌感染症	43. 薬剤耐性アシネトバクター感染症
11. 咽頭結膜熱	24. 侵襲性髄膜炎菌感染症	44. 薬剤耐性緑膿菌感染症
12. A群溶血性レンサ球菌咽頭炎	25. 侵襲性肺炎球菌感染症	45. 流行性角結膜炎
13. カルバペネム耐性腸内細菌科	26. 水痘	46. 流行性耳下腺炎
感染症	27. 性器ヘルペスウイルス感染症	47. 淋菌感染症
14. 感染性胃腸炎	28. 尖圭コンジローマ	
15. 急性弛緩性麻痺（急性灰白髄	29. 先天性風しん症候群	
炎を除く）	30. 手足口病	

（2022年2月現在）

　る**新型コロナウイルス感染症**。

（4）かつて世界的規模で流行したコロナウイルス感染症で，その後流行する
　　ことなく長期間が経過しているもので厚生労働大臣が定めるものが再度
　　流行するもののうち，国民に免疫がないために生命と健康に重大な影響
　　を与える**再興型コロナウイルス感染症**。

● **指定感染症**　すでに知られている感染性の疾病（一類感染症・二類感染

表 4-8　感染症指定医療機関

名称	概要
特定感染症指定医療機関	新感染症の所見がある者または**一類感染症・二類感染症・新型インフルエンザ等感染症**の患者の入院を担当する医療機関として**厚生労働大臣**が指定した病院。
第一種感染症指定医療機関	一類感染症・二類感染症・新型インフルエンザ等感染症の患者の入院を担当する医療機関として都道府県知事が指定した病院。
第二種感染症指定医療機関	二類感染症・新型インフルエンザ等感染症の患者の入院を担当する医療機関として都道府県知事が指定した病院。
結核指定医療機関	結核患者に対する適正な医療を担当させる医療機関として都道府県知事が指定した病院・診療所・薬局。

症・三類感染症・新型インフルエンザ等感染症を除く)で，本法に定める感染症発生予防と蔓延防止措置の二類感染症相当の措置の全部または一部を準用しなければ，蔓延により国民の生命と健康に重大な影響を与えるおそれがあるとして政令で定めるものである[1]。2020(令和2)年2月に新型コロナウイルス感染症が指定感染症として定められたが，2021(令和3)年2月に本法改正により新型インフルエンザ等感染症と位置づけられた。

● **新感染症**　ヒトからヒトに伝染すると認められる疾病であって，すでに知られている感染性の疾病とその病状または治療の結果が明らかに異なるもので，当該疾病にかかった場合の病状の程度が重篤であり，かつ，当該疾病の蔓延により国民の生命と健康に重大な影響を与えるおそれがあると認められるもの[2]をいう。

● **疑似症患者**　感染症の疑似症を呈している者をいう。

● **無症状病原体保有者**　感染症の病原体を保有している者であって，当該感染症の症状を呈していないものをいう。

指定医療機関

特定・第一種・第二種の各感染症と結核の指定医療機関がある(● 表4-8)。

> **NOTE**
> [1]かつて指定を受けた重症急性呼吸器症候群，中東呼吸器症候群は，現在二類感染症である。

> **NOTE**
> [2]一時，重症急性呼吸器症候群が新感染症に認められたが，いまは新感染症として認められたものはない。

---

column　新型コロナウイルス感染症対策

新型コロナウイルス感染症対策は複数の法律にまたがり推進されている。

感染症法では同症を新型インフルエンザ等感染症に位置づけ，社会的に強力な対策をとり，患者の状況により入院・宿泊療養・自宅療養で対応する。

新型インフルエンザ等対策特別措置法では，社会経済面の対応もとるもので，2020(令和2)年4月から数次にわたり緊急事態宣言が発せられた。

予防接種法では附則で同症へのワクチンの接種の費用は国が全額を負担する「臨時の予防接種」(実施は市町村)とし，あわせて副作用被害を補償する。

検疫法は同症を検疫感染症としている。

学校保健安全法では同症を第一種感染症とし，出席停止の対象としている。

144 第4章 保健衛生法

▍指定感染症に対する準用

指定感染症については，あらかじめ厚生科学審議会の意見を聴いたうえで，**1年以内の期間に限り❶**，政令で定めるところにより，本法に定める措置の全部または一部を準用する。

▍疑似症患者に対する適用

一類感染症・二類感染症の疑似症患者のうち政令で定める結核・重症急性呼吸器症候群・中東呼吸器症候群・鳥インフルエンザの疑似症患者については，それぞれ一類または二類感染症の患者とみなし，新型インフルエンザ等感染症の擬似症患者であって当該疾患にかかっていると疑うに足りる正当な理由のある者については患者とみなして，本法の規定を適用する。

▍無症状病原体保有者に対する適用

一類感染症または新型インフルエンザ等感染症の無症状病原体保有者については，それぞれの感染症の患者とみなして，本法の規定を適用する。

C 基本指針・予防計画・特定感染症予防指針

▍基本指針

厚生労働大臣は感染症について，発生予防・蔓延防止の施策，医療提供体制の確保，調査・研究，医薬品の研究開発，検査能力の向上，人材の養成，啓発・知識普及，緊急時の連絡体制その他感染症予防の推進の重要事項などを含む，感染症予防の総合的な**基本指針**を定め公表しなければならない。

▍予防計画

都道府県は基本指針に即して，感染症の予防のための施策の実施に関する予防計画を定め，これを公表しなければならない。

▍特定感染症予防指針

厚生労働大臣は感染症のうち，とくに総合的に予防のための施策を推進する必要があるものとして厚生労働省令で定めるインフルエンザ・結核などの感染症について，原因の究明，発生の予防，蔓延の防止，医療の提供，研究開発の推進，国際的な連携その他当該感染症に応じた予防の総合的な推進をはかるための**特定感染症予防指針**を作成し公表する。

d 情報の収集と公表

▍医師の届出

医師は次の者を診断したとき，下記の(1)の者は**ただちに**その者の氏名・年齢・性別などを厚生労働省令で定める住所，職業，感染症の名称・症状，感染年月日，感染原因などを，(2)の者は**7日以内に**その者の年齢・性別など厚生労働省令で定める感染症の名称・症状，感染年月日，感染原因などを，最寄りの保健所長を経由して都道府県知事に届け出なければならない。

(1)**一類感染症～四類感染症**，五類感染症のうち厚生労働省令で定める**侵襲性髄膜炎感染症・風しん・麻しん・新型インフルエンザ等感染症**の患者または**無症状病原体保有者**および**新感染症**にかかっていると疑われる者

(2)厚生労働省令で定める**五類感染症**の患者(アメーバ赤痢など20疾病)と

NOTE

❶この期間はとくに必要がある場合は，1年以内の政令で定める期間に限り延長することができる。

無症状病原体保有者（後天性免疫不全症候群・梅毒）

　そのほか，厚生労働省令で定める慢性の感染症の患者を治療する医師は，毎年度，その者の年齢・性別その他厚生労働省令で定める事項を保健所長に届け出なければならない。

▮ 獣医師の届出

　獣医師は，**一類感染症〜四類感染症**または**新型インフルエンザ等感染症**のうち，エボラ出血熱・マールブルグ病その他の政令で定める感染症ごとに，当該感染症を人に感染させるおそれが高いものとして政令で定める**サルその他の動物❶**について，その動物が当該感染症にかかり，またはかかっている疑いがあると診断したときは，ただちに動物の所有者の氏名・住所，動物の種類，感染症の名称，動物の所在地などを，最寄りの保健所長を経由して都道府県知事に届け出なければならない。結核に感染した動物も同様である。

▮ 指定届出機関の届出

　都道府県知事は，開設者の同意を得て，厚生労働省令で定める感染症の発生状況の届出を担当する病院・診療所を指定する（**指定届出機関**）。

　指定届出機関は前項の患者を診断したときは，患者の年齢・性別その他厚生労働省令で定める事項を都道府県知事に届け出なければならない。

▮ 発生の状況・動向・原因の調査

　都道府県知事は，感染症の発生の状況・動向・原因を明らかにする必要があるときは，職員に感染症の患者・疑似症患者・無症状病原体保有者，新感染症の所見のある者または感染症を人に感染させるおそれがある動物，その死体の所有者・管理者その他の関係者に**質問**させ，**調査**をさせることができる。衛生検査所・指定届出機関は，検体などを都道府県知事に提出する。

　厚生労働大臣は緊急の必要があると認めるときは，直接，職員に上記の措置をとらせることができる。都道府県知事は，検疫所長から同旨の通知を受けたときも同様の措置を講ずることができる。

▮ 情報の公表

　厚生労働大臣・都道府県知事は，届出や調査などにより収集した情報について分析を行い，感染症の発生状況，予防・治療などのための情報を新聞・放送・インターネットなどにより積極的に**公表**しなければならない。公表にあたっては，個人情報の保護に留意しなければならない。

▮ 医療関係者への協力要請

　すべての感染症に関し緊急時に，厚生労働大臣・都道府県知事は医療関係者と医療機関に協力を求めることができ，正当な理由なく応じなかったときは勧告し，勧告に応じなかったときはその旨を公表することができる。

e 健康診断，就業制限と入院

　都道府県知事は衛生上の観点から，以下の措置を講じる。人権を守るために必要最小限度のものでなければならない。

▮ 健康診断

　都道府県知事は，**一類感染症〜三類感染症**または**新型インフルエンザ等感**

NOTE

❶ **獣医師が届出を行う感染症と動物**

1．エボラ出血熱：サル
2．マールブルグ病：サル
3．ペスト：プレーリードッグ
4．重症急性呼吸器症候群：イタチアナグマ・タヌキ・ハクビシン
5．細菌性赤痢：サル
6．ウエストナイル熱：鳥類に属する動物
7．エキノコックス症：犬
8．結核：サル
9．鳥インフルエンザ（H5N1，H7N9）：鳥類に属する動物
10．新型インフルエンザ等感染症：鳥類に属する動物
11．中東呼吸器症候群：ヒトコブラクダ

染症の蔓延を防止するため必要があるときは，感染症にかかっていると疑うに足りる正当な理由のある者に対し医師の健康診断を受けるべきことを**勧告**することができる。勧告に従わないときは，職員に健康診断を**行わせる**ことができる。

■ 就業制限

　都道府県知事は，医師の届出を受けたもののうち，**一類感染症～三類感染症**または**新型インフルエンザ等感染症**の患者・無症状病原体保有者に対し，届出の内容その他の厚生労働省令で定める事項を書面により通知できる。

　通知を受けた者は，感染症を公衆に蔓延させるおそれがある感染症ごとに厚生労働省令で定める業務に，おそれがなくなるまで従事してはならない。

■ 入院

(1) 都道府県知事は，**一類感染症・二類感染症**および**新型インフルエンザ等感染症**の蔓延を防止するため必要があるときは，**72 時間**を限度として感染症指定医療機関に入院すべきことを**勧告**することができる。その者が勧告に従わないときは**入院させる**ことができる❶。その際には適切な説明を行い理解を得るように努めなければならない。以下も同様である。

(2) 新型インフルエンザ等感染症と新感染症の療養方式においては，入院勧告と入院措置は厚生労働大臣が定める程度以上の重い症状を対象とし，宿泊療養❷（厚生労働省令で定める基準を満たす宿泊施設での療養）と自宅療養（居宅または相当する場所での療養）の形態もある。その場合，都道府県知事は食事の提供など必要なサービスと物品の提供に努めなければならない。

(3) 入院措置に応じない場合または入院先から逃げた場合は 50 万円以下の過料❸に処することができる。

(4) 感染症の蔓延防止のため必要があるときは，各保健所におかれる感染症の診査に関する協議会の意見を聴いて，上記により入院している者に対し，**10 日以内**（結核患者については 30 日以内）の期間を定めて入院を**勧告**し，従わないときは**入院させる**ことができる。

(5) 入院期間の経過後も入院を継続する必要があるときは，同協議会の意見を聴いて，**10 日以内**の期間ごとに**入院期間を延長**することができる。

(6) 患者・保護者は苦情を申し出ることができる。

■ 退院

　都道府県知事は，この措置により入院している患者が病原体を保有していないことが確認されたときは，**退院**させなければならない。病院・診療所の管理者は，入院している患者が病原体を保有していないことを確認したときは，都道府県知事にその旨を通知しなければならない。

f 消毒などの措置

■ 汚染場所の消毒，汚染物件の使用制限など

　都道府県知事は，**一類感染症～四類感染症**または**新型インフルエンザ等感染症**の発生を予防し蔓延を防止する必要があるときは，厚生労働省令の定め

NOTE

❶感染症指定医療機関で治療した医療費については，健康保険法の診療報酬の例により算定する。

❷宿泊療養などで選挙時に投票ができない新型コロナウイルス感染症罹患者のために，特定患者等の郵便等を用いて行う投票方法の特例に関する法律（令和 3 年法律第 82 号）が成立し，これらの者が郵便で投票できるようになっている。

❸過料は行政罰であり刑事罰ではなく，看護師免許取消事由に該当せず，選挙権などの公民権は停止されない。

るところにより，次の措置を講ずることができる。

(1) 感染症の病原体に汚染された，その疑い(以下，単に「汚染された」という)がある場所について，管理をする者に**消毒**を命じ，市町村に消毒するよう指示し職員に消毒させること。

(2) 汚染されたねずみ族・昆虫などが存在する地域を指定し，地域の管理をする者に当該ねずみ族・昆虫などを駆除すべきことを命じ，市町村に**駆除**するよう指示し職員に駆除させること。

(3) 汚染された飲食物・衣類・寝具などの物件について，所持者にその**移動**を制限・禁止し，**消毒・廃棄**その他必要な措置を命じ，市町村に消毒するよう指示し，都道府県の職員に廃棄その他必要な措置をとらせること。

(4) 汚染された生活用の水について，その管理者に対し，期間を定めて使用・**給水の制限**または**禁止**を命ずること(四類感染症を除く)。

死体の移動制限など

都道府県知事は，一類感染症〜三類感染症または新型インフルエンザ等感染症の発生を予防するなどのために必要があるときは，汚染された**死体の移動**を制限し，禁止することができる。

汚染された死体は**火葬**しなければならない。ただし，十分な消毒を行い，都道府県知事の許可を受けたときは，埋葬することができる。

汚染された死体は **24 時間以内**に火葬し，埋葬することができる❶。

建物への立入制限，交通制限など

(1) 都道府県知事は，**一類感染症**の病原体に汚染された建物について蔓延防止のため必要がある場合で消毒によりがたいときは，厚生労働省令で定めるところにより期間を定めて建物への**立ち入りを制限**し，**禁止**することができる。この措置によっても蔓延を防止できない場合で緊急の必要があるときは，政令で定める基準に従い，建物の**封鎖**その他必要な措置を講ずることができる。

(2) 都道府県知事は，**一類感染症**の蔓延防止のため緊急の必要がある場合であって消毒によりがたいときは，政令で定める基準に従い，**72 時間**以内の期間を定めて汚染された場所の**交通を制限**し，**遮断**することができる。

g 医療

都道府県は，**入院**の勧告または入院の措置を実施した場合において，患者から申請があったときは，①診察，②薬剤・治療材料の支給，③医学的処置・手術など治療，④病院への入院と療養に伴う世話など看護に要する費用を負担する。なお**結核の通院**については，都道府県が 95% の負担を 6 月以内に限り行うことができる。

患者が健康保険法などの社会保険各法・後期高齢者医療制度により医療の給付を受けることができるときは，その限度において都道府県は医療費を負担する必要がない。つまり，保険が優先して費用を払い，自己負担分の一部を公費が補う。

NOTE

❶墓地，埋葬等に関する法律(○ 165 ページ)によって，通常の場合は死後 24 時間経過後でなければ埋葬・火葬を行うことはできない。

h 新型インフルエンザ等感染症

新型インフルエンザ等感染症❶については，**新型インフルエンザ等対策特別措置法**の対象でもあり，別に手厚い措置がとられるが，感染症法では次の措置がとられる。

発生状況などの公表

厚生労働大臣は，新型インフルエンザ等感染症が発生したと認めたときは，すみやかにその旨と発生した地域状況・動向，原因，病原体の型，検査方法，症状，治療，感染防止方法，実施措置などを，個人情報保護に留意して放送・インターネットなどで公表しなければならない。国民が免疫を獲得して，これら感染症が認められなくなったときも同様である。

感染防止の協力

都道府県知事は蔓延防止の必要があるときは，感染症にかかっている疑いのある者に対し，体温などの健康状態についての報告や外出しないなどの協力を求めることができる。当該者はこれに応ずるよう努めなければならない。

新型インフルエンザ感染症等の患者などが積極的疫学調査の質問に対し正当な理由なく答えず，虚偽の答えをし，正当な理由なく調査を拒み，妨げ，忌避した場合に 30 万円以下の過料に処することができる。

建物にかかる措置など

国は，新型インフルエンザ等感染症の発生を予防し，蔓延を防止するためにとくに必要があるときは，2 年以内（1 年延長可）の期間，一類感染症に対するのと同様の建物に対する措置などを実施することができる。

i 新感染症

新型インフルエンザ対策特別措置法でも別に手厚く対策がとられるが，感染症法では次の措置をとる。

発生状況などの公表

厚生労働大臣は新感染症が発生したと認めたときは，すみやかにその旨と発生した地域，発生の状況・動向，原因，病原体の型，検査方法，症状，治療，感染防止方法，実施措置などを，放送・インターネットなどで公表しなければならない。その際には個人情報の保護に留意する。

健康診断

都道府県知事は，蔓延防止のため当該感染症にかかっていると疑うに足る正当な理由がある者に対して，医師の健康診断を受けることを勧告することができる。勧告に従わないときは，職員に健康診断を行わせることができる。

所見がある者の入院

都道府県知事は，新感染症の所見がある者に対して，10 日以内の期間を定めて特定感染症指定医療機関に入院することを勧告することができる。蔓延するおそれがなくなった場合は退院させなければならない。

新感染症にかかる消毒などの措置

都道府県知事は，新感染症の発生予防・蔓延防止のために必要があるとき

NOTE

❶ **新型インフルエンザ等感染症と新感染症**

新型インフルエンザ等感染症への対応は二類感染症程度の措置がとられるが，健康状態報告や外出自粛の要請ができるほか，政令により一類感染症相当の対応もできる。

一方，新感染症は未知のものであることから政令で一類感染症に準じた強い対応がとれる。

C. 感染症に関する法　**149**

は，消毒など一類感染症と同様の措置を講じることができる。これらの措置を講ずる場合には，厚生労働大臣と密接な連携をはかって実施しなければならない。なお，厚生労働大臣は緊急の必要があると認めるときは，都道府県知事が行うこれらの措置に関して必要な指示をすることができる。

▌ 感染防止の協力

　都道府県知事は蔓延防止の必要があるときは，感染症にかかっている疑いのある者に対し，体温その他の健康状態の報告や外出しないなどの協力を求めることができる。当該者はこれに応ずるよう努めなければならない。

j 結核

▌ 定期の健康診断

　事業所や学校は，結核❶にかかる定期の健康診断を行わなければならない。その際，保健所長は事業所や学校の長に対して，健康診断の期日または期間を指示することができる。健康診断の対象者は，受診しなければならない。

▌ 結核患者の届出の通知など

　結核患者にかかる届出を受けた都道府県知事は，居住地以外の保健所長からのものであるときには，居住地の保健所長に通知する。結核患者が入退院したときは，病院管理者は最寄りの保健所長に届け出る。

▌ 結核登録票など

　保健所長は結核登録票を備えて，管轄区域内に居住する結核患者・結核回復者に関する事項を記録する。保健所長は結核登録票に登録されている者について，必要があれば保健師の訪問などにより指導を行う。医師が結核患者を診療したときは，治療・感染防止に必要な事項を指示する。

k 動物の輸入，病原体等管理の適正化

● **指定動物の輸入制限**　感染症をヒトに感染させるおそれが高いものとして政令で定める**指定動物**❷は，感染症の発生状況その他の事情を考慮して厚生労働省令・農林水産省令で定める地域から発送されたもの，または当該地域を経由したものは輸入してはならない。

● **輸出国の証明書**　指定動物の輸入者は，政令で定める感染症にかかっていない旨またはその疑いがない旨の輸出国の政府機関の証明書を添付しなければならない。

● **病原体等**　感染症の病原体と毒素をいう。事故などの発生を防ぐために，感染症という疾病のみでなく，病原体とその産生する毒素も管理規制している。ただし医薬品に含まれ危険がないものは除かれる。病原体等は重大な危害を及ぼすおそれがあるものから順次，一種病原体等から四種病原体等までに分類し，規制の態様も分かれている。一種病原体等のエボラウイルスなどは所持なども禁止され，四種病原体等の赤痢菌などは基準に従って取り扱わなければならない。

● **毒素**　病原体によって産生される物質で，ヒトの生体内に入った場合にヒトを発病させ，または死亡させるもの。人工的につくられたものも含む。

□ NOTE

❶結核
　結核菌により発症する感染症。戦前は日本でも年間20万人近くが亡くなっており，戦後にストレプトマイシンなどの薬で減少しているが，それでも年間約2千人が亡くなっている。先進国中で高い死亡水準である。1951（昭和26）年から2006（平成18）年まで結核予防法があった。

□ NOTE

❷指定動物は，政令で次のものが定められている。イタチアナグマ・コウモリ・サル・タヌキ・ハクビシン・プレーリードッグ・ヤワゲネズミ（2003〔平成15〕年が最終改正）。

Ⅼ 守秘義務など

秘密を守る義務と罰則

本法による健康診断・治療を行った医師や実施事務に従事した公務員，公務員であった者は，職務上知りえた人の秘密を正当な理由がなくもらしてはならない。違反者には，1年以下の懲役または100万円以下の罰金が科せられる。感染症の患者であるとの人の秘密を業務上知りえた者は，正当な理由がなくその秘密をもらしてはならない。違反者には，6月以下の懲役または50万円以下の罰金が科せられる。

● **守秘義務違反以外の罰則**　前述の守秘義務違反のほか，一種病原体等を発散する行為が3年以下の懲役など，**病原体規制違反**の各行為は罰則が重い。医師・獣医師の**届出**義務，関係職員からの**質問への答弁**，**業務禁止**命令，**消毒**命令，などに違反した者は50万円以下の罰金となる。

保健所設置市・特別区

保健所設置市・特別区は，予防計画の策定，感染症指定医療機関の指定の事務などを除き，おおむね都道府県と同じ事務を行う。

2 新型インフルエンザ等対策特別措置法 （平成24年法律第31号）

前述の感染症法における新型インフルエンザ等感染症と新感染症は，国民の大部分が免疫を獲得していないため全国的かつ急速に蔓延し，病状が重篤となり，国民の生活・経済に重大な影響を及ぼすおそれがある。個々の感染者を特定し医療などを確保するという前提の感染症法や検疫法などの既存の法律だけでは対応できない事態が想定され，社会全体にわたる統一的な対策をとるために，内閣が主導して本法が制定された。

病原性の程度が高い疾病を本法で対応する緊急事態措置の対象とし，その程度が不明な時期においても国・都道府県・市町村に**対策本部**を設置して備えることができる。

● **新型コロナウイルス感染症の追加**　2020（令和2）年3月に本法が改正され，附則において特例として新型コロナウイルス感染症を本法の対象としたが，翌2021（令和3）年2月に感染症法で新型インフルエンザ等感染症の類型に位置づけられたために，附則ではなく，本則で本法と命令・告示を適用している。ただし，政府対策本部設置の契機となる厚生労働大臣から内閣総理大臣への報告は，蔓延のおそれが高いときに限定される。

● **本法の目的**　これら疾患対策の実施に関する計画，発生時の措置，緊急事態措置などについて特別の措置を定めて，感染症法などの関係法律と相まって対策の強化をはかり，発生時において国民の生命・健康を保護し，国民生活・国民経済に及ぼす影響が最小となるようにすることである。

● **新型インフルエンザ等**　感染症法の**新型インフルエンザ等感染症**と**新感染症**で，全国的かつ急速な蔓延のおそれのあるもののことである。

発生に備えた対策

国などの行動計画の策定，指定公共機関の指定，業務計画の策定などのほか，訓練や医薬品などの備蓄を行う。

海外で発生した場合の対応

WHO によるフェーズ4❶の宣言を受ける事態が海外で発生した場合，病原性が高い事態に備え，病原性の程度が季節性インフルエンザと同程度であるものを除き，内閣総理大臣は**政府対策本部**を設置する。政府対策本部は基本的対処方針を策定し，医療などの提供体制を維持するための予防接種の先行接種，検疫係留施設の強制使用，発生国からの航空機などの来航制限要請，新型インフルエンザ等の患者などに対する医療の提供を行うため必要があると認めるときは，臨時の医療機関の設置や，看護師などの医療関係者に患者の医療を行うように要請することができる。

都道府県も対策本部を設置して，事業者に感染防止のために各種の措置を要請することができる❷。

緊急事態宣言

内閣総理大臣は，これら疾病であって病原性が高いおそれがあるものが国内において発生し，蔓延により国民生活・国民経済に甚大な影響を及ぼすおそれがあるときは**緊急事態を宣言**し，**緊急対策本部**を設置する。その際に都道府県・市町村にも対策本部を設置し，職員の派遣，自治体間の事務代行なども行う。蔓延防止のために，催物の制限などの要請，**予防接種**の実施，医療などの提供体制の確保のために医師などへ**医療従事の要請**，**臨時の医療施設開設**に関する医療法の特例措置，国民生活・国民経済の安定のためにワクチンなどの緊急物資の運搬要請，緊急物資の売渡要請，**埋葬と火葬の特例**などが実施される。

● **施設使用制限命令** 都道府県知事は，緊急事態宣言中に施設の使用制限などの要請に応じない事業者に命令ができる。命令に応じない場合は30万円以下の過料に処することができる。

まん延防止等重点措置

特定の地域において国民生活と経済に甚大な影響を及ぼす恐れがあるまん延を防止するために，都道府県知事は事業者に営業時間の変更要請と命令ができる❸。命令に違反した場合は20万円以下の過料に処することができる。

看護師の役割

都道府県知事は患者などの医療のために，看護師・医師などに必要な医療を要請できる。厚生労働大臣と都道府県知事は特定の予防接種のために看護師等に協力を要請できる。応じないときは書面による指示ができる。その際に看護師等に危険が及ばないように必要な処置をとらねばならない。

支援措置

国と地方公共団体は事業者に対する支援，医療機関・医療関係者に対する支援などを講ずる。

差別の防止

国と地方公共団体は差別の防止のために必要な措置を講ずる。

NOTE

❶感染症パンデミックの警戒フェーズとして，6段階に設定したうちの，3番目に高い警戒レベルのことであり，ヒト間の感染が増加している段階である。

NOTE

❷**都道府県対策本部長の権限**

緊急事態宣言やまん延防止等重点措置がとられなくとも，本部が設置された段階で本部長たる都道府県知事は民間事業者へ営業時間の短縮などを要請したり，医療関係者にワクチン接種の協力を要請したりできる。

NOTE

❸**まん延防止等重点措置**

2021（令和3）年のインフルエンザ等特別措置法の改正で新しくとられることになった措置である。この措置により，緊急事態宣言が出されるほどは状況が悪化していないときに，都道府県知事は市町村単位で地域を指定し，事業場従業員の受診勧奨，罰則つきの営業自粛など一定の措置がとれる。

152　第4章　保健衛生法

新型インフルエンザ等対策推進会議
内閣に設置し政府行動計画の策定などに関し意見を述べる。

罰則
前述の緊急事態宣言下やまん延防止等重点措置における命令に違反した場合の過料のほかに，都道府県知事の命令に反して必要な物質を隠したりこわしたりした者は6月以下の懲役か30万円以下の罰金に，土地建物への立入を拒んだ者は30万円以下の罰金に処せられる。

3　予防接種法（昭和23年法律第68号）

● **本法の目的**　伝染のおそれがある疾病の発生・蔓延を予防するために，公衆衛生の見地から予防接種の実施などの措置を講じ国民の健康の保持に寄与するとともに，予防接種による健康被害の迅速な救済をはかることである。
● **予防接種**　疾病に対して免疫の効果を得させるため，疾病の予防に有効であることが確認されているワクチンを人体に注射し，または接種することである。

概要
予防接種により，感染症の予防・蔓延防止に相当の効果をあげてきたが，近年における感染症の発生の減少，医学の進歩，国民の健康意識の向上などから，予防接種の対象疾病・実施方法などが必要のつど見直されるとともに，予防接種による健康被害について救済措置が定められている。

分類
予防接種には，本法に基づく**定期・臨時**のものと，法律に基づかない**任意**のものとがある[1]。法による予防接種は，基本的に公費と一部自己負担で行われる。任意のものは基本的に自己負担であるが，地方公共団体が負担する場合もある。健康被害が発生した場合は，法律に基づくものは予防接種法の体系で，任意のものは薬害健康被害救済制度の体系で救済される。法に基づくものと任意のものの一部を ◯表4-9 に示す。

> **NOTE**
> [1]B型肝炎のように母子感染予防は任意で，それ以外の水平感染予防は定期のものもある。

a　対象疾病
予防接種を行う疾病は，次の**A類疾病・B類疾病**と**新型コロナウイルス感染症**である。

A類疾病
(1) 発生・蔓延を予防することを目的として予防接種[2]を行う**ジフテリア，百日せき，急性灰白髄炎，麻しん，風しん，日本脳炎，破傷風，結核，Hib感染症[3]，小児の肺炎球菌感染症，ヒトパピローマウイルス感染症**。
(2) 発生と蔓延を予防するためとくに予防接種を行う必要があると認められる疾病で，政令で定める**痘そう・水痘・B型肝炎・ロタウイルス感染症**。

B類疾病
個人の発病・重症化を防止し，蔓延の予防に資するためとくに予防接種を

> **NOTE**
> [2]実際はワクチンにより，4種（ジフテリア・百日咳・破傷風・ポリオ）混合，2種（ジフテリア・破傷風）混合，MR（麻しん・風しん）混合の方法が多い。
> [3]ヘモフィルスインフルエンザ菌b型（Haemophilus influenza type b）による感染症である。

C. 感染症に関する法　153

◉ 表 4-9　定期予防接種の分類・疾病と標準的な実施期間など(参考として任意接種の一部を含む)

分類		疾病	標準的な実施期間・対象者
予防接種法	定期接種(A類疾病)	ジフテリア	• 生後 3 月から生後 90 月までの間(4 回接種) • 11 歳から 13 歳(1 回接種)
		百日咳	• 生後 3 月から生後 90 月までの間(4 回接種)
		急性灰白髄炎(ポリオ)	• 生後 3 月から生後 90 月までの間(4 回接種)
		麻しん	• 生後 12 月から 24 月までの間(1 回接種) • 5 歳以上 7 歳未満の者で,小学校就学前 1 年間(1 回接種)
		風しん	• 生後 12 月から 24 月までの間(1 回接種) • 5 歳以上 7 歳未満の者で,小学校就学前 1 年間(1 回接種)
		日本脳炎	• 生後 6 月から生後 90 月までの間(3 回接種) • 9 歳から 13 歳(1 回接種)。 　ただし,2007(平成 19)年度までに生まれた者の特例あり
		破傷風	• 生後 3 月から生後 90 月までの間(4 回接種) • 11 歳から 13 歳(1 回接種)
		結核	• 生後 1 歳までの間(1 回接種)
		Hib 感染症	• 生後 2 月から 5 歳(1〜4 回に分けて接種)
		小児の肺炎球菌感染症	• 生後 2 月から 5 歳(1〜4 回に分けて接種)
		ヒトパピローマウイルス感染症	• 小学 6 年生から中学校卒業後 1 年以内の女子(6 月間で 3 回に分けて接種)。2022(平成 4)年 3 月まで積極的推奨を控えていた。
		水痘	• 1 歳から 3 歳までの間(2 回接種)
		B 型肝炎(水平感染予防)	• 生後 1 歳までの間(3 回接種)
		ロタウイルス感染症	• 経口弱毒生ヒトロタウイルスワクチンの場合,生後 6 週〜24 週の間に 2 回,あるいは, • 5 価経口弱毒生ロタウイルスワクチンの場合,生後 6 週〜32 週の間に 3 回
	定期接種(B類疾病)	インフルエンザ	• 65 歳以上の者 • 60 歳から 65 歳であって,心臓・腎臓もしくは呼吸器の機能またはヒト免疫不全ウイルスによる免疫の機能に障害を有する者として,厚生労働省令で定めるもの
		高齢者の肺炎球菌感染症	• インフルエンザの ② に同じ • 65 歳・70 歳などの節目の年齢において 1 回限り
おもな任意接種		B 型肝炎(母子感染予防)	• 生後 12 時間から 6 月までに 3 回接種
		流行性耳下腺炎(おたふくかぜ)	• 1 歳以上(2 回接種)
		A 型肝炎	• 1 歳以上(3 回接種)

注)　このほかに臨時のものとして**新型コロナウイルス感染症ワクチン**がある。その接種勧奨と接種努力義務の規定については,有効性と安全性に関する情報などをふまえ,政令で対象者を指定して適用しないことができるとされている。

行う必要があるとみとめられる，**インフルエンザ**と政令で定める**肺炎球菌感染症**で高齢者がかかるもの。

b 予防接種

予防接種基本計画など

厚生労働大臣は，予防接種に関する施策の総合的かつ計画的な推進をはかるため，**予防接種基本計画**と**個別予防接種推進指針**を定めなければならない。個別予防接種推進指針は，A 類疾病・B 類疾病のうち，とくに総合的に予防接種を推進する必要があるものについて定める。

予防接種には，**定期**のものと**臨時**のものとがある。

定期の予防接種

定期の予防接種は，市町村長が A 類疾病と B 類疾病のうち政令で定める疾病について，政令で定める者に対し期日または期間を指定して行う。その疾病・対象者を ◉表 4-9 に示した。インフルエンザ以外の疾病では，現にかかっている者またはかかったことがある者などは除かれる。ヒトパピローマウイルス感染症は，副反応症例などについて十分に情報提供できないため，希望者への接種機会は確保しつつ，積極的な接種勧奨を一時的に差し控えていたが，2022(令和 4)年 4 月から推奨を再開する。

予防接種を行わない指定区域

都道府県知事は，これらの疾病のうち政令で定めるものについて，疾病の発生状況などからみて予防接種を行う必要がないと認められる区域を指定することができる。指定があったとき，市町村長は，指定区域については予防接種を行う必要がない。現在は政令で**日本脳炎**が定められている。

臨時の予防接種

都道府県知事は，A 類疾病・B 類疾病のうち厚生労働大臣が定める疾病の蔓延予防上緊急の必要があると認めるときは，対象者・期日・期間を指定して臨時の予防接種を行い，または市町村長に行うよう指示することができる。

厚生労働大臣は，蔓延予防上緊急の必要があると認めるときは，上記の予防接種を都道府県知事に行うよう指示することができる。

新型コロナウイルス感染症ワクチン

附則で臨時接種の特例を設け，厚生労働大臣の指示のもと都道府県の協力により国の費用で市町村が実施する。

予防接種を行ってはならない者

市町村長または都道府県知事は，定期・臨時の予防接種を行うにあたっては，対象者について健康状態を調べ，適当でないとして厚生労働省令で定める者に対しては，予防接種を行ってはならない。

対象者の責務

A 類疾病の対象者は，定期・臨時の予防接種を受けるよう努めなければならない。対象者が 16 歳未満の者または成年被後見人(◉ 214 ページ)であるときは，保護者は予防接種を受けさせるよう努めなければならない。

B 類疾病のうち，厚生労働大臣が蔓延予防上緊急の必要があると認めた対

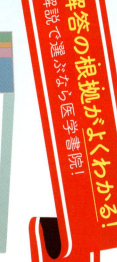
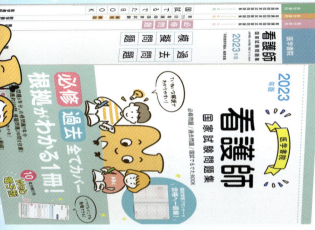
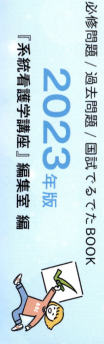

解答の根拠がよくわかる！
解説で選ぶなら医学書院！

看護師国家試験問題集

必修問題／過去問題／国試でるでたBOOK

2023年版

「系統看護学講座」編集室 編

問題の難易度アイコン（基本／応用）で勉強がすらすら進む

国試対策にココが使いやすい！

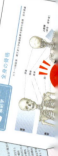

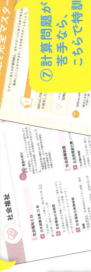

① 過去の出題と200問の予想問題で出題基準をしっかりカバー

② 問題テーマ別の配列で勉強しやすい！

③ 正答率で **基本** **応用** を分類。**基本** から勉強を始めよう！

④ 信頼の執筆陣が全問をていねいに解説

⑥ 国試でるでたBOOK **必** マークを確認すれば、必修問題出題箇所を総復習できる！

⑦ 計算問題が苦手なら、こちらで特訓！

⑧ 国試頻出の最新統計・重要検査値は図やイラストでまとめて覚える！

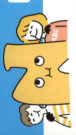

糖尿病

問題 1 基本

糖尿病合併症と健康日本21

● 基本

糖尿病の合併症のうち、健康日本21(第二次)の目標に合まれるのはどれか。

1. 腎症
2. 感染症
3. 網膜症
4. 神経障害

めるために基本的な方向や国民の健康の増進の目標に関する事項を提唱しているのである。その後、2012(平成24)年に各種目標が見直され、「健康日本21（第二次）」として示された。

「健康日本21（第二次）」では、糖尿病における合併症対策として糖尿病腎症による年間新透析導入患者の減少が掲げられており、現在、年間16,000人をこえている透析導入患者を2022年度には15,000人とすることが目標とされている。

[1] ○ [3] × [4] × [5] ×

[2] × 糖尿病に関するその他の目標として、糖尿病の治療を継続している者の割合の増加にあわせ、血糖コントロール不良者の割合の減少、糖尿病を有する患者数の増加抑制、メタボリックシンドロームの該当者および予備群の減少、特定健康診査・特定保健指導の実施率の向上があげられている。

正解 1

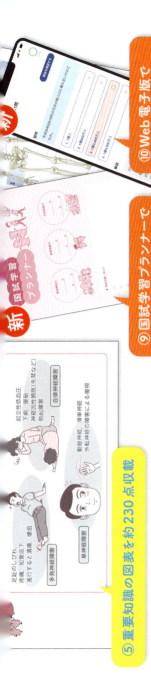
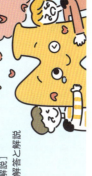
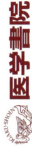

新 国試学習プランナー

⑩ Web電子版で スキマ時間も活用!

⑨ 国試学習プランナーで 計画を立ててモチベーションUP!

⑤ 重要知識の図表を約230点収載

Contents

■ 過去問題・模擬問題
- 特徴とつかいかた
- 巻頭特集 計算問題を完全マスター!
- 図で覚える統計データ
- 図で覚える解剖学
- 表で覚える検査値
- 第106～110回一般問題・状況設定問題と予想問題[解答・解説]
- 看護師国家試験模擬問題
- 国試学習プランナー

■ 必修問題
- 合格のための必修問題対策
- 第103～110回必修問題と国家試験出題基準との対照表
- 第103～110回必修問題と予想問題[解答・解説]

■ 第111回(2022年)看護師国家試験問題 解答と解説

■ 国試でるでたBOOK
- クイックチェック

■ 赤シート/インデックスシール
■ Web電子版

医学書院

〒113-8719 東京都文京区本郷1-28-23
https://www.igaku-shoin.co.jp

[販売・PR部]
TEL:03-3817-5650 FAX:03-3815-7804
E-mail: sd@igaku-shoin.co.jp

〈書店名〉

これだけで合格！国試対策の決定版！

1 必修問題も一般・状況設定問題もこの1セットで対策できる！
- 9年分の必修問題＋予想問題を掲載！
- 信頼の執筆陣が全問題をていねいに解説。
- オリジナル模擬問題を240問収載。

2 出題の難易度に基づいて勉強できる！
- 解答データをもとに 基本・応用 マークを表示しました。
- ニガテになりやすい問題を重点的に対策できる！
※系統別看護師国家試験問題 WEBの解答データをもとに算出。

3 解答の根拠の理解が深まる！
- 国試に出る重要知識を総まとめ。
- 授業の予習・復習に役立ちます。

さらに!!

4 付録の国試学習プランナーで学習計画もばっちり！!

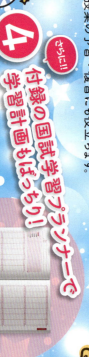

5 10年分解ける Web電子版付き！

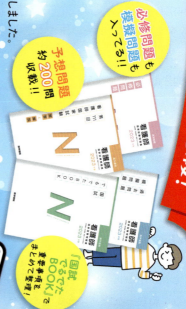

予想問題 約200問 収載!!

必修問題も模擬問題も入ってる!!

「国試でるでるBOOK」で重要事項まとめて整理！

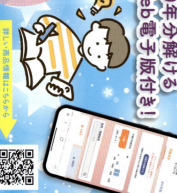

詳しい商品情報はこちらから

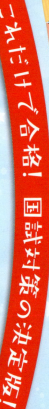
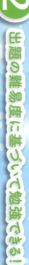
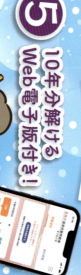

象者は，臨時の予防接種を受けるよう努めなければならない。

適正な実施のための措置

病院・診療所の開設者・医師は，定期・臨時の予防接種を受けた者がそれによるものと疑われる症状を呈していることを知ったときは，厚生労働大臣に報告しなければならない。また報告を受けた厚生労働大臣や厚生科学審議会・独立行政法人医薬品医療機器総合機構などの対応についても定めている。

C 健康被害の救済措置

市町村長は，定期・臨時の予防接種を受けた者が疾病にかかり障害の状態となり，または死亡した場合に，その健康被害が予防接種を受けたことによるものであると厚生労働大臣が認定したときは，医療費・医療手当・障害児養育年金・障害年金・死亡一時金・遺族年金・遺族一時金・葬祭料などの給付を行う。

なお，新型コロナウイルス感染症のワクチン接種にかかる健康被害❶の賠償費用については，国が製造販売業者などの損失を補償する。

◆ 新型インフルエンザ予防接種による健康被害の救済に関する特別措置法（平成 21 年法律第 98 号）

2009（平成 21）年に発生した新型インフルエンザへの予防接種については，緊急に予算措置で実施したために市町村が行う予防接種体系に位置づけられず，その健康被害に対して救済制度を適用できなかった。そこで特別に本法を制定し，接種を受けたために疾病・障害・死亡の状態になった者・遺族に，厚生労働大臣が医療費・医療手当・障害年金・遺族年金などを支給する。

◆ 特定 B 型肝炎ウイルス感染者給付金等の支給に関する特別措置法（平成 23 年法律第 126 号）

予防接種法の体系では救済できない被害者のために制定された。かつて集団予防接種の際の注射器の連続使用により多数の B 型肝炎ウイルスの感染被害が生じた。迅速かつ全体的な解決をはかるため，同ウイルス感染者・相続人に対し，給付金などを支給する法律である。2027 年 3 月 31 日までに請求しなければならない。

4 検疫法（昭和 26 年法律第 201 号）

● **本法の目的**　国内に常在しない感染症が国内に侵入することを防止するため，船舶・航空機に関して必要な措置を講ずること。

検疫感染症と検疫

(1) 本法において**検疫感染症**とは，①感染症法に規定する**一類感染症**（エボラ出血熱・クリミア-コンゴ出血熱・痘そう・南米出血熱・ペスト・マールブルグ病・ラッサ熱），②**新型インフルエンザ等感染症**，③国内に常在しない感染症のうちその病原体が国内に侵入することを防止する

📝 **NOTE**

❶健康被害等の救済制度には薬害，生物由来製品感染，C 型肝炎，B 型肝炎，新型インフルエンザワクチン接種，旧優生手術，カネミ油症，アスベストなどがある。公害関係については別に制度がある。

ため検疫が必要なものとして政令で定めるもの(**ジカウイルス感染症,チクングニア熱,中東呼吸器症候群**〔病原体が MERS コロナウイルスであるもの〕,**デング熱,鳥インフルエンザ**〔A ウイルス H5N1・H7N9〕,**マラリア**)をいう。

(2) 外国から来航した船舶・航空機が国内に入る場合には,最初の港・飛行場で検疫❶を受けなければならない。これらの船舶・航空機が検疫を受けたあとでなければ,そこから上陸したり,物を陸あげし,検疫所長が指定する場所から離れたり,物を運び出してはならない。

(3) 検疫所長は,検疫に必要な質問・診察・検査を行い,汚染した船舶・航空機については,患者の隔離,入院・施設療養・自宅療養,自宅での待機,汚染した者の停留,汚染した物件の消毒・廃棄・移動の禁止,汚染

> **NOTE**
> ❶外国からの感染症の侵入を防ぐため全国に 110 か所の検疫所がおかれており,400 名近い検疫官を含め 800 名の厚生労働技官・事務官が検疫業務に従事している。多くの看護師が検疫官として医師や獣医師とともに携わっている。

表 4-10 感染症類型ごとの措置一覧

項目	一類感染症	新感染症	二類感染症		新型インフルエンザ等感染症	指定感染症	三類感染症	四類感染症	五類感染症
対象疾病の例	ペスト,痘そうなど		特定鳥インフルエンザ,重症急性呼吸器症候群,中東呼吸器症候群	結核	新型と再興型のインフルエンザ,新型と再興型のコロナウイルス感染症		コレラ,腸チフスなど	鳥インフルエンザ,狂犬病,など	インフルエンザ,麻しん,など
対象疾病数	7	0	6		4	0	5	44	47
特措法対象		○			○	○(期間限定)			
感染症指定医療機関　特定感染症　第一種感染症　第二種感染症　結核	○ ○	○	○ ○ ○	○	○ ○ ○	○ ○ ○			
疑似患者	○		原則○		○	○	○		
無症状者	○				○	○			
特定感染症予防指針				○				黄熱,マラリアなど11疾病	インフルエンザ,麻しん,など9疾病
医師の届出	ただちに	ただちに	ただちに	ただちに	ただちに	ただちに	ただちに	ただちに	一部ただちに(それ以外は7日以内)
獣医師の動物届出	サル		ヒトコブラクダ						
健康診断	○	○	○	○	○	○			
入院	○	○	○	○	○(自宅等可)	○			
消毒	○	○	○	○	○	○	○	○	
建物への立入制限,交通規制	○	○							
死体埋葬特例	○	○	○		○	○			
入院医療費公費負担	○	○	○	○通院含		○	○		○
検疫対象	○		特定鳥インフルエンザ,中東呼吸器症候群,マラリア		○	○	ジカウイルス,チングニア,デング熱		

* 2003(平成 15)年 4〜6 月に重症急性呼吸器症候群が新感染症に位置づけられ,その後二類になった。2020(令和 2)年 2 月から 1 年間新型コロナウイルス感染症が指定感染症に位置づけられ,その後新型インフルエンザ等感染症になった。このように新感染症と指定感染症は一時的な類型である。

○は法律上最大限取りうる範囲を示しており,実際には政令や通知でその一部の措置がとられる。

した死体の火葬，汚染した場所・物件の使用禁止・制限，予防接種など
の措置をとることができる。

（4）外国に検疫感染症以外の感染症が発生し，これについて検疫を行う必要
があるときは，政令で感染症の種類を指定し，原則として1年以内の期
間を限り，本法の規定の一部を準用することができる。

（5）厚生労働大臣は，外国で新感染症が発生し緊急の必要があると認めると
きは，検疫所長に感染の疑いのある者に対する診察を行わせることがで
きる。

以上「C.感染症に関する法」の項で記したおもな措置を ▶表4-10 に示
す。

D 食品に関する法

a 食品安全基本法（平成15年法律第48号）

● **本法の目的**　食品の安全性の確保に関し基本理念を定め，国・地方公共
団体・食品関連事業者の責務と消費者の役割を明らかにし，施策の基本的方
針を定め，食品の安全性の確保に関する施策を総合的に推進することである。

● **基本的認識**　国民の健康の保護が最も重要であるとの基本的認識のもと
に必要な措置を講ずる。このため安全性の確保は，農林水産物の生産から食
品の販売にいたる一連の食品供給行程の各段階において適切に行われなけれ
ばならない。

● **国の責務**　政府は施策の基本的な方針を定め，措置の実施に関する基本
的事項の決定・公表を行う。食品の摂取が人の健康に及ぼす影響について**食
品健康影響評価**を行い，施策を策定しなければならない。

◆ 食育基本法（平成17年法律第63号）

生きるうえでの基本であり，知育・徳育・体育の基礎となり生涯にわたる
健全な心身の基本である食育の推進のために，国・地方公共団体・食品事業
者・国民の役割を定めた法律である。

b 食品衛生法（昭和22年法律第233号）

本法は食品の安全性の確保のために，公衆衛生の見地から必要な規制など
の措置を講じ，飲食に起因する衛生上の危害の発生を防止し，国民の健康の
保護をはかることを目的とする。**食品・添加物**と，その**器具・容器包装**に関
して必要な規制を行う❶。

広域的な食中毒事案の対策，事業者の衛生管理の向上，食品による健康被
害情報などの把握や対応などを的確に行うこととされている。

NOTE

❶本法の規定の一部は，厚生労働大臣の指定する**おもちゃ**，**洗浄剤**，学校・病院など多数の者に食品を供与する施設についても準用される。

■ 食品・添加物などの規制

(1) 販売用の**食品・添加物**（以下，「食品」という）の採取・製造・加工・使用・調理・貯蔵・運搬・陳列・授受は，清潔で衛生的に行われなければならない。営業上使用する器具・容器包装は清潔で衛生的でなければならない。

(2) 腐敗・変敗した食品，未熟な食品，有毒・有害な物質が含まれ付着した食品またはその疑いのある食品，病原微生物に汚染されまたはその疑いのある食品，不潔，異物の混入・添加などにより人の健康をそこなうおそれのある食品は，これを販売し，または販売の用に供するために採取・製造などをしてはならない。病死した獣畜の肉なども同様である。

(3) 有毒・有害な物質が含まれるか，付着して人の健康をそこなうおそれのある器具・容器包装は，販売し，または販売のために製造・輸入・使用してはならない。

■ 販売などの禁止

(1) 厚生労働大臣は，食品衛生上の危害の発生を防止するため，①一般に飲食に供されることがなかった物であって人の健康をそこなうおそれがない旨の確証がないもの，またはそれを含む物を新たに食品とした販売，②一般に食品として飲食に供されている物であって当該物の通常の方法と著しく異なる方法により飲食に供されているものについて，人の健康をそこなうおそれがない旨の確証がないものの販売，③食品によるものと疑われる人の健康に重大な被害が生じ，当該食品に被害を生ずるおそれのある物が含まれていることが疑われる場合の販売，について禁止することができる。

(2) 厚生労働大臣は，特定の国・地域・者によって採取・製造などがなされた特定の食品・器具・容器包装について，食品衛生上の危害の発生を防止するため輸入などを禁止することができる。

■ 基準・規格など

厚生労働大臣は，食品の製造・加工・使用・調理・保存の方法の基準と，その成分の規格，器具・容器包装の規格・製造方法の基準を定めることができる。これら基準・規格に適合しないものの製造などをしてはならない。

■ 表示・広告

食品・器具・容器包装に関しては，公衆衛生に危害を及ぼすおそれがある**虚偽・誇大な表示・広告**をしてはならない。

■ 製造業・営業などの規制

(1) 乳製品と政令で定める粉乳・食肉製品・食用油脂・魚肉ソーセージ・放射線照射食品・マーガリンなどの製造・加工を行う業者は，医師・薬剤師・獣医師その他一定の資格のある**食品衛生管理者**をおかなければならない。

(2) 厚生労働大臣・都道府県知事・保健所設置市市長・特別区区長は，必要があると認めるときは，食品営業者などから報告を求め，食品衛生監視員による立入検査および食品などの無償収去をさせることができる。

（3）飲食店，喫茶店，菓子製造，食肉製品製造・販売，魚介類販売など，公衆衛生に著しい影響を与えるものとして政令で定める一定の営業を営もうとする者は，都道府県知事の許可を受けなければならない。

■ 検査，法律違反に対する措置

（1）厚生労働大臣・都道府県知事は，食品衛生上の危害の発生を防止するため必要があると認めるときは，食品・器具・容器包装などを製造・輸入する者などに対しその食品などについて，厚生労働大臣・都道府県知事・登録検査機関の検査を受けることを命ずることができる。命令を受けた者は，検査結果の通知を受けた後でなければ，販売・陳列・使用をしてはならない。

（2）厚生労働大臣・都道府県知事は，営業者が基準・条件・禁止に違反した場合に，①食品などの廃棄，危害除去に必要な措置または施設の整備改善を命じ，②許可を**取り消し**，営業の全部または一部の禁止もしくは一定期間の停止をさせることができる❶。

■ 医師の届出

　医師は，食品などに起因する中毒患者や疑いのある者を診断し，その死体を検案したときは，保健所長に届け出なければならない。届出は，食品衛生法施行規則により，患者などの所在地・氏名，食中毒の原因などを電話などにより，24時間以内に行わなければならない。

■ 死体の解剖

　都道府県知事・保健所設置市市長・特別区区長は，食品などに起因し，または起因すると疑われる疾病で死亡した者の死体を**解剖**することができる。

◆ カネミ油症患者に関する施策の総合的な推進に関する法律（平成24年法律第82号）

　1968（昭和43）年に北九州を中心に発生したカネミ油症事件については，民事と刑事の裁判は終了しているが，食品を介してポリ塩化ビフェニル（PCB）などを摂取したことなどを原因とする健康被害が残っている。本法は患者に関する施策の基本理念を定め，国・関係地方公共団体・原因事業者・国民の責務を明らかにし，医療費の支援や健康把握などを行う。

C 食品表示法（平成25年法律第70号）

　食品衛生法，健康増進法，日本農林規格等に関する法律（昭和25年法律第175号。JAS法）の3法の食品表示に関する規定を整理・統合した法律である。食品❷に関する表示が安全性，自主的・合理的な食品の選択に重要な役割を果たすため，販売や多数の者へ譲渡する食品の表示について，基準を定めて適正を確保し一般消費者の利益の増進をはかる。前述の三法とともに，国民の健康の保護・増進などと消費者需要に即した食品の生産の振興に寄与する。

● **基本理念**　**消費者基本法**に基づく消費者政策の一環であり，消費者の権利の尊重と自立の支援を基本とする。

NOTE

❶食肉の衛生管理を規定する法律には，食用獣畜の衛生的な処理，と畜場の健全経営のための**と畜場法**（昭和28年法律第114号），牛海綿状脳症（BSE）の発生・蔓延防止のために，牛肉骨粉飼料の禁止，と畜場での牛海綿状脳症検査などを規定し安全な牛肉を安定的に供給するための**牛海綿状脳症対策特別措置法**（平成14年第70号），食鳥処理事業の規制と食鳥検査制度により食鳥肉などに起因する衛生上の危害の発生を防止するための**食鳥処理の事業の規制及び食鳥検査に関する法律**（平成2年法律第70号）がある。

NOTE

❷食品の行政の所管は，安全面は内閣府食品安全委員会，表示は内閣府消費者庁，衛生面は厚生労働省，生産流通は農林水産省と多岐にわたる。

- **食品表示** 内閣総理大臣は**食品表示基準**を策定し，事業者はそれに従い表示をする義務がある．安全性や原産地に関する表示義務違反や命令違反について罰則がある．
- **食品** 食品は，機能性の表示ができない**一般食品**と，機能性の表示ができる**保健機能食品**とに分けられる．一般食品には，栄養補助食品・健康補助食品・栄養調整食品などが含まれる．保健機能食品は機能性の表示ができ，特定保健用食品（トクホ），栄養機能食品，機能性表示食品がある．
- **特定保健用食品** 健康の保持・増進に役だつことが科学的根拠に基づいて認められ，表示が消費者庁長官に許可されている食品である．
- **栄養機能食品** 必要なビタミン・ミネラルなどの栄養成分が不足しがちな場合に，その補給・補完のために利用できる食品である．基準に合致していれば届出せず表示可能である．
- **機能性表示食品** 事業者の責任において，科学的根拠に基づいた機能性を表示した食品である．事前に安全性や機能性の根拠情報を消費者庁長官に届け出なければならない．

E 環境衛生法

1 営業

a 生活衛生関係営業の運営の適正化及び振興に関する法律（昭和32年法律第164号）

- **本法の目的** 生活衛生関係の営業について，衛生施設の改善向上，経営の健全化などを通じて衛生水準の維持・向上をはかり，営業者の組織の自主的活動を促進し，もって公衆衛生の向上・増進に資することである．
- **本法が適用される営業** 飲食店営業・喫茶店営業・食肉販売業・氷雪販売業・理容業・美容業・興行場営業（そのうち映画・演劇・演芸）・旅館業・浴場業・クリーニング業である．
- **生活衛生同業組合** これらの営業者は，政令で定める業種ごとに各都道府県で1つの生活衛生同業組合を組織することができ，料金・販売価格の制限，営業方法の制限，営業施設の配置基準の設定，衛生施設の維持・向上，経営健全化の指導，食品などの規格・基準の検査，共同施設，資金のあっせん，技能者の養成，福利厚生・共済事業，地域の福祉の増進に関する事業などを行うことができる．

b クリーニング業法（昭和25年法律第207号）

- **本法の目的** クリーニング業の衛生的規制を行うことである．
- **クリーニング業** 溶剤・洗剤を使用し衣類などの繊維・皮革製品を原型

のまま洗濯する業をいう。

● **クリーニング師**　洗濯物の処理施設であるクリーニング所には，クリーニング師をおく。都道府県知事が行うクリーニング師試験に合格した者に対し知事が免許を与える❶。

▌規制

クリーニング営業者は，クリーニング所に洗濯機と脱水機を備え，1人以上のクリーニング師をおかなければならない。また，機械器具は清潔に保持し，洗濯物は区分して処理し，洗場の床は不浸透性材料で築造し，適当な勾配と排水口を設けるなどの義務がある。

クリーニング師は，資質の向上をはかるため都道府県知事が指定した研修を受けなければならない。また，クリーニング営業者は業務従事者に対し，都道府県知事が指定した業務に関する知識の修得，技能の向上をはかるため講習を受けさせなければならない。

C 旅館業法（昭和 23 年法律第 138 号）

● **本法の目的**　旅館業の適正な運営を確保することなどにより，その健全な発達をはかるとともに，利用者の需要の高度化・多様化に対応したサービスの提供を促進し，公衆衛生と国民生活の向上に寄与することである。

● **旅館業**　旅館・ホテル営業，**簡易宿泊所営業**❷と**下宿営業**❸である。

▌規制

旅館業を営むには，都道府県知事・保健所設置市市長・特別区区長の許可が必要である。許可は，構造・設備が基準に適合しないとき，設置場所が公衆衛生上不適当であるときのほか，**学校・児童福祉施設・社会教育施設の周辺おおむね 100 m 以内**で，清純な施設環境が著しく害されるおそれのある場合にも与えないことができる。許可には，公衆衛生上または善良な風俗の保持上必要な条件をつけることができる。

旅館業の営業者はその施設について，換気・採光・照明・防湿・清潔など衛生上必要な措置を講じなければならない。宿泊しようとする者が**伝染性の疾病**にかかっているなど一定の場合のほかは，宿泊を断ることができない。**宿泊者名簿**を備えなければならない。

◆ 住宅宿泊事業法（平成 29 年法律第 65 号）

民泊を規制する法律である❹。**住宅宿泊事業者**は，都道府県知事・保健所設置市市長・特別区区長へ届け出なければならない。この場合，旅館業法の許可は不要である。

d 公衆浴場法（昭和 23 年法律第 139 号）

● **本法の目的**　人が多数集まる場所であり公衆衛生上影響が大きい公衆浴場に対し，衛生上の規制を行うことである。

● **公衆浴場**　温湯・潮湯・温泉などを使用し公衆を入浴させる施設をいう。

NOTE
❶都道府県知事は試験実施事務を，厚生労働大臣指定の民間の試験機関に行わせることができる。

NOTE
❷宿泊場所を多数人で共用する構造・設備を主とする施設をいう。
❸1 月以上を単位として人を宿泊させる施設をいう。

NOTE
❹民泊は，年間 180 日以下の営業であることなどの諸要件があるほか，地方公共団体の条例やマンションの管理規約で制限をすることができる。

規制

公衆浴場を経営しようとする者は，都道府県知事等（都道府県知事・保健所設置市市長・特別区区長のこと。以下同じ）の許可を受けなければならない。設置の場所・構造・設備が公衆衛生上不適当であるとき，設置の場所が条例で定める配置基準に照らし適正でないと認めるときは，許可を与えないことができる。

公衆浴場の営業者は，条例で定める基準に従い，換気・採光・照明・保温・清潔その他入浴者の衛生・風紀に必要な措置を講じなければならず，**伝染性の疾病**にかかっている者に対しては入浴を断らなければならない。ただし，療養のために利用される公衆浴場で，都道府県知事等の許可を受けた場合を除く。

入浴者は，浴槽内を著しく不潔にするなど公衆衛生に害を及ぼすおそれのある行為をしてはならない。公衆浴場の営業者・管理者は，これらの行為を制止しなければならない。

e 興行場法（昭和 23 年法律第 137 号）

● **本法の目的**　人が多数集まる場所である興行場について，公衆衛生上必要な規制を行うことである。

● **興行場**　映画・演劇・音楽・スポーツ・演芸・観せ物を公衆に見せ聞かせる施設をいう。

規制

興行場を経営しようとする者は，都道府県知事・保健所設置市市長・特別区区長の許可を受けなければならない。設置の場所・構造・設備が公衆衛生上必要な基準に適合しないときは，許可を与えないことができる。

興行場の営業者は，条例で定める基準に従い，換気・照明・防湿・清潔など入場者の衛生に必要な措置を講じなければならない。

入場者は，場内を著しく不潔にするなど公衆衛生に害を及ぼすおそれのある行為をしてはならない。興行場の営業者・管理者は，これらの行為を制止しなければならない。

2　環境整備

a 水道法（昭和 32 年法律第 177 号）

● **本法の目的**　飲用に供する水を供給する水道の布設・管理を適正・合理的なものとするとともに，水道を計画的に整備し水道事業を保護・育成することにより，人の飲用に適する清浄で豊富低廉な水を供給することである。

● **水道の水**　無色透明で異常な臭味がなく（消毒によるものを除く），有毒物質や病原体に汚染されていないことなど一定の水質基準に適合するものでなければならない。また，その取水・貯水・導水・浄水・送水・配水の各施設は，できるだけ良質の原水を必要量取り入れることができることなど一定

の技術的基準に適合するものでなければならない。

▌水道事業

原則として市町村が経営し，市町村以外の者の場合は厚生労働大臣の認可が必要である。また，市町村は施設の運営の一部を民間に委託できる。

(1) 水道事業者には，料金など供給条件について供給規程を定める，給水区域内の者から申し込みを受けたときは給水する，一定の資格の水道技術管理者をおく，水質検査を定期および臨時に行う，従業者の健康診断を行う，消毒その他衛生上必要な措置を講ずる，消火栓を設けるなどの義務がある。

(2) 水道事業者に対して用水を供給する**水道用水供給事業**を営むには，厚生労働大臣の認可が必要である。専用水道の布設工事をしようとする者には，施設基準に適合するかどうかについて，都道府県知事・保健所設置市市長・特別区区長の確認を受けなければならない。

▌専用水道

寄宿舎・社宅・療養所などの自家用水道などで，100 人をこえる者に水を供給し，または 1 日最大給水量が政令で定める 20 m³ の基準をこえるものをいう。

ビル・マンションなどの専用水道の設置者は，厚生労働省令で定める基準に従って，その水道を管理するとともに定期に検査を受けなければならない。

b 下水道法（昭和 33 年法律第 79 号）

● **本法の目的**　公共下水道・流域下水道・都市下水路の設置，管理の基準など，**流域別下水道整備総合計画**の策定を定め，下水道❶の整備をはかり，都市の健全な発達と公衆衛生の向上に寄与し，あわせて公共用水域の水質の保全に資することである。

● **定義**　下水道法におけるおもな用語の定義を ▶表 4-11 に示す。

> **◻ NOTE**
> **❶下水道**
> 上水道は厚生労働省健康局が所管しているが，下水道は国土交通省水管理・国土保全局下水道部が所管している。

▶表 4-11　下水道法における用語の定義

用語	定義の内容
下水	生活・事業に伴う廃水（汚水）または雨水をいう。下水道とは下水排除のための排水管・排水渠などの排水施設とこれに接続する処理施設・ポンプ施設などの総体。
公共下水道	主として市街地の下水を排除・処理するために，地方公共団体（原則として市町村）が管理する下水道で，終末処理場を有するか，または流域下水道に接続するもので，排水施設の相当部分が暗渠であるもの。
流域下水道	下水道のなかで，① もっぱら地方公共団体が管理する下水道によって排除される下水を受けて排除し処理するために地方公共団体（原則として都道府県）が管理する下水道で，2 以上の市町村の区域における下水を排除し終末処理場を有するものであり，② 公共下水道（終末処理場を有するものに限る）により排除される雨水のみを受け河川など公共の水域または海域に放流するために地方公共団体が管理する下水道で 2 以上の市町村の区域における雨水を排除し流量を調節するための施設を有するもの。
都市下水路	主として市街地の下水を排除するために，地方公共団体（原則として市町村）が管理している下水道で一定規模以上のもので地方公共団体が指定したもの。

水質環境基準

都道府県は，**水質環境基準❶**が定められた河川その他の公共の水域・海域について，環境条件を水質環境基準に達するようにさせるために，国土交通大臣の承認を受けて流域別下水道整備総合計画を定めなければならない。

公共下水道の構造・排水設備・除害施設など

(1) 公共下水道の構造および放流水の水質は，政令で定める技術上の基準に適合するものでなければならない。

(2) 公共下水道の排水区域内の土地の所有者などは，その土地の下水を公共下水道に流入させるための**排水設備**を設置しなければならない❷。

(3) 公共下水道の管理者は，公共下水道・流域下水道施設を損傷し，放流水の水質を汚濁するおそれのある下水を排除する者に対して，**除害施設**を設けなければならないことを条例で定めることができる。

(4) **特定事業場**から下水を排除して公共下水道を使用する者は，その水質が一定の基準に適合しない下水を排除してはならない。

水洗便所への改造

公共下水道の処理区域内で**くみ取便所**の設けられた建築物所有者は，当該下水道が処理を開始すべき日から3年以内に，そのくみ取便所を**水洗便所に改造**しなければならない❸。

C 有害物質を含有する家庭用品の規制に関する法律（昭和48年法律第112号）

水銀化合物その他の人の健康に被害を生ずるおそれのある有害物質を含有する家庭用品について，保健衛生上の見地から必要な規制を行うことにより，国民の健康の保護に資することを目的とする法律である❹。

製造・輸入を行う事業者は，当該家庭用品に含有される物質の健康影響を把握し被害防止に努めることが定められている。厚生労働大臣は家庭用品の基準を定めるほか，販売禁止・回収命令・立入検査などを行うことができる。

d 建築物における衛生的環境の確保に関する法律（昭和45年法律第20号）

学校・百貨店・店舗・事務所で相当程度の規模を有し，多数の者が使用し利用する**特定建築物**の維持・管理に関し，環境衛生上必要な事項を定めることにより，その建築物の衛生的な環境の確保をはかり公衆衛生の向上・増進に資することを目的にしている❺。

保健所は，多数の者が利用する建築物の維持・管理について環境衛生上の正しい知識の普及に努め，相談と指導を行う。特定建築物の所有者・占有者は，空気環境の調整，給排水の管理，清掃などの政令で定める建築物環境衛生管理基準に従い維持・管理をしなければならず，特定建築物が使用されるときには，都道府県知事・保健所設置市市長・特別区区長に届け出るほか，試験に合格した者または講習を修了した者に厚生労働大臣が交付する**建築物環境衛生技術管理者免状**を有する者のなかから建築物環境衛生管理技術者を

NOTE

❶水質環境基準
　水質の汚濁にかかる環境上の条件が人の健康を保護し生活環境を保全するために維持されることが望ましいものとして，環境基本法に基づいて定められた基準をいう（◯255ページ）。
❷必要があれば，他人の土地・排水設備を利用することができる。

NOTE

❸市町村は改造する者に対し必要な資金の融通に努め，国はその市町村に対し必要な資金の融通に努めるものとする。

NOTE

❹食品・食品添加物・医薬品・化粧品および他の法律で規制されている物は対象から除かれる。

NOTE

❺病院は直接的にこの法律で指定されていないが，第4条第3項において，衛生的環境の確保をはかるよう努力することとされている。

選任しなければならないことなどを定めている。

e 墓地，埋葬等に関する法律
（昭和 23 年法律第 48 号）

● **本法の目的**　墓地など（**墓地・納骨堂・火葬場**のこと。以下同じ）の管理・**埋葬**などが，国民の宗教的感情に適合し，公衆衛生などの公共の福祉の見地から支障なく行われることである❶。

▌24 時間以内の埋葬・火葬の禁止

　埋葬・火葬は，ほかの法令に別段の定めがある場合および妊娠 7 か月に満たない死産の場合を除いて，死亡または死産後 **24 時間**を経過したあとでなければ行うことはできない❷。

▌埋葬などの場所の制限

　埋葬，焼骨の埋蔵は墓地以外の区域で，火葬は火葬場以外の施設で行ってはならない。

▌埋葬などの許可

(1) 埋葬・火葬を行うには，死亡・死産の届出を受理した市町村長（特別区区長を含む）の許可が，改葬を行うには死体または焼骨の現存する地の市町村長の許可が必要である。許可が与えられたときは**許可証**が交付される。

(2) 墓地などの管理者は，許可証を受理したあとでなければ，埋葬・火葬・改葬を行ってはならない。

(3) 墓地などの新設・廃止，区域・施設の変更については，都道府県知事・市長・特別区区長の許可を受けなければならない。

▌立入検査と施設の使用制限

　都道府県知事・市長・特別区区長は，墓地等に対し報告を求め立入検査を行い，公衆衛生など公共の福祉のために必要があるときは，施設の整備・改善，使用の制限・禁止を命じ，または経営の許可を取り消すことができる。

NOTE

❶死体・埋葬・火葬・改葬
　死体には妊娠 4 か月以上の死胎を含む。埋葬とは死体を土中に葬ることを，火葬とは死体を葬るために焼くことを，改葬とは埋葬した死体をほかの墳墓に移し，または埋蔵・収蔵した焼骨をほかの墳墓・納骨堂に移すことをいう。

❷感染症法により，一類〜三類感染症・新型インフルエンザ等感染症の病原体に汚染され，または汚染された疑いがある死体は，24 時間以内に火葬または埋葬することができる（◎ 147 ページ）。

📝 work　復習と課題

❶ 保健衛生各法における保健師・助産師・看護師の役割について考えてみよう。

❷ 保健所はどのような事業を行っているかをまとめてみよう。

❸ 精神障害者の医療と福祉についてどのような措置が講じられているか。

❹ 母子保健の向上に関してどのような措置が講じられているか。

❺ 不妊手術と人工妊娠中絶を行うことができるのはどのような場合か。

❻ 感染症の予防と蔓延防止のためにどのような措置が講じられているか。

❼ 予防接種を行う疾病とその対象者についてまとめてみよう。

❽ 環境衛生分野は看護とどのような関係があるかを考えてみよう。

❾ 自分の生活環境は環境衛生各法でどのように守られているかを考えてみよう。

— 看護関係法令 —

第 5 章

薬務法

薬務法の体系

薬務法❶とは医薬品・医療機器など国民の衛生上必要な物品の製造・販売などの規制を目的とする法令であり，大きく次のように分けられる。

　①**薬事一般**　医薬品，医療機器等の品質，有効性及び安全性の確保等に関する法律(旧薬事法)，国民が受ける医療の質の向上のための医療機器の研究開発及び普及の促進に関する法律

　②**人などの組織を用いた医療**　再生医療等の安全性の確保等に関する法律(◉107ページ)，安全な血液製剤の安定供給の確保等に関する法律

　③**薬事を行う職種**　薬剤師法(◉77ページ)

　④**薬害被害者の救済など**　独立行政法人医薬品医療機器総合機構法，特定フィブリノゲン製剤及び特定血液凝固第Ⅸ因子製剤によるC型肝炎感染被害者を救済するための給付金の支給に関する特別措置法(◉135ページ)

　⑤**麻薬・覚醒剤などの取締り**　麻薬及び向精神薬取締法，大麻取締法，あへん法，覚醒剤取締法

　⑥**毒物・劇物の取締り**　毒物及び劇物取締法

●**最近の改正**　2019(令和元)年に，国民のニーズにこたえるすぐれた医薬品・医療機器などを迅速に提供し，地域で患者が医薬品を使う環境を整備するための改正が成立した。さらにコロナ禍において，迅速な医薬品の承認のための改正が検討されている。

> **NOTE**
> ❶「医事法」に対して，章名を「薬事法」と表記すべきであるが，医薬品医療機器等法の旧称が薬事法であったのでまぎらわしくなることを避けた。厚生労働省で医薬品等の取締りを担当する医薬・生活衛生局をかつて薬務局と称していたのでこれを使い「薬務法」を章名とした。

A 薬事一般に関する法律

医薬品，医療機器等の品質，有効性及び安全性の確保等に関する法律(昭和35年法律第145号)
〔略称：医薬品医療機器等法または薬機法。旧称：薬事法〕

a 目的

　この法律の目的は**医薬品等**(**医薬品・医薬部外品・化粧品・医療機器・再生医療等製品**のことをいう。以下同じ)の品質・有効性・安全性の確保とこれらの使用による保健衛生上の危害の発生・拡大の防止のために必要な規制を行うとともに，指定薬物の規制に関する措置を講ずるほか，医療上とくにその必要性が高い医薬品・医療機器・再生医療等製品の研究開発の促進のために必要な措置を講ずることにより保健衛生の向上をはかることである。

　かつて**薬事法**とよばれていた。2014(平成26)年に現在の名称に改められ，保健衛生上の危害防止，添付文書の届出義務などが盛り込まれた。

b 国などの責務

　国は医薬品等の品質・有効性・安全性の確保，保健衛生上の危害の発生・

拡大の防止など必要な施策を策定し実施する。都道府県・保健所設置市・特別区は，国と役割を分担して地域の実情に応じた施策を策定・実施する。また，事業者・関係者・国民の役割などについても定めている。

C 定義

● **医薬品**　次のものをいう。
(1) 日本薬局方(▶173ページ)におさめられているもの。
(2) 人・動物の疾病の診断・治療・予防を目的とする物で，医薬部外品・再生医療等製品・機械器具等❶でないもの。
(3) 人・動物の身体の構造・機能に影響を及ぼすことを目的とする物で，医薬部外品・化粧品・再生医療等製品・機械器具等でないもの。

● **医薬部外品**　次に掲げる物で，人体に対する作用が緩和なものをいう。
(1) 吐きけその他の不快感・口臭・体臭の防止，あせも・ただれなどの防止，脱毛の防止，育毛・除毛の目的のために使用される物(人や動物の診断・治療などの目的をあわせ持つものは除く)で機械器具等でないもの。
(2) 人または動物の保健のためにする，ネズミ・ハエ・カ・ノミなどの防除のために使用される物(人・動物の診断・治療などの目的をあわせ持つ物は除く)で機械器具等でないもの。
(3) 人または動物の疾病の診断・治療・予防に使用される目的，人または動物の身体の構造・機能に影響を及ぼす目的のために使用される物のうち厚生労働大臣が指定するもの(作用が緩和なものである)。

● **化粧品**　人の身体を清潔にし，美化し，魅力を増し，容貌をかえ，皮膚・毛髪を健やかに保つために，身体に塗擦・散布などの方法で使用することを目的とし，人体に対する作用が緩和な物で，医薬品・医薬部外品でないものをいう。

● **医療機器**　人・動物の疾病の診断・治療・予防に使用されること，人・動物の身体の構造・機能に影響を及ぼすことを目的とする機械器具等で政令で定めるもの(再生医療等製品を除く。診断などに用いる単体プログラムも類型ごとに対象となる)をいう。本法で定める医療機器の類型を▶表5-1に

> **NOTE**
> ❶ **機械器具等**
> 　機械器具・歯科材料・医療用品・衛生用品のことをいう。

▶**表5-1　医療機器の類型**

高度管理医療機器	医療機器で，副作用・機能の障害が生じた場合に人の生命・健康に重大な影響を与えるおそれがあることから適切な管理が必要なものとして厚生労働大臣が指定するもの。透析器・ペースメーカー・放射線治療装置などがある。
管理医療機器	高度管理医療機器以外の医療機器で，副作用・機能の障害が生じた場合に人の生命・健康に影響を与えるおそれがあることから適切な管理が必要なものとして，厚生労働大臣が指定するもの。MRI・電子式血圧計・消化器用カテーテルなどがある。
一般医療機器	上の2つ以外の医療機器で，副作用・機能の障害が生じた場合にも，人の生命・健康に影響を与えるおそれがほとんどないものとして，厚生労働大臣が指定するもの。メス・ピンセット・X線フィルムなどがある。
特定保守管理医療機器	医療機器のうち，保守点検・修理などに専門的な知識・技能を必要とすることから適正な管理が行われなければ疾病の診断・治療・予防に重大な影響を与えるおそれがあるものとして，厚生労働大臣が指定するもの。心臓カテーテル付検査装置・無呼吸モニタなどがある。

示す。

● **再生医療等製品**　人・動物の身体の構造・機能の再建・修復・形成，疾病の治療・予防の医療に使用されることを目的とする物のうち，人・動物の細胞に培養その他の加工を施したもの，人・動物の疾病治療を目的とする物のうち，細胞に導入され体内で発現する遺伝子を含有させたもので政令で定めるもの(医薬部外品・化粧品を除く)をいう。

● **生物由来製品**　人その他の生物(植物を除く)に由来するものを原料・材料として製造される医薬品・医薬部外品・化粧品・医療機器のうち，保健衛生上特別の注意を要するものとして，厚生労働大臣が指定するもの❶をいう。そのうち，販売・賃貸・授与ののちに当該生物由来製品による保健衛生上の危害の発生・拡大を防止するための措置を講ずることが必要なもので，厚生労働大臣が指定するものは**特定生物由来製品**❷という。

● **体外診断用医薬品**　もっぱら疾病の診断に使用される目的の医薬品のうち，人・動物の身体に直接使用されることのないものをいう。

● **指定薬物**　中枢神経系の興奮・抑制・幻覚の作用を有する蓋然性が高く，人の身体に使用された場合に保健衛生上の危害が発生するおそれがある物で，厚生労働大臣が指定するもの(大麻取締法などの他法で規制対象となっているものを除く)をいう❸。

● **製造販売**　製造等(他に委託して製造する場合を含み，他から委託を受けて製造する場合を除く)をし，または輸入をした医薬品・医薬部外品・化粧品・医療機器をそれぞれ販売し，賃貸し，授与し，または医療機器プログラムを電気通信回線を通じて提供することをいう。物にはプログラムも含まれる。

● **希少疾病用医薬品・希少疾病用医療機器**　①その用途にかかる対象者の数が，日本において厚生労働省令で定める一定の人数に達せず，②かつ，その用途に関して，とくにすぐれた使用価値を有することとなる医薬品・医療機器として厚生労働大臣が指定するものをいう。

● **審議会・委員会**　厚生労働大臣から依頼された事項を審議するために，厚生労働省設置法により，厚生労働省に**薬事・食品衛生審議会**❹が設置されている。薬事のみならず，毒物・劇物・血液製剤・有害物質を含有する家庭用品・食品衛生なども対象とする。また，医薬品等の安全性の確保や危害の発生防止などに関する施策の実施状況を評価・監視する**医薬品等行政評価・監視委員会**がおかれている。都道府県には薬事に関して政令で定める重要事項を審議するために**地方薬事審議会**がある。

d 薬局

● **薬局**　薬剤師が販売・授与の目的で調剤の業務を行う場所で，病院・診療所・飼育動物診療施設の調剤所を除いたものをいう。薬局・病院・診療所の調剤所以外は薬局の名称を使用してはならない。

▌薬局の開設などの規制

　薬局を開設するには，都道府県知事(保健所設置市市長・特別区区長を含む)の許可を受け，6年ごとに更新しなければならない。薬局の構造・設備

NOTE

❶ワクチン・遺伝子組換え製剤・自己由来製品などをいう。
❷人血液製剤・人細胞組織医薬品・動物細胞組織医療機器などがある。

NOTE

❸**指定薬物**
　いわゆる危険ドラッグのことである。

NOTE

❹**薬事・食品衛生審議会**
　かつての中央薬事審議会が統合されたものである。

○表5-2　薬局で販売される医薬品

薬局医薬品	処方箋による医薬品など薬剤師が扱うもので，要指導医薬品・一般用医薬品以外のもの。
要指導医薬品	新しく承認を受けた医薬品，それと同等であるとして承認を受けたもの，毒薬・劇薬であって，人体への作用が著しくないもので薬剤師などから提供された情報に基づく選択により使用され，薬剤師の対面による情報提供・指導が必要として厚生労働大臣が指定する医薬品。処方箋医薬品から転換したスイッチ薬などがある。
一般用医薬品	人体に対する作用が著しくないもので薬剤師などから提供された情報に基づく選択により使用される医薬品。健康に被害が生じるおそれの程度により，重いほうから第一類，第二類，第三類に分類される。**第一類**は販売などに際して薬剤師による情報提供と確認などが必要とされる。**第二類**はその努力をすることが求められる。**第三類**は第一類・第二類以外の医薬品。

が厚生労働省令で定める基準に適合しない場合，医薬品の調剤・販売・授与の業務を行う体制が一定の基準に適合しない場合，申請者が一定の不適格者である場合には許可されないことがある。薬局の廃止・休止・再開または一定事項の変更は，30日以内に都道府県知事に届け出なければならない。

▌薬局販売医薬品
薬局において販売される医薬品は3つに分類される（○表5-2）。

▌薬局の管理
薬局の開設者が薬剤師であるときは，原則としてみずから薬局を管理しなければならない。ほかの薬剤師を指定することもできる。開設者が薬剤師でない場合は，薬剤師である管理者をおかなければならない。管理者は，保健衛生上支障を生じるおそれのないように，薬剤師などの従業者を監督し構造設備，医薬品などの物品を管理し，開設者に対して業務につき必要な意見を述べなければならない。開設者はその意見を尊重しなければならない。

▌薬局において遵守すべき事項
厚生労働大臣は厚生労働省令で，薬局における医薬品の試験検査の方法，管理者の配慮すべき事項など開設者が遵守すべき事項を定めることができる。
処方箋により調剤された薬剤は，薬剤師が販売・授与しなければならない。

▌機能別薬局の知事認定
都道府県知事は，入退院時・在宅医療において病院等と連携して対応できる**地域連携薬局**と，がんなどの専門的な薬学管理に病院等と連携して対応できる**専門医療機関連携薬局**を認定する。

▌薬局における情報提供
薬局開設者は，販売・授与する場合に，書面を用いて適正な使用のために必要な情報を提供し，薬剤師に必要な情報を提供させなければならない。対面服薬指導の例外として，一定の場合においてテレビ電話などでの服薬指導が認められる。

e 医薬品等の製造販売

● **添付文書**　医薬品等の製造販売業者は，最新の知見に基づき，仕様や使用上の注意，警告などを内容とする添付文書を作成するとともに，厚生労働大臣に届け出る。

製造販売業許可

(1) 医薬品・医薬部外品・化粧品の**製造販売業**は，第一種医薬品製造販売業・第二種医薬品製造販売業・医薬部外品製造販売業・化粧品製造販売業の各種類があり，それぞれ厚生労働大臣の許可を受けなければならない。製造業については，医薬品などの製造所ごとに厚生労働大臣の許可が必要である。これらの許可は政令で5年(一部は6年)ごとに更新を受けなければならない。

(2) 申請された医薬品等の①品質管理の方法，②製造販売後の安全管理❶が厚生労働省令の基準に適合しないときは，許可が与えられないことがある。

製造販売の承認

(1) 医薬品などの製造販売をしようとする者は，品目ごとに厚生労働大臣の承認を受けなければならない。申請する医薬品・医薬部外品・化粧品が，その名称・成分・分量・構造・用法・用量・使用方法・効能・効果・性能・副作用その他の品質・有効性・安全性に関する審査の結果，承認されない場合がある❷。

(2) 承認を受けようとする者は，申請書に臨床試験の試験成績に関する資料などを添付して申請しなければならない。

(3) 審査においては，申請内容と，臨床試験の試験成績に関する資料に基づき，品質・有効性・安全性に関する調査が行われる。この調査は独立行政法人医薬品医療機器総合機構(◐ 178ページ)に行わせることができる。

● **先駆け審査指定制度など**　世界に先がけて開発され治験早期段階で著明な有効性が見込まれる医薬品等を優先審査する制度や，小児の用法用量の設定など**特定用途医薬品等への優先審査**，患者数が少ないことなどにより治験が長期化する医薬品等を一定の有効性・安全性を前提に承認する**条件付き早期承認制度**がある。

● **特例承認**　厚生労働大臣は，国民の生命・健康に重大な影響を与えるおそれがある疾病の蔓延その他の健康被害の拡大を防止するため緊急に使用する必要がある医薬品・医療機器であり，その使用以外に適当な方法がなく，かつ，外国で販売・授与などが認められている医薬品・医療機器で政令で定めるものについては，特例として製造販売の承認を与えることができる。

再審査・再評価

製造販売の承認を受けた新医薬品は，希少疾病用医薬品は6年から10年の間で，その他は6年内で再審査を受けなければならない。また，厚生労働大臣が**薬事・食品衛生審議会**の意見を聴いて指定し公示した医薬品は，有効性などについて再評価を受けなければならない。

医療機器の販売・貸与・修理・情報提供

高度管理医療機器・管理医療機器・一般医療機器・体外診断用医薬品は，第一種から第三種医療機器および体外診断用医薬品の製造販売業許可を受けた者でなければ製造販売してはならない(民間の第三者機関による登録認証制度がある)。この許可は，政令で5年ごとに更新を受けなければならない。

NOTE

❶**製造販売後安全管理**
　医薬品等の品質・有効性・安全性に関する事項など適正な使用のために必要な情報の収集・検討とその結果に基づく措置のことである。

❷次に該当するときは，承認は与えられない。
①医薬品・医薬部外品が効能・効果・性能を有すると認められないとき。
②効能・効果・性能に比して著しく有害な作用があり，使用価値がないと認められるとき。
③不適当なものとして厚生労働省令で定める場合に該当するとき。

再生医療品等の製造についても同様であり，均質でない再生医療等製品について，有効性・安全性が認められれば，特別に早期に条件・期限を付して製造販売承認を与えることができる。医療機器の製造などは登録制である。

f 医薬品の販売

医薬品の販売業

　薬局ではすべての医薬品の販売をすることができる。薬局開設者以外の者で，医薬品の販売業を営もうとする者は，都道府県知事の許可を受け，**6年**ごとにその更新を受けなければならない。医薬品の販売業は，①店舗販売業，②配置販売業，③卸売販売業の3つに分かれている。

● **店舗販売業**　要指導医薬品・一般用医薬品を店舗において販売し，授与する業務（いわゆるふつうの薬店のことである）で，都道府県知事等（都道府県知事・保健所設置市市長・特別区区長）が許可する。

● **配置販売業**　あらかじめ消費者に一般用医薬品を預けておき，そのうち使用したものについて，あとで代金を受け取る販売方法であって，配置区域の都道府県知事が厚生労働省令に従い許可する。都道府県の区域を管理する者は薬剤師または登録販売者でなければならない。

● **卸売販売業**　薬局開設者，医薬品の製造販売業者・製造者・販売業者または病院・診療所・飼育動物診療施設の開設者その他厚生労働省令で定める薬局開設者などに対し，医薬品を販売し授与する業務をいう。

販売方法の規制

　薬局開設者・店舗販売業者は店舗による販売・授与以外の方法で，配置販売業者は配置販売以外の方法で，医薬品販売などをしてはならない。ネット販売は店舗による販売である。なお，要指導医薬品は薬剤師が販売しなければならない。

● **登録販売者**　薬剤師がいない店舗において，一般医薬品のうち，第二類医薬品と第三類医薬品については，都道府県が実施する登録販売者試験に合格した登録販売者がいれば販売することができる❶。

g 医薬品等の基準と検定

● **日本薬局方**　厚生労働大臣は，医薬品の性状・品質の適正をはかるため，薬事・食品衛生審議会の意見を聴いて**日本薬局方**を定め，公示する。日本薬局方は，医療に使用される重要な医薬品について，性状・品質についての基準と試験法などを国が定めた品質規格書である。第17改正（2016〔平成28〕年3月）には，医療上重要な医薬品が収載されている❷。

● **医薬品等の基準**　厚生労働大臣は，保健衛生上特別の注意を要する医薬品・再生医療等製品について製法・性状・品質・貯蔵法などの必要な基準を，医薬部外品・化粧品・医療機器についての性状・品質・性能などの必要な基準を設けることができる。

● **検定**　厚生労働大臣の指定する医薬品・再生医療等製品・医療機器は，厚生労働大臣の指定する者の検定に合格しなければ販売・授与できない。

NOTE

❶1874（明治7年）の医制発布により薬を調合・販売する人や店である薬種商は開業規制をされていたことからわかるように，近代国家において医薬品の取締りは基本的な任務である。2009（平成21年）から店舗販売業・配置販売業は薬剤師または登録販売者の配置が求められる登録販売者制度にかわった。

❷日本薬局方は法律上少なくとも10年ごとに検討が行われる。最新の改正は2021（令和3）年に行われた。

h 医薬品等の取扱い

毒薬・劇薬

医薬品のなかでもとくに危険なものを毒薬・劇薬として厳重に規制している。**毒薬**❶とは，生命・健康に害を及ぼす性質が強いものとして厚生労働大臣が指定する医薬品である。毒薬の容器には，黒地に白枠・白字で品名と「毒」の文字を記載しなければならない。

劇薬❷とは，激しく強い作用をもつものとして厚生労働大臣が指定する医薬品である。劇薬の容器には白地に赤枠・赤字でその品名と「劇」の文字を記載しなければならない。毒物と劇物は表示の色が異なる（◗185ページ）。

毒薬・劇薬の販売・授与にあたっては，譲受人から一定の事項を記載した文書の交付を受けなければならない。また，毒薬・劇薬は14歳未満の者その他安全な取扱いに不安のある者には交付してはならない。毒薬・劇薬の貯蔵・陳列はほかの物と区別し，毒薬については鍵をかけなければならない。

処方箋医薬品

厚生労働大臣の指定する処方箋医薬品について，医師・歯科医師・獣医師から処方箋の交付を受けた者以外の者には正当な理由なく販売・授与してはならない。

記載事項の規制

医薬品は，容器・被包に製造販売業者の住所・氏名・名称，品名・製造番号・製造記号その他一定の事項を記載し，厚生労働大臣の指定する医薬品には使用期限を表示しなければならない。

添付書類・容器などには，用法・用量・使用および取扱い上必要な注意，厚生労働大臣が指定する医薬品にあっては，「注意－人体に使用しないこと」などの注意その他一定の事項を記載しなければならない。また，虚偽または誤解をまねくおそれのある事項，承認を受けていない効能・効果などを記載してはならない。

危害のおそれのある医薬品の販売・授与の禁止

日本薬局方の基準に合わない医薬品，承認を受けた内容と異なる医薬品，厚生労働大臣の定める基準に合わない医薬品その他危害を生ずるおそれのある一定の医薬品は，販売・授与が禁止されている。

また，貯蔵・陳列にあたっては，ほかのものと区別しなければならない。

医薬部外品・医療機器などの規制

医薬部外品・化粧品・医療機器・再生医療等製品についても，おおむね医薬品と同様の規制が行われている。とくに医療機器については，その高度化・複雑化に対応した安全対策の充実をはかるために，一段と強い規制が行われている。

i 医薬品等の広告

誇大広告などの禁止

医薬品等の名称・製造方法・効能・効果・性能に関しては，明示的・暗示

NOTE

❶毒薬
毒物（◗184ページ）とは異なる。

❷劇薬
劇物とは異なる。

的を問わず虚偽または誇大な記事を広告❶・記述・流布をしてはならない。また，医薬品等の効能・効果・性能について，医師などが保証したと誤解されるおそれのある記事を広告・記述・流布してはならない。医薬品等に関して，堕胎を暗示し，またはわいせつな文書・図画を用いてはならない。

特定疾病用医薬品の広告制限など

がん・肉腫・白血病などに使用される医薬品・再生医療等製品で，医師・歯科医師の指導のもとに使用されるのでなければ危害を生ずるおそれの大きいものの広告には，医薬関係者だけを対象とするなど一定の制限がある。また，製造の承認を受けていない医薬品・医療機器・再生医療等製品は，名称・製造方法・効能・効果・性能について広告することは禁止されている。

j 監督など

立入検査・廃棄処分

厚生労働大臣・都道府県知事・保健所設置市市長・特別区区長は，必要があるときは各権限に基づいて，薬局・病院・診療所の開設者，医薬品等の製造販売業者・製造業者，医療機器の修理業者などに対して報告をさせ，構造設備・帳簿書類などについて立入検査を行い，関係者に質問し，試験のために物品を収去し，製造販売・輸入の承認を取り消されたものまたは不良品の廃棄・回収を命ずるなどの措置をとることができる。緊急の場合には当該職員に廃棄・回収その他必要な処分をさせることができる。このため国・都道府県・保健所設置市・特別区に**薬事監視員**がおかれている。

緊急命令，承認の取消しなど

厚生労働大臣は，保健衛生上の危害の発生または拡大防止のため必要があるときは，医薬品等の販売・授与を一時停止するなど応急の措置を命ずることができる。一度製造・輸入の承認を与えたものでも，効能・使用価値がなくなったときなど一定の事由に該当するとき，保健衛生上必要があるときは，承認の取消し・変更などの措置をとることができる。

改善命令など

厚生労働大臣・都道府県知事は必要があるときは，医薬品等について検査を受けさせ，構造・設備の改善，施設の使用の禁止や管理者・責任技術者の変更などを命ずることができる。

許可の取消し，業務の停止

厚生労働大臣・都道府県知事は，医薬品等の製造販売業者，医療機器修理業者，医薬品の販売業者，薬局開設者などに法令の違反があったときは，許可を取り消し，または業務の全部または一部の停止を命ずることができる。

k 医薬品等の安全対策

情報の収集・提供

(1)医薬品・医療機器・再生医療等製品の製造販売業者・卸売販売業者などは，有効性・安全性に関する事項その他医薬品・医療機器・再生医療等製品の適正な使用に必要な情報を収集し，検討して，これを薬局開設者，

NOTE

❶厚生労働省医薬・生活衛生局長から医薬品等適正広告基準が出されており，名称や用法，効果の表現などに細かい基準がある。

病院・診療所，医薬品販売業者・医療機器販売業者，医師・薬剤師その他の医薬関係者に提供するよう努めなければならない。

(2) 薬局開設者，医薬品販売業者・医療機器販売業者は，一般の購入者・使用者に対し，医薬品・医療機器の適正な使用に必要な情報を提供するよう努めなければならない。

▌副作用などの報告

医薬品等の製造販売業者などは，医薬品等について，副作用によるものと疑われる疾病・障害・死亡の発生，使用によるものと疑われる感染症の発生その他の医薬品等の有効性・安全性に関する事項で厚生労働省令で定めるものを知ったときは，厚生労働大臣に報告しなければならない。

▌治験の取扱い

(1) 薬物・機械器具等を対象とする**治験**を依頼する者またはみずから治験を実施する者は，厚生労働大臣に治験の計画を届け出，厚生労働省令の基準に従って行い，依頼を受けた者またはみずから治験を実施する者は厚生労働省令の基準に従って治験をし，これを管理しなければならない。

(2) 治験を依頼した者などは，対象薬物についてその副作用によると疑われる疾病・障害・死亡の発生，その使用によると疑われる感染症の発生など薬物・機械器具等の有効性・安全性に関する事項で厚生労働省令で定めるものを知ったときは厚生労働大臣に報告しなければならない。

(3) 厚生労働大臣は，治験の対象とされる薬物・機械器具等の使用による保健衛生上の危害の発生・拡大を防止するために必要があるときは，治験の依頼をした者などまたは治験の依頼を受けた者に対し，治験の依頼の取消し・変更，治験の中止・変更など必要な指示をすることができる。

▌指定薬物の規制

興奮などの作用を有する蓋然性が高く，保健衛生上の危害が発生するおそれがある薬物を，指定薬物として厚生労働大臣が指定する。いわゆる危険ドラッグの成分のうち，健康被害が生じるおそれのある物質である。

指定薬物について，医療など以外の用途に供するための製造・輸入・所持・使用などを禁止し，医療などに使用する者を対象に行う場合のほかは広告を禁止する。厚生労働大臣・都道府県知事は，指定薬物である疑いがある物品を発見した場合に，当該物品の製造などをする者に対し，当該物品が指定薬物であるかどうかの検査を受けるべきことを命ずることができ，検査の結果の通知を受けるまでの間，当該物品の製造などを禁止することを命ずることができる。

L 国民が受ける医療の質の向上のための医療機器の研究開発及び普及の促進に関する法律
（平成 26 年法律第 99 号）

本法は有効で安全な医療機器を迅速に実用化し，国民が受ける医療の質を向上させるため，医療機器の研究開発・普及に関し，外国での実用化に遅れないようにするなどの基本理念を定め，国などの責務を明らかにする。研究

開発・普及の促進策の基本事項を定め，施策を総合的・計画的に推進する。

◆ 国立研究開発法人医薬基盤・健康・栄養研究所法
（平成 16 年法律第 135 号）

医薬品技術・医療機器等技術に関し，生物資源の開発を含む研究や民間の研究開発の振興など医薬品・医療機器などの技術向上のための基盤の整備を担う**医薬基盤研究所**と，国民の健康の保持・増進，栄養・食生活の調査研究などを行う**国立健康・栄養研究所**をもつ独立行政法人を設置する法律である。

B 人などの組織を用いた医療関連法

■ 安全な血液製剤の安定供給の確保等に関する法律（昭和 31 年法律第 160 号）

かつては採血及び供血あっせん業取締法といわれていたが，**薬害エイズ事件**をふまえ 2002（平成 14）年に内容と名称が改正された。本法の目的は血液製剤❶の安全性の向上，安定供給の確保と適正な使用の推進のために必要な措置を講ずるとともに，人の血液の利用の適正と献血者等（献血をする者などの被採血者）の保護をはかるため規制を行い，国民の保健衛生の向上に資することである。

▌ 血液製剤に関する基本理念
(1) 原料である血液の特性に鑑み，安全性の向上につねに配慮して，製造され供給され使用されなければならない。
(2) 国内自給❷が確保されることを基本とするとともに，安定的に供給されるようにしなければならない。
(3) 献血により得られる血液を原料とする貴重な製剤であり，血液の特性に鑑み，適正に使用されなければならない。

▌ 禁止事項
血液製剤の原料とするため，または治療行為・輸血・医学的検査・学術研究のために採血する場合のほかは，業として人体から採血することは禁止されている。また人体から採取した血液を原料として，血液製剤またはその副産物以外の物を製造することも禁止されている。

▌ 業の許可
血液製剤の原料とするために業として人体から採血しようとする者は，採血を行う採血所ごとに厚生労働大臣の許可を受けなければならない。ただし，病院・診療所で診療のために用いる血液製剤の原料として採血する場合は許可の必要はない。

厚生労働大臣は，献血者等の保護と血液の利用の適正を期するため必要があるときは，許可を受けた採血事業者に対し，採血量その他の事項について必要な指示をすることができる。

NOTE

❶血液製剤
　人血漿その他の人体から採取された血液を原料として製造される医薬品である。本法の施行規則で，輸血に用いる人全血液・合成血など，人血漿，人血清アルブミン，人免疫グロブリンなどが定められている。
❷国内で使用される血液製剤が原則として国内で行われる献血により得られた血液を原料として製造されることをいう。

178 第5章　薬務法

採血

(1) 何人(なにびと)も有料で，人体から採血し，または人の血液の提供のあっせんをしてはならない[1]。

(2) 血液製剤の原料である血液または輸血のための血液を得る目的で人体から採血しようとする者は，あらかじめ献血者等について所定の方法による**健康診断**を行わなければならない。貧血者・年少者・妊婦その他厚生労働省令で定める者で，採血が健康上有害であるとされる者から採血してはならない。

(3) 厚生労働大臣・都道府県知事は必要があるときは，採血事業者から報告を徴し，職員に立入検査をさせ，関係者に質問させることができる。

(4) 厚生労働大臣は，採血関係業務の運営に関し改善が必要であると認めるときは，採血事業者に対し改善に必要な措置をとることを命ずることができる。また，採血事業者が法令または法令に基づく命令・指示に違反したときは，許可の取消し，業務の停止を命ずることができる。

(5) 患者に輸血するため，または血液製剤の原料とするため健康人から採血する行為は，十分な医学的知識を有する者が行わないと人体を損傷するおそれがあることから，業として人体から採血することは医療・歯科医療以外の目的で行われる場合であっても，本法により医師法の規定による医業(◉74ページ)に該当するとされている。

> **NOTE**
> [1] いわゆる**売血の禁止**である。1964(昭和39)年に当時のライシャワー駐日米国大使が暴漢に刺された事件があった。そのとき手術に使われた輸血が売血によるものであり，大使が肝炎を発症したことから売血禁止の機運が高まった。

C　薬害被害者の救済など

独立行政法人医薬品医療機器総合機構法
(平成14年法律第192号)

　医薬品医療機器総合機構は，許可医薬品の副作用または許可生物由来製品を介した感染等による**健康被害の迅速な救済**をはかり，**医薬品等の品質・有効性・安全性の向上に資する審査**などの業務を行い，もって国民保健の向上に資することを目的としている(従来の医薬品副作用被害救済・研究振興調査機構の事業を承継)。**許可医薬品の副作用**とは，許可医薬品が適正に使用された場合においても人に発現する有害な反応をいう。

健康被害の救済

　同機構は**医薬品副作用被害救済制度**と**生物由来製品感染等被害救済制度**により，①副作用・感染などによる疾病・障害・死亡に関し医療費・医療手当・障害年金・障害児養育年金・遺族年金・遺族一時金・葬祭料などの給付，②受給者の保健福祉事業，③拠出金の徴収などの業務を行う。また，スモンなど既発生被害の救済，血液製剤によるエイズ患者などの救済の業務を行っている。

医薬品等の審査など

　同機構は，**医薬品等**(医薬品・医薬部外品・化粧品・医療機器・再生医療等

製品)の**品質・有効性・安全性**の調査などに関し，①厚生労働大臣の委託を受けて，医薬品等の品質・有効性・安全性の確保などに関し調査・審査を行う，②民間で行われる医薬品等の治験，安全性に関する試験，医薬品等の使用成績などの調査に関して指導・助言を行う，③医薬品等の品質・有効性・安全性に関して情報を収集し整理し提供し相談に応ずるなどの業務を行う。

麻薬・毒物などの法

a 麻薬及び向精神薬取締法(昭和 28 年法律第 14 号)

本法は当初，麻薬取締法として制定された。麻薬は，医薬品として非常に高い価値をもち，鎮痛薬として医療上欠くことのできないものである。反面，連用すると習慣性になりやすく保健衛生上のみならず，社会生活上の弊害はおそるべきもので，しばしば犯罪に結びつくため，世界各国は協力して取締りを行っている。麻薬取締りについて日本も加入する多くの国際条約があり，本法はこれら条約などに基づいて制定された。

近年，世界的に睡眠薬・精神安定剤など向精神薬の濫用(乱用)が増加しているため，**向精神薬の乱用防止**をはかるべく**向精神薬に関する条約**(平成2年条約第7号)の批准にあわせて，1990(平成2)年に本法の大幅な改正が行われ，法律名も改められた。

● **目的・定義** 本法の目的は麻薬・向精神薬の輸入・輸出・製造・製剤・譲渡などについて必要な取締りを行うとともに，麻薬中毒者について必要な医療を行うことなどによって麻薬・向精神薬の濫用による保健衛生上の危害を防止し，もって公共の福祉の増進をはかることである。本法における用語の定義を◯表 5-3 に示す。

◆ 免許など

▍麻薬取扱者の免許

麻薬を取り扱うには，厚生労働大臣・都道府県知事の免許を受けなければ

---

column　おもな薬害

1960(昭和 35)年前後の睡眠薬サリドマイドによる催奇性薬害や，1955(昭和 30)年〜1970(昭和 45)年ごろのキノホルム整腸剤によるしびれ・視力障害(スモン)，1985(昭和 60)年ごろまでに HIV が混入した血液凝固因子製剤が原因で多くの血友病患者が HIV に感染した薬害エイズ事件などがある。

このような歴史からスモン後に被害救済法ができたように被害救済が行われた。

上記のほかにも終戦直後のジフテリア予防接種による毒素被害，1970(昭和 45)年ごろのマラリア薬クロロキンによる網膜症など多くの薬害が発生している。

● 表 5-3　麻薬及び向精神薬取締法の用語の定義

用語	定義の内容
麻薬	ヘロイン・モルヒネ・コデイン・コカ葉・コカインその他本法で定められているもの。
家庭麻薬	1,000 分中 10 分以下のコデイン・ジヒドロコデインまたはこれらの塩類を含有し，これら以外の麻薬を含有しないもの。家庭麻薬は弊害が少ないため麻薬から除かれ，製造の段階までを取締り，その後は一般に医薬品として扱われている。
麻薬取扱者	麻薬取扱者とは，**麻薬施用者・麻薬管理者・麻薬研究者**・麻薬輸入業者・麻薬輸出業者・麻薬製造業者・麻薬製剤業者・家庭麻薬製造業者・麻薬元卸売業者・麻薬卸売業者・麻薬小売業者など，麻薬を業務上または研究上取り扱う者。そのうち，麻薬施用者・麻薬管理者・麻薬研究者以外を**麻薬営業者**という。
麻薬施用者	都道府県知事の免許を受けて，疾病の治療の目的で，業務上麻薬を施用し，施用のため交付し，または麻薬を記載した処方箋を交付する者。施用とは，注射・経口投与・塗擦などの方法によって麻薬を直接身体に用いることである。
麻薬管理者	都道府県知事の免許を受けて，麻薬診療施設で施用され，施用のため交付される麻薬を業務上管理する者。
麻薬研究者	都道府県知事の免許を受けて，学術研究のため，麻薬原料植物を栽培し，麻薬を製造し，または麻薬・あへん・ケシがらを使用する者。
麻薬業務所	麻薬取扱者が業務上または研究上，麻薬を取り扱う店舗・製造所・製剤所・薬局・病院・診療所・飼育動物診療施設・研究施設。
麻薬診療施設	麻薬施用者が診療に従事する病院等(病院・診療所・飼育動物診療施設)。
麻薬研究施設	麻薬研究者が研究に従事する研究施設。
麻薬中毒	麻薬・大麻・あへんの慢性中毒。その状態にある者を麻薬中毒者という。
向精神薬	ジアゼパム・バルビタール・LSD・ペンタゾシンその他本法で定められているもの。
向精神薬取扱者	向精神薬輸入業者，向精神薬輸出業者，向精神薬製造製剤業者，向精神薬使用業者，向精神薬卸売業者，向精神薬小売業者，**病院等の開設者**，**向精神薬試験研究施設設置者**など向精神薬を業務上または研究上取り扱う者。そのうち，病院等の開設者，向精神薬試験研究施設設置者以外の向精神薬取扱者を**向精神薬営業者**という。
向精神薬営業所	向精神薬営業者が業務上向精神薬を取り扱う店舗・製造所・製剤所・薬局。
麻薬向精神薬原料	無水酢酸・アントラニル酸その他本法で定められているもの。

ならない。**麻薬施用者・麻薬管理者・麻薬研究者**・麻薬卸売業者・麻薬小売業者の免許は都道府県知事が，そのほかの麻薬取扱者の免許は厚生労働大臣が，麻薬業務所ごとに与える。

　麻薬施用者の免許資格は，医師・歯科医師・獣医師であり，**麻薬管理者**の免許資格は，医師・歯科医師・獣医師・薬剤師である。麻薬施用者・麻薬管理者の免許の有効期間は，免許の日から翌々年の 12 月 31 日までである。

▌向精神薬取扱者の免許または登録

　向精神薬を取り扱うには，病院等の開設者を除き，厚生労働大臣・都道府県知事の免許または登録を受けなければならない。

　向精神薬卸売業者・向精神薬小売業者の免許は都道府県知事が，そのほかの向精神薬営業者の免許は厚生労働大臣が，向精神薬営業所ごとに与える。有効期間は，都道府県知事免許は 6 年，厚生労働大臣免許は 5 年である。

　向精神薬試験研究施設設置者の登録は，国が設置する施設については厚生労働大臣が，そのほかの施設については都道府県知事が，試験研究施設ごと

に行う。

　医薬品医療機器等法の規定により，薬局および医薬品の卸売販売業の許可を得た者（ ◐ 170，173ページ）は，向精神薬卸売業者または向精神薬小売業者の免許を受けた者とみなされる。

◆ 麻薬などの取扱い上の規制

▌麻薬取扱い上の規制

● 禁止行為　麻薬研究のため厚生労働大臣の許可を受けた者が行う場合を除いては，ジアセチルモルヒネまたはその塩類❶を含有する麻薬の輸出入・製造・所持・施用などをしてはならない。あへん末の輸出入および麻薬原料植物の栽培をしてはならない。

● 厚生労働大臣の許可　麻薬の輸出入・製造・製剤・小分けは，厚生労働大臣の許可が必要である。

● 施用・麻薬処方箋　麻薬施用者でなければ，麻薬を施用し施用のため交付し麻薬を記載した処方箋を交付してはならない。麻薬施用者は疾病の治療以外の目的でこれらの行為をしてはならない。麻薬・あへんの中毒者は，治療の目的であっても麻薬の施用などを行ってはならない。

　麻薬を記載した処方箋には，患者の氏名，麻薬の品名・分量・用法・用量，麻薬施用者の氏名，免許証の番号，その他厚生労働省令で定める患者の住所，処方箋の使用期間，処方箋の発行年月日，病院・診療所の名称・所在地（ただし院内処方箋の場合は，処方箋の発行年月日だけでよい）を記載して記名押印または署名をしなければならない。麻薬を施用し，または施用のため交付したときは，診療録に患者の氏名・住所・病名・主要症状，麻薬の品名・数量・施用または交付の年月日を記載しなければならない。

● 麻薬診療施設の麻薬管理　2人以上の麻薬施用者が診療に従事する麻薬診療施設の開設者は，麻薬管理者1人をおき，**麻薬管理者**は帳簿を備え所定の事項を記載し，毎年11月30日までに一定の事項を都道府県知事に届け出なければならない。**麻薬施用者**は，麻薬管理者の管理する麻薬以外の麻薬を施用・交付してはならない。

● 事故などの届出　麻薬施用者・麻薬管理者は，所有・管理する麻薬に滅失・盗難・所在不明などが生じたときは，すみやかに都道府県知事に届け出なければならない。

● 鍵つきの保管　麻薬は，業務所内において麻薬以外の医薬品（覚醒剤を除く）と区別し，**鍵**をかけた堅固な設備内に保管しなければならない。

● 医師の届出　医師は，受診者が麻薬中毒者であると診断したときは，すみやかに患者の氏名・住所・年齢その他の事項を都道府県知事に届け出なければならない。

● 麻薬のゆずり渡しの禁止　**麻薬小売業者**は，麻薬について麻薬処方箋を所持する者以外にゆずり渡してはならず，処方箋により調剤されたもの以外をゆずり渡してはならない。

NOTE

❶いわゆるヘロインのことである。

向精神薬取扱い上の規制

● **製造などの免許**　向精神薬の乱用を防止するため，向精神薬の輸出入・製造・製剤・小分け・ゆずり渡しは，法律に別段の定めがある場合を除き，免許を得た者でなければ行うことができず，また特定の場合には，そのつど厚生労働大臣の許可を要するなど厳重な規制が行われている。

● **保管・廃棄の規制**　向精神薬取扱者は厚生労働省令で定めるところにより，向精神薬を保管し，廃棄し，その他必要な措置を講じなければならない。

● **向精神薬取扱責任者**　向精神薬営業者は，営業所ごとに薬剤師その他政令で定める資格を有する向精神薬取扱責任者をおかなければならない。

● **記録**　病院等の開設者および向精神薬小売業者は，ゆずり渡し，ゆずり受けまたは廃棄した向精神薬❶の品名・数量，年月日，ゆずり渡しまたはゆずり受けた相手方の氏名(名称)・住所を記録しておかなければならない。

● **ゆずり渡しの禁止**　向精神薬小売業者は，向精神薬処方箋を所持する者以外の者に向精神薬をゆずり渡してはならない。また，その処方箋により調剤された向精神薬以外の向精神薬をゆずり渡してはならない。

● **薬物犯罪の取締り**　規制薬物❷にかかる薬物犯罪は，**国際的な協力の下に規制薬物に係る不正行為を助長する行為等の防止を図るための麻薬及び向精神薬取締法等の特例等に関する法律**(平成3年法律第94号)によって厳重に取り締まられている。

> **NOTE**
> ❶処方箋を所持する者にゆずり渡した向精神薬その他一定の向精神薬を除く。

> **NOTE**
> ❷麻薬・向精神薬・大麻・あへん・覚醒剤などをいう。

◆ 監督

▋ 免許の取消し，業務の停止

　厚生労働大臣・都道府県知事は，麻薬取扱者・向精神薬取扱者が法律の規定・処分に違反し，またはその他一定の事項に該当するときは，免許を取り消し，業務・研究の停止を命ずることができる。

▋ 報告の徴収

　厚生労働大臣・都道府県知事は，必要があるときは，麻薬取扱者・向精神薬取扱者などから報告を徴し，麻薬業務所・向精神薬営業所・病院等・向精神薬試験研究施設などに立ち入り，帳簿などの物件を検査し，関係者に質問し，麻薬・家庭麻薬・向精神薬またはその疑いのある物件を収去することができる。

▋ 麻薬取締官・麻薬取締員

　麻薬に関する取締りを行うため，厚生労働省に**麻薬取締官**が，都道府県に**麻薬取締員**がおかれている。麻薬取締官は，全国8ブロックの地方厚生局に配置されている。麻薬取締官・麻薬取締員は立入検査をするとともに，この法律や，大麻取締法，あへん法，覚醒剤取締法，国際的な協力の下に規制薬物に係る不正行為を助長する行為等の防止を図るための麻薬及び向精神薬取締法等の特例等に関する法律，刑法❸において定められている，あへん煙に関する犯罪について司法警察職員としての職務を行う❹。

> **NOTE**
> ❸刑法(第14章)に，あへん煙の輸入・製造・販売・所持・吸食などを処罰する規定がある。
> ❹この場合には，小型武器の携帯が認められている。

D. 麻薬・毒物などの法 **183**

◆ 麻薬中毒者の入院措置

▋ 麻薬中毒者の診察・措置入院

　都道府県知事は，麻薬中毒者またはその疑いのある者について必要がある
と認めるときは，**精神保健指定医**（● 122 ページ）に診察させることができる。
診察した結果，受診者が麻薬中毒者であり，入院させなければ，麻薬・大
麻・あへんの施用を繰り返すおそれが著しいと認めたときは**麻薬中毒者医療
施設**（国立または都道府県立の精神科病院〔精神病室を含む〕，精神保健及び
精神障害者福祉に関する法律による指定病院。● 122 ページ）に強制的に入院
させて必要な医療を行うことができ，**措置入院**という。入院期間が 30 日を
こえる場合は麻薬中毒審査会の審査が必要であり，入院は最大限 3 か月まで
となる。

▋ 例外的な麻薬使用

　措置入院患者の治療については，前述の中毒者に対する麻薬の施用禁止の
例外として，一定の麻薬の施用が認められている。

▋ 費用

　措置入院者の医療費は，都道府県が 1/4 を，国が 3/4 を負担する。

b 大麻取締法（昭和 23 年法律第 124 号）

● **本法の目的**　麻薬の原料の**大麻草❶**とその製品の取締りを行うことであ
る。ただし，その成熟した茎・種子とそれらの製品を除く。

▋ 規制内容

(1) 大麻の栽培または研究を行うには，**大麻取扱者**として都道府県知事の免
　　許を受けなければならない。
(2) 大麻取扱者でなければ，大麻を所持，栽培，ゆずり渡し，ゆずり受け，
　　または研究のため使用してはならない。
(3) 何人（なにびと）も大麻から製造された医薬品を施用してはならない。大麻研究者が
　　厚生労働大臣の許可を受けて行う場合を除き，大麻を輸出入してはなら
　　ない。
(4) 厚生労働大臣・都道府県知事は，取締りの必要な場合は麻薬取締官・麻
　　薬取締員など職員に立入検査・物件の収去などを行わせることができる。

c あへん法（昭和 29 年法律第 71 号）

● **本法の目的**　医療用・学術研究用のあへんの供給の適正をはかるため，
あへんを**国の専売**とし，原料となる**ケシ**の栽培などについて必要な取締りを
行うことである。

▋ 規制内容

(1) ケシの栽培は，厚生労働大臣の許可を受けた**ケシ栽培者**でなければ行う
　　ことはできない。
(2) 何人も，あへん・ケシがらを吸食（吸引のこと）してはならない。
(3) 麻薬製造業者・麻薬研究者のあへん・ケシがらの管理に関する業務・方

▱ **NOTE**
❶学名は *Cannabis sativa* L.
である。

法は，麻薬の場合と同様である。

(4)厚生労働大臣・都道府県知事は必要があるときは，ケシ栽培者などから報告を徴し，また麻薬取締官・麻薬取締員・薬事監視員のうちから，指定する**あへん監視員**に立入検査，物件の収去などを行わせることができる。

▌刑法との関係

一般法である刑法では，あへんを精製してそのまま吸食できるようにしたあへん煙の輸入・製造・販売・所持・吸引などについて処罰の対象としているが，特別法であるあへん法のほうが規制範囲が広いために実際に適用されることが多い。

d 覚醒剤取締法(昭和26年法律第252号)

戦後著しく流行し弊害が多くなった覚醒剤❶の取締りを行うものである。
● **本法の目的**　覚醒剤の乱用による保健衛生上の危害を防止するため，覚醒剤・覚醒剤原料の輸出入・製造・所持・流通・使用に関して必要な取締りを行うことである。
● **覚醒剤**　フェニルアミノプロパン・フェニルメチルアミノプロパン，これらの塩類といずれかを含有する製剤。

▌規制内容

(1)覚醒剤・覚醒剤原料の製造を行うには厚生労働大臣の指定を，覚醒剤の施用・研究を行うには都道府県知事の指定を受けなければならない。

(2)覚醒剤の輸出入，覚醒剤製造業者以外の者の覚醒剤の製造，覚醒剤施用機関の医師または覚醒剤研究者以外の者の覚醒剤の使用は禁止されている。覚醒剤原料を輸入するには厚生労働大臣の指定を受けなければならない。ただし，入国する者が厚生労働大臣の許可を受けて，自己の疾病の治療のために携帯し，医薬品である原料を輸入する場合は例外である。原料の保管は鍵をかけた場所で行わなければならない。

(3)覚醒剤の保管は，鍵をかけた堅固な場所で行わなければならない。

▌報告・立入検査

厚生労働大臣・都道府県知事は，取締りのため必要があるときは，報告を徴し，麻薬取締官・麻薬取締員・薬事監視員に立入検査・物件の収去などを行わせることができる。

▌医薬品医療機器等法との関係

いわゆる**危険ドラッグ**(かつては脱法❷ドラッグや合法ハーブなどと法の網を逃れるような言われ方をされていたが，危険ドラッグに統一された)は，**医薬品医療機器等法の指定薬物**として規制されている。

e 毒物及び劇物取締法(昭和25年法律第303号)

本法の目的は毒物・劇物について保健衛生上の見地から必要な取締りを行うことである。**シンナー・爆発物**についても本法で規制が行われている。
● **毒物・劇物**　医薬品・医薬部外品以外のものであって，人や動物の生理

◻ NOTE
❶かつて「覚せい剤」と書いた。ヒロポンなどともいう。

◻ NOTE
❷脱法とは一見，法律にふれていないようなやり方ではあるが実際は法律が禁じていることを行うことをいう。似たような言葉の違法は法律・命令にそむくこと，不法は法にそむくことや人の道にたがうこと，無法は法に外れた道理のないことや乱暴なことをいう(新村出編：広辞苑，第7版，岩波書店，2018を参考に作成)。

機能に危害を与えるもの。その程度によって毒物と劇物に分かれている。毒物❶・劇物❷は，本法の別表で指定されている。

● **特定毒物**　毒物のうち，とくに人体に対する危険度の高いもの。ガソリンに添加する四アルキル鉛，農薬のパラチオン，殺鼠剤のモノフルオール酢酸ナトリウムなどであり，とくに厳重な規制が行われている。

▌規制内容

(1) 毒物・劇物の製造業・輸入業・販売業を営むには都道府県知事の，または販売業の店舗所在地の都道府県知事・保健所設置市長・特別区長の登録を受けなければならない。

(2) 特定毒物は，品目ごとに政令で定める特定毒物使用者と用途の場合，および都道府県知事(または指定都市の市長)の許可を受けた特定毒物研究者が学術研究の目的で使用する場合以外，使用が禁止されている。

(3) **毒物劇物営業者**は，事業施設ごとに資格をもつ**毒物劇物取扱責任者**をおき，毒物・劇物による保健衛生上の危害の防止にあたらせなければならない。

(4) **興奮・幻覚・麻酔**の作用のある毒物・劇物で，政令で定めるもの❸は，みだりに摂取・吸入・所持してはならない。

(5) **引火性・発火性・爆発性**のある毒物・劇物で，政令で定めるもの❹は，業務その他正当な理由がある場合を除いては所持してはならない。

(6) 毒物・劇物の貯蔵・運搬・陳列には危険防止に十分な措置をとらなければならない。販売・授与は，一定の文書と引きかえでなければならない。

(7) 毒物・劇物の容器・被包には，**医薬用外**の文字を，毒物には赤地に白色で**毒物**の文字を，劇物には白地に赤色で**劇物**の文字を表示するほか，名称・成分・含量その他必要な事項を表示しなければならない(毒物・劇物は前述の医薬品医療機器等法による毒薬・劇薬とは別のもので容器の表示も異なる)。

▌監督

　都道府県知事は，保健衛生上必要があると認めたときは，毒物劇物営業者・特定毒物研究者から報告を徴し，**毒物劇物監視員**に立入検査，物件の収去などを行わせることができ，法令または法令に基づく処分に違反した者に

▢ NOTE

❶毒物の例
　黄リン・水銀・ヒ素・クラーレ・ニコチン・硫化リンを含有する製剤など。

❷劇物の例
　アンモニア・塩化水素・亜硝酸塩類・過酸化水素・クレゾール・アニリン塩類・クロム酸塩類など。

▢ NOTE

❸トルエンならびに酢酸エチル，トルエンまたはメタノールを含有するシンナー・接着剤・塗料・充てん料のことである。

❹亜塩素酸ナトリウム・塩素酸塩類・ナトリウム・ピクリン酸のことである。

> **column**　**規制薬物の危険性**
>
> 　麻薬や規制薬物とされる薬物は，激痛緩和や精神科医療分野で適正に使用されれば大きな役割を果たすものもあるが，使い方を誤るときわめて危険である。脳・神経に作用するものが多く，脳の機能を抑制するものには，ケシからつくるヘロイン，アヘン，モルヒネがある。脳機能を活性化するものには，コカインなどの麻薬，向精神薬，大麻草からつくる大麻，漢方薬の麻黄からつくるヒロポンなどの覚醒剤，幻覚作用の合成薬 LSD などがある。一般的にはこれらを総称して麻薬ということもあるが，法律上は厳密に区別されている。

186　第5章　薬務法

は，登録または許可を取り消し，業務の停止を命ずることができる。

f 規制薬物の取締り

　麻薬や毒物などの規制薬物については，これまで述べたように厳重に規制されており，違反の場合には重い罰則が科されている。おもな薬物の違法行為への罰則の適用は▶表5-4のとおりであり，違法行為の重大さがわかるであろう。世界にはこれら薬物事犯に死刑を科す国も多く，このような薬物を安易に考えてはいけない。

▶表5-4　おもな規制薬物の取締罰則一覧

薬物名／俗称		根拠法	単純違法行為の最高刑　[懲役/罰金][1]			
			製造・輸入	譲渡	所持	使用
ヘロイン		麻薬及び向精神薬取締法	1～20 年	10 年以下	10 年以下	10 年以下
モルヒネ コカイン コカ葉 MDMA(以上麻薬)[2]		麻薬及び向精神薬取締法	1～10 年	7 年以下	7 年以下	7 年以下
LSD(向精神薬)[3]		麻薬及び向精神薬取締法	5 年以下	3 年以下	3 年以下	—[5]
大麻草 マリファナ ハシシ		大麻取締法	7 年以下	5 年以下	5 年以下	—[5]
あへん 生あへん ケシがら		あへん法[4]	1～10 年 ケシ栽培を含む	7 年以下	7 年以下 場所提供 5 年以下	7 年以下
	あへん煙(膏) あへん吸引道具 あへん吸引場所提供	刑法[4]	6 月～7 年 3 月～5 年	1 年以下 3 月～5 年	1 年以下 3 月～5 年 3 年以下	3 年以下
覚醒剤 アンフェタミン シャブ ヒロポン		覚醒剤取締法	1～20 年	10 年以下	10 年以下	10 年以下
指定薬物(危険ドラッグ，合法ハーブ，脱法ドラッグ)		医薬品医療機器等法	3 年以下/ 300 万円	3 年以下/ 300 万円	3 年以下/ 300 万円	3 年以下/ 300 万円
毒薬・劇薬		医薬品医療機器等法	3 年以下/ 300 万円	3 年以下/ 300 万円	1 年以下/ 50 万円	1 年以下/ 50 万円
毒物(黄燐，水銀，ヒ素) 劇物(塩化水素，クロロホルム)		毒物及び劇物取締法	3 年以下/ 200 万円	3 年以下/ 200 万円	3 年以下/ 200 万円	3 年以下/ 200 万円
シンナー		毒物及び劇物取締法	3 年以下/ 200 万円	2 年以下/ 100 万円	1 年以下/ 50 万円	1 年以下/ 50 万円

1）営利目的や営業で違法行為を行うと表よりもさらに重い罰が科されるほか，多額の罰金もあわせて科される。

2）3,4-methylenedioxymethamphetamine，3,4-メチレンジオキシメタンフェタミン

3）Lysergsäurediethylamid，リゼルグ酸ジエチルアミド

4）あへんについては，明治からある刑法と戦後の混乱期に取締り強化を目的にできたあへん法の2つの法律が事実上重なっているので，実際はあへん法が適用される。

5）単に規定がないだけであり，ほかの条文や法律で罰せられることに注意。

work 復習と課題

❶ 薬といわれるものにはどのような種類があるか，また，それらの規制はどうなっているかをまとめてみよう。

❷ 薬剤師は業務上どのような義務を負っているかをまとめてみよう。

❸ 病院における麻薬取扱者にはどのようなものがあるかをまとめてみよう。

❹ 医師が麻薬を施用する場合の注意事項をまとめてみよう。

❺ 麻薬・大麻・あへんの中毒者には看護職の免許が与えられない場合があるが，薬務法令におけるこれら薬品の規制について，まとめてみよう。

❻ 毒薬・劇薬，毒物・劇物は取扱い上どのような注意が必要かをまとめてみよう。

― 看護関係法令 ―

第 6 章

社会保険法

◆ 社会保険法を学ぶにあたって

■ 社会保険の理念

社会保険❶は，疾病や負傷を保険事故とする医療保障，介護を保険事故とする介護保障，高齢や障害などによる所得減少を保険事故とする所得保障などを，費用面の負担軽減を目的に保険原理❷で行うものである。

■ 保険の要素

保険❸では，保険者・被保険者・保険事故・保険料が大切な概念である。保険者とは，給付が必要な者に必要な給付を行い，財源として保険料の徴収を行う保険の運営主体であり，被保険者とは保険により守られるべき者で，保険料を負担し保険事故に該当したときは必要な給付を受けることができる者のことである。保険事故を誰が認定するのかも重要な要素である。

■ 医療保険などの種類

医療の費用を保障するものとして，基本となる健康保険法，自営業者などが加入する国民健康保険法，公務員や私立学校教職員が加入する国家公務員共済組合法・地方公務員共済組合法・私立学校教職員共済法，船員を対象とし対象事故の範囲も広い船員保険法，高齢者の医療を確保し医療費の調整を行う高齢者の医療の確保に関する法律，介護を保障する介護保険法がある。

■ 年金・手当

所得を保障する公的年金については，すべての国民を対象に基礎年金を給付する国民年金法，その上のせとしてサラリーマンを対象とする厚生年金保険法がある。また，年金同様に月を単位として支給される児童を対象とする児童手当や親の離死別家庭への児童扶養手当，障害児をもつ家庭への特別児童扶養手当を支給するための各法律がある❹。各手当法については第7章で記述している。

この章では医療や介護の費用保障と年金に関する各法律について記述する。

■ 改革

社会保障改革で，医療保険制度について国民健康保険の安定化のため，2018（平成30）年度から都道府県も保険者となり，患者申出療養が創設された。2019（令和元）年には，被保険者資格のオンライン一元管理，高齢者保健事業と介護予防の一体的実施，海外の被扶養者要件の見直しなどが行われ，2022（令和4）年には，後期高齢者の窓口負担の割合が見直される。

◆ 公費負担医療など

公費負担医療❺には，生活保護法の医療扶助のように全額公費つまり税金が負担する制度や医療保険の自己負担分を公費で負担する制度，あるいは自己負担を軽減する制度などがある❻。

また労働者災害補償保険のように，そもそも健康保険法が適用されない制度もある。これら制度をまとめてみると次のとおりである。

①**全額を税金で負担する制度** 生活保護法の医療扶助，戦傷病者特別援護法の療養の給付と更生医療，感染症の予防及び感染症の患者に対する医療に

NOTE

❶社会保険
社会保険は社会保障を構成するヒト・モノ・カネのうち，カネである費用を担当する。

❷一般的に，大数の法則，収支相当の原則，公平の原則とそれに伴う諸原則をいうが，社会保険では人々の救済保護が優先されているため，これらの原則がある程度修正されている。

❸保険
サラリーマンが加入する職域保険と農業従事者や自営業者などが加入する地域保険に分類することもある。

NOTE

❹年金・手当の給付額や保険料・率などについては，物価の動向などにより変動があるので注意されたい。

❺公費負担医療
日本では，医療の費用保障について大部分を健康保険法などの医療保険各法が担っているが，感染症や精神障害者への医療などでは保険とは別に，税金でもまかなわれている。それらを公費負担医療という。

❻同じ法律でも疾患によって全額公費と保険優先が並存するものがある。たとえば原子爆弾被爆者に対する援護に関する法律では，認定疾患は全額公費とし，それ以外の疾患は保険優先で自己負担の一部を公費が負担する。公費は国の責任など公的関与の度合いが高いものに投入される。

関する法律(感染症法)の新感染症への医療，刑事収容施設及び被収容者等の処遇に関する法律の収容者への医療，など。

②**原因者などが拠出して負担する制度**　労働者災害補償保険法，公害健康被害の補償等に関する法律，自動車損害賠償保障法による自動車事故損害賠償責任保険，予防接種法，など。

③**医療保険が優先し自己負担分を軽減する制度**　感染症法，難病の患者に対する医療等に関する法律，障害者の日常生活及び社会生活を総合的に支援するための法律(障害者総合支援法)，児童福祉法，母子保健法，などがある。これらと少し異なるが，犯罪被害者等給付金の支給等による犯罪被害者等の支援に関する法律では国が被害者の負傷に対して健康保険や労災の給付部分を控除した額を給付する。

● **地方公共団体の独自の制度**　都道府県や市区町村でも，住民福祉の一環として独自の公費負担医療や医療費軽減策をとっているところが多い。

　以上のように医療費の自己負担の軽減のためにいろいろな施策がある。

A 医療・介護の費用保障

1 健康保険法(大正11年法律第70号)

　本法は，1922(大正11)年に制定され，1926(大正15)年から施行された。企業に雇用される被用者である被保険者と家族である被扶養者の疾病・負傷・死亡・出産に関して保険給付を行い，国民の生活の安定と福祉の向上に寄与することを目的とする。

● **ほかの制度との関係**　原則として業務上の事由または通勤による疾病・負傷などについては除かれる。労働者災害補償保険法(● 240ページ)により給付が行われるからである。さらに交通事故❶や公害など原因が明らかでほかの法体系により補償されるもの，あるいは介護保険の対象となっているものはそちらが優先される。

a 保険者

組合管掌と**全国健康保険協会管掌**(協会けんぽ)の2つの形態がある。

● **健康保険組合**　従業員が一事業所で700人以上または複数事業所で3,000人以上の大企業を対象として，単独または共同で厚生労働大臣の認可を受け**健康保険組合**を設立して保険者となり，自主的に運営を行うものである。なお管掌とは，管理・運営することで，保険料を集め給付を行うことである。

● **全国健康保険協会**　全国健康保険協会管掌は同協会を保険者とする制度で2008(平成20)年10月から始まった❷。保険料は都道府県を単位に算定する。

● **オンラインによる資格確認**　保険者間で被扶養者資格の情報を一元的に

NOTE

❶交通事故などの実際では，とりあえず健康保険が給付し，あとで保険者がほかの制度に支払いを求めることが多い。

NOTE

❷**政府管掌健康保険**

　2008年10月までは政府である社会保険庁が管掌したので，政府管掌健康保険(政管健保)といわれていた。

192 第6章 社会保険法

管理するオンライン資格確認が行われることになっている。
● **保健事業**　保険者は被保険者の健康増進のために保健事業を行い，労働安全衛生法などの健診情報を保健事業で活用できる。保険者が実施した特定健診などの情報を後期高齢者医療広域連合へ引き継ぐことができる。

b 被保険者・被扶養者

● **被保険者**　被保険者と被扶養者に対し給付が行われる。原則として常時5人以上❶の従業員を使用する事業所の被用者は強制的に**被保険者**❷となる。
● **被扶養者**　**被扶養者**は，被保険者の直系尊属・配偶者・子・孫・弟妹と同一世帯の三親等内の親族などであって，主として被保険者によって生計を維持され，国内に居住している者❸を原則とし，保険料は負担しない。ただし，年収106万円（月収8万8000円）以上，週20時間以上勤務などの条件を満たす者は被保険者になり被扶養者から外れる。

c 保険給付

▌給付の種類

　被保険者の保険給付は，**療養の給付**および**入院時食事療養費**・入院時生活療養費・保険外併用療養費・**療養費**・高額療養費・高額介護合算療養費・**訪問看護療養費**・傷病手当金・出産育児一時金・出産手当金・移送費・埋葬料の支給がある。**被扶養者**の保険給付は被保険者に準じて，家族療養費・入院時生活療養費・保険外併用療養費・高額療養費・**家族訪問看護療養費**・家族出産育児一時金・家族移送費・家族埋葬料の支給がある。

▌療養の給付

　被保険者が疾病にかかり，または負傷したときは次の給付が行われる。

- 診察
- 薬剤・治療材料の支給
- 処置・手術その他の治療
- 居宅における療養上の管理，療養に伴う世話その他の看護
- 病院・診療所への入院，その療養に伴う世話その他の看護

療養の給付には入院時の食事の提供である食事療養は含まれない。療養の給付は**保険医療機関**・**保険薬局**において，いわゆる**現物給付**として行われる。窓口で被保険者は費用の一部である3割を払う。給付率を参照されたい。

▌診療報酬

　保険医療機関・保険薬局が療養の給付を行った場合の報酬を**診療報酬**といい，その額は，厚生労働大臣が**中央社会保険医療協議会**に諮問して定める**診療報酬の算定方法**（平成20年厚生労働省告示第59号）によって算定することになっている。**医科・歯科・調剤**ごとの**診療報酬点数表**とよばれ，健康保険が適用されるすべての診療行為について点数が定められ，診療報酬はこの点数に基づいて算定する❹。1点の単価は全国一律に**10円**である。

▌入院時食事療養費など

　被保険者が入院時に受けた食事療養については，保険から医療機関に**入院**

NOTE

❶国・地方公共団体または法人の事業所では1人以上である。5人未満の場合は厚生労働大臣の認可を受けて任意に被保険者となることができる。

❷**任意継続被保険者**
　被保険者は退職後も2年間は保険料金額自己負担で任意継続被保険者となる方法もある。

❸海外留学している家族などは限定的に含まれる。

NOTE

❹介護報酬では単位といい，地域とサービスによって単価が異なることに注意してほしい。

時**食事療養費❶**が支給される。保険者が払う額は一般的に 180 円であり，食事療養に要する平均的な費用の額(640 円)から，患者が支払う**標準負担額**を控除した額である。標準負担額**❷**は厚生労働大臣が定めるもので，1 食につき，460 円である。標準負担額の金額はケースにより異なる。

療養病床に入院する 65 歳以上の高齢者の場合は，**入院時生活療養費**として支給される。食費は 1 食につき 460 円，居住費は 1 日につき 370 円などである。これらにはさまざまな費用負担類型がある。なお，この食事療養費は後述する高額療養費には含まれない。

給付率

給付の割合である給付率は **7 割**であり，**3 割**の**自己負担**がある。なお，**70 〜 74 歳**の高齢者の自己負担は **2 割**であり，75 歳以上の高齢者は後期高齢者医療制度(長寿医療制度)で **1 割**である。**就学前の児童**は **2 割**である。高齢者であっても，単身で年収 383 万円以上か，被扶養者がいる年収 520 万円以上の**高額所得者**は，自己負担が **3 割❸**である。

高額療養費

保険医療機関や薬局の窓口での自己負担については**高額療養費制度**がある。本制度により，同一世帯における複数の病院などの合計の療養費**❹**が著しく高額であって，ある 1 月における自己負担の合計が一定限度以上となる場合は，年齢や所得，入院・通院に応じて限度超過分が保険給付となる。

月の限度の基本額は，70 歳未満の場合で年収や標準報酬などにより，25 万 2600 円，16 万 7400 円，8 万 100 円，5 万 7600 円，3 万 5400 円と 5 段階に分かれる。たとえば 8 万 100 円の段階では，医療費が 26 万 7000 円をこえたときに，次の算式のようにこえた分の 1% を加算したものが限度額となる。

80,100 円 +(医療費 − 267,000 円)×1%

70 歳以上の限度額についても，所得の多い者の最高 25 万 2600 円から，住民税非課税世帯の外来 8,000 円(個人ごと)まで，所得に応じた区分が設けられている。後期高齢者医療も同様である。

高額療養費の支給を 1 年間に 3 回以上など多数受けている場合については，限度額を 14 万 100 円から 4 万 4400 円までとする基準が設けられている。また，介護保険の自己負担と合わせた年額 67 万円から 19 万円までの負担とする**高額医療・高額介護合算療養費制度**も設けられている。

療養費の支給

緊急その他やむをえない理由で，保険医療機関を利用できずにほかの医療機関で診療を受けた場合には，療養の給付にかえて**療養費**が支給される。これを**療養費払い**または**償還費払い**という。

訪問看護療養費

居宅において指定訪問看護事業者の訪問看護を受けたときは，訪問看護療養費が支給される。給付率は療養の給付と同じであり，高額療養費の適用がある。

介護保険の優先

被保険者・被扶養者に対する療養の給付，入院時食事療養費・入院時生活

NOTE

❶「入院時食事療養費に係る食事療養及び入院時生活療養費に係る生活療養の費用の額の算定に関する基準」(平成 18 年厚生労働省告示第 99 号)に基づく。
❷「健康保険及び国民健康保険の食事療養標準負担額及び生活療養標準負担額」平成 8 年厚生省告示第 203 号に基づく。

NOTE

❸2022 年度後半から単身の場合は，年収 200 万円以上の者などは 2 割となる。
❹食事負担や差額ベッド代などは療養費に含まれない。

療養費・保険外併用療養費・訪問看護療養費の支給にあたって，介護保険法も適用できる場合は介護保険法が優先される。

傷病手当金

療養のために仕事ができない場合には，賃金日額の 2/3 相当額が**傷病手当金**として 1 年 6 月の間支給される。

被扶養者の給付

被扶養者の疾病・負傷についても，被保険者と同じように現物給付を原則として**家族療養費**（食事療養については被保険者に同じ）・**家族訪問看護療養費**が支給される。給付率は被保険者と同様であるが，義務教育就学前の児童については **8 割**と高くなっている。また，被保険者と同様に高額療養費の制度がある。

移送費・家族移送費

被保険者・被扶養者が療養の給付を受けるため病院・診療所に移送された場合は，**移送費・家族移送費**が支給される。

保険外併用療養費

保険適用の療養と適用外の療養であるいわゆる**自由診療**とをあわせて受けることはできず，これを**混合診療❶の禁止**という。ただし，評価療養・患者申出療養・選定療養は，混合診療ではなく保険外併用療養費が支給される。

● **評価療養**　厚生労働大臣が定める高度の医療技術を用いた療養で保険給付の対象とすべきか否か評価する必要があるものを受けた場合の療養をいう。大学病院などの**先進医療**を提供する病院・診療所であって施設基準を満たす医療機関で，医薬品・医療機器の治験の診療，薬価基準収載前の承認医薬品の投与，収載医薬品の適用外使用などの先進医療を受けた場合などが該当する。先進医療部分の費用は自己負担となる。

● **患者申出療養**　保険適用を目ざすが国内で実績のない新しい治療や投薬を希望する場合に，臨床研究の拠点となる病院と相談し，病院作成の実施計画とともに国に申し出て，評価会議で審査承認されて治療する制度である。

● **選定療養**　被保険者・被扶養者である患者が自己の希望によって特別な療養を受けた場合であり，患者の選択によって**特別の療養環境に係る病室**（いわゆる差額ベッド）や**特別な医療材料**（歯科材料）などの提供を受けることが該当する。差額ベッド料などは自己負担である。

これらの場合，自己負担分を除いて，療養の給付または家族療養費にかえて同じ内容の療養が保険外併用療養費として保険から給付される。

出産に対する給付

本人・被扶養者が出産したときは，**出産育児一時金❷**または**家族出産育児一時金**が支給される。本人の出産で労務に服することができなかった一定期間は**出産手当金**が支給される。

死亡に対する給付

本人・家族が死亡したときは，**埋葬料**（5 万円）・**家族埋葬料**が支給される。

保険医療機関

療養の給付を担当する病院・診療所・薬局を**保険医療機関・保険薬局**とい

NOTE

❶混合診療とは，保険対象となる診療とならない診療を一緒に提供することである。患者に多額の自己負担をしいたり，科学的根拠のない医療を助長したりするおそれがあることから禁止されている。どうしても混合診療をする場合は全額が自己負担となる。

NOTE

❷産科医療補償制度に加入している医療機関であれば 42 万円である。

い，申請により厚生労働大臣が指定する。指定は取り消されることもある。

▐ 保険医など

保険医療機関・保険薬局で療養の給付の診療・調剤に従事する医師・歯科医師・薬剤師を**保険医・保険薬剤師**といい，厚生労働大臣の登録を受ける。

▐ 保険医療担当機関の義務

保険医療機関・保険薬局では，本法による療養の給付だけでなく，国民健康保険法・船員保険法・国家公務員共済組合法などに基づく療養の給付を担当する義務がある。保険医療機関・保険医・保険薬局・保険薬剤師は業務を行うにあたり，厚生労働省令である**保険医療機関及び保険医療養担当規則**（昭和32年厚生省令第15号）・**保険薬局及び保険薬剤師療養担当規則**（昭和32年厚生省令第16号）に従い，懇切ていねいに行わなければならない。

▐ 診療報酬の審査・支払い

診療報酬の請求・支払は医療機関と保険者間で個別に行うのではなく，健康保険法体系では**社会保険診療報酬支払基金**が仲だちの役割をする❶。同基金は医療機関から診療報酬の請求を受け，医療の質の向上のため公平かつ中立に内容を審査して保険者に請求し支払いを受け，それを診療報酬として医療機関に支払う。また，医療保険情報のデータ解析などを行う。

> **NOTE**
> ❶国民健康保険の場合は，各都道府県の国民健康保険団体連合会が担当する。

d 保険料と費用の負担

● **保険料**　保険料は保険制度を運営する費用の基本であり，被保険者の給与をもとに算定される標準報酬月額と賞与に対して課される。育児休業中の保険料は一定の要件を満たせば免除される。原則として被保険者と事業主が1/2ずつ折半（せっぱん）して負担する❷。被扶養者は保険料を負担しない。被保険者の保険料はいわゆる給料天引きとして賃金支給の際に差し引かれる。

● **国の負担など**　国は，予算の範囲内で保険事業の事務に要する費用を負担するほか，同じく予算の範囲内で事業の執行に要する費用の一部を補助している。

> **NOTE**
> ❷組合管掌の場合は，事業主の負担割合を多くしているところが多い。

e 国家公務員共済組合法（昭和33年法律第128号）・地方公務員共済組合法（昭和37年法律第152号）・私立学校教職員共済法（昭和28年法律第245号）

国家公務員・地方公務員・私立学校❸教職員などを対象として，医療保険業務のほかに職域年金業務もあわせて行う各共済組合についての法律である。これらの法律は，医療保険については健康保険と同じ内容で規定している。

> **NOTE**
> ❸私立学校のなかには，独立に健康保険組合をつくるものもある。

▐ 看護師に関する規定

公務員の共済2法には看護師に関する規定があり，一定の訪問看護事業所の看護師などは組合員・被扶養者の訪問看護事業などの事務を担当し，または指定訪問看護にあたらなければならないとされている。私立学校教職員共済法では，国民健康保険法や健康保険法と同様に，指定訪問看護事業所の看護師などは指定訪問看護に関し厚生労働大臣・都道府県知事の指導を受けなければならないこと，文部科学大臣は訪問看護療養費・家族訪問看護療養費

の費用の支払の適正化をはかるため必要な報告などを求めることができるとされている。

f 船員保険法（昭和14年法律第73号）

船員を対象とした総合的な社会保険制度であったが，船員数の減少に伴い，順次制度が改正され，船員保険の特性に応じた部分の給付を行う限定的な制度となっている❶。

2 国民健康保険法（昭和33年法律第192号）

1958（昭和33）年に制定され，1959（昭和34）年から施行されている法律である。国民健康保険（**国保**）には，市町村国民健康保険（**市町村国保**）と組合国民健康保険（**組合国保**）の2種類がある。市町村国保は，**市町村**（**特別区**）を単位とし，被用者以外の住民を対象とする。組合国保は，同種の事業に従事する者を組合員とする**国民健康保険組合**を単位とする。保険給付の対象となる保険事故と給付内容などは，健康保険と同じである。戦前の同名の法律とは異なる。

保険者

保険者は**都道府県・市町村**と**国民健康保険組合**である。2018（平成30）年度から都道府県は国民健康保険の財政運営を担い，市町村とともに保険者となった。国民健康保険組合は，医師・弁護士・建築業・理美容など同種の事業・業務の従事者を組合員に，都道府県知事の認可で設立された法人である。

被保険者

(1) 市町村国保の被保険者は，市町村に住所をもつ者❷などで健康保険など被用者保険の被保険者・被扶養者・生活保護受給者以外の者。世帯主と家族である。組合国保の被保険者は組合員と家族である。

(2) 健康保険と異なり，世帯主も家族も同じ被保険者であることに注意する。

給付

(1) **療養の給付**と**療養費の支給**の内容・給付率は，健康保険と同じである。また，健康保険と同じような**高額療養費**・入院時生活療養費・保険外併用療養費の制度がある。

(2) **入院時食事療養費・訪問看護療養費・移送費**も健康保険と同様である。

(3) 介護保険給付との関係も健康保険と同様に，介護保険が優先される。

(4) **出産育児一時金の支給，葬祭費の支給**（または葬祭の給付）は義務であるが，内容は保険者が条例で定める。**傷病手当金**などは保険者の任意である。

療養の給付は，健康保険と同様に保険医療機関・保険薬局において現物給付として行われる。

診療報酬

診療報酬の算定も，健康保険の場合と同じである。

NOTE

❶年金・雇用保険・労働者災害補償保険部分は他制度と統合され，健康保険相当部分は協会けんぽが運営している。

NOTE

❷住所地特例

特例として，他市町村にある病院・診療所・介護保険施設などに入院・入所したため，住所が変更になった者については，もとの市町村の被保険者とする。これを住所地特例という。

A. 医療・介護の費用保障　**197**

▌診療報酬の審査・支払い

健康保険法の場合とほぼ同様であるが，国民健康保険法体系にあっては，審査支払機関は各都道府県の**国民健康保険団体連合会**である。

▌保険料，費用負担

(1)**保険料❶**は，被保険者が負担し，世帯主か組合員が支払う。保険料の額・納期などは条例または組合規約で定めるが，おおむね収入を基準とする。

(2)国は，国民健康保険の事務に要する費用を負担するほか，市町村・国民健康保険組合に対して，療養の給付などに要する費用などの一部について補助を行い，国費がおよそ半分ほど投入されている。

> ☐ NOTE
> ❶市町村では地方税である国民健康保険税とすることができる。

3　高齢者の医療の確保に関する法律（昭和 57 年法律第 80 号）

医療保険制度について，国民皆保険を堅持し将来にわたり持続可能なものとするため，医療費適正化の総合的な推進，**後期高齢者医療制度**，**前期高齢者医療費財政調整**，保険者の再編・統合などを講ずるための法律である❷。

看護師などの医療の担い手は，高齢者医療の確保に関する各般の措置・施策・事業に協力しなければならないと定めている。

> ☐ NOTE
> ❷1982（昭和57）年に制定された老人保健法を2006（平成18）年に改正したものである。

▌経緯

旧老人保健法は 1982（昭和 57）年，老人福祉法（⊙ 221 ページ）から健康診査や老人医療支給などの老人保健制度を分離・強化し，各種保健事業を総合的に実施して，老人医療だけでなく，壮年期からの予防・リハビリテーションの保健サービスを一貫して行う目的で制定された。

旧老人保健法の制定により，それまで各種医療保険（⊙ 192 ページ）が行っていた療養の給付は，70 歳以上の者（一部 65 歳以上を含む）については，被保険者・組合員・被扶養者であってもこの法律で行われることになった。

2000（平成 12）年 4 月 1 日の介護保険法の施行に伴い，旧老人保健法により行われてきた老人保健施設療養費の支給は介護保険の施設介護サービス費の支給に移行するなど，大幅な改正が行われた。また，2002（平成 14）年の法律改正で老人医療受給対象者の年齢が 70 歳以上から**75 歳以上**に引き上げられた。

さらに，2006（平成 18）年 6 月の大改正で法律名が現在の名称にかわり，2008（平成 20）年 4 月から，75 歳以上の全員が加入する新保険である**後期高齢者医療制度（長寿医療制度）**が創設され，都道府県ごとに**医療費適正化計画**をつくり，入院日数短縮や生活習慣病予防に取り組むほか，40 歳以上の者の健康診断や保健指導を医療保険者が行うこととなった。**介護療養型医療施設**は 2024 年 3 月 31 日までに廃止することとされたほか，療養病床の高齢者の食費・居住費の負担を見直す一方で，患者負担を 2 割に軽減する対象年齢を義務教育就学前までに拡大するなどの措置も講じられた。

▌本法の目的

本法の目的は高齢期の適切な医療の確保をはかるため，医療費の適正化を

推進する計画の作成と保険者による健康診査などの実施措置を講ずるとともに，高齢者の医療について，国民の共同連帯の理念などに基づき，前期高齢者にかかる保険者間の費用負担の調整，後期高齢者に対する適切な医療の給付などを行うための制度を設け，国民保健の向上と高齢者の福祉の増進をはかることである。

基本的理念

国民は自助と連帯の精神に基づき，みずから加齢に伴って生ずる心身の変化を自覚して，つねに健康の保持・増進に努めるとともに，高齢者の医療に要する費用を公平に負担するものとし，さらに年齢，心身の状況などに応じ，職域・地域・家庭において高齢期における健康の保持をはかるための適切な保健サービスを受ける機会を与えられるものとする。

医療費適正化などの総合的な推進

● **医療費適正化計画の策定**　生活習慣病対策や長期入院の是正など中長期的な医療費適正化のため，国が示す基本方針に即し，国・都道府県が期間6年の計画を策定する。

● **保険者に対する一定の予防健診などの義務づけ**　医療保険者に対し，40歳以上の被保険者などを対象とする糖尿病などの予防に着目した**特定健康診査・特定保健指導**の実施を義務づける。

● **高齢者保健事業と介護予防の一体的実施など**　75歳以上の高齢者の医療・健診・介護情報などを一括して把握し，一体的に実施する。

後期高齢者医療制度

いわゆる**長寿医療制度**とよばれるものである。75歳以上の後期高齢者の疾病などに関して，健康保険などにかわり必要な給付を行う制度である。

● **保険者**　都道府県ごとにすべての市町村が加入する**後期高齢者医療広域連合**（以下，**広域連合**という）❶。

● **被保険者**　住所を有する75歳以上の者と65歳以上であって一定程度の障害の状態にあるとして広域連合の認定を受けた者。生活保護法適用世帯は除外する。入院や入所する前の住所の広域連合による保険が適用される。

● **医療の給付**　後期高齢者医療給付の種類は，療養の給付および入院時食事療養費・入院時生活療養費・保険外併用療養費・療養費・訪問看護療養費・特別療養費・移送費の支給である。これらは健康保険に準ずるものであり，療養の給付であれば，診察・薬剤・治療材料の支給，処置・手術などの治療，居宅における療養上の管理と療養に伴う世話などの看護，病院・診療所への入院と療養に伴う世話などの看護である。

医療や介護の費用の自己負担は費用の**1割**である。所得が一定以上であれば2割または3割である。そのほかに，自己負担額が一定以上になるとそれ以上は保険が負担する**高額療養費・高額介護合算療養費**制度がある。

● **担当する医療機関**　健康保険法の保険医療機関などが担当する。

● **訪問看護療養費**　被保険者が厚生労働大臣指定の指定訪問看護事業者から訪問看護を受けたときには，訪問看護療養費が支給される。

● **費用の負担**　後期高齢者の保険料（1割），現役世代（国民健康保険と各被

NOTE

❶保険料の徴収は市町村が行い，基本は年金からの天引きである。

A. 医療・介護の費用保障 **199**

用者保険)からの支援(約4割)と公費(約5割を国・都道府県・市町村が負担)を財源とする。

● **保険料**　市町村は，広域連合内均一で所得に応じた保険料を後期高齢者から徴収する。徴収方法は，①年金から天引きする特別徴収と②被保険者・世帯主が支払う普通徴収の2つである。

▌前期高齢者の医療費にかかる財政調整など

　65歳から74歳までの前期高齢者の給付費と後期高齢者支援金について，国民健康保険と被用者保険が，それぞれの加入者数に応じて負担する財政調整を実施する❶。

> **NOTE**
> ❶高齢者が多く財政が厳しい国民健康保険の支援という意味である。

4　介護保険法(平成9年法律第123号)

● **本法の目的**　加齢に伴い生ずる心身の変化に起因する疾病などにより要介護状態となり，介護・機能訓練・看護と療養上の管理などの医療を要する者などについて，尊厳を保持し有する能力に応じ自立した日常生活を営めるよう，必要な保健医療福祉サービスを行い，国民の保健医療の向上，福祉の増進をはかることである。

▌歴史

　介護サービスを受ける際の費用の大部分を保障する法律で，1997(平成9)年に制定され，2000(平成12)年4月1日から施行された。

　法律施行後5年をめどに全般に関して検討を加える附則により，2005(平成17)年に介護保険施設の居住費・食費の自己負担などが，2011(平成23)年には定期巡回・随時対応型訪問介護の類型などが，2014(平成26)年には居宅・施設サービス新類型などが，2017(平成29)年には介護医療院の創設や共生型サービスの費用負担などが法改正で設けられた。

▌市町村介護保険事業計画

　介護保険の諸事業を計画的に進め，介護保険料算定の基礎とするために，**市町村**は，**介護保険事業計画**を策定し，介護給付・予防給付の対象サービスの量，費用の額，保険料の水準などに関する中長期的な推計を記載し，評価なども行う。また，**地域における医療及び介護の総合的な確保の促進に関する法律**(医療介護総合確保法)の市町村計画との整合性がとれていなければならない。

▌都道府県の事業支援計画

　都道府県は都道府県**介護保険事業支援計画**を定めるが，医療介護総合確保法の都道府県計画および医療法の医療計画との整合性をとる。

　厚生労働大臣は，保険給付の円滑な実施をはかるための**基本指針**を定める。

▌認知症施策

　認知症は介護保険法だけで対策がとられるものではないが❷，同法では認知症施策を総合的に推進し，国民や国・地方公共団体の責務を定め，本人・家族の意向を尊重し尊厳をもって地域社会で矯正することを目ざしている。同法では認知症について，アルツハイマー病その他の神経変性疾患，脳血管

> **NOTE**
> ❷道路交通法では介護保険法の定義により，75歳以上の免許所持者は3年に一度の免許更新時または逆走などの交通違反時には認知機能検査を受ける。その結果，認知症のおそれがある場合は医師の診断を受け，認知症であれば免許の停止や取消しとなると規定されている。医師は重度の認知症の場合には守秘義務の規定にかかわらず，公安委員会に届け出ることができる。

疾患により日常生活に支障が生じる程度にまで認知機能が低下した状態と定義している。

a 保険者など

● **市町村と広域連合**　介護保険の保険者は，**市町村（特別区を含む）**であり，市町村が**広域連合❶**を組織してもよい。

● **国などの責務**　介護保険事業の運営が健全かつ円滑に行われるよう，国は保健医療サービス・福祉サービスを提供する体制の確保に関する施策，自立支援・重度化防止のデータ提供などを行い，都道府県は必要な指導と支援事業など適切な援助を行い，医療保険者は事業に協力しなければならない。

NOTE

❶広域連合とは，地方自治法の特別地方公共団体として，一部の行政サービスを共同で行う組織で，広域連合長や広域連合議会をおく。

b 被保険者・保険料

被保険者

被保険者は **40 歳以上**の者であり，次の 2 種類がある。

● **第一号被保険者**　市町村の区域内に住所を有する **65 歳以上の者**。

● **第二号被保険者**　市町村の区域内に住所を有する **40 歳以上 65 歳未満の医療保険加入者❷**。

保険料

保険料❸の徴収は，第一号被保険者では年金から天引をする特別徴収が大部分である。第二号被保険者については，医療保険の被保険者であるから医療保険者が医療保険料と一緒に徴収する。

NOTE

❷健康保険などの被保険者・被扶養者である。
❸市町村は公費で低所得者の第一号保険料の軽減を行い，国が軽減分の 1/2 を，都道府県が 1/4 を負担する。

c 保険給付

被保険者の**要介護状態・要支援状態**に関して必要な保険給付を行う。状態の軽減，悪化の防止のために行い，**医療との連携**に十分配慮する。

介護保険制度は**保険給付**と**地域支援事業**に分かれている。

● **保険給付**　介護給付，予防給付，市町村特別給付の 3 種類がある。

● **地域支援事業**　介護予防・日常生活支援総合事業，包括的支援事業，任意事業の 3 種類がある。

保険給付の内容

介護給付は，被保険者の要介護状態に関する給付である。**要介護状態**とは，身体上・精神上の障害があるために入浴・排泄・食事などの日常生活における基本的な動作について，継続して**常時介護**を要すると見込まれる状態であって，その介護の必要の程度に応じて厚生労働省令で定める**要介護状態区分❹**に該当するものである。すなわち介護給付は要介護 1〜5 の者を対象とする。訪問看護などの居宅サービス，特別養護老人ホームなどの施設サービス，地域密着型サービス，住宅改修がある。

予防給付は，被保険者の要支援状態に関する給付である。**要支援状態**とは，身体上・精神上の障害があるために，継続して日常生活を営むのに支障があると見込まれる状態であって，支援の必要の程度に応じて厚生労働省令で定める区分（要支援 1・2 の 2 段階に区分）に該当するものである。すなわち要

NOTE

❹要介護状態区分
　要介護 1〜5 の 5 段階に区分し，要介護 5 が最も重い。

A. 医療・介護の費用保障　**201**

▶表6-1　介護給付の種類

1) 居宅介護サービス費の支給	5) 居宅介護福祉用具購入費の支給	10) 特例施設介護サービス費の支給
2) 特例居宅介護サービス費の支給	6) 居宅介護住宅改修費の支給	11) 高額介護サービス費の支給
3) 地域密着型介護サービス費の支給	7) 居宅介護サービス計画費の支給	12) 特定入所者介護サービス費の支給
4) 特例地域密着型介護サービス費の支給	8) 特例居宅介護サービス計画費の支給	13) 特例特定入所者介護サービス費の支給
	9) 施設介護サービス費の支給	

▶表6-2　介護保険の居宅サービス

居宅サービス	内容
訪問介護	介護福祉士・訪問介護員により行われる入浴・排泄・食事などの介護その他の日常生活上の世話。
訪問入浴介護	居宅の要介護者を訪問し，浴槽を提供して行う入浴の介護。
訪問看護	看護師・保健師・准看護師・理学療法士・作業療法士により行われる療養上の世話または必要な診療の補助。
訪問リハビリテーション	心身の機能の維持・回復をはかり，日常生活の自立をたすけるために行われる理学療法・作業療法その他必要なリハビリテーション。
居宅療養管理指導	医師・歯科医師・薬剤師・保健師・看護師・准看護師・管理栄養士・歯科衛生士により行われる療養上の管理・指導。
通所介護（デイサービス）	老人福祉法による老人デイサービスセンターなどに通わせ，入浴・排泄・食事などの介護その他の日常生活上の世話と機能訓練を行うこと。
通所リハビリテーション	介護老人保健施設・介護医療院・病院・診療所などの施設に通わせ，理学療法・作業療法その他必要なリハビリテーションを行うこと。
短期入所生活介護	老人福祉法の特別養護老人ホームなどに短期間入所させ，入浴・排泄・食事などの介護その他の日常生活上の世話および機能訓練を行うこと。
短期入所療養介護	介護老人保健施設・介護療養型医療施設などに短期間入所させ，看護・医学的管理のもとにおける介護・機能訓練などの医療と日常生活上の世話を行うこと。
特定施設入所者生活介護	経費老人ホーム・有料老人ホームなどの厚生労働省令で定める特定施設において，入浴・排泄・食事などの介護その他の日常生活上の世話を行うこと。
福祉用具貸与	福祉用具の貸与。
特定福祉用具販売	入浴・排泄用などの福祉用具の販売。

支援1・2の者を対象とする。介護予防訪問看護などの介護予防サービスや地域密着型介護予防サービス，住宅改修などがある。予防給付には施設サービス類型はない。

　市町村特別給付は，要介護状態の軽減・悪化防止に資する保険給付として市町村が独自の判断により**条例**で定めるものである。財源は第1号保険料であり，いわば横出し給付である。

　介護給付として行う保険給付を▶表6-1に示す。

居宅サービス

　居宅サービス（▶表6-2）は居宅要介護者に対して行われるサービスである。

　市町村は，居宅❶において，要介護者が**指定居宅サービス事業者**から，居宅サービスを受けたときに居宅介護サービス費を支給する。

▭ NOTE

❶居宅には老人福祉法の軽費老人ホーム・有料老人ホームなど厚生労働省令で定める施設の居室を含む。

施設サービス

　市町村は，要介護者が介護保険施設において施設サービスを受けたときは，**施設介護サービス費**を支給する。**介護保険施設**は，次の４つの施設である。

● **指定介護老人福祉施設**　老人福祉法の特別養護老人ホームのうち，入所定員が30人以上で都道府県知事が指定した施設。入浴・排泄・食事の介護など日常生活上の世話，機能訓練，健康管理と療養上の世話を行う。

● **介護老人保健施設**　看護・医学的管理のもとに介護・機能訓練など必要な医療と日常生活上の世話を行う。

● **介護医療院**　介護医療院❶は，要介護者に療養上の管理，看護などの医療と日常生活上の世話を行う施設で，医療法上の病院・診療所ではなく介護保険法の施設であるが，一部の法体系では医療施設の位置づけももつ。名称独占である。開設には都道府県知事の許可が必要で，営利目的の場合は許可しないことができ，6年ごとに更新する。管理者は原則として医師であり，広告をする場合の制限がある。

● **介護療養型医療施設**　介護療養型医療施設❷は，医療法に規定する療養病床または老人性認知症疾患療養病棟を有する病院・診療所であって，要介護者に対し療養上の管理，看護・医学的管理のもとで介護などの世話と機能訓練など必要な医療を行う。

地域密着型サービス

　定期巡回・随時対応型訪問介護看護，夜間対応型訪問介護，地域密着型通所介護，認知症対応型通所介護，小規模多機能型居宅介護，認知症対応型共同生活介護，地域密着型特定施設入居者生活介護，地域密着型介護老人福祉施設入所者生活介護，複合型サービスをいう。

　小規模多機能型居宅介護とは，居宅要介護者を厚生労働省令で定めるサービスの拠点に通わせるか，短期宿泊させ，介護・機能訓練などを行うものである。これと訪問看護を組み合わせた**看護小規模多機能型居宅介護**は終末期の医療需要にも対応する。**認知症対応型共同生活介護**とは，9人以下の認知症療養者が共同で生活するグループホームにおいて，介護・機能訓練などを行うことをいう。**地域密着型特定施設入居者生活介護**と**地域密着型介護老人福祉施設入所者生活介護**とは，有料老人ホームなどの介護専用型特定施設と介護老人福祉施設のうち入居定員が29人以下の施設で，介護・機能訓練などを行うことをいう。

複合型サービス

　居宅要介護者について，訪問介護，訪問入浴介護，訪問看護，訪問リハビリテーション，居宅療養管理指導，通所介護，通所リハビリテーション，短期入所生活介護，短期入所療養介護，定期巡回・随時対応型訪問介護看護，夜間対応型訪問介護，地域密着型通所介護，認知症対応型通所介護または小規模多機能型居宅介護を2種類以上組み合わせることにより提供されるサービスのうち，訪問看護と小規模多機能型居宅介護の組み合わせなど，居宅要介護者について一体的に提供されることがとくに効果的・効率的なサービスの組み合わせにより提供されるサービスをいう。

NOTE

❶療養病床からの転換の受け皿として位置づけられ，転換促進が期待されている。

NOTE

❷2024年3月31日までの制度である。

表6-3 予防給付の種類

1) 介護予防サービス費の支給	5) 介護予防福祉用具購入費の支給	10) 特定入所者介護予防サービス費の支給
2) 特例介護予防サービス費の支給	6) 介護予防住宅改修費の支給	
3) 地域密着型介護予防サービス費の支給	7) 介護予防サービス計画費の支給	11) 特例特定入所者介護予防サービス費の支給
4) 特例地域密着型介護予防サービス費の支給	8) 特例介護予防サービス計画費の支給	
	9) 高額介護予防サービス費の支給	

表6-4 介護保険法の特定疾病

1) がん*	7) 進行性核上性麻痺, 大脳皮質基底核変性症およびパーキンソン病	12) 糖尿病性神経障害・糖尿病性腎症・糖尿病性網膜症
2) 関節リウマチ		13) 脳血管疾患
3) 筋萎縮性側索硬化症	8) 脊髄小脳変性症	14) 閉塞性動脈硬化症
4) 後縦靱帯骨化症	9) 脊柱管狭窄症	15) 慢性閉塞性肺疾患
5) 骨折を伴う骨粗鬆症	10) 早老症	16) 両側の膝関節または股関節に著しい変形を伴う変形性関節症
6) 初老期における認知症	11) 多系統萎縮症	

* 医師が一般に認められている医学的知見に基づき回復の見込みがない状態にいたったと判断したものに限る。

▌予防給付

（1）予防給付には介護給付に類似した予防型の保険給付がある（● 表6-3）。

（2）市町村は，居宅で支援を受ける者が**指定介護予防サービス事業者**から**指定介護予防サービス**を受けたときは，介護予防サービス費を支給する。

▌被保険者の自己負担

介護給付・予防給付を利用した被保険者は，原則として受けた各サービスにかかった費用の**1割**を負担する。ただし一定以上の所得がある第一号被保険者は**2割**または**3割**である。施設サービスについては，食費（標準負担額），居住費（標準負担額）その他日常生活に要する費用として厚生労働省令で定める費用は自己負担である。なお，負担軽減のための特定入所者介護サービス費などの支給については，所得のほかに資産の状況が考慮され，偽りなど不正行為により支給を受けた場合は3倍の返還が求められる。

介護サービス計画・介護予防サービス計画の作成やサービス提供の管理などのケアマネジメントサービス費用は，保険から全額支払われる。

d 要介護認定と要支援認定

▌要介護認定

介護給付を受けようとする者は，要介護者に該当することと要介護状態の区分について，市町村の要介護認定を受けなければならない。

要介護者とは，次のいずれかに該当する者をいう。

（1）要介護状態にある**65歳以上**の者。

（2）要介護状態にある**40歳以上**65歳未満の者であって，その要介護状態の原因である身体上または精神上の障害が加齢に伴って生ずる心身の変化に起因する疾病であって初老期における認知症，脳血管疾患など政令で定める**特定疾病**（● 表6-4）によって生じたもの。

要支援認定

予防給付を受けようとする者は，要介護状態となるおそれがある状態である要支援者に該当することについて，市町村の要支援認定を受けなければならない。要支援者の年齢条件・疾病要件は要介護認定に同じである。

認定の手続きなど

(1) 認定を受けようとする被保険者は，市町村に申請をする。

(2) 市町村は職員または**介護支援専門員**（ケアマネジャー）に委託して，申請者の心身の状態，環境などの事項について**面接調査**を行う。

(3) 市町村は申請者の**主治医**に，疾病・負傷の状態などの意見を求める。

(4) 面接調査の結果と主治医の意見に基づいて，市町村の**介護認定審査会**は，審査を行い要介護状態に該当することおよびその要介護状態区分について判定し，結果を市町村に通知する。

(5) 市町村はこの通知に基づいて認定を行い，申請者に通知する。認定に不服があれば，**都道府県介護保険審査会**に審査請求をすることができる。

(6) 利用者が適切な介護サービスを受けることができるよう，介護支援専門員が要介護者・要支援者（以下，**要介護者等**）を訪問して心身の状態や問題を把握し，サービス提供者との連絡・調整をはかりながら**介護サービス計画**（ケアプラン）や介護予防サービス計画を作成し，本人の承諾を得る。

(7) 介護サービス計画・介護予防サービス計画に基づいて，要介護者は介護給付を，要支援者は介護予防サービス給付を受ける。

(8) 認定には厚生労働省令で定める有効期間❶があり，有効期間満了後も継続して給付を受ける必要があるときは，**認定の更新**を申請することができる。また，認定を受けた要介護状態区分の変更が必要であると認めるときは，**要介護状態区分の変更**を申請することができる。

◆ 介護保険の運営

指定居宅介護支援事業者・介護保険施設は，必ず介護支援専門員をおかなければならない。

介護支援専門員（ケアマネジャー）

要介護者等の相談に応じ，要介護者等が心身の状況などに応じ適切な介護保険の各サービスを利用できるよう市町村・事業者との連絡・調整などを行う者で，要介護者等が自立した日常生活を営むのに必要な援助に関する専門的知識と技術を有する者として介護保険法施行規則で定めるものである。

介護支援専門員の要件

保健・医療・福祉の分野において，医師・看護師などの業務や，福祉施設などでの相談援助業務に従事した期間が通算して5年以上ある者であって，都道府県知事（その指定した者を含む）が行う**介護支援専門員実務研修受講試験**に合格し，かつ，都道府県知事が行う介護支援専門員実務研修を修了して都道府県の介護支援専門員名簿に登録され，介護支援専門員証の交付を受けた者である。厚生労働省令で，保健師・助産師・看護師・准看護師・医師・

NOTE

❶**認定の有効期間**
新規認定は原則として6月で，最長12月である。区分変更がない更新の場合の認定の有効期間は最長48月までである。

歯科医師・薬剤師・社会福祉士・介護福祉士・精神保健福祉士などの資格が定められている。

専門員証の有効期限は5年で，更新には研修が必要である。

e 事業者・施設の指定など

● **指定居宅サービス事業者**　居宅サービスを行う事業者であり都道府県知事の指定を受けた者である。指定は，原則として申請により，居宅サービスの種類と事業所ごとに行われ，市町村は意見を述べることができる。なお，①健康保険法の保険医療機関・特定承認保険医療機関・保険薬局，②介護老人保健施設・指定介護療養型医療施設は，この指定があったものとみなされ，規定された居宅サービスを行える[1]。

● **指定居宅介護支援事業者**　要介護者の依頼を受けて，利用する指定居宅サービスの種類・内容・担当者などを定めた**居宅サービス計画**を作成し実施されるよう指定居宅サービス事業者，指定地域密着型サービス事業者などとの連絡・調整，介護保険施設などへの紹介などを行う者で，事業所ごとに市区町村長が指定する。事業所には厚生労働省令で定める員数の介護支援専門員をおかなければならない。

● **共生型居宅サービス事業者**　同一の事業所で障害者（児）と高齢者にサービスを提供する者である。障害者総合支援法と児童福祉法にも同趣旨の規定がある。

● **その他の各事業**　指定地域密着型サービス事業者や各施設は申請に基づいて市町村長から指定され，または開設が許可される。

● **立入検査など**　事業者の不正を防止し，介護事業運営の適正化をはかるため，事業者における業務管理体制の整備，事業者の本部などに対する立入検査，不正事業者の処分逃れ対策などの措置が講じられている。

● **労働法規の尊守**　都道府県知事・市町村長は，労働法規に反して罰金以上の刑に処せられている者，労働保険の保険料を滞納処分を受けたのに滞納している者には介護サービス事業者の指定などをしてはならない。

f 地域支援事業

地域支援事業には次のものがある。

● **介護予防・日常生活支援総合事業**　保険給付とは別に要支援1・2などの者を対象とする。この事業では，介護予防・生活支援サービス事業として，介護予防の訪問事業と通所事業，配食など生活支援サービス，介護予防支援事業と一般介護予防事業を行う。

● **包括的支援事業**　地域包括支援センターの運営，在宅医療・介護連携の推進，認知症施策の推進，生活支援サービスの体制整備などを行う。

● **任意事業**　介護給付費適正化事業・家族介護支援事業などを行うことができる。

● **地域包括支援センター**　介護予防ケアマネジメントや，介護予防・日常生活支援総合事業などの地域支援事業を実施する。**保健師・**主任ケアマネ

NOTE

[1] 保険薬局については，居宅療養管理指導の居宅サービスのみである。

ジャー・社会福祉士が配置され，各職種は相互に連携する。市町村は地域包括支援センターを設置することができる。社会福祉法人などは運営を受託し設置することができる。設置者は，包括的支援事業の効果的な支援のために，介護サービス事業者・医療機関・民生委員・ボランティアなどの関係者との連携に努めなければならない。設置者は事業の質の評価を行い，向上をはからなければならない。

g 費用の負担

● **税と保険料**　介護保険の財源構成（利用者自己負担を除く）は，介護給付や予防給付，介護予防・日常生活支援総合事業では，国が1/4，都道府県が1/8，市町村が1/8，保険料が1/2である。保険料のうち5割強は第2号被保険者保険料である。

● **包括的支援事業の費用負担**　包括的支援事業・任意事業は第2号被保険者保険料を投入せず，そのぶん国・都道府県・市町村の割合が高くなる❶。

● **特別給付の費用負担**　そのほかの保健福祉事業，市町村独自の特別給付や，支給限度額以上のサービスなどの上のせサービスは，市町村が徴収する第1号被保険料により支給できる。

● **市町村の一般財源**　健康増進，宅配給食，外出時の付き添いなどは介護保険の対象外であり，市町村の一般財源でまかなわれる。

> **NOTE**
> ❶おおよそ国4割，都道府県2割，市町村2割，第1号被保険者保険料2割である。

B 年金

　年金とは年を単位として支給される金銭のことであり，国が運営する強制加入の公的年金と民間企業などが企画運営する任意加入の私的年金がある。ここでは社会保障制度である公的年金について述べる。年金保険（年金は保険制度をとっているため，このようによばれる）は，人がいつまで生きるかわからないことから，個人の資産や預貯金だけでは対応できない稼得能力を失った老齢期の生活を生涯にわたり保障することを主目的につくられた。そのほか，障害をもった場合や死亡した者の遺族にも所得を保障する必要がある。このように年金は所得を守る基本であり，所得保障という。

▌国民皆年金

　日本の公的年金は，保険原理により国民みなが加入して被保険者となり保険料を負担し合い，**老齢・障害・遺族**の各事由に対して年金を支給する。また，20歳以上のすべての国民が加入するので国民皆年金といわれ，20～60歳が基本的な加入期間である。年金は，国が保険者となり，日本年金機構などとともに運営し，すべての対象者が強制的に加入するものである。公的年金の意義である。国内に適法に在留し要件に合う外国人も対象である。

▌公的年金の構成

　公的年金制度は，国民年金と厚生年金に分けられる。**国民年金**は，自営業者・学生などが加入するとともに，全年金に共通の基礎年金の給付を行う。

厚生年金は，病院に勤める看護師やサラリーマンなどが加入し，基礎年金の上のせ部分つまり2階部分を担う。場合により各企業・職域単位での3階部分の年金制度もある❶。各共済年金は独自給付の3階部分を担当する。3階部分は厳密な公的年金ではないが，公的年金に準ずるものである。

● **保険者と運営**　公的年金の保険者は国である。この制度を運営するのは，政府（厚生労働省）であり，事務の多くを**日本年金機構**に委託している。

● **手当**　児童手当などの各手当は，保険原理によらず，大部分は税を財源とし，年金が支給されるまでの間，あるいは年金をこえるニーズに対応するものである。

1 国民年金法（昭和34年法律第141号）

▍老齢年金

20歳で加入し，40年間，保険料❷を支払い，65歳から**老齢基礎年金**❸が支給される❹。受給年齢は60〜75歳の間で繰り上げと繰り下げができ，それに応じ金額が増減する。基礎年金部分には，**1/2の国庫負担**がある。

受給するには10年の最低加入期間などの要件が必要であり，保険料を払った期間などによって受け取る金額が異なる。

▍障害年金

被保険者になって障害をもった場合，あるいは20歳前に障害をもった人には**障害基礎年金**が支給され，厚生年金加入者の場合はさらに障害厚生年金が支給される。障害の程度によって1級と2級があり，1級の額は2級❺の25％増である。厚生年金には3級もある。

▍遺族年金

働き手である加入者が死亡して幼い子どもが残された場合などには，一定の所得要件のもとで**遺族基礎年金**が支給される。父子家庭も対象である。

▍看護学生などのために

経済的事由で保険料が払えない人には各種免除制度と納付猶予があり，加入期間に算入される。受給額は免除の状況により異なる。とくに大学や各種学校の学生のために本人の所得による学生納付特例制度があり，申請して適用され，卒業後にその期間の保険料を順次納付できる。期間中に障害を受けた場合は障害基礎年金を受給できる。国民年金第1号被保険者本人の産前産後4月間の免除制度もあるなど，年金受給権の確保のために各種措置が講じられている。

◆ 特定障害者に対する特別障害給付金の支給に関する法律
（平成16年法律第166号）

かつて学生やサラリーマンの配偶者などは国民年金の強制加入でない時期があった。加入できたのに加入せず障害を受けた場合は，保険原理で運営されている公的年金制度では障害基礎年金などの支給が受けられない。これを，国民年金制度の発展過程において生じた特別な事情として，本法により特別

NOTE

❶公務員や一部の私立学校教職員の看護師などが加入する各種共済年金があったが，2015（平成27）年10月から，2階部分は厚生年金に一元化された。

NOTE

❷**老齢年金の保険料**
2022年1月の月額は1万6610円である。

❸**老齢基礎年金の支給月額**
2022年1月の月額は6万5075円である。

❹年金制度がまだなかったために加入できなかった高齢者には老齢福祉年金制度がある。

❺**障害基礎年金（2級）の支給月額**
2級の月額は6万5075円である。

障害給付金を支給し福祉の増進をはかるものである❶。全額が税金でまかなわれる。

元学生約5千名，配偶者約4千名の計約9千名が受給している。

◆ 年金生活者支援給付金の支給に関する法律 （平成24年法律第102号）

公的年金などの収入額と一定の所得の合計額が基準以下の老齢基礎年金の受給者に対し，国民年金の保険料納付済期間と免除期間を基礎とした老齢年金生活者支援給付金などを支給する法律である❷。

2 厚生年金保険法（昭和29年法律第115号）

厚生年金保険は，病院勤務の看護師や勤め人などが入る保険であり，国民年金の基礎年金部分に自動的に加入したうえで報酬に応じて国民年金保険料金を含めて保険料が徴収され，保険料と加入期間に応じた金額を受け取る年金である。2025年（女性は2030年）に向け段階的に受給年齢が65歳へと引き上げられている。基礎年金を1階部分とすれば，厚生年金は2階部分にあたる。報酬比例部分ともいう❸。

働く厚生年金受給権者には，一定以上の月収で減額される在職老齢年金制度がある。一部に企業・職域ごとに3階部分❹の上のせ年金として，厳密には公的年金ではない各種企業年金制度がある。なお，労働者災害補償保険法による年金は，職務上の事故に対する生活補償であり趣旨が異なる。

年収106万円（月収8万8000円）以上，一定時間以上勤務などの条件を満たす短時間労働者に対して順次適用が拡大され，さらに産休・育児休業期間中の保険料免除の措置が講じられている。

📝 work 復習と課題

❶ 社会保険の種類ごとに，保険者・被保険者，保険料・給付率，保険給付発生事由と認定者をまとめてみよう。

❷ 医療機関で健康保険の療養の給付がどのように行われているかを考えてみよう。

❸ 介護保険法における保険給付の種類について体系的にまとめてみよう。

NOTE

❶**特別障害給付金の支給額**
2022年1月の月額は1級5万2450円と2級4万1960円である。

❷消費税率が10%となった2019（令和元）年10月に施行され，対象者の生活支援を行っている。

NOTE

❸公務員などのかつての共済年金も基本は厚生年金と同じであったため，2015（平成27）年10月から2階部分を厚生年金にそろえ制度が統一された。

❹公務員は企業年金に加入できない。そのために，2015（平成17）年10月に共済年金が厚生年金に統合される前は3階部分の職域加算制度があった。統合後には年金払い退職給付制度が設けられている。

― 看護関係法令 ―

第 7 章

福祉法

◆ 福祉とは

　福祉とは，あわれみや同情ではなく，人々の生活を支援することである。福祉の原点である**公的扶助**は，自力で最低の生活を守れない者に対し，その原因がなんであれ，公がその不足する部分を補い最低限度の生活を保障しようとするもので，生活保護法はその代表的なものである。また，社会保障制度における狭い意味での**社会福祉**というのは，老齢・身体障害・知的障害，配偶者との死別などの状態にあるため，ささいな事故でも貧困に陥るおそれのある者に対して，身上相談，金銭の支給，福祉サービスや医療の提供など，その対象に応じて個別的にこれらの者が貧困に陥る原因に対処していくことをいう。

　公的扶助を含めた広い意味の社会福祉に関するおもな法令として，次のようなものがあるが，下記⑫の戦傷病者などの援護に関する法律は，厳格にいうと**国家補償**であり福祉ではないが，便宜的にここにおいている❶。

■ 福祉法の体系

　①**社会福祉の理念や事業の基本**　社会福祉法

　②**生活保護**　生活保護法，生活困窮者自立支援法

　③**福祉の人材**　社会福祉士及び介護福祉士法，精神保健福祉士法（この2法は第3章に記載）

　④**福祉の共通的事項**　日本赤十字社法，民生委員法，独立行政法人福祉医療機構法，ホームレスの自立の支援等に関する特別措置法など

　⑤**児童福祉**　児童福祉法，子ども・子育て支援法，就学前の子どもに関する教育，保育等の総合的な提供の促進に関する法律，児童虐待の防止等に関する法律（児童虐待防止法），児童買春，児童ポルノに係る行為等の規制及び処罰並びに児童の保護等に関する法律，児童手当法，児童扶養手当法，特別児童扶養手当等の支給に関する法律，母子及び父子並びに寡婦福祉法

　⑥**老人福祉**　老人福祉法，高齢者の居住の安定確保に関する法律，高齢者虐待の防止，高齢者の養護者に対する支援等に関する法律（高齢者虐待防止法），介護保険法（介護保険法は第6章に記載）

　⑦**障害者のための施策の基本・共通部分**　障害者基本法，障害者の日常生活及び社会生活を総合的に支援するための法律（障害者総合支援法），障害を理由とする差別の解消の推進に関する法律，障害者虐待の防止，障害者の養護者に対する支援等に関する法律（障害者虐待防止法），国等による障害者就労施設等からの物品等の調達の推進等に関する法律

　⑧**身体障害者福祉**　身体障害者福祉法，身体障害者補助犬法

　⑨**知的障害者福祉**　知的障害者福祉法

　⑩**精神保健と精神障害者福祉**（第4章に記載）

　⑪**発達障害者福祉**　発達障害者支援法

　⑫**戦傷病者などの援護**　戦傷病者特別援護法，戦傷病者戦没者遺族等援護法，未帰還者留守家族等援護法

NOTE

❶**社会福祉を担当する組織**
　厚生労働省では，福祉全般を社会・援護局が担当し，精神保健福祉と障害者福祉は同局障害保健福祉部が担当している。児童福祉は子ども家庭局と内閣府の子ども・子育て本部が担当しているが，これを統合した子ども家庭庁を内閣府に設置する検討が進んでいる。

A 福祉の基盤

1 社会福祉法（昭和 26 年法律第 45 号）

　社会福祉を目的とする事業の共通的基本事項を定め，**地域共生社会❶**の理念の実現と福祉サービスの利用者の利益の保護と，地域における社会福祉（**地域福祉**）の推進をはかるとともに，住民への重層的支援，社会福祉事業の公明・適正な実施の確保と健全な発達をはかり，社会福祉の増進に資することを目的とする法律である。制定当初は社会福祉事業法という名称であったが，2000（平成 12）年に改正された。

　本法は社会福祉事業の種類，社会福祉事業の経営，福祉事務所，社会福祉主事，社会福祉法人，社会福祉協議会，共同募金，社会福祉事業従事者の確保などについて規定している。

▋福祉サービスの基本理念

　個人の尊厳の保持を旨とし，利用者が心身ともに健やかに育成され，有する能力に応じ自立した日常生活を営むことができるように支援するものとして，良質かつ適切なものでなければならない。そのために，サービスに対する苦情解決制度や民法の成年後見制度と相まって，利用者の権利を守る福祉サービス利用援助事業（**日常生活自立支援事業**）を行う。

▋福祉事務所・社会福祉主事・法人など

● **福祉事務所**　都道府県と市（特別区を含む）は，条例で設置しなければならない。町村は，条例で設置することができる。

● **社会福祉主事**　都道府県，市，福祉事務所を設置する町村におかれ，福祉事務所で，生活保護法など福祉諸法に定める援護・育成・更生の措置に関する事務を行うことを職務とする。福祉事務所を設置しない町村も社会福祉主事をおくことができる。この場合の社会福祉主事は老人福祉法・身体障害者福祉法・知的障害者福祉法に定める援護・更生の措置に関する事務を行う。

● **社会福祉事業従事者の確保**　社会福祉事業従事者の確保促進❷をはかるための基本指針の策定と，都道府県**福祉人材センター**・中央福祉人材センター・**福利厚生センター**の指定・業務などについて定めている。

● **社会福祉法人**　特別養護老人ホームの経営や無料低額診療❸などの社会福祉事業を実施するためにつくられた公益性が高い法人制度である。医療分野に医療法人，教育分野に学校法人があるのと同様の趣旨で設けられた。

● **社会福祉協議会**　全国・都道府県・市町村の各レベルにある福祉関係者の集まりで，福祉サービスや相談など民間社会福祉活動の推進を目的とした社会福祉法人である。

● **社会福祉連携推進法人**　社会福祉法人や NPO を社員として，社会福祉法人などの相互の業務連携を推進する法人のことをさす。地域福祉の新しい担い手として期待されている。

▢ NOTE

❶地域共生社会

　社会福祉法に用語としては出てこないが，その精神は散りばめられている。地域共生社会とは，「社会構造の変化や人々の暮らしの変化を踏まえ，制度・分野ごとの『縦割り』や『支え手』『受け手』という関係を超えて，地域住民や地域の多様な主体が参画し，人と人，人と資源が世代や分野を超えつながることで，住民一人ひとりの暮らしと生きがい，地域をともに創っていく社会」（厚生労働省：「我が事・丸ごと」地域共生社会実現本部：「地域共生社会」の実現に向けて〔当面の改革工程〕．2017）である。

▢ NOTE

❷看護職に対する人材の確保を促進するような法律は，福祉人材については現在のところ存在しない。

❸無料低額診療事業

　社会福祉法人などが提供する第 2 種社会福祉事業の 1 つであり，生活困窮者が経済的理由により必要な医療を制限されないように，法人が経営する医療機関の医療費窓口負担を無料にし，または軽減することができる。健康保険法では，医療機関は原則として窓口負担を軽減してはならないとされているが，同法第 75 条において，保険者が特別の事情がある被保険者で保険医療機関・保険薬局に一部負担金を支払うことが困難と認められる者に対して一部負担金の減額や支払の免除をすることが認められている。

2 生活保護法（昭和 25 年法律第 144 号）

本法の目的は**憲法第 25 条第 1 項**の理念に基づいて，国が生活に困窮するすべての国民に対して，健康で文化的な最低限度の生活を保障し，その自立を助長することである。本法によって保障される最低限度の生活は，健康で文化的な生活水準を維持することができるものでなければならない❶。

保護

● **保護の補足性**　保護は，生活に困窮する者が資産・能力その他あらゆるものを活用してもなお最低限度の生活を維持することができない場合に，本人・扶養義務者または同居の親族などの申請に基づいて行われる。ただし，要保護者が急迫した状況にあるときは，保護の申請がなくても必要な保護を行うことができる。

● **保護の基準**　保護の基準は，厚生労働大臣が定め，要保護者の年齢・性別・世帯構成・地域などの種類に応じた最低限度の生活を満たすのに十分なものであり，かつ，これをこえないものとされる。基準は毎年見直される。

● **実施機関**　都道府県知事・市長，福祉事務所を設置する町村長は，保護を実施する。実際の業務は**社会福祉主事**が行い，**民生委員**がこれに協力する。

● **保護の種類**　保護の種類は，①**生活扶助**，②教育扶助，③住宅扶助，④**医療扶助**，⑤**介護扶助**，⑥**出産扶助**，⑦生業扶助，⑧葬祭扶助である。保護は必要に応じて単給または併給の扶助として行われる。扶助のうち，看護職が関係のあるのは，医療扶助・介護扶助・出産扶助である（▶表7-1）。

● **保護施設**　生活保護法による保護施設として，救護施設・更生施設・医療保護施設・授産施設・宿所提供施設がある。

費用など

● **給付金制度**　就労して自立するための給付金制度があり，受給者は健康の保持・増進に努め，収入・支出その他生計の状況を適切に把握する。

> **NOTE**
> ❶法律は国民に対してであるが，実際の取扱いは国内に適法に在留する者にも適用される。

▶表 7-1　医療扶助・介護扶助・出産扶助の概要

扶助	概要
医療扶助	内容は社会保険の療養の給付とほぼ同じである。①診察，②薬剤・治療材料，③医学的処置，手術などの治療・施術，④居宅における療養上の管理と療養に伴う世話などの看護，⑤病院・診療所への入院と療養に伴う世話などの看護，⑥移送。 扶助は現物給付を原則とし，**指定医療機関**に委託して行われる。指定医療機関は，国の開設した病院・診療所・薬局については厚生労働大臣が，それ以外のものは都道府県知事が，開設者の同意を得て指定する。指定医療機関は，厚生労働大臣の定めるところにより懇切ていねいに被保護者の医療を担当しなければならない。このため，**指定医療機関医療担当規程**が定められている。医療は，保護の実施機関の発行した**医療券**に基づいて行われ，診療方針・診療報酬は社会保険の例による。
介護扶助	介護保険法に定める要介護者・要支援者に対して，原則として現物給付により行われる。①居宅介護，②福祉用具，③住宅改修，④施設介護，⑤介護予防（介護予防支援計画に基づき行うものに限る），⑥介護予防福祉用具，⑦介護予防住宅改修，⑧移送。
出産扶助	①分娩の介助，②分娩前・分娩後の処置，③脱脂綿・ガーゼその他の衛生材料である。金銭給付を原則とするが，必要があるときは現物給付によることもできる。

- **費用**　生活保護に必要な費用は，国が3/4を負担し，残りを都道府県・市および福祉事務所を設置する町村が負担する。
- **適正化**　不正・不適正受給対策の強化，指定医療機関の指定更新や後発医薬品の使用の促進を内容とする。

◆ 生活困窮者自立支援法（平成25年法律第105号）

　生活保護にいたる前の段階での自立支援策の強化をはかるため，生活困窮者に対し，都道府県や市などは，自立相談支援事業の実施，住居確保給付金の支給を必ず行うほか，就労準備支援事業・一時生活支援事業・家計相談支援事業を行うことができる。引きこもり対策でも活用されている。

3　福祉の共通的事項に関する法

a 日本赤十字社法（昭和27年法律第305号）

　本法の目的は赤十字[1]に関する諸条約や，赤十字国際会議において決議された諸原則の精神にのっとり，赤十字の理想とする**人道的任務**を実現することである。
- **組織・業務**　自主性を尊重される法人とし，平等な社員をもって構成し，社員のおさめる社費などで運営される。赤十字諸条約に基づく業務，非常災害時や伝染病流行時の救護，健康の増進その他の社会事業，国から委託を受けた業務を行う。
- **看護師の養成**　日本赤十字社は救護員を確保するために必要があるときは，看護師などの特殊技能員を養成しなければならない。この養成は日本赤十字社が学費などの費用を負担し，日本赤十字社の目的・救護業務に深い理解を有する者について行う。この養成を受けた者は応召に努める義務がある。

b 民生委員法（昭和23年法律第198号）

　民生委員は社会奉仕の精神をもって，つねに住民の立場で相談に応じ，必要な援助を行い，社会福祉の増進に努める。
- **業務**　民生委員は給与が支給されない任期3年の職務で，市町村・特別区の区域におかれ，都道府県知事の推薦によって厚生労働大臣が委嘱する。住民の生活状況の把握，援助を必要とする者の生活相談助言，福祉サービスに関する情報提供，福祉事務所への協力などを行う。**児童委員**を兼ねている。

c 独立行政法人福祉医療機構法
（平成14年法律第166号）

　福祉医療機構は，病院・診療所・社会福祉施設などの設置などに必要な資金の融資，これらの施設に関する経営指導，社会福祉事業に対する必要な助成，社会福祉施設職員等退職手当共済制度の運営，心身障害者扶養保険事業などを行うことにより，医療の普及・向上と福祉の増進をはかることを目的

NOTE

[1] 赤十字の標識と名称は，赤十字の標識及び名称等の使用の制限に関する法律（昭和22年法律第159号）により，日本赤十字社以外は用いてはならない。

とし，業務を行っている。

d 社会福祉施設職員等退職手当共済法
（昭和 36 年法律第 155 号）

本法の目的は社会福祉施設や介護保険施設などを経営する社会福祉法人の相互扶助の精神に基づき，これら施設の職員や，社会福祉事業に従事する職員の**退職手当共済制度**を確立し，社会福祉事業の振興に寄与することである。

● **事業**　共済事業は，福祉医療機構が実施し，社会福祉施設の経営者である社会福祉法人が共済契約者となり，職員を被共済職員とする契約を締結し掛金❶を納付する。退職・死亡により本人・遺族に**退職手当金**が支払われる。

e 消費生活協同組合法（昭和 23 年法律第 200 号）

本法の目的は自発的な生活協同組合組織の発達をはかり，国民生活の安定と生活文化の向上を期することである。

● **組織**　生活協同組合は原則として都道府県内において，一定の地域または職域による人と人との結合を基本に，組合員の生活の文化的経済的改善・向上をはかることのみを目的とし，任意に加入し脱退できる組合員が，出資口数にかかわらず平等に議決権と選挙権を行使する法人である。

● **業務**　組合員に対して，生活に必要な物資を購入・生産し供給すること，生活に有用な協同施設の設置，生活の共済，医療に関する事業などを行う。

f ホームレスの自立の支援等に関する特別措置法（平成 14 年法律第 105 号）

本法の目的はホームレスの自立の支援，ホームレスにならないための生活上の支援などに関し，国などの責務を明らかにし，ホームレスの人権に配慮し，地域社会の理解と協力を得て必要な施策を講じ，ホームレス問題の解決に資することである。

国は全国調査を行ったうえで厚生労働大臣・国土交通大臣がホームレスの自立支援に関する基本方針を策定する。都道府県は必要があると認めるときは基本方針に即し実施計画を策定する。区域内の市町村は必要があるときはさらに実施計画を策定する。2027 年までの時限立法である。

g 民法（明治 29 年法律第 89 号）など――成年後見部分

認知症・知的障害・精神障害などのために物事を判断する力が不十分な人には，民法において**成年後見**などの支援制度がある❷。

● **成年後見**　判断能力がまったくない人に対し，配偶者や市町村長などの申し立てで家庭裁判所が弁護士や司法書士などから成年後見人を選任する。**成年後見人**は財産管理の全般的な代理権と取消権があるが，日用品の購入などは取り消せない。本人を**成年被後見人**❸という。未成年後見が別にある。

● **保佐**　判断能力がまったくないわけではないが著しく不十分な人に対し，同様に保佐人が選任され，借金や訴訟，特定の事項などについて同意や取消

NOTE

❶掛金
保険制度における保険料に相当するものであり，一部を除いて共済契約者（経営者・事業主）の掛金と国・都道府県の補助金を原資に給付される。

NOTE

❷かつては禁治産などの制度であったが2000（平成 12）年から成年後見などの制度になった。

❸かつて成年被後見人は医師などになれない制限があったが，2019（令和元）年に廃止された。

しなどを行う。本人を**被保佐人**という。

● **補助**　判断能力が不十分な人に対し，補助人が選任され，借金や訴訟などの一部の同意や取消しなどを行う。本人を**被補助人**という。

● **任意後見**　民法ではなく，**任意後見契約に関する法律**（平成11年法律第150号）に基づき，本人に十分な判断能力があるうちに，将来に備えあらかじめ自分が選んだ**任意後見人**に，自分の生活や療養看護・財産管理などについて代理権を与える契約を公証人が作成する公正証書で行う。本人の判断能力が低下した場合に家庭裁判所が**任意後見監督人**を選任して以後，任意後見が始まる。本人と任意後見人と任意後見監督人の3者の役割を理解されたい。

● **未成年後見**　未成年者に対して親権を行う者がいないときに家庭裁判所が選任する場合や未成年者を残して死ぬ際に親が遺言で指定する場合などに，**未成年後見人**が親権の一部を行う。この場合に**未成年後見監督人**が選任されることがある。

● **日常生活自立支援事業**　日常生活自立支援事業❶は，民法ではなく**社会福祉法**に規定されている。これは，成年後見各制度と相まって本人の生活を支える福祉の制度である。福祉サービスを使うときの手続きや役所に出す書類の書き方，電気・水道代などの払い方の相談や通帳の管理などをするもので，市町村の社会福祉協議会に申し込めば**生活支援員**が選任される。

> **NOTE**
> ❶福祉サービス利用援助事業ともいう。

◆ 成年後見制度の利用の促進に関する法律
（平成28年法律第29号）

　本法は成年後見制度が十分に利用されるよう，市民のなかから成年後見人候補者を育成し，利用者の権利・利益を確実に保護するための体制を整備し，基本理念である尊厳，自己決定権，財産管理，身上の保護などが適切に行われるよう，家庭裁判所・行政機関・民間団体の協力と役割分担の体制を整える。医療・介護などを受ける際に意思決定が困難な者が円滑にサービスを受けられるように，成年後見人の事務範囲の検討などの措置を講ずる。

B　児童分野

1　児童福祉法（昭和22年法律第164号）

▋児童福祉の基本原理

　すべて児童は，**児童の権利に関する条約**（平成6年条約第2号）の精神にのっとり，適切に養育され生活を保障され愛され保護され心身の健やかな成長・発達・自立がはかられるなど，福祉を等しく保障される権利を有する❷。すべて国民は，児童が良好な環境において生まれ，社会の全分野で年齢・発達の程度に応じ意見が尊重され，最善の利益が優先して考慮され，心身ともに健やかに育成されるよう努めなければならない。保護者は，児童を心身と

> **NOTE**
> ❷この理念は，児童憲章（1951〔昭和26〕年に内閣総理大臣が国内各界の代表者を招集し制定した基本原理）でも，「すべての児童は，心身ともに，健やかにうまれ，育てられ，その生活を保障される。」とうたわれている。

もに健やかに育成する第一義的責任を負い，国・地方公共団体は保護者とともに，児童を心身ともに健やかに育成する責任を負う。2019（令和元）年には，児童虐待防止策の強化のため，児童の権利擁護，児童相談所の体制強化などの改正が行われた。

■ 児童

本法では，**児童**とは満18歳に満たない者をいい，さらに**乳児・幼児・少年**に分けている。**乳児・幼児**の定義は母子保健法と同じく，乳児は1歳に満たない者，幼児は満1歳から小学校就学前のものをいう（◯128ページ）。**少年**とは小学校就学の始期から満18歳に達するまでの者をいう。

● 障害児　身体に障害のある児童，知的障害のある児童，精神に障害のある児童（発達障害児を含む），難病により一定程度の障害がある児童をいう。

■ 児童相談所

都道府県・指定都市・中核市・特別区（政令で定める場合）に児童相談所が設置される。児童相談所には児童福祉司・**保健師**・医師・児童心理司などがおかれる。児童相談所は児童の福祉・安全確保に関して相談に応じ調査し，医学的・心理学的・教育学的・社会学的判定と精神保健上の判定を行い，家庭内暴力対策と連携をとり，これに基づく指導や児童の一時保護を行う。

■ 児童福祉施設

児童福祉施設には，**助産施設・乳児院**・母子生活支援施設・保育所・幼保連携型認定こども園・児童厚生施設・児童養護施設・障害児入所施設・児童発達支援センター・**児童心理治療施設・児童自立支援施設・児童家庭支援センター**がある。

このうち保健衛生関係のものとしては，経済的理由で入院助産が困難な妊産婦を入所させて助産を受けさせることを目的とする**助産施設**，乳児（一部の幼児）を入院させ養育することを目的とする**乳児院**，障害児を入所させて支援を行う**障害児入所施設**などがある。乳児院・母子生活支援施設・児童養護施設・児童心理治療施設・児童自立支援施設は，児童の養育に関する相談に応じ助言を行うよう努めるとされている。

■ 福祉の保障

身体に障害のある児童に対しては，身体障害者福祉法（◯228ページ）により**身体障害者手帳**が交付される。福祉の保障のうち医療関係のものには，①身体障害児と疾病のため長期療養を必要とする児童に対する**健康診査・相談**や**療育の指導**，②小児がんなどの長期的に治療を要する児童または20歳未満の者❶に対する医療費負担の軽減のための**小児慢性特定疾病医療費支援**，③骨関節結核その他の結核にかかっている児童に対する指定療育機関に入院させ療養と学習をあわせて行う**療育の給付**がある。

なお，身体障害児に対する指定医療機関に委託して行う**自立支援医療**❷の給付と**補装具の交付**は，障害者総合支援法により行われる。そのほか，居宅型障害児サービスについては，介護保険と同様に共生型居宅サービスがある。

■ 看護師などの役割

病院などの機関と医師・保健師・助産師・看護師などの医療に関連する職

NOTE

❶20歳以上は，難病の患者に対する医療等に関する法律で対応する。

❷生活の能力を得るために必要な医療。育成医療である。

務の従事者は，要支援児童と思われる者を把握したときは市町村に情報を提供するよう努めなければならない。

保育所

　保育所は，日々保護者の委託を受けて，保育に欠ける乳児・幼児およびとくに必要があるときはその他の児童を保育する児童福祉施設である。

　市町村は，保護者の労働・疾病などの事由により，監護すべき乳児・幼児またはその他の保育に欠ける児童について，保護者から申し込みがあったときは，それらの児童を保育所において保育しなければならない。実際の運営は，後述の子ども・子育て支援法の体系で行われる。

保育士

　都道府県の保育士登録簿に登録を受け，保育士の名称❶を用いて，専門的知識と技術をもって，児童の保育と保護者に対する保育に関する指導を行うことを業とする者をいう。

　保育士となる資格は，①高等学校または中等教育学校卒業後(省令で規定)，都道府県知事の指定する修業年限2年以上の学校などの指定保育士養成施設を卒業した者，②都道府県知事の行う保育士試験に合格した者である。受験資格は短大を卒業した者または5年以上(高等学校卒業者などは2年以上)児童福祉施設で児童の保護に従事した者などである。

　保育士は，**名称独占**であり保育士でない者は保育士またはこれにまぎらわしい名称を使用してはならない。保育士は，その信用を傷つけるような行為をしてはならない。また正当な理由がなく，業務に関して知りえた人の秘密をもらしてはならない。保育士でなくなったあとにおいても同様である。**守秘義務**に違反した者には，1年以下の懲役または50万円以下の罰金が科せられる。

2　個別の児童法

a 子ども・子育て支援法(平成24年法律第65号)

　急速な少子化の進行や環境の変化に対応して，**子ども**❷が健やかに成長するよう保護者の経済的負担の軽減に配慮した各種給付を行う。基本理念や市区町村の支援，事業主・国民の責務を定め，子ども・保護者に対する教育・保育などについて規定している。児童に関する施策❸は児童福祉法が中心であるが，子ども・子育てに関しては，本法により行われ，保育所のサービス給付も含まれている。

子ども・子育て支援給付

　3種類の給付がある。①子どものための**現金給付**として児童手当法の児童手当，②子どものための**教育・保育給付**として保育所・認定こども園・幼稚園などのサービスなど，③子育てのための**施設等利用給付**として市町村の確認を受けた一定の認可外保育施設・預かり保育・一次預かり・病児保育などに対する給付である。

NOTE

❶保育士の名称

　1998(平成10)年に保母の名称から改められた。

NOTE

❷子どもとは，子ども・子育て支援法第6条第1項で，18歳に達する日以後の最初の3月31日までの間にある者とされる。また，就学前の子どもに関する教育，保育等の総合的な提供の推進に関する法律では，小学校就学前の者とされている。

❸2021(令和3)年秋に，内閣官房で「こども政策の推進に係る有識者会議」が開催され，こども基本法の制定や，保育行政の一元化など子ども施策の強化のため子ども庁(子ども家庭庁)の設置などを求める報告書を総理に提出した。

教育・保育給付認定

このうち教育・保育給付を受けるためには次の認定を受ける。

● **1号認定（教育標準時間認定）** 満3歳〜5歳で，幼稚園・認定こども園を利用する。幼稚園などに直接利用を申し込む。

● **2号認定（保育認定）** 満3歳〜5歳で，保育が必要な児童が保育所・認定こども園を利用する。市区町村に利用を申し込む。

● **3号認定（保育認定）** 2歳までで，保育が必要な児童が保育所・認定こども園・地域型保育を利用する。市区町村に利用を申し込む。

保育認定には，最長11時間の「保育標準時間」と，8時間の「保育短時間」がある。いずれも契約である。

無償化

これらは一定の範囲内で無償である。3歳から5歳までの子どもは，認可保育所，幼稚園，認定こども園，企業主導型保育所などの利用料が食費などを除き自己負担なく無償で，認可外の保育施設も質の確保などの要件により上限付き給付金の対象である。子育てのための施設等利用給付において2歳までの子どもは，住民税非課税世帯に限り無償化される。無償化費用につき，公立は設置主体が，私立は国・都道府県・市町村が負担する。少子化施策として消費税率引上げ時から施行された。

◆ 就学前の子どもに関する教育，保育等の総合的な提供の推進に関する法律（平成18年法律第77号）

就学前の子ども❶の教育と保育の需要が多様化していることから，幼稚園と保育園の機能をあわせもつ幼保連携型**認定こども園**について設置の根拠を定めるとともに，それ以外の認定こども園に関する認定手続きについて規定する。**認定こども園法**ともよばれる。

> **NOTE**
> ❶本法において，「子ども」とは小学校就学前の者をいい，施設の名称は「こども園」であることに注意してほしい。

◆ 大学等における修学の支援に関する法律（令和元年法律第8号）

支援が必要な低所得世帯の大学・短期大学・高等専門学校・専門学校への進学を支援する法律である。①授業料・入学金の上限付き減免と，②返還の必要がない給付型奨学金の支給の2制度である❷。減免費用は国立大学・私立大学などは国が，公立大学は都道府県などが，私立専門学校は所管の都道府県が負担する。学業がすぐれた学生，経営に問題がない大学などの要件がある。

> **NOTE**
> ❷本法の定める制度は少子化施策であり，消費税率引上げ財源を社会保障関係費として充当している。

◆ 子どもの貧困対策の推進に関する法律（平成25年法律第64号）

本法は，貧困の状況にある子どもが健やかに育成される環境の整備と教育の機会均等をはかるため，貧困対策に関し，基本理念を定め，教育支援・生活支援・就労支援・経済的支援を推進する。子どもの貧困対策について国・地方公共団体・国民それぞれの責務を定め，政府は大綱をつくり**貧困対策会議**を設置し，都道府県は計画を定めるように努める。

b 児童虐待の防止等に関する法律
（平成 12 年法律第 82 号）

　児童虐待の防止などの施策を促進することを目的に，児童虐待の定義，何人も児童を虐待してはならないこと，国・地方公共団体の責務，虐待の早期発見・通告，立入調査など児童の保護，親権制度の適切な運用などを定めた。

● **児童虐待**　親など保護者が児童（18 歳未満の者）に対し，①外傷が生じ，または生じるおそれのある暴行を加えること，②わいせつな行為をし，またはさせること，③著しい減食・長時間の放置その他の監護を著しく怠ること，④著しい心理的外傷を与える言動を行うことをいう。

虐待の早期発見
　学校・病院・医師・保健師・助産師・**看護師**・弁護士などは，児童虐待を発見しやすい立場にあることを自覚し，児童虐待の早期発見に努める。

体罰
　親権者は児童に体罰を加えてはならない。体罰❶は民法で認められた監護・教育の範囲をこえるものである。

◆ 教育職員等による児童生徒性暴力等の防止等に関する法律（令和 3 年法律第 57 号）

　教育職員による児童生徒への性暴力などを防止し，児童生徒の権利擁護・尊厳の保持のために，基本理念を定め，国などの責務を明らかにし，基本指針などにより，暴力の防止・早期発見・対処を行う。性暴力により教員免許が失効した者の再免許に厳格な制限がある。性暴力は刑法で罰せられる。

c 児童買春，児童ポルノに係る行為等の規制及び処罰並びに児童の保護等に関する法律
（平成 11 年法律第 52 号）

　児童に対する性的搾取・性的虐待が児童の権利を著しく侵害することの重大性と児童の権利の擁護に関する国際的動向から，児童買春・児童ポルノに係る行為などを処罰し，これらの行為などにより心身に有害な影響を受けた児童の保護の措置などを定め，児童の権利を擁護❷することを目的とする。児童ポルノの定義を明確化し，児童ポルノの所持を一般的に禁止し，自己の性的好奇心を満たす目的での児童ポルノの所持などに対する罰則があり，インターネット事業者による児童ポルノの所持・提供などの防止措置を講ずる。

d いじめ防止対策推進法（平成 25 年法律第 71 号）

　本法の目的は教育を受ける権利を著しく侵害し，心身の健全な成長と人格の形成に重大な影響を与え，生命・身体に重大な危険を生じさせるおそれがあるいじめの防止・早期発見・対処のための対策に関し基本理念を定め，国・地方公共団体などの責務を明らかにするなど対策を総合的かつ効果的に推進することである。

NOTE

❶ **体罰**
　学校教育法では以前から体罰は禁止されている。体罰という用語は同法と本法にのみ出てくる。

NOTE

❷ **児童を守る法体系**
　多くの法律や条約において児童を保護する規定があるが，本書では代表的なものを記述した。児童買春ポルノ処罰法，児童虐待防止法，いじめ防止法，教職員性暴力防止法の順に制定された。

定義

● **いじめ**　学校に在籍する児童・生徒(以下,「児童等」)に対して一定の人的関係にある他の児童等が行う心理的・物理的な影響を与える行為(インターネットを通じて行われるものを含む)で,対象となった児童等が心身の苦痛を感じているものをいう。

● **学校**　小学校・中学校・義務教育学校・高等学校・中等教育学校・特別支援学校(幼稚部を除く)をいう。高等専門学校も本法を一部適用する。

基本理念

　学校の内外を問わずいじめが行われなくなるようにすること,すべての児童がいじめを行わず,いじめを認識しながら放置することがないようにするため,児童等の理解を深めることを基本理念とする。基本理念のもとに,国・地方公共団体・学校は方針を定め各般の対策を講じる。

● **いじめの禁止**　児童等は,いじめを行ってはならない。

重大事態への対処

　重大な被害が発生した場合に学校は調査を行い,被害を受けた児童等に結果を提供する。国立大学の附属校は文部科学大臣に,公立学校の場合は設置する地方公共団体の長に,私立学校は都道府県知事に報告する。

e 母子及び父子並びに寡婦福祉法
(昭和39年法律第129号)

本法❶の目的は母子・父子家庭と寡婦の生活の安定・向上のために必要な措置を講じ,母子・父子家庭と寡婦の福祉をはかることである。母子・父子家庭のことを**ひとり親家庭**ともいう。

● **寡婦**　配偶者のない女子で,かつて児童を扶養していたことのあるもの。なお,**児童**とは20歳未満の者をいう(児童福祉法では,児童は18歳未満の者とされ,本法とは異なる)。配偶者のない女子とは,配偶者と死別または離婚した女子をいい,事実上配偶者がないのと同様な状態にある者も含まれる。

母子・父子自立支援員など

　都道府県等(都道府県・市・特別区および福祉事務所設置町村)には,**母子・父子自立支援員**・就業支援専門員がおかれ,相談に応じ,自立に必要な情報提供・指導を行うほか,職業能力の向上や求職活動の支援を行っている。

母子福祉資金などの貸付け

　都道府県は,母子・父子家庭の経済的自立の助成と生活意欲の助長をはかり,児童の福祉を増進するために,事業や修学,知識技能の習得,就職,医療・介護,生活,住宅建設,児童の婚姻などに必要な資金について,**母子福祉資金・父子福祉資金の貸付け**を行う。

母子・父子福祉施設

　母子・父子家庭の親と児童の心身の健康保持と生活向上のため,**母子・父子福祉センター❷**と,**母子・父子休養ホーム❸**が設けられている。

NOTE

❶制定当初の名称は,母子福祉法であり,ついで母子及び寡婦福祉法となり,2014(平成26)年10月から現在の名称となった。

NOTE

❷無料または低額な料金で各種相談に応じ,生活指導と生業の指導などの便宜を総合的に供与する施設をいう。

❸無料または低額な料金でレクリエーションなど休養のための便宜を供与する施設をいう。

特別の配慮

母子家庭の福祉の増進のために，①国や地方公共団体の公共施設内における売店などの設置，②たばこ小売販売業の許可，③公共住宅の供給，④雇用の促進，⑤保育所への入所などについても特別の配慮がなされている。

C 高齢分野

1 老人福祉法（昭和 38 年法律第 133 号）

本法は，老人の心身の健康の保持と生活の安定のために必要な措置を講じ，老人の福祉❶をはかることを目的とする。介護に関する福祉サービスは，介護保険法が優先して適用される。

支援体制の整備

市町村は，65 歳以上の者（とくに必要があると認められる 65 歳未満の者。以下同じ）で身体上・精神上の障害があるために日常生活を営むのに支障があるものが，心身の状況，おかれている環境などに応じて，自立した日常生活を営むために最も適切な支援が総合的に受けられるように，居宅における介護や老人福祉施設の利用など地域の実情に応じたきめ細かな措置の実施とともに，これらの措置および老人福祉のための事業活動の連携・調整をはかるなど地域の実情に応じた体制の整備に努めなければならない。

老人福祉計画

市町村は老人福祉事業の供給体制の確保に関する**市町村老人福祉計画**を定め，都道府県は市町村老人福祉計画の達成に資するため，各市町村を通ずる広域的な見地から老人福祉事業の供給体制の確保に関する**都道府県老人福祉計画**を定める。これら計画は，それぞれ介護保険法による市町村介護保険事業計画および都道府県介護保険事業支援計画と調和が保たれたものでなければならない。

老人福祉施設

本法による**老人福祉施設**を ▶表 7-2 に示す。

有料老人ホーム

老人を入所させ，食事の提供その他日常生活上必要な便宜を供与することを目的とする施設で老人福祉施設でないものをいう。有料老人ホームを設置しようとする者は，あらかじめ都道府県知事に，施設の名称・所在地，設置者・管理者の氏名・住所，施設において供与される便宜の内容などを届け出なければならない。これらの事項に変更を生じたときは，1 月以内に都道府県知事に届け出なければならない。

NOTE

❶老人福祉の体系

かつて老人福祉は貧困対策が中心で生活保護法が担当していたが，1963（昭和38）年から介護対策にまで範囲を広げた老人福祉法を中心に行われた。

2000（平成 12）年に介護保険法が施行され，介護部分は同法の規定下に移行したが，身寄りがない人への養護や生きがい対策などが老人福祉法の規定に残っている。

表7-2　老人福祉施設

名称	概要
老人デイサービスセンター	65歳以上の者であって，身体上・精神上の障害があるために日常生活を営むのに支障がある者，介護保険法による通所介護を必要とする者などを通わせ，入浴・排泄・食事などの介護，機能訓練，介護方法の指導などの便宜を供与する。
老人短期入所施設	65歳以上の者であって，養護者の疾病などにより，居宅において介護を受けることが一時的に困難となった者または介護保険法による短期入所生活介護を必要とする者などを短期入所させ養護する。
養護老人ホーム	65歳以上の者であって，環境上の理由および経済的理由により，居宅において養護を受けることが困難な者を入所させ，養護する。
特別養護老人ホーム（介護保険法では「介護老人福祉施設」という）	65歳以上の者であって，身体上・精神上著しい障害があるために常時の介護を必要とするが，居宅においてこれを受けることが困難な者，または介護保険法による介護福祉施設サービスを必要とする者などを入所させ，養護する。
軽費老人ホーム	無料または低額な料金で，老人を入所させ，食事の提供など日常生活上必要な便宜を供与する。
老人福祉センター	無料または低額な料金で，老人の各種の相談に応ずるとともに，健康の増進，教養の向上およびレクリエーションの便宜を総合的に供与する。
老人介護支援センター	老人の福祉に関する問題についての相談に応じ必要な助言を行うとともに，主として居宅において介護を受ける老人またはその養護者と，市町村，老人居宅生活支援事業を行う者，老人福祉施設，医療施設，老人クラブなどとの連絡・調整などの援助を総合的に行う。

2　個別の高齢者法

a　高齢者の居住の安定確保に関する法律（平成13年法律第26号）

　高齢者が日常生活を営むために必要な福祉サービスを受けることができる良好な居住環境をもつ高齢者向けの賃貸住宅❶と有料老人ホームについて，事業者の登録制度により供給を促進するための措置を講じ，良好な居住環境で高齢者が安定的に居住する賃貸住宅の**終身建物賃貸借制度**などの措置を講ずる法律である。高齢者の居住の安定の確保をはかり福祉の増進に寄与することが本法の目的である。

● **基本方針と計画**　国土交通大臣と厚生労働大臣は，高齢者の居住の安定の確保に関する**基本方針**を定め，賃貸住宅・老人ホームの供給の目標の設定などを示し，都道府県はそれに基づき**高齢者居住安定確保計画**を定める。

b　高齢者虐待の防止，高齢者の養護者に対する支援等に関する法律（平成17年法律第124号）

　本法の目的は高齢者虐待の防止等に関する国などの責務，虐待❷を受けた高齢者の保護措置，養護者の負担軽減など虐待防止の支援措置を定め，高齢者虐待の防止と養護者に対する支援などの施策を促進し，高齢者の権利利益の擁護に資することである。

NOTE

❶サービス付き高齢者向け住宅

　高齢者向けの賃貸住宅で，「サ高住」と呼称される。居住用専用部分を有し入居者の心身の状況を把握し状況に応じた一時的な便宜を供与するサービスや，入居者が日常生活を支障なく営むことができるようにするために，入居者からの相談に応じ必要な助言を行うサービスなどを提供する。建築物ごとに都道府県知事の登録を受ける。

❷虐待

　虐待自体は，場合によっては刑法上の暴行や傷害などの犯罪になる。

● **高齢者虐待**　養護者や養介護施設従事者などが，外傷を生じさせたり暴力をふるうだけでなく，衰弱させるような減食，放置，暴言，財産の不当な処分などを行うことである。市町村を中心に，早期発見の努力はもちろん，相談・指導・助言・通報などにより高齢者に対し必要な措置をとる。その場合，立入調査や警察署長に対する援助要請，面会の制限，養護者の負担の軽減などが行われる。

C 福祉用具の研究開発及び普及の促進に関する法律（平成 5 年法律第 38 号）

　本法の目的は心身の機能が低下し日常生活に支障がある高齢者・障害者の自立の促進と介護者の負担の軽減をはかるため，福祉用具の研究開発と普及を促進し，あわせて産業技術の向上に資することである。

　厚生労働大臣・経済産業大臣は，福祉用具の研究開発と普及を促進するための基本方針と，国・地方公共団体・事業者の責務を定める。

D 障害分野

1 障害者基本法（昭和 45 年法律第 84 号）

　本法❶の目的は差別の禁止から国際協調まで，障害者のための施策について基本となる事項を定め，施策を総合的・計画的に推進し，障害者の自立と社会・経済・文化などあらゆる分野の活動への参加を促進することである。

● **障害者**　身体障害・知的障害・精神障害（発達障害を含む）その他の心身の機能の障害がある者であって，障害および**社会的障壁**❷により，継続的に日常生活・社会生活に相当な制限を受けるものをいう。

国などの責務

　国・地方公共団体は，本法が目ざす社会の実現をはかるため，基本原則❸にのっとり，障害者の自立・社会参加の支援などのための施策を総合的・計画的に実施する責務をもつ。

具体的な施策

　障害者対策の基本に関する事項を定めており，具体的な福祉の施策については，障害者総合支援法・身体障害者福祉法・知的障害者福祉法・児童福祉法・老人福祉法などの福祉関係各法によって行われている。また，福祉以外の措置については，障害者の雇用の促進等に関する法律など各省庁が所管する個別の法律に基づいて行われる。

NOTE

❶本法は心身障害者対策基本法を 1994（平成 6）年に改正したものである。

❷**社会的障壁**
　障害がある者にとって日常生活または社会生活を営むうえで障壁となるような社会における事物・制度・慣行・観念その他一切のものをいう。

❸基本原則は地域社会における共生，差別の禁止，国際的協調である。

2 障害者の日常生活及び社会生活を総合的に支援するための法律(平成17年法律第123号)〔略称:障害者総合支援法〕

障害者基本法の基本的理念にのっとり,身体障害者福祉法,知的障害者福祉法,精神保健及び精神障害者福祉に関する法律,児童福祉法などの障害福祉に関する法律と相まって,障害者・障害児が基本的人権を享有する個人としての尊厳にふさわしい日常生活または社会生活を営むことができるようにする法律である❶。必要な障害福祉サービスにかかる給付,地域生活支援事業などの支援を総合的に行い,もって障害者・障害児の福祉の増進をはかるとともに,障害の有無にかかわらず国民が相互に人格と個性を尊重し,安心して暮らすことができる地域社会の実現に寄与することを目的とする。

基本理念

障害者・障害児が日常生活・社会生活を営むための支援は,障害の有無にかかわらず等しく基本的人権を享受するかけがえのない個人として尊重されるとの理念に則している。すなわち障害の有無によって分け隔てられることなく,相互に人格と個性を尊重し合いながら共生する社会を実現するため,障害者・障害児が可能な限りその身近な場所において必要な日常生活・社会生活を営むための支援を受け社会参加の機会が確保されること,どこで誰と生活するかについての選択の機会が確保され地域社会において共生することを妨げられないこと,障害者・障害児にとって日常生活・社会生活を営むうえで障壁となるような社会における事物・制度・慣行・観念その他一切の除去に資することを旨として,総合的・計画的に行われなければならない❷。

定義

● **障害者** ①身体障害者福祉法第4条に規定する**身体障害者**,②知的障害者福祉法にいう**知的障害者**のうち18歳以上である者,③精神保健及び精神障害者福祉に関する法律第5条に規定する**精神障害者**(知的障害者福祉法にいう知的障害者を除く。以下「精神障害者」という)のうち18歳以上である者,④発達障害者支援法第2条第2項に規定する**発達障害者**,⑤治療方法が確立していない疾病その他の特殊の疾病であって政令で定めるものによる障害の程度が厚生労働大臣が定める程度である者であって18歳以上であるもの。

● **障害児** 児童福祉法において規定されている身体・知的・精神に障害のある児童と,難病により一定の障害のある児童。

◆ 市町村などの責務

市町村の責務

サービスを基本的に提供する市町村(特別区を含む)の責務は次のとおり。

(1) 障害者がみずから選択した場所に居住し,障害者等(障害者・障害児のことをいう。以下同じ)が,自立した日常生活・社会生活を営むことができるよう,区域における障害者等の生活の実態を把握したうえで,公

> **NOTE**
> ❶一般的に**障害者総合支援法**とよばれ,障害者自立支援法を2012(平成24)年に改正した。

> **NOTE**
> ❷社会保障のサービスを受ける場合は公平の観点から一般的に自己負担を伴う。その負担の考え方に,所得などによる負担能力に着目し額を定める**応能負担**と受けたサービス量に応じて定める**応益負担**がある。両者は併用されることが多い。益という用語に問題があるとする考えもある。

共職業安定所など関係機関との緊密な連携をはかり，必要な自立支援給付・地域生活支援事業を総合的・計画的に行うこと。

(2) 障害者等の福祉に関し必要な情報の提供を行い，相談に応じ，必要な調査・指導を行い，付随する業務を行うこと。

(3) 意思疎通について支援が必要な障害者等が，障害福祉サービスを円滑に利用できるよう必要な便宜を供与すること，障害者等に対する虐待の防止と早期発見のために関係機関と連絡・調整を行うことなど，その権利の擁護のために必要な援助を行うこと。

都道府県の責務

都道府県の責務は次のとおり。

(1) 市町村が行う自立支援給付・地域生活支援事業が適正かつ円滑に行われるよう，市町村に対する必要な助言，情報の提供などの援助を行うこと。

(2) 市町村と連携し，必要な自立支援医療費の支給と地域生活支援事業を総合的に行うこと。

(3) 障害者等に関する相談・指導のうち，専門的な知識・技術を必要とするものを行うこと。

(4) 市町村と協力して障害者等の権利の擁護のために必要な援助を行うこと。

国の責務

国は，市町村・都道府県に対する必要な助言，情報の提供などの援助を行わなければならない。

◆ 自立支援給付

自立支援給付には，次のものがある。①**介護給付費**，②特例介護給付費，③**訓練等給付費**，④特例訓練等給付費，⑤特定障害者特別給付費，⑥特例特定障害者特別給付費，⑦地域相談支援給付費，⑧特例地域相談支援給付費，⑨計画相談支援給付費，⑩特例計画相談支援給付費，⑪**自立支援医療費**，⑫**療養介護医療費**，⑬基準該当療養介護医療費，⑭**補装具費**，⑮高額障害福祉サービス等給付費。

介護給付費等の支給

介護給付費等❶の支給を受けようとする障害者または障害児の保護者は，市町村に申請し，介護給付費等の**支給決定**を受ける。市町村には支給に関する**市町村審査会**をおく。支給決定されると，市町村から障害福祉サービス**受給者証**が交付される。

(1) 介護給付費・特例介護給付費は次に示す給付である。①居宅介護，②重度訪問介護，③同行援護，④行動援護，⑤療養介護（医療にかかるものを除く），⑥生活介護，⑦短期入所，⑧重度障害者等包括支援，⑨施設入所支援。

(2) 訓練等給付費・特例訓練等給付費は，次に示す給付である。①自立訓練，②就労移行支援，③就労継続支援，④共同生活援助。

(3) 以上のほか，次の費用も市町村が給付する。①特定障害者特別給付費❷，②特例特定障害者特別給付費❸。

NOTE

❶介護給付費等

本法においては，介護給付費・特例介護給付費・訓練等給付費・特例訓練等給付費のことをいう。

❷特定障害者特別給付費

サービスの支給決定を受けた障害者の所得などが少ないために入所サービスの食費・居住費を補助する給付のことをいう。

❸特例特定障害者特別給付費

支給決定の効力が生じる前にサービスを受けた場合，および基準該当障害福祉サービスを受けた場合の特定障害者特別給付にかかる給付のことをいう。

(4)同一事業所で介護保険の居宅型サービスを提供する事業者も認められる。

自立支援医療費の支給

　自立支援医療費の支給を受けようとする障害者・障害児の保護者は，市町村(政令で定める医療にかかる自立支援医療費の支給は都道府県が行う。以下，「市町村等」)から支給する旨の**支給認定**を受けなければならない。

　市町村等は，障害者等の心身の障害の状態からみて自立支援医療を受ける必要があり，かつ当該障害者等またはその属する世帯のほかの世帯員の所得の状況，治療状況その他の事情を勘案して政令で定める基準に該当する場合には，自立支援医療の種類ごとに支給認定を行う。

療養介護医療費の支給

　市町村は，療養介護にかかる介護給付費の支給決定を受けた障害者が，指定障害福祉サービス事業者などから療養介護医療を受けたときは，要した療養介護医療費を支給する。

補装具費の支給

　市町村は，障害者または障害児の保護者から補装具❶の購入・修理を必要とする申請があった場合，その費用について補装具費を支給する。ただし，世帯員のうち政令で定める者の所得が基準以上であるときは，この限りでない。

◆ 障害福祉計画

基本指針

　厚生労働大臣は，障害福祉サービス・相談支援・地域生活支援事業の提供体制を整備し，自立支援給付・地域生活支援事業の円滑な実施を確保するための基本的な指針を定めるものとする。

市町村障害福祉計画

　市町村は基本指針に即して，障害福祉サービスなどの提供体制の確保に関する計画を定める。

都道府県障害福祉計画

　都道府県は基本指針に即して，市町村障害福祉計画の達成のため，広域的な見地から障害福祉サービスなどの提供体制の確保に関する計画を定める。

◆ 費用

市町村

　介護給付費等・自立支援医療費・補装具などに市町村が支弁する費用は，基本的にその1/2を国が負担する。

都道府県

　一部の自立支援医療費など都道府県が支弁する費用は，基本的にその1/2を国が負担する。

NOTE

❶補装具

　装着することにより失われた身体や身体機能を補完するもので，車椅子，義肢・装具，補聴器，義眼，杖などである。

3 個別の障害者法

a 障害を理由とする差別の解消の推進に関する法律（平成 25 年法律第 65 号）

　障害者基本法の基本理念のもと，障害者はすべての人と等しく基本的人権を享有する個人として尊厳が重んぜられ，尊厳にふさわしい生活を保障される権利を有する。本法は，障害者基本法第 4 条の差別禁止条項を具体化し，その障害を理由とする差別の解消の推進に関する基本的な事項，行政機関等（国の行政機関，独立行政法人，地方公共団体，地方独立行政法人）・事業者における障害を理由とする差別を解消するための措置などを定めている。紛争解決や相談，連携，啓発，情報提供，人材育成・確保などにより，障害を理由とする差別の解消を推進し，すべての国民が障害の有無で分け隔てられることなく，相互に人格と個性を尊重し合い共生する社会を実現する。

● **国・民間事業者などの役割**　国は基本方針を，地方公共団体は対応要領を，民間事業者などは指針を策定する。差別的取扱いを禁止し，国・地方公共団体・民間事業者には障害についての社会的障壁への合理的な配慮を義務とする。

b 障害者虐待の防止，障害者の養護者に対する支援等に関する法律（平成 23 年法律第 79 号）

　本法の目的は虐待が障害者の尊厳を害するものであり，障害者の自立・社会参加にとって，虐待を防止❶することはきわめて重要であることから，障害者に対する虐待の禁止，国などの責務，虐待を受けた障害者に対する保護および自立の支援，養護者に対する支援などを定め，障害者虐待の防止，障害者に対する支援などの施策を促進し，障害者の権利・利益の擁護に資することである。

● **定義**　**障害者**とは障害者基本法に規定する障害者であり，**障害者虐待**とは養護者・福祉施設従事者・使用者によるものをいう。**虐待の類型**は，身体的虐待・ネグレクト・心理的虐待・性的虐待・経済的虐待の 5 つをいう。

具体的施策

　何人も障害者を虐待してはならない。国などの責務，早期発見の努力義務を規定する。養護者による虐待は市町村へ通報すること，施設従事者による虐待は施設の設置者の責務と市町村への通報すること，使用者による虐待は都道府県・市町村へ通報することなどを定める。就学する障害者，保育所などに通う障害者，医療機関を利用する障害者に対する虐待については，その防止措置の実施をこれら機関の長や管理者に義務づける。市町村・都道府県に虐待対応の窓口となる**市町村障害者虐待防止センター・都道府県障害者権利擁護センター**をおく。

NOTE

❶虐待防止の枠組みについては，児童虐待防止法・児童福祉法・高齢者虐待防止法・障害者虐待防止法が重複して適用される。

c 国等による障害者就労施設等からの物品等の調達の推進等に関する法律（平成24年法律第50号）

　本法は，国・独立行政法人等・地方公共団体・地方独立行政法人による障害者就労施設等からの物品・役務の調達の推進などに関し，国などの責務を明らかにするとともに，基本方針・調達方針の策定など，就労施設の受注の機会を確保するために必要な事項などを定める。

　施設が供給する物品・役務への需要の増進などをはかり，就労障害者・在宅就労障害者などの自立を促進する。調達実績の公表や内閣総理大臣・厚生労働大臣からの調達要請，国などが契約を結ぶ場合に，障害者の法定雇用率の達成に配慮することなどを定めている。

d 身体障害者福祉法（昭和24年法律第283号）

総則

　本法の目的は障害者総合支援法とともに，身体障害者の自立と社会経済活動への参加を促進するため，身体障害者を援助し，必要な保護を行い，福祉をはかることである。

● **自立への努力と機会の確保**　身体障害者は社会経済活動に参加するように努め，社会を構成する一員として，社会・経済・文化その他あらゆる分野の活動に参加する機会を与えられるものとする。

● **国・地方公共団体・国民の責務**　国・地方公共団体は国民の理解を深め，身体障害者の自立と社会経済活動の参加を促進するための援助と必要な保護の実施に努める。国民は，社会連帯の理念に基づき障害者の社会経済活動への参加の努力に協力するよう努める。

● **身体障害者**　一定の程度以上の身体上の障害（**視覚障害，聴覚または平衡機能の障害，音声機能・言語機能・そしゃく機能の障害，肢体不自由，内部障害**〔心臓・腎臓・呼吸器・膀胱・直腸・小腸の機能障害，ヒト免疫不全ウイルスによる免疫の機能障害，肝臓機能障害〕）のある **18歳以上の者**であって，都道府県知事から身体障害者手帳の交付を受けたもの。18歳未満の者には児童福祉法（◯215ページ）による保護が行われるが，身体障害者手帳の交付は本法により行われる。

● **身体障害者手帳**　身体に障害のある者（18歳未満の者を含む）には，申請によって都道府県知事から身体障害者手帳❶が交付される。

更生援護の実施

　更生援護❷は基本的に障害者総合支援法の体系で行われる。更生援護は居住地の市町村（特別区を含む）が行う。一方で都道府県（指定都市・中核市を含む）は，市町村の更生援護の相互調整や専門的な知識・技術を必要とする相談指導，身体障害者の医学的・心理学的・職能的判定，補装具の処方・適合判定などを行う。

　障害者総合支援法による障害福祉サービスを受けることが著しく困難であるときは，市町村が障害福祉サービスを提供する。また，障害者支援施設な

NOTE

❶**身体障害者手帳**
　福祉行政サービスを受けるために必要であるが，知的障害者手帳（「愛の手帳」という名称にする地方公共団体もある）や精神障害者保健福祉手帳は必ずしも取得しなくともよい。福祉分野に限らず，厚生労働省の行政では手帳制度があるものが多い。

❷**更生援護**
　障害者を援助し必要な保護を行うことであり，福祉サービスのことである。障害以外の分野でも使われる。

どへの入所などの措置についても同様である。都道府県は，盲導犬や聴導犬を貸与する。更生援護については，国・地方公共団体は国民の指導・啓発に努め，厚生労働大臣は障害者の状況について調査などを行い，体制の整備に努めなければならない。市町村は身体障害者の診査・更生相談を行い，必要に応じて医療保健施設や公共職業安定所に紹介しなければならない。

▍身体障害者更生相談所など

都道府県は，身体障害者更生相談所を設け専門的な知識と技術をもつ**身体障害者福祉司**をおく。身体障害者更生相談所は，専門的な知識・技能を必要とする相談・指導を行い，医学的・心理学的・職能的判定を行うとともに，必要に応じ補装具の処方・適合判定を行う。障害者総合支援法による介護給付費などの支給の決定にあたって必要に応じ市町村に意見を述べる。

市町村は福祉事務所に身体障害者福祉司をおくことができる。そのほか**身体障害者相談員**などの制度がある。

▍事業と施設

点字・手話の訓練などを提供する身体障害者生活訓練事業・手話通訳事業・介助犬訓練事業・聴導犬訓練事業が身体障害者福祉法による独自のサービスである。身体障害者福祉センター・補装具製作施設・盲導犬訓練施設・視聴覚障害者情報提供施設が身体障害者社会参加支援施設である。

▍社会参加の促進など

地方公共団体は，視覚障害者の意思疎通を支援する事業，盲導犬などの使用を支援する事業，スポーツ活動への参加を促進する事業などを行うよう努める。そのほかに，売店の設置，製作品の購買，芸能・出版物などの推薦などを行う。

◆ 身体障害者補助犬法（平成14年法律第49号）

本法は身体障害者補助犬の訓練事業者や補助犬を使用する身体障害者の義務などを定め，国・地方公共団体・独立行政法人などが管理する施設・公共交通機関などを利用する場合に補助犬を同伴することができるようにするための措置を講ずる。補助犬の訓練・認定・表示・取扱い・衛生管理などを規定し，補助犬の育成およびこれを使用する身体障害者が施設などを利用する際の円滑化をはかり，身体障害者の自立・社会参加の促進に寄与することが目的である。

● **身体障害者補助犬** 盲導犬❶・介助犬❷・聴導犬❸のことである。いずれもこの法律の認定を受けることが要件である。

◆ 聴覚障害者等による電話の利用の円滑化に関する法律
（令和2年法律第53号）

聴覚障害者等からの求めで指定した者に電話をかけ，手話などの方法で聴覚障害者と電話を受けた者の意思疎通を仲介するための法律である。法人組織（電話リレーサービス提供機関）を規定し，電話による意思疎通を確保する。

NOTE

❶**盲導犬**
　道路交通法上の盲導犬をいう。

❷**介助犬**
　肢体不自由により日常生活に著しい支障がある身体障害者のために，物の拾い上げ・運搬，着脱衣の補助，体位の変更，起立・歩行の際の支持，扉の開閉，スイッチの操作，緊急時の救助要請など肢体不自由を補う補助を行う犬をいう。

❸**聴導犬**
　聴覚障害により日常生活に著しい支障がある身体障害者のために，ブザー音，電話の呼出音，その者を呼ぶ声，危険を意味する音などを聞き分け，その者に必要な情報を与え，必要に応じ音源への誘導を行う犬をいう。

e 知的障害者福祉法（昭和35年法律第37号）

総則

本法の目的は障害者総合支援法とともに，知的障害者❶の自立と社会経済活動への参加を促進するため，障害者を援助し，必要な保護を行い，福祉をはかることである。

● **自立への努力と機会の確保**　障害者は進んで社会経済活動に参加するように努め，社会を構成する一員として，社会・経済・文化その他あらゆる分野の活動に参加する機会を与えられるものとする。

● **国・地方公共団体・国民の責務**　国・地方公共団体は国民の理解を深め，障害者の自立と社会経済活動の参加を促進するための援助と必要な保護の実施に努める。国民は社会連帯の理念に基づき，障害者の社会経済活動への参加の努力に協力するよう努める。

更生援護の実施

援助は基本的に障害者総合支援法の体系で行われる。更生援護は居住地の市町村が行う。都道府県（指定都市・中核市）は，市町村の更生援護の相互調整や専門的な知識・技術を必要とする相談指導，18歳以上の知的障害者の医学的・心理学的・職能的判定を行う。障害者総合支援法による障害福祉サービスを受けることが著しく困難であるときは，市町村が障害福祉サービスを提供する。障害者支援施設への入所などの措置も同様である。

知的障害者更生相談所など

都道府県は，知的障害者更生相談所を設け，専門的な知識と技術をもつ**知的障害者福祉司**をおく。知的障害者更生相談所は，知的障害者に関する相談・指導のうち，専門的な知識・技術を必要とするものを行うとともに，18歳以上の障害者の医学的・心理学的・職能的判定を行って必要な指導を行う。また障害者総合支援法により，介護給付費の支給決定にあたって必要に応じ市町村に意見を述べる。市町村は福祉事務所に知的障害者福祉司をおくことができる。そのほか**知的障害者相談員**などの制度がある。

f 発達障害者支援法（平成16年法律第167号）

発達障害者の自立・社会参加に資するよう，その生活全般にわたる支援をはかり，福祉の増進に寄与することを目的とする法律である。発達障害者の心理機能の適正な発達と円滑な社会生活の促進のために，発達障害の症状の発現後できるだけ早期に発達支援を行うことがとくに重要である。発達障害の早期発見と支援について，国・地方公共団体の責務，保育から学校教育における障害者への支援，公共職業安定所や地域障害者職業センターなどによる障害者の就労の支援，地域生活支援，権利擁護，家族への支援，発達障害者支援センターの指定などについて定めている❷。

● **発達障害**　自閉症，アスペルガー症候群その他の広汎性発達障害，学習障害，注意欠陥多動性障害その他これに類する脳機能の障害であって，その症状が通常低年齢において発現するものとして政令で定めるもの。発達障害

NOTE

❶知的障害者の定義は，法律上は書かれていない。

NOTE

❷発達障害者支援法において，具体的な手帳制度や給付制度があるのではなく，ほかの法律を適用できる場合はそのサービスを使う。

者とは，発達障害を有するために日常生活・社会生活に制限を受ける者をいい，発達障害児とは，そのうち 18 歳未満のものである。

g 戦傷病者特別援護法（昭和 38 年法律第 168 号）

第二次世界大戦まで軍人・軍属であった者の公務上の傷病の療養の給付，障害に関する更生医療の給付と補装具の支給や修理などを行う法律である。また，旧軍人・軍属や遺族に障害年金や遺族年金などを支給する**戦傷病者戦没者遺族等援護法**（昭和 27 年法律第 127 号），旧軍人などが戦地から帰還するまでの間に留守家族に手当を支給し帰還旅費を支給する**未帰還者留守家族等援護法**（昭和 28 年法律第 161 号）などがある。

E 手当

国の制度❶としての手当には，児童・児童扶養・特別児童扶養という，児童に着目した 3 つのおもなものがある（◯ 表 7-3）❷。費用は国税と地方税であり，児童手当の一部に事業主拠出金があてられる。児童扶養と特別児童扶養の 2 つの手当は自動物価スライド制に基づき政令により額が改訂される。

なお，下記の各手当の金額はいずれも 2022（令和 4）年 1 月 1 日時点のものである。

● **手当の支給者** 児童手当は市町村長から支給されるが，手当を受け取る人が公務員の場合は各省大臣や都道府県知事などから支給される。児童扶養手当は都道府県知事や福祉事務所を設置する市町村長から支給される。特別児童扶養手当は都道府県知事などを通じて国から支給される。

> **NOTE**
> ❶各地方公共団体には独自の手当の制度もある。
> ❷これらの 3 つの手当の対象年齢が微妙に異なるのは，特別児童扶養手当が 20 歳から給付される障害基礎年金との接続を念頭においており，他の手当は高校卒業と中学卒業に焦点をあてているためである。

◯ **表 7-3　児童に関するおもな手当の概要**

	児童手当	児童扶養手当	特別児童扶養手当
対象家庭	すべての家庭	母子家庭または父子家庭	障害児をもつ家庭
児童の年齢	中学校卒業まで	18 歳まで	在宅の 20 歳未満
月額例	児童 1 人 15,000 円または 3 歳から中学校修了前の第 2 子までは 10,000 円特例給付 5,000 円	児童 1 人 43,160 円児童 2 人目は 10,190 円．3 人目以降は 6,110 円の加算がある。	児童 1 人 52,500 円または 34,970 円
注意	所得により金額が変化し，支給制限がある。金額は 2022（令和 4）年 1 月		

（注）　1）これらは同時に受給できる。

2）入所型の施設に入っているときは，児童手当は施設に支給され，児童扶養手当と特別児童扶養手当は支給されない。

3）金額は児童手当は法定であるが，他は物価により政令で変動するいわゆる**物価スライド**となっている。

4）2020（令和 2）年度には，新型コロナウイルス感染症対策の一環として，児童手当受給者（特例給付受給者を除く）に 1 人あたり 1 万円の臨時特別給付金が支給された。これは法に基づくものではない。

a 児童手当法(昭和46年法律第73号)

児童手当を支給することによって，家庭における生活の安定に寄与し，児童の健全な育成と資質の向上に資することを目的として制定された法律である❶。また，本法以下の各手当の財源は国と地方が負担するが，被用者に対する児童手当の3歳未満の部分の一部に雇い主からの拠出金があてられている。

中学校卒業までの児童を養育している者に児童1人あたり月額1万5000円または1万円が支給される。

▌ 所得制限

所得制限があり，一定以上の収入がある家庭は，当分の間は特例給付として児童1人あたり5,000円が支給され，さらに収入が多い家庭には2022年度後半から支給されなくなる。

b 児童扶養手当法(昭和36年法律第238号)

児童の福祉の増進をはかることを目的とし，離婚などにより両親のうち**一方がいない家庭**などの生活の安定と自立の促進に寄与するため，原則**18歳未満の児童**について1人の場合は月額4万3160円などの**児童扶養手当**を支給することを定めた法律である❷。

c 特別児童扶養手当等の支給に関する法律
(昭和39年法律第134号)

障害児・障害者の福祉の増進をはかることを目的とし，**精神・身体に障害を有する児童**❸については障害の程度により1人月額5万2500円または3万4970円の**特別児童扶養手当**を，精神・身体に重度の障害を有する在宅の児童について1人月額1万4880円の**障害児福祉手当**を支給するとともに，精神・身体に著しく重度の障害を有する20歳以上の在宅の者について1人月額2万7350円の**特別障害者手当**を支給することなどを定めた法律である。

> **NOTE**
> ❶2010(平成22)年度と2011(平成23)年度は子ども手当とよばれ，内容も多少異なっていたが，2012(平成24)年度から名称が児童手当に戻った。

> **NOTE**
> ❷かつては公的年金などを受給できる場合にはこの手当を受給できなかったが，現在は一部の調整だけで支給される。
> ❸児童
> この法律では**20歳未満の者**とする。これは20歳から支給される障害基礎年金に切れ目なく続くようにするためである。

📝 work 復習と課題

❶ 社会福祉の各分野における看護師の役割について，考えてみよう。
❷ 社会福祉の各法律の関係について，体系図を描いてみよう。
❸ 社会福祉の各施設について，役割をまとめてみよう。
❹ 社会福祉の各分野において，サービスの窓口がどこかをまとめてみよう。

― 看護関係法令 ―

第 8 章

労働法と
社会基盤整備

看護職は，保健師・助産師・看護師としての専門的知識・技術を有する医療者であるが，一方で職場においては，働く者としての側面をもっている。したがって働く者の健康を守る立場にある医療従事者と働く者という2つの立場から，労働条件と職場の安全衛生について定めた**労働基準法・労働安全衛生法**の基礎的知識を身につけることが必要である。また，社会保障を構成する5つの保険制度のうち，**雇用保険**，**労働者災害補償保険**についても理解したい。

　本章では労働関係法令について概説し，次に育児休業や男女共同参画，少子化・高齢化などに対応するための社会基盤に関する各法律について説明する。最後に，**教育職員免許法**のうち看護職員に関係のある養護教諭に関する部分と，**個人情報の保護に関する法律**，マイナンバー法などについて述べる。

A　労働法

1　労働基準法（昭和22年法律第49号）

■ 本法の意義

　かつて労働条件は，近代社会の基本原理の1つである契約自由の原則に基づいて，使用者と労働者の自由な交渉によって決められるべきであるとされてきた。しかし，実際には両者の社会・経済的な立場の差が大きいため，実質的に対等ではない。使用者が優位性を利用して自己に有利な条件を押しつけ，労働者は経済的に弱い立場にあるために，ややもすると低賃金・長時間労働や劣悪な職場環境などの不利な労働条件を甘受せざるをえなかった。

　このような弊害を除去するために，先進国では労働条件については契約自由の原則を一部修正し，法律で一定の基準を設定している。日本においても，**憲法第27条**に「賃金，就業時間，休息その他の勤労条件に関する基準は，法律でこれを定める。」と規定されており，労働基準法は憲法に基づいて制定された❶。勤労条件とは，労働基準法でいう労働条件と同じ意味に解される。

■ 総則

● **労働条件の原則**　労働者が人間らしい生活を営むために必要な**最低限度の労働条件**を定めた法律である。本法は，同居の親族・家事使用人を除き，他人を1人でも使用するすべての事業・事務所に適用される。

● **病院などへの適用**　病院・診療所・助産所は，本法では**病者または虚弱者の治療，看護その他保健衛生の事業**として適用される❷。

◆ 労働契約

　使用者と労働者の間で結ばれる**労働契約**において，使用者は賃金・労働時間その他の労働条件を明示しなければならない。労働契約のうち，本法で定

NOTE

❶本文で記したように，労働基準法は日本国憲法の関係条文が基本となっている。すなわち，憲法の第22条の職業選択の自由をはじめ，「第27条　すべて国民は，勤労の権利を有し，義務を負ふ。②賃金，就業時間，休息その他の勤労条件に関する基準は，法律でこれを定める。③児童は，これを酷使してはならない。」や「第28条　勤労者の団結する権利及び団体交渉その他の団体行動をする権利は，これを保障する。」という条文が基本となっている。

❷国・公立の病院・診療所に勤務する看護師など従業者については，国家公務員法・地方公務員法が適用されるので，本法は直接には適用されない。

める基準に達しない労働条件は無効とされる。無効となった部分は本法の基準が直接適用される。労働契約の原則を規定する法律には**労働契約法**がある（◯237 ページ）。

◆ 解雇の予告，解雇制限など

▌解雇の予告

労働者を解雇する場合には，少なくとも **30 日前**に予告するか，または **30 日分以上**の平均賃金を支払わなければならない。

▌解雇の制限

(1) 解雇にはいろいろな制限がある。使用者は退職前であっても，労働者が請求した場合は解雇の理由を記載した文書を交付しなければならない❶。

(2) 労働者が業務上の負傷・疾病により療養のため，また産前産後のため休業する期間とその後の 30 日間は労働者を解雇することができない❷。

(3) 事業主から奨学金を受け働きながら修学した学生が，就業後に就職を継続しなければ奨学金の返却や損害賠償を求められる，いわゆるお礼奉公契約をしてはならず，罰則が定められている。

◆ 賃金

▌賃金の支払い

(1) 賃金は，原則として**通貨**で，**直接**労働者に**全額**を支払わなければならない。ただし，ほかの法令に別の定めがある場合❸，労働組合などとの間に書面協定がある場合には一部を**控除**して支払うことができる。

(2) 賃金は，**毎月 1 回以上**，**一定の期日**を定めて支払わなければならない。ただし，臨時に支払われる賃金や賞与などについては別である。

▌休業手当

使用者の責に帰すべき事由による休業の場合においては，使用者は休業期間中，平均賃金の **100 分の 60 以上**の手当を支払わなければならない。

▌最低賃金と給与

最低賃金法（昭和 34 年法律 137 号）により，地域や職種における最低限の賃金が定められている。

国家公務員である看護師の給与については，一般職の給与に関する法律（昭和 25 年法律第 95 号）の「医療職俸給表（3）」の適用により保証されている。各地方公共団体や民間団体も多くはこの表をもとにするか，独自に俸給表をつくっている。

◆ 労働時間・休憩・休日・年次有給休暇

▌労働時間

労働時間❹は，原則として休憩時間を除き 1 日について **8 時間**，1 週間について **40 時間**をこえてはならない。

労働組合との協定❺や就業規則によって，平均して 1 週間の労働時間が 40 時間をこえない定めをした場合には，特定の日に 8 時間または特定の週に

NOTE

❶労働契約法第 16 条で「解雇は，客観的に合理的な理由を欠き，社会通念上相当であると認められない場合は，その権利を濫用したものとして，無効とする。」と規定されている。

❷雇用の分野における男女の均等な機会及び待遇の確保等に関する法律（昭和 47 年法律第 113 号，◯244 ページ）の第 9 条第 4 項の規定により，妊娠中と産後 1 年以内の女性に対する解雇は無効となる。

❸たとえば，所得税法・地方税法による所得税・住民税の源泉徴収や健康保険法などによる社会保険料の控除などが該当する。

NOTE

❹高度プロフェッショナル制度とよばれる特定高度専門業務の成果型労働制では，職務範囲が明確で 1000 万円以上の年収を有する労働者が高度専門的知識を必要とする業務などに従事する場合において，年 104 日の休日を確実に取得させること，本人の同意があることなどを要件として，労働時間，休日，割増賃金規定などを適用しないことができる。

❺労働基準法第 36 条に基づく協定で 36 協定とよばれる。

40 時間をこえて労働させることができる❶。その時間外労働の上限は月 45 時間で年 360 時間を原則とし，臨時特別な事情でも年 720 時間，単月 100 時間未満，複数月平均 80 時間を限度とする。

休憩

労働時間が **6 時間**をこえる場合には少なくとも **45 分**の休憩時間を，**8 時間**をこえる場合には少なくとも **1 時間**の休憩時間を，労働時間の途中に与えなければならない。この休憩時間は，労働組合との協定がある場合のほかは，原則として一斉に与えなければならない。ただし，病院・診療所その他病者・虚弱者の治療，看護その他保健衛生の事業には適用されない。

休憩時間は自由に利用させなければならないが，乳児院・児童養護施設・障害児入所施設の勤務者で児童と起居をともにする者には適用されない。

休日

休日は少なくとも**毎週 1 回**与えなければならない。ただし，**4 週間を通じて 4 日以上**の休日を与えるようにしてもよい。

時間外労働などの割増賃金

時間外または休日に労働させる場合には，**2 割 5 分以上 5 割以下**の範囲で政令で定める率の割増賃金を支払わなければならない（政令で，時間外は 2 割 5 分，休日は 3 割 5 分と規定）。月 60 時間をこえた部分については 5 割以上となる。深夜（**午後 10 時から午前 5 時まで**）に労働させた場合には，**2 割 5 分以上**となる。

有給休暇

6 か月間継続勤務し，全労働日の 8 割以上出勤した労働者には，**10 労働日の有給休暇❷**を与えなければならない。

◆ 年少者

18 歳未満の年少者については，原則として 8 時間労働の例外は認められない。坑内での労働は禁止される。深夜業❸は禁止される（交替制勤務の**満 16 歳以上の男性**を除く）。例外として，病院・診療所などの保健衛生事業と農林・水産・電話などの事業では性質上深夜業が認められている。

◆ 妊産婦

妊娠中の女性と産後 1 年を経過しない女性を**妊産婦**といい，母性保護の観点から時間外労働・休日労働・深夜業は原則として禁止されている。

坑内労働の禁止など

使用者は，妊娠中の女性などを坑内業務につかせてはならない。さらに，妊産婦については危険有害業務の就業制限がある。

産前産後

使用者は，**6 週間❹**以内に出産予定の女性が休業を請求した場合には就業させてはならない。また，産後 8 週間を経過しない女性を就業させてはならない。ただし産後 6 週間を経過した女性が請求した場合で医師が支障がないと認めた業務は差しつかえない。

NOTE

❶事業主は労働時間等の設定の改善に関する特別措置法（平成 4 年法律第 90 号）により，終業と始業の間に一定時間の休息確保に努める。

NOTE

❷有給休暇は，6 か月をこえて継続勤務した日（6 か月経過日）から，1 年ごとに，20 日を限度として，1 年では 1 日（労働日），2 年は 2 日，3 年は 4 日，4 年は 6 日，5 年 8 日，6 年以上は 10 日加算される。そのうち 5 日は時季を指定して与えなければならない。

❸深夜業
午後 10 時から午前 5 時までの間の労働のことをいう。

NOTE

❹多胎妊娠（双胎以上の妊娠）の場合は 14 週間である。

A. 労働法 **237**

▐ 妊産婦の労働時間

使用者は，妊産婦が請求した場合には，1週間または1日の法定労働時間をこえる労働，時間外労働，休日労働または深夜業をさせてはならない。

▐ 育児時間

生後満1年に達しない乳児を育てる女性は，休憩時間のほか**1日2回**少なくともそれぞれ**30分ずつ**育児時間を請求することができる。

▐ 生理日の取扱い

使用者は，生理日の就業が著しく困難な女性が**休暇**を請求したときは，就業させてはならない。

◆ 災害補償

労働者が業務上負傷し，疾病にかかり，障害が残りまたは死亡したときは，使用者の負担で必要な療養を行い，または療養費用を負担し，さらに休業補償・障害補償・遺族補償などの災害補償を行わなければならない。ただし，後述の**労働者災害補償保険法**（昭和22年法律第50号，● 240ページ）に基づいて補償が行われたときは，その責を免れる。

◆ 監督

本法を実施するための監督機関として，厚生労働省の地方組織である**都道府県労働局**と下部機関の**労働基準監督署**がおかれている。

◆ 安全衛生

労働者の安全・衛生に関しては，後述の**労働安全衛生法**（昭和47年法律第57号，● 238ページ）が制定されている。

◆ 労働契約法（平成19年法律第128号）

本法の目的は労働者と使用者の自主的な交渉のもとで労働契約が合意により成立し，または変更されるという合意の原則など労働契約に関する基本事項を定め，合理的な労働条件の決定・変更が円滑に行われるようにすることにより，労働者の保護をはかり，個別の労働関係の安定に資することである。
● **労働契約の原則**　従来は民法の雇用契約に基づき，就業規則に従って労働関係が決められていた。本法は，労働者と使用者が対等であり，実態に応じて均衡を考慮し，仕事と生活が調和するように配慮しつつ締結することなどの原則を定め，労働契約の成立や変更の手続き❶，出向・懲戒・解雇などについても定めている。

> ▭ **NOTE**
> ❶労働契約における実務では，労働契約書・雇用契約書・労働条件通知書のいずれかがあればよい。

2 労働安全衛生法（昭和47年法律第57号）

かつて労働基準法で規定されていた安全・衛生に関する事項を，重要性を考慮して分離・強化し独立の法律として制定したものである。

表 8-1　安全衛生管理体制

職名	概要
安全管理者	常時 50 人以上の労働者を使用する鉱業・建設業・運送業・製造業など一定の事業場では，**安全管理者**を選任し，安全に関する技術的事項を管理させなければならない。
衛生管理者	常時 50 人以上の労働者を使用する事業場では，**保健師**など一定の資格（医師・歯科医師・保健師・薬剤師その他衛生管理者免許を受けた者）をもつ**衛生管理者**を選任し，衛生に関する技術的事項を管理させなければならない。
産業医	常時 50 人以上の労働者を使用する事業場は，一定の要件を備えた医師のなかから**産業医**を選任し，健康診断・衛生教育その他労働者の健康の保持・増進に関する健康管理などを行わせなければならない。 　産業医は，労働者の健康を確保するため必要があると認めるときは，事業者に対して勧告をすることができる。事業者は，勧告を受けたときは，これを尊重しなければならない。また，衛生委員会に報告しなければならない。 　上記以外の事業場についても，事業者は，医師その他厚生労働省令で定める者に，労働者の健康管理などの全部または一部を行わせるように努めなければならない。
安全衛生推進者（衛生推進者）	安全管理者または衛生管理者をおかない一定の小規模な事業場（**常時 10 人以上 50 人未満の労働者を使用する事業場**）では，安全衛生推進者または衛生推進者を選任し，安全衛生または衛生に関する事項を担当させなければならない。

総則

● **本法の目的**　労働基準法とともに，労働災害防止のための危害防止基準の確立，責任体制の明確化と自主的活動の促進など総合的・計画的な対策を推進することにより，労働者の安全と健康の確保，快適な職場環境の形成を促進することである。

● **事業者の責務**　事業者は単に最低基準を守るだけでなく，快適な職場環境の実現と労働条件の改善を通じ職場における労働者の安全と健康を確保しなければならない。安全衛生管理体制として ●**表 8-1** に示す役割を規定し，さらに労働時間の状況を把握しなければならない。

● **労働者の責務**　労働者は労働災害防止のために必要な事項を守り，事業者その他の関係者が実施する労働災害防止に関する措置に協力するように努めなければならない。

安全衛生教育

　事業者は，労働者を雇い入れ，作業内容を変更したときは，業務に関して必要な安全・衛生の教育を行わなければならない。

快適な職場環境形成のための措置

　事業者は事業場における安全衛生水準の向上のため，作業環境を快適な状態に維持・管理，作業方法の改善，労働者の疲労回復のための施設・設備の設置・整備などの措置を継続的・計画的に講じ，快適な職場環境を形成するように努めなければならない。受動喫煙を防止するよう努める。

ストレスチェック

　労働者の心理的な負担の程度を把握するために医師・保健師など❶が行う検査で，事業者の義務である。ただし当分の間は従業員 50 人未満の事業場には努力義務である。事業者は，ストレスチェックを実施した場合は，検査結果を直接に従業員に通知し，希望に応じて医師による面談指導を実施する。

NOTE

❶ストレスチェックを行う者は，医師・保健師以外に，検査を行うために必要な知識について厚生労働大臣が定める研修を修了した歯科医師，看護師，精神保健福祉士または公認心理師が規定されている。

その結果，必要に応じて適切な措置を講じなければならない。

▍健康診断

(1) 事業者は，労働者を雇い入れたときと，1年以内ごとに1回，定期に**健康診断**を行わなければならない。さらに**放射線業務**や高圧室内作業，特定の化学物質を製造または取り扱う作業など有害な業務に従事する者については，**特別な健康診断**を行わなければならない。

(2) 健康診断の結果は記録し，有所見者について医師・歯科医師の意見を聴き，必要に応じ，就業場所の変更，作業の転換，労働時間の短縮など適切な措置を講じなければならない。

(3) 健康診断の結果，とくに健康の保持に努める必要があると認める労働者には，医師・**保健師**による保健指導を行うように努めなければならない。

(4) 特別な健康診断のうち放射線業務については，**電離放射線障害防止規則**（昭和47年労働省令第41号）に規定されている❶。事業者は，常時放射線業務に従事し管理区域に立ち入る労働者に対し，次の項目について6月以内ごとに1回，定期に健康診断を行わなければならない。①被曝歴の有無の調査，②白血球数と白血球百分率の検査，③赤血球数の検査と血色素量またはヘマトクリット値の検査，④白内障に関する眼の検査，⑤皮膚の検査。

> **NOTE**
> ❶ **電離放射線**
> 　電離放射線とは，①アルファ線・重陽子線・陽子線，②ベータ線・電子線，③中性子線，④ガンマ線・エックス線である。

▍就業禁止

事業者は，病毒伝播のおそれのある伝染病患者で伝染予防の措置をしていない者，心臓・腎臓・肺などの疾病にかかった者で労働のため病勢増悪のおそれのあるものなどについては**就業を禁止**しなければならない。

▍健康管理手帳

都道府県労働局長は，ベンジジン製造業・粉じん作業・クロム酸製造業・製鉄用コークス製造業など，がんその他の重度の健康障害を生ずるおそれのある業務に従事していた労働者に対して，離職の際に**健康管理手帳**を交付する。政府は，健康管理手帳の所持者に対して必要な健康診断を行う。

▍重大な労働災害を繰り返す企業

重大な労働災害の再発防止のため，厚生労働大臣は事業者に対し，**特別安全衛生改善計画**を作成させ，改善をはからせる。指示に従わない企業には勧告し，最終的には名称を公表する。

◆ 過労死等防止対策推進法（平成26年法律第100号）

本法の目的は過労死等が多発し大きな社会問題となり，過労死等が本人と遺族・家族・社会にとって大きな損失であることから，本法の目的は過労死等に関する調査研究などにより，過労死等の防止対策を推進することである。

● **過労死等**　業務における過重な負荷による**脳血管疾患・心臓疾患**を原因とする死亡，業務における強い心理的負荷による**精神障害を原因とする自殺**による死亡と脳血管疾患・心臓疾患・精神障害をいう。

3 労働者災害補償保険法（昭和22年法律第50号）

労働基準法により，使用者は労働者の業務上の負傷・疾病・障害・死亡について，療養費用の負担，休業補償などの災害補償を行わなければならない。本法に基づいて給付が行われた場合は，補償の責を免れる（▶237ページ）。業務上の負傷などについては，健康保険より本法が優先される。

労働者災害補償保険は，**業務上の事由**または**通勤**による労働者の負傷・疾病・障害・死亡などの災害に対して迅速・公正に保護をするため，療養の給付など必要な保険給付を行い，あわせて社会復帰の促進，援護，適正な労働条件の確保などの事業を行うことを目的とする。なお，この労働者災害補償保険は，医療のほかに年金も給付する。

● **保険者・保険料**　保険者は国であり，政府（厚生労働省・労働基準監督署）が管理・運営する。保険料❶は**全額事業主の負担**である。

保険給付

保険給付は，業務上の事故（**業務災害**）については療養補償給付・休業補償給付・障害補償給付・遺族補償給付・葬祭料・傷病補償年金・介護補償給付であり，通勤による事故（**通勤災害**）については療養給付など前者に準じる給付がある。

療養補償給付・療養給付の内容は，健康保険の療養の給付とほとんど同じであり，政府が必要と認めたものに対し支給される。診療報酬については，労災保険の特別性から，健康保険の場合と異なった取扱いがなされている。

中小事業主が行う事業に従事する者等の労働災害等に係る共済事業に関する法律（令和3年法律第80号）

中小事業主は労災保険に任意で特例的に加入できるが，本法により互助的に共済団体をつくって労働災害の補償や事業継続の支援を行う。

◆ 石綿による健康被害の救済に関する法律（平成18年法律第4号）

本法は石綿健康被害救済制度を定める。石綿を原因とする**中皮腫，肺がん**については，石綿に曝露後30〜40年という非常に長い期間を経て発病することや石綿が日本の経済活動において長期間に幅広く大量に使用されてきたことなどから，個々の健康被害の原因者を特定することがきわめて困難であり，被害者は発症するかもしれないことを知らないままに石綿に曝露し，補償を受けられないまま亡くなるという状況にあった。この迅速な救済をはかるものである。

本法は，石綿による健康被害の特殊性から，健康被害を受けた者と遺族で労災補償などの対象とならない者の迅速な救済のため，石綿を吸入して中皮腫や肺がんになった者と本法施行前にこれらの疾病で死亡した者の遺族に対し，医療費・療養手当・特別遺族弔慰金・特別葬祭料を支給する。費用負担は，石綿による健康被害の原因との因果関係を特定することが困難でありすべての国民や事業主が石綿による恩恵を受けてきたため，事業主からの拠出

NOTE
❶保険料率は業種や事業所の事故歴によって差がある。

金，国の交付金と地方公共団体の拠出金で**石綿健康被害救済基金**を創設し，**独立行政法人環境再生保全機構**が運営する。

特定石綿被害建設業務労働者等に対する給付金等の支給に関する法律（令和3年法律第74号）

かつて石綿にさらされた建設労働者などが，中皮腫などにより精神上の苦痛を受けたことに対し，国が給付金などを支給する。精神上の被害に対する給付であるため，前述の2法と重複して支給されることがある。

雇用保険法（昭和49年法律第116号）

雇用保険は，労働者が失業，雇用継続が困難となった場合と，みずから職業教育訓練を受けた場合に給付を行い，生活と雇用の安定をはかり，就職を促進し労働者の職業の安定に資する。本法は失業の予防，雇用状態の是正，雇用機会の増大，労働者の能力の開発・向上などを目的として必要な事業を行う。

● **保険者・保険給付** 国が保険者となり，政府（厚生労働省・公共職業安定所）が管理・運営する。雇用保険では，**失業等給付**として求職者給付・就職促進給付・教育訓練給付・雇用継続給付（高年齢雇用継続給付・介護休業給付）のほか，**育児休業給付**や**雇用安定事業・能力開発事業**などを行う。

● **保険料・被保険者** **保険料**は，**事業主と被保険者である被用者が分担**して支払うが，事業主の負担が多い。失業等給付の保険料は事業主と被用者が折半で負担し，そのほかの給付の保険料は事業主が負担する。

◆ 職業安定法（昭和22年法律第141号）

本法の目的は職業紹介❶や雇用保険事務を行うハローワークとよばれる**公共職業安定所**や民間の職業紹介事業などにより，個人が有する能力に適合する職業につく機会を与え，職業の安定をはかることである。離職後に雇用保険の給付を受けるには公共職業安定所で手続きをする。

NOTE
❶戦前から職業紹介制度はあったが，労働者保護の観点から第二次世界大戦後は労働者の公共職業安定所のみとされた。その後，規制緩和により法律を改正して，民間の有料職業紹介事業が1997（平成9）年から始まった。

5 育児休業，介護休業等育児又は家族介護を行う労働者の福祉に関する法律（平成3年法律第76号）

本法の目的は育児休業・介護休業および子の看護休暇に関する制度を設け，所定労働時間などに関する措置を定めるなどにより，子の養育または家族の介護を行う労働者などに対する支援措置を講じて雇用の継続と再就職の促進をはかり，職業生活と家庭生活の両立に寄与することである。略称は育児休業法である。

育児休業

労働者は，期間を明らかにして事業主に申し出て，1歳に満たない子を養育するための**育児休業**をすることができる。父母がともに育児休業を取得する場合は1歳2月までの子とする。出産後8週間以内に父親などが育児休業

を取得した場合は，再度育児休業を取得できる。また，一定の事由の場合は1歳から1歳6か月までの子についても育児休業できる。子が1歳6か月に達した時点で，保育所に入れない場合などは2歳まで育児休業を延長できる。育児休業期間中は雇用保険の育児休業給付により給与の一部相当額が支払われる。また，社会保険料の負担は免除される。産休中において健康保険から手当が出るのは，健康保険法の項で記したとおりである。

介護休業

労働者は，事業主に申し出て，要介護状態❶にある家族(配偶者・父母・子および配偶者の父母)の介護のため，93日を限度として**介護休業**をすることができる。その場合の雇用保険からの給付は育児休業に準ずるが，社会保険料の免除はない。また，要介護の家族が1人なら年5日，2人以上なら年10日の**短期休暇制度**がある。事業主は，一定の場合を除いて，育児休業・介護休業の申し出を拒むことはできず，育児休業・介護休業を申し出たこと，または取得したことを理由に解雇など不利益な取扱いをしてはならない。

子の看護休暇

小学校就学の始期に達するまでの子を養育する労働者は，事業主に申し出て，1年度に1人であれば5労働日を2人以上であれば10労働日を限度として，負傷・疾病の子の世話を行うため**子の看護休暇**を取得することができる。事業主の義務は介護休業と同じである。

事業主の措置

本法が規定する事業主が講ずべき措置は▶表8-2のとおりである。

調停

労働者からの苦情の処理や，労働者と事業主の間の紛争解決の援助と調停

NOTE

❶負傷・疾病または身体上・精神上の障害により常時介護を必要とする状態をいう。

▶表8-2　事業主が講ずべき措置

1) 育児休業をしない労働者について，申し出に基づいて，勤務時間の短縮など，育児を容易にする措置を講じなければならない。

2) 3歳までの子を養育する労働者については，短時間勤務制度(6時間)と所定外労働の免除措置を講じなければならない。

3) 3歳から小学校就学までの子を養育する労働者に，育児休業または所定労働時間の短縮などの措置に準じ措置を講ずるよう努めなければならない。

4) 要介護状態の家族を介護する労働者について，申し出に基づいて，連続する93日以上の期間にわたり，所定労働時間の短縮など，就業しつつ介護することを容易にする措置を講じなければならない。

5) 家族を介護する労働者について，介護休業または所定労働時間の短縮などの措置に準じて，介護を必要とする期間・回数などに配慮した措置を講ずるよう努めなければならない。

6) 原則として，小学校就学までの子を養育する労働者または要介護状態にある家族を介護する労働者が請求した場合には，深夜(午後10時から午前5時まで)に労働させてはならない。

7) 就業場所の変更を伴う配置の変更をしようとする場合に，変更により就業しつつ子の養育または家族の介護を行うことが困難となるときは，養育または家族の介護の状態に配慮しなければならない。

8) 妊娠・出産・育児・介護を理由として退職した者について，必要に応じ再雇用特別措置などの措置を実施するよう努めなければならない。

9) 労働者・配偶者が妊娠・出産した場合，労働者が家族を介護していることを知った場合に，当該者に対し個別に育児休業・介護休業などに関する定めを周知するよう努めなければならない。

10) 小学校就学までの子を養育する労働者が育児に関する目的で利用できる休暇制度を設けるよう努めなければならない。

11) 一定規模の事業者にあっては育児休業取得状況を公表しなければならない。

のしくみがある。事業主がその際の勧告に従わない場合の公表や，虚偽の報告をした場合の過料が定められている。

6 適正な労働の確保に関する法

a 派遣・短時間・有期労働の適正管理

◆ 労働者派遣事業の適正な運営の確保及び派遣労働者の保護等に関する法律（昭和 60 年法律第 88 号）

本法の目的は労働者を派遣する事業を適正に運用し条件を整備し，派遣労働者の雇用の安定と福祉の増進をはかることである。労働者と事業者は直接に雇用関係を結ぶことが原則であるが，労働力の適正な需要と供給の調整のために両者の間にたって労働者を派遣する事業が 1986（昭和 61）年に限定的に認められた。期間 30 日以下の契約は原則として認められず，看護師などの場合は，離島や山村僻地，福祉施設などで人材確保が困難な場合などに限定するなど制限がある。

● **不合理な待遇差の解消**　派遣労働者の基本給や賞与など，派遣先の通常の労働者の待遇との間に不合理と認められる相違を設けてはならない。

◆ 短時間労働者及び有期雇用労働者の雇用管理の改善等に関する法律（平成 5 年法律第 76 号）〔略称：パートタイム・有期雇用労働者法〕

短時間・有期雇用労働者の適正な労働条件の確保，雇用管理の改善，通常の労働者への転換の推進，職業能力の開発・向上などに関する措置などを講じ，通常の労働者との均衡のとれた待遇の確保などをはかる法律である。

● **不合理な待遇差の解消**　短時間・有期雇用労働者の基本給や賞与などについて，通常の労働者の待遇との間に不合理と認められる相違を設けてはならない。

b 障害者の雇用の促進等に関する法律
（昭和 35 年法律第 123 号）

本法の目的は，障害者の雇用義務を定め，雇用の促進措置，職業リハビリテーションなどを通じて，障害者の職業の安定をはかることである。

┃ 法定雇用率

事業主は，民間企業であれば 2.3%，国や地方公共団体などは 2.6%，都道府県などの教育委員会は 2.5% に相当する人数の身体障害者・知的障害者・精神障害者を雇用しなければならない❶。

┃ 達成のための施策

国は，雇用率未達成の事業主から不足 1 人につき月額 5 万円を徴収し，達成した事業主に超過 1 人につき月額 2 万 7000 円を支給する。そのほか，障害者を雇い入れるための施設の設置や介助者の配置に助成金を支給する。

NOTE

❶**障害者雇用率**
　医療機関や大学などはその 7 割の率とするなど，産業分野により例外がある。

国・地方公共団体は率先して障害者を雇用し，厚生労働大臣が定めた指針に即して**障害者活躍推進計画**を作成し公表し，障害者雇用推進者・障害者職業生活相談員を選任しなければならない。

◆ 高年齢者等の雇用の安定等に関する法律
（昭和 46 年法律第 68 号）

本法は高年齢者の雇用の安定のための措置を定める。65 歳までの雇用は義務であり，事業主は 65 歳以上までの定年引き上げか，再雇用，グループ企業での雇用，勤務延長の継続雇用または定年の廃止を定めなければならない。老齢厚生年金の支給開始年齢の引き上げと連動し，経過措置がある。2025 年 4 月からは，70 歳までの就業の確保が事業主の努力義務となる。

C 雇用の分野における男女の均等な機会及び待遇の確保等に関する法律（昭和 47 年法律第 113 号）
〔略称：男女雇用機会均等法〕

本法により事業主は，①労働者の募集・採用について性別にかかわりなく均等な機会を与えなければならないこと，②労働者の配置・昇進・教育訓練・福利厚生・定年・退職・解雇について男性または女性であることを理由として直接・間接に差別的取扱いをしてはならないこと，③女性の職業生活における活躍に関する情報を公表することなどが規定されている❶。妊娠中と出産後 1 年を経過しない女性の解雇は無効となる。

▌女性の健康を守る措置

事業主は，女性労働者が**母子保健法**（ ◉ 128 ページ）の規定による**保健指導・健康診査**を受けるために必要な時間を確保できるようにするとともに，保健指導・健康診査に基づく指導事項を守ることができるように勤務時間の変更，勤務の軽減など必要な措置を講じなければならない。

▌セクシャルハラスメント等防止対策強化

育児休業法などとともに，セクシャルハラスメントなどによる問題に関する国・事業主・労働者の責務を明らかにし，相談したことなどを理由とする事業主の不利益取扱いを禁止する。パワーハラスメントや，いわゆるマタニティハラスメントについても同様である。

◆ 女性の職業生活における活躍の推進に関する法律
（平成 27 年法律第 64 号）

本法は女性の職業生活上の活躍を迅速・重点的に推進し，豊かで活力ある社会を実現することを目的とする。女性の職業生活での活躍の推進について基本原則を定め，国・地方公共団体・事業主の責務を明らかにする。基本方針，事業主の行動計画の策定，推進する支援措置などを定めている。

NOTE

❶男女平等の憲法上の規定が本法の基本である。すなわち，「第 14 条 すべて国民は，法の下に平等であって，人種，信条，**性別**，社会的身分又は門地により，政治的，経済的又は社会的関係において，差別されない。」が基本となる。

◆ 労働施策の総合的な推進並びに労働者の雇用の安定及び職業生活の充実等に関する法律（昭和41年法律第132号）

かつて雇用対策法として職業確保を内容としていたが，2018（平成30）年に内容を充実し題名をかえた。就業環境を害する言動に起因する**ハラスメント対策**を明記し，事業主は防止のための相談体制の整備等雇用管理上の措置をとらなければならない。措置の適切・有効な実施のための指針や労使紛争解決を定める。

◆ 労働者協同組合法（令和2年法律第78号）

多様な就労の機会を創出するために，労働者自身が自分の働く企業を経営する形態である労働協同組合制度をつくり，組合で労働者が組合員として出資し，意見を反映し，事業を行うための法律である。

d 公益通報者保護法（平成16年法律第122号）

国民生活の安心や安全をそこなう企業不祥事は，企業内部からの通報で明らかになることがある。法令違反を労働者が通報した場合，解雇などの不当な取扱いから保護し，企業の法令遵守経営を強化する法律である。

▐ 不利益な取扱いの禁止

法令違反行為❶が生じ，または生じようとしていることを公益通報した場合に，それを理由とする解雇は無効である。降格・減給・いやがらせなどの不利益な取扱いも禁止される。公益通報の目的は，本人が不正に利益を得る，他人に損害を加えるなどの不正であってはならない。事業者や行政機関，その他外部に通報する各場合について規定している。

> **NOTE**
> ❶食品衛生法・刑法・大気汚染防止法など400近い法律に規定される犯罪行為や罰則をもつ行為が該当する。

B 社会基盤整備など

a 男女共同参画社会基本法（平成11年法律第78号）

本法の目的は男女の人権が尊重され，社会経済情勢の変化に対応できるゆたかで活力ある社会を実現するために，**基本理念**を定め，男女共同参画社会の形成を総合的・計画的に推進することである。

● **計画・会議** 政府は，施策の大綱や必要事項などについて男女共同参画基本計画を定める。都道府県も同様である。内閣府に男女共同参画会議を設ける。

b 次世代育成支援対策推進法（平成15年法律第120号）

急速な少子化の進行と，家庭・地域を取り巻く環境の変化をふまえ，次世代育成支援対策に関し基本理念を定め，次世代育成支援対策を迅速・重点的

に推進❶し，子どもが健やかに生まれ育成される社会を形成する法律である。
● **基本理念** 父母など保護者が子育ての第一義的責任を有するとの基本認識のもとに，家庭などで子育ての意義の理解が深められ，子育てに伴う喜びが実感されるように配慮し，次世代育成支援対策が行われることである。

行動計画など

(1) 国は，基本理念のもと行動計画策定指針を策定する。
(2) 指針にのっとり市町村・都道府県，従業員 101 人以上の一般事業主は，それぞれ行動計画を策定しなければならない。国・地方公共団体などは特定事業主として行動計画を定める。

c 少子化社会対策基本法（平成 15 年法律第 133 号）

本法の目的は，急速に少子化が進展し国民生活に影響を及ぼすため，長期的かつ的確に対処する施策の基本理念を明らかにし，少子化施策を総合的に推進し❷，国民がゆたかに安心して暮らせる社会の実現に寄与することである。

● **基本理念・施策** 男女共同参画社会の形成とともに，家庭や子育てに夢をもち次代を担う子どもを安心して生み育てる環境を整備することを基本理念とする。基本的施策は，雇用環境の整備，保育サービスの充実，子育て支援体制の整備，母子保健医療体制の充実，ゆとりある教育の推進などである。

d 高齢社会対策基本法（平成 7 年法律第 129 号）

本法の目的は，急速な高齢化の進展が経済社会の変化と相まって国民生活に広範な影響を及ぼしているため，高齢社会対策の基本理念，国や地方公共団体の責務を定め❸，経済社会の安定的発展と国民生活の安定向上をはかることである。

● **基本理念** 国民が生涯にわたり，健やかで充実した生活を営むことができるゆたかな社会が構築されることなどである。

e 社会保障制度改革推進法（平成 24 年法律第 64 号）

急速な少子高齢化の進展などによる社会保障給付費用の増大と生産年齢人口の減少に伴い国民の負担が増大し，国・地方公共団体の財政状況が社会保障負担の増大により悪化しているとして，本法は安定した財源を確保し受益と負担の均衡がとれた持続可能な社会保障制度を目ざす。このため社会保障制度改革国民会議を 2012（平成 24）年 8 月から 1 年間，内閣に設置した。

社会保障制度改革は ▶表 8-3 に示す 4 事項を基本とする。

◆ 持続可能な社会保障制度の確立を図るための改革の推進に関する法律（平成 25 年法律第 112 号）

社会保障制度改革国民会議の審議の結果などをふまえ，制度改革の全体像と進め方を明らかにした法律である。受益と負担の均衡がとれた持続可能な社会保障制度の確立をはかるため，医療制度・介護保険制度などの改革の検

NOTE

❶**対策の推進機関**
次世代育成支援対策推進センターや次世代育成支援対策協議会などがある。

NOTE

❷内閣に内閣総理大臣を会長とする少子化社会対策会議を設置し，対策を審議し推進するほか，少子化の状況や対策の白書をつくる。

NOTE

❸内閣に内閣総理大臣を会長とする高齢社会対策会議を設置し，就業・所得，健康・福祉，学習・社会参加，生活環境などについて基本的施策の大綱や，高齢社会白書をつくる。

B. 社会基盤整備など　**247**

○**表8-3　社会保障制度改革の基本事項**

1) 自助・共助・公助が最も適切に組み合わされ，国民が自立した生活を営むことができるよう，家族相互と国民相互のたすけ合いのしくみを通じてその実現を支援していくこと。
2) 社会保障の機能の充実と給付の重点化と制度の運営の効率化を行い，税金や社会保険料を納付する者の立場にたって負担の増大を抑制し，持続可能な制度を実現すること。
3) 年金・医療・介護は社会保険制度を基本とし，国・地方公共団体の負担は社会保険料にかかる国民の負担の適正化にあてること。
4) 国民が広く受益する社会保障にかかる費用をあらゆる世代が広く公平に分かち合う観点などから，給付費用にかかる国・地方公共団体の主要な財源には消費税・地方消費税の収入をあてるものとすること。

討項目・実施時期などを示している。推進体制として，関係閣僚からなる社会保障制度改革推進本部と有識者からなる社会保障制度改革推進会議を設置する。看護師などの確保や勤務環境の改善がうたわれている。

◆ **地域における医療及び介護の総合的な確保を推進するための関係法律の整備等に関する法律**（平成26年法律第83号）

　本法は，前述の社会保障制度改革推進法と持続可能な社会保障制度の確立を図るための改革の推進に関する法律の延長にある。医療と介護を一体的に推進するために，2014（平成26）年に保健師助産師看護師法・医療法・介護保険法などを一括して改正した。**地域医療介護総合確保推進法**と略される。個々の改正は**保健師助産師看護師法**などにとけ込んでおり，同法の改正の施行時期や適用に5年間の猶予期間を設け，5年以内に内容を見直すことを附則で規定している。

f ユニバーサル社会の実現に向けた諸施策の総合的かつ一体的な推進に関する法律
（平成30年法律第100号）

　本法は，障害者・高齢者などの自立した日常生活・社会生活が確保されるよう，ユニバーサル社会❶の実現に向け，教育・就業・社会参加・防災・選挙などの諸施策を総合的・一体的に推進するため，国などの責務を明らかにし，諸施策の実施状況を公表すること，策定などにあたり協議会を設置することなどを定めた。

◆ **高齢者，障害者等の移動等の円滑化の促進に関する法律**
（平成18年法律第91号）

　高齢者や障害者が積極的に社会参加できるよう，1994（平成6）年に建築分野の規制法が，2000（平成12）年に交通機関分野の法律ができた。この2つの法律を拡充して統合し，2006（平成18）年に本法ができた。
　本法の目的は，高齢者や障害者などの自立した日常生活・社会生活を確保することの重要性から，国や国民が高齢者・障害者を支援し，公共交通機関の旅客施設・車両，道路，路外駐車場，公園施設，建築物の構造・設備を改善するための措置，一定の地区における施設の一体的な整備を推進すること

NOTE

❶**ユニバーサル社会**
　障害の有無，年齢などにかかわらず，国民1人ひとりが社会の対等な構成員として尊厳が重んぜられ，活動に参画する機会が確保され，能力を十分に発揮し，国民が相互に人格と個性を尊重し支え合い共生する社会をさす。

により，高齢者や障害者などの移動上・施設利用上の利便性・安全性を向上させ，公共の福祉の増進に資することである。

基本方針など

国土交通大臣などの主務大臣は，施策の総合的・計画的な推進の基本方針を定め，高齢者・障害者などの利用者や施設設置者などと協力し基本方針などに意見を反映させるほか，必要な措置を講じ，国民の理解と協力を求める。

● **施設設置管理者などの責務**　高齢者や障害者が日常生活または社会生活で利用する施設を設置・管理する者は，移動等円滑化のために必要な措置を講ずるよう努めなければならない。

● **国民の責務**　国民は，高齢者や障害者などの自立した日常生活および社会生活を確保することの重要性について理解を深め，円滑な移動と施設の利用を確保するために協力するよう努めなければならない。

病院などの特定建築物

建築主等は一定の規模以上の病院などを建築をしようとするときは，**建築物移動等円滑化基準**に適合するようにし維持しなければならない。そのほかの施設や公共交通機関の車両・航空機・船舶などにも同様の義務がある。

g 配偶者からの暴力の防止及び被害者の保護等に関する法律（平成 13 年法律第 31 号）

配偶者からの暴力は，犯罪行為も含む重大な人権侵害であるが，被害者の救済が必ずしも十分ではなかった。多くの場合，被害者は女性で経済的自立が困難であり，さらに暴力により個人の尊厳を害し男女平等の実現の妨げとなる。本法はこの状況を改善し，人権擁護と男女平等の実現をはかるために，暴力を防止し被害者を保護し，暴力にかかる通報・相談・保護・自立支援などの体制を整備することにより，暴力の防止と被害者の保護をはかる。

● **暴力の定義**　身体に対する不法な攻撃で生命・身体に危害を及ぼすものや，これに準ずる心身に有害な影響を及ぼす言動で，婚姻中・同居中，離婚後も続く暴力などをいう。

基本方針など

内閣総理大臣や厚生労働大臣は，暴力の防止と被害者保護に関する基本方針を定め，都道府県においては基本方針に即して基本計画を定めなければならない。都道府県は，婦人相談所などが配偶者暴力相談支援センターの機能を果たし，相談・指導・安全確保・一時保護などの業務を行うようにする。

各種措置

婦人相談員による相談，発見者による通報，警察官による被害の防止，福祉事務所による自立支援，裁判所による保護命令などである。

h 性同一性障害者の性別の取扱いの特例に関する法律（平成 15 年法律第 111 号）

● **性同一性障害者**　生物学的には性別が明らかであるが，心理的に別の性別との持続的確信をもち，身体的・社会的に他の性別に適合させようとする

意思を有し，一定の知識・経験をもつ2人以上の医師の医学的知見による診断が一致しているものをいう。

▌性別の取扱いの変更の審判

　家庭裁判所は，性同一性障害者であって，本法で定める要件❶をすべて満たす者の請求により，必要な知識・経験を有する2人以上の医師の診断などを記載した診断書をもとに，審判により，さまざまな法律の適用につきほかの性別にかわったものとみなす。

ⅰ 教育職員免許法（昭和24年法律第147号）

　本法が規定する教育職員の免許❷のうち，看護職員に関係のある養護教諭の免許❸について概要を述べる。

● **養護教諭**　高等学校・中等教育学校・中学校・小学校などにおいて，生徒・児童の養護をつかさどる教育職員をいう。

▌免許状

　教育職員の免許状には，**普通免許状・特別免許状・臨時免許状**があり，都道府県教育委員会が授与する。**普通免許状**は，学校の種類ごとの**教諭の免許状**または**養護教諭の免許状**などであり，それぞれ**専修免許状・一種免許状・二種免許状**に区分され，全都道府県で効力がある。

● **限定免許状**　**特別免許状**は，特定の教科の専門的な知識・技術を有し教育職員検定に合格した者に授与され，授与した都道府県でのみ効力がある。**臨時免許状**は，普通免許状所持者を採用することができない場合に限り授与され，授与した都道府県でのみ3年間効力がある。

● **授与**　養護教諭の普通免許状は**養護教諭免許状**であり，臨時免許状は**養護助教諭免許状**である。養護教諭の普通免許状は，❷表8-4に示した基礎資格をもち，大学または文部科学大臣の指定する養護教諭養成機関において定められた単位を修得した者に授与される。

ⓙ 個人情報の保護に関する法律
（平成15年法律第57号）

　高度情報通信社会の進展に伴い，個人情報の利用が著しく拡大していることから，個人情報の適正な取扱いに関し基本理念・基本方針など個人情報保護に関する施策の基本を定め，国・地方公共団体の責務などを明らかにし，個人情報取扱事業者の遵守すべき義務などを定めることにより，個人情報の有用性に配慮しつつ個人の権利・利益を保護するための法律である。病院・診療所などの医療機関も個人情報取扱事業者である。

　政府は，個人情報の保護に関する施策の総合的かつ一体的な推進をはかるため，**個人情報の保護に関する基本方針**を定め，医療は情報通信・金融・信用の分野とともに，とくに厳格な措置を講ずる分野とされている❹。

　なお，ハッカー行為などは**不正アクセス行為等の禁止に関する法律**（❷252ページ）により処罰される。

● **ガイダンス**　医療・介護関係事業者における個人情報の適切な取扱いの

NOTE

❶**性別の取扱いの変更の審判の要件**
　①18歳（2022年までは20歳）以上であること，②現在婚姻中でないこと，③未成年の子がいないこと，④生殖腺がない，または機能を永続的に欠くこと，⑤異性の性器の外観に近似していること

❷教員の資質能力の保持を目的に，定期的に最新の知識技能を身につけるために，2009（平成21）年から10年ごとの免許の更新を行うこととされた。しかし30時間の講習などの負担が重いことなどから2022（令和4）年から廃止される。

❸**ボランティア活動の例外**
　「小学校及び中学校の教諭の普通免許状授与に係る教育職員免許法の特例等に関する法律」（平成9年法律第90号）により，免許取得に際して介護などのボランティア活動が原則として課されている。これは小学校教諭免許および中学校教諭免許に関する規定で，養護教諭免許は該当しない。

NOTE

❹個人情報の保護はきわめて大事であるが，本法や保健師助産師看護師法の守秘義務だけで守られるものではない。法で規制されない資格取得前の看護学生などについては，各大学・学校の学則などで厳格に定められているのが通例である。ネットで実習先の患者の写真情報などを漏洩するようなことがあってはならない。学則による処分のほかに，場合によっては民法上の損害賠償責任も発生する。

表 8-4　養護教諭の普通免許状の授与資格

第1欄		第2欄	第3欄		
免許状の種類	所要資格	基礎資格	大学または文部科学大臣の指定する養護教諭養成機関において修得することを必要とする最低単位数		
			養護に関する科目	教職に関する科目	養護または教職に関する科目
養護教諭	専修免許状	修士の学位を有すること。	28	21	31
	一種免許状	イ　学士の学位を有すること。	28	21	7
		ロ　保健師助産師看護師法第7条第1項の規定により保健師の免許を受け，文部科学大臣の指定する養護教諭養成機関に半年以上在学すること。	4	8	
		ハ　保健師助産師看護師法第7条第3項の規定により看護師の免許を受け，文部科学大臣の指定する養護教諭養成機関に1年以上在学すること。	12	10	
	二種免許状	イ　短期大学士の学位を有することまたは文部科学大臣の指定する養護教諭養成機関を卒業すること。	24	14	4
		ロ　保健師助産師看護師法第7条第1項の規定により保健師の免許を受けていること。			
		ハ　保健師助産師看護師法第51条第1項の規定に該当することまたは同条第3項の規定により免許を受けていること。			

備考
1) 第2欄の「短期大学士の学位を有することまたは文部科学大臣の指定する養護教諭養成機関を卒業すること」には，文部科学大臣がこれと同等以上の資格を有すると認めた場合を含むものとする。
2) 専修免許状にかかる第3欄に定める養護または教職に関する科目の単位数のうち，その単位数から一種免許状のイの項に定める当該科目の単位数を差し引いた単位数については，大学院の課程または大学（短期大学を除く）の専攻科の課程において修得するものとする。
3) この表の一種免許状のロの項またはハの項の規定により一種免許状の授与を受けた者が，この表の規定により専修免許状の授与を受けようとするときは，専修免許状にかかる第3欄の定める単位数のうち一種免許状のイの項に定める単位数については既に修得したものとみなす。
4) 一種免許状にかかる第3欄に定める単位数（イの項に定めるものに限る）は，短期大学の課程および短期大学の専攻科で文部科学大臣が指定するものの課程において修得することができる。この場合において，その単位数から二種免許状のイの項に定める各単位数をそれぞれ差し引いた単位数については，短期大学の専攻科の課程において修得するものとする。

ためのガイダンス（2019〔平成29〕年4月，厚生労働省）により，いくつかは法が要求する保護の水準をこえる措置を定めている。

● **個人情報**　生存する個人に関する情報であって，当該情報に含まれる氏名・生年月日などにより特定の個人を識別することができるものをいう。

個人情報取扱事業者の義務など

個人情報取扱事業者が，情報を内部で利用する際の守るべきルールと外部に提供する場合のルールが定められている。2015（平成27）年改正により，特定の個人の数の合計が5千以下の小規模事業者も対象となった。

情報の収集

個人情報取扱事業者は情報収集に際し，①利用の目的をできる限り特定す

る，②本人の同意を得た目的外で個人情報を取り扱ってはならない，③偽り
など不正な手段による情報の取得は禁止する，④個人情報を取得した場合は
利用目的を本人に通知・公表する，などをしなければならない。

情報の管理・監督

個人情報取扱事業者が収集した情報の管理・監督についても，以下のよう
に厳格な管理❶をしなければならない。

● **安全管理措置**　個人データの漏洩・滅失・き損の防止など個人データの
安全管理のために必要かつ適切な措置を講じなければならない。

● **従業者の監督**　従業者に個人データを取扱わせる際のデータの安全管理
がはかられるよう必要かつ適切な監督を行わなければならない。

第三者提供の制限

外部利用に際しては，個人情報取扱事業者は，次の場合を除くほか，あら
かじめ本人の同意を得ないで，個人データを第三者に提供してはならない。

①法令に基づく場合，②人の生命・身体または財産の保護のために必要で
あるが，本人の同意を得ることが困難である場合，③公衆衛生の向上または
児童の健全育成のためにとくに必要があるが，本人の同意を得ることが困難
である場合，④国の機関もしくは地方公共団体またはその受託者が法令の定
める事務を遂行するのに協力する際に本人の同意を得ることにより当該事務
の遂行に支障を及ぼすおそれがある場合。

なお，個人が特定されないよう，加工されたデータをいわゆるビッグデー
タとして活用することは認められている。とくに医療分野では，**医療分野の
研究開発に資するための匿名加工医療情報に関する法律**（◯ 104 ページ）によ
る規制と管理のもとで利用することが認められている。

開示

個人情報取扱事業者は，どのような個人情報をもっているかを本人に開示
しなければならない。医師の書いたカルテや看護師の書いた評価情報は次の
場合には，その全部または一部を開示しないことができる。

①本人または第三者の生命・身体・財産その他の権利・利益を害するおそ
れがある場合，②当該個人情報取扱事業者の業務の適正な実施に著しい支障
を及ぼすおそれがある場合，③他の法令に違反することとなる場合。

k デジタル社会形成基本法（令和 3 年法律第 35 号）

● **デジタル化社会**　インターネットなど高度情報通信ネットワークを通じ
自由かつ安全に多様な情報・知識を世界的規模で入手・共有・発信し，人工
知能関連技術などの情報通信技術を用いて，電磁的記録である多様かつ大量
の情報を適正かつ効果的に活用することにより，あらゆる分野で創造的・活
力ある発展が可能となる社会をいう。

● **施策の推進**　基本理念，基本方針，国・地方公共団体・事業者の責務，
デジタル庁❷の設置，重点計画の作成などを内容とする。

● **看護や医療との関係**　関連する一連の法律改正において，各種証明書の
記載において押印を廃止するほか，行政機関や事業者間における情報の交換

NOTE

❶タブレットやノートパソ
コン，USB メモリ，スマホ
などの普及で，病歴や服薬
歴などの情報が外部にもれ
る危険性が高まっている。
うっかり漏洩させてしまう
危険を防止するためにも情
報の厳格な管理が求められ
る。なお，うっかりは過失
であり，故意による守秘義
務違反とはならないが，道
義上，行政上，民事上の責
任は問われる。

NOTE

❷デジタル庁
　日本社会のデジタル化を
進めるために，2021（令和
3）年に設置された行政機関
である。ほかの庁が内閣府
か各省におかれるのに対し，
内閣の直轄であり，その長
は国務大臣である。

を円滑にする各種規定が定められている。ただし，国家試験などの受験申請や免許証のデジタル化などにはいたっていない。

◆ 不正アクセス行為等の禁止に関する法律
（平成 11 年法律第 128 号）

本法の目的はインターネットつまり電気通信回線を通じたコンピュータに関する犯罪の防止と，アクセス制御機能により保たれている電気通信の秩序維持をはかり，高度情報通信社会の健全な発展に寄与することである。不正アクセス行為[1]は本法で 3 年以下の懲役か 100 万円以下の罰金に処せられる。

なお，コンピュータウイルスなどの不正ソフト・不正プログラムは刑法で規制され，作成・頒布は 3 年以下の懲役か 50 万円以下の罰金に処せられる。

● **他人のパスワード不正取得** 不正アクセス行為の目的での他人のパスワードなどの取得，正当な理由がない他人のパスワードなどの第三者への提供や不正な保管，フィッシング行為などは，1 年以下の懲役か 50 万円以下の罰金に処せられる。

● **アクセス管理者の防御義務** アクセス管理者は，パスワードなどの適正な管理や防御機能の検証・高度化など必要な措置を講ずるように努める。

> **NOTE**
>
> **[1]不正アクセス行為**
> ①インターネットなどを通じて，アクセス制御機能をもつ電子計算機から，他人のパスワードなどの識別符号を入力して制限されている機能を利用可能にすること，②同様に識別符号以外の情報や指令を入力して利用可能とすること，③電気通信回線を介して接続されたほかの電子計算機を通じて行う同様の行為，をさす。

Ⅼ 行政手続における特定の個人を識別するための番号の利用等に関する法律
（平成 25 年法律第 27 号）〔略称：マイナンバー法〕

国の行政機関や地方公共団体などが，社会保障・税・災害対策の分野で保有する個人情報を**マイナンバー**（個人番号）[2]と関連づけ効率的に管理し，マイナンバーを活用して同一人の個人情報をほかの機関との間で迅速かつ確実にやり取りし情報を授受できるようにする法律である。特定健康診査・特定保健指導の情報管理や予防接種履歴の管理などにも使われる。マイナンバーカードは健康保険証としても使える。

マイナンバー制度においては，住民票を有するすべての者に対して，1 人 1 番号のマイナンバーを住所地の市町村長が指定する。

> **NOTE**
>
> **[2]**原則として，一度指定されたマイナンバーは生涯かわらない。

📝 **work** 復習と課題

❶ 労働基準法における年少者と女性の立場について考えてみよう。

❷ 労働者の健康を守るために，看護職員にはどのような役割が期待されているかについてまとめてみよう。

❸ 少子高齢社会では，看護にどのような活動が求められているかを考えてみよう。

― 看護関係法令 ―

第 9 章

環境法

環境法の体系

環境の保全と公害の防止に関する法が**環境法**であり，広義の**衛生法**の一分野であり，看護職に関係が深いものとして次のものがある。

①環境保全の基本　環境基本法，環境影響評価法，地球温暖化対策の推進に関する法律

②公害の防止　大気汚染防止法，水質汚濁防止法，土壌汚染対策法，騒音規制法，振動規制法，建築物用地下水の採取の規制に関する法律，悪臭防止法，化学物質の審査及び製造等の規制に関する法律，ダイオキシン類対策特別措置法，循環型社会形成推進基本法，廃棄物の処理及び清掃に関する法律，公害健康被害の補償等に関する法律，公害紛争処理法

③自然保護　生物多様性基本法，自然環境保全法，自然公園法，温泉法，鳥獣の保護及び管理並びに狩猟の適正化に関する法律，動物の愛護及び管理に関する法律

公害の防止

第二次世界大戦の敗戦から立ち直った日本の経済は，目ざましい発展をとげ，国民生活の向上と産業構造の高度化をもたらした。反面，急速な経済発展と人口の都市への集中から，大気の汚染，水質の汚濁，騒音など公害の発生がみられるようになった。昭和30年代に始まった高度経済成長期において，鉄鋼・石油・アルミ・電力などの重化学工業が急速に伸長したことに伴って，これら基幹産業が排出する汚染因子による環境汚染が人の健康や生活環境への大きな脅威となり，公害として重大で深刻な社会問題となった。

この事態に対処するには，それまでの個別的な法による規制ではきわめて不十分であり，新たに公害防止のための総合的施策の必要性が高まった。そこで，1967（昭和42）年に公害防止に関する基本的な施策を内容として**公害対策基本法**（現在の環境基本法のもととなった）が制定され，これに基づいて大気汚染防止法などの各種公害の具体的規制法と事業者の費用負担，公害紛争の解決，公害健康被害者の救済などに関する法律などが制定された[1]。

地球環境の保全

公害対策は国内的には成果をあげたが，その後，地球温暖化やオゾン層の破壊，海洋汚染，熱帯多雨林の減少，野生生物の種の減少など，地球的規模で対応すべき地球環境問題が生じてきたことから，従来の公害対策基本法の諸施策を取り込み，かつ，これを充実させるとともに地球環境保全に積極的に取り組んでいくため，公害対策基本法を発展・改編して，1993（平成5）年に新たに**環境基本法**が制定された。諸施策は，環境基本法にほぼ引き継がれ，拡充されている。

その後も地球温暖化の防止やダイオキシン対策，生物多様性の保護のために多くの法律が制定され，2018（平成30）年4月からは**水銀に関する水俣条約**の発効により，大気汚染防止法の対象に水銀等が加わったほか，同法の石綿の飛散防止対策が強化された。

NOTE

[1] 1971（昭和46）年7月には，公害防止と自然環境の保全を強力かつ一元的に推進するための行政機関として環境庁が設置され，2001（平成13）年1月からは環境省となった（●16ページ）。

A 環境保全の基本法

a 環境基本法(平成5年法律第91号)

本法の目的は環境の保全について基本理念を定め，国・地方公共団体・事業者・国民の責務を明らかにし，施策の基本を定めることによって，環境保全に関する施策を総合的かつ計画的に推進し，国民の健康で文化的な生活の確保に寄与するとともに，人類の福祉に貢献することである。

● **公害** 環境の保全上の支障のうち，事業活動などに伴い生ずる相当範囲にわたる**大気の汚染**，**水質の汚濁**(水質以外の水の状態または水底の底質の悪化を含む)，**土壌の汚染**，**騒音**，**振動**，**地盤の沈下**(鉱物の採掘によるものを除く)および**悪臭**により❶，人の健康または生活環境に被害が生ずることをいう。

環境保全の責務

事業者は，事業活動に伴って生ずる煤煙・汚水・廃棄物の処理など公害を防止し自然環境を適正に保全するために必要な措置を講じ，国・地方公共団体が実施する環境保全に関する施策に協力する責務があり，物の製造・加工・販売などの事業活動を行うにあたって，製品の使用または廃棄による環境への負荷の低減に資するように努めなければならない。国・地方公共団体は，環境保全に関する基本的かつ総合的な施策を策定し実施する責務があり，国民は施策に協力し環境への負荷の低減に努めなければならない。

環境基本計画

政府は，環境の保全に関する総合的かつ長期的な施策の大綱と，これを計画的に推進するために必要な事項を定めた環境の保全に関する**環境基本計画**を定め，公表しなければならない。

環境基準

政府は，大気汚染・水質汚濁・土壌汚染・騒音について，人の健康を保護し，生活環境を保全するうえで維持されることが望ましい環境上の基準である**環境基準**を定める❷。

政府は，公害防止に関する施策を総合的かつ有効適切に講ずることによって，環境基準が確保されるように努めなければならない。

環境保全のための規制措置

(1) 国は環境保全上の支障を防止するため，**大気の汚染**，**水質の汚濁**，**土壌の汚染**，**悪臭**の原因となる物質の排出または**騒音・振動**の発生，**地盤の沈下**の原因となる地下水の採取などの行為に関し，事業者などの遵守すべき基準を定めなければならない。

(2) 国は，①公害の著しい地域における施設の設置，②土地の形状の変更，工作物の新設，木竹の伐採その他自然環境の保全に支障を及ぼすおそれのある行為，③野生生物・地形・地質・温泉源など自然物の保護に支障を及ぼすおそれのある行為などに関し，その支障を防止するために必要

NOTE

❶これらをまとめて，典型7公害という。

NOTE

❷本法に基づく環境基準として，現在，大気汚染では二酸化イオウ・一酸化炭素・浮遊粒子状物質・二酸化窒素・光化学オキシダントについて定められ，水質汚濁ではカドミウム・シアン・鉛・水素イオン濃度(pH)・生物化学的酸素要求量(BOD)などについて定められている。また，航空機騒音・新幹線騒音の環境基準も設定されている。

な規制の措置を講じなければならない。

環境保全に関する事業の推進

国は，①緩衝地帯など公共的施設の整備，汚泥のしゅんせつ，絶滅のおそれのある野生動植物の保護・増殖などの事業，②下水道，廃棄物の処理施設，交通施設など公共的施設の整備，森林の整備などの事業，③公園・緑地など公共的施設の整備・利用の事業など，環境の保全に関する事業の推進に必要な措置を講ずるものとする。

環境保全に関する教育・学習など

国は，環境保全に関する教育・学習の振興，広報活動の充実，情報の提供，調査の実施，監視体制の整備，科学技術の振興，環境への負荷の低減に資する製品などの利用の促進などについても必要な措置を講じ，その努力をする。

紛争の処理，被害の救済

国は，公害にかかる紛争に関する**あっせん・調停**その他の措置を効果的に実施し，その他公害にかかる紛争の円滑な処理をはかるため，必要な措置を講じなければならない。このために**公害紛争処理法**（● 265 ページ）が制定されている。また，国は公害にかかる被害の救済の円滑な実施をはかるため，必要な措置を講じなければならない。このために**公害健康被害の補償等に関する法律**（● 264 ページ）が制定されている。

国際協力

国は，地球環境保全と開発途上地域の環境の保全などに関する国際協力の円滑な推進をはかるため，専門的知見を有する者の育成，情報の収集，監視・観測・調査などの国際的な連携の確保，地方公共団体・民間団体などによる活動を促進するための措置を講ずるよう努めるものとする。

原因者の費用負担

事業者は，その事業活動による公害などにかかる支障を防止するために，国・地方公共団体が行う事業に必要な費用の全部または一部を負担する。

b 環境影響評価法（平成 9 年法律第 81 号）

土地の形状の変更，工作物の新設などを行う事業者が，事業の実施にあたり，あらかじめ環境影響評価を行うことは環境の保全上きわめて重要である。規模が大きく環境影響の程度が著しいものとなるおそれがある事業について環境影響評価が適切かつ円滑に行われるための手続きなど，環境の保全のための措置をとることにより，環境の保全について適正な配慮がなされることを確保し，現在および将来の国民の健康で文化的な生活の確保に資することが本法の目的である。

c 地球温暖化対策の推進に関する法律（平成 10 年法律第 117 号）

地球温暖化は地球全体の環境に深刻な影響を及ぼすため，気候系に対して危険な人為的干渉を及ぼさない水準で大気中の温室効果ガス❶の濃度を安定化させ 2050 年までの脱炭素社会の実現など地球温暖化を防止することが重

NOTE

❶温室効果ガス

①二酸化炭素，②メタン，③一酸化二窒素，④ハイドロフルオロカーボンのうち政令で定めるもの，⑤パーフルオロカーボンのうち政令で定めるもの，⑥六弗化硫黄，⑦三弗化窒素。

B. 公害防止の法　257

要である。そのため地球温暖化対策に関し計画を策定し，社会経済活動による**温室効果ガス**排出の抑制を促進する措置を講ずることなどにより，地球温暖化対策の推進をはかり，現在と将来の国民の健康で文化的な生活の確保に寄与するとともに人類の福祉に貢献することが本法の目的である。

B 公害防止の法

a 大気汚染防止法（昭和 43 年法律第 97 号）

本法の目的は工場・事業場における事業活動，建築物の解体などに伴う**煤煙❶・粉塵❷**の排出などを規制し，水銀に関する水俣条約の的確・円滑な実施のため工場・事業場における事業活動に伴う**水銀等❸**の排出を規制し，**有害大気汚染物質❹**対策を推進し，**自動車排出ガス❺**の許容限度を定めることなどにより，大気の汚染から国民の健康を保護し生活環境を保全し，事業者の無過失損害賠償責任について定め，被害者の保護をはかることである。

なお，2020（令和 2）年の改正で，すべての石綿含有建材の不適切な除去による石綿の飛散防止についての規制が強化された。

排出の規制

● **煤煙の排出基準**　一定規模以上のボイラー・焼却炉・製鋼用電気炉など煤煙発生施設で発生する煤煙の許容限度は，環境省令で詳しく定められている。都道府県は，地域の自然的・社会的条件からみて，この排出基準では不十分であると認めるときは，その地域についてより厳しい排出基準を定めることができる。

● **煤煙量の測定**　煤煙発生施設を設置しようとする者は，一定の事項を都道府県知事に届け出て煤煙の排出基準を遵守し，煤煙濃度を測定・記録しなければならない。

● **指定物質抑制基準**　環境大臣は当分の間，有害大気汚染物質のうち人の健康にかかる被害を防止するため，その排出・飛散を早急に抑制しなければならないもので，政令で定める指定物質を大気中に排出・飛散させる指定物質排出施設について，指定物質・指定物質排出施設の種類ごとに排出・飛散の抑制に関する指定物質抑制基準を定め，公表する。指定物質はベンゼン・ダイオキシン類が指定され，その排出施設として一定規模以上の製鋼用電気炉・廃棄物焼却炉が指定されている。

● **ダイオキシン**　ダイオキシンに関しては，国民の健康を保護するため，環境汚染の防止・除去などに必要な規制や汚染土壌に対する措置などを定めた**ダイオキシン類対策特別措置法**が制定されている（● 261 ページ）。

スモッグ警報など緊急時の措置

都道府県知事は，大気の汚染が著しく人の健康または生活環境に被害が生ずるおそれがある場合として政令で定める事態が発生したときは，その事態を一般に周知させるいわゆる**スモッグ警報**とともに，煤煙の排出量の減少ま

NOTE

❶煤煙
　①物の燃焼に伴い発生するイオウ酸化物，②物の燃焼または電気の使用に伴って発生する煤塵，③物の燃焼・合成・分解などに伴い発生するカドミウム・塩素・弗化水素・鉛その他の人の健康または生活環境に被害を生ずるおそれのある一定の物質で政令で定める有害物質をいう。

❷粉塵
　物の破砕・選別その他の機械的処理またはたい積に伴って発生し，または飛散する物質をいう。**特定粉塵**（石綿その他の健康被害を生ずるおそれのある物質で政令で定めるもの）と**一般粉塵**（特定粉塵以外の粉塵）に分けられる。

❸水銀等
　水銀とその化合物をいう。

❹有害大気汚染物質
　継続的摂取により人の健康をそこなうおそれがある物質であって大気汚染の原因となるもので，煤煙（上記の煤煙の①と③）および特定粉塵を除いたものをいう。

❺自動車排出ガス
　自動車などの運行に伴って発生する**一酸化炭素・炭化水素・鉛・窒素化合物**など，人の健康または生活環境に被害を生ずるおそれのある，政令で定める物質をいう。

たは自動車運行の自主的制限について，協力を求めなければならない。

▋自動車排出ガスの量の許容限度など

　環境大臣は，自動車が一定の条件で運行する場合に発生し，大気中に排出される排出物に含まれる自動車排出ガスの量の許容限度を定めなければならない。大気汚染の防止のため必要があると認めるときは，環境大臣は，自動車の燃料の性状に関する許容限度または燃料に含まれる物質の許容限度を定めなければならない。

b　水質汚濁防止法（昭和45年法律第138号）

　本法の目的は，工場・事業場から**公共用水域**に排出される水の排出と地下への水の浸透を規制するとともに，生活排水対策を推進するなどにより，公共用水域・地下水の水質の汚濁の防止をはかり，国民の健康を保護し生活環境を保全するとともに，事業者の無過失損害賠償責任について定め，被害者の保護をはかることである。

● **公共用水域**　河川・湖沼・港湾・沿岸海域などの水域と，これに接続する公共溝渠（こうきょ）・灌漑（かんがい）用水路その他公共に利用される水路などをいう。

● **特定施設**　①**カドミウム・シアン・有機リン・鉛・六価クロム・砒（ひ）素・水銀・ポリ塩化ビフェニル・四塩化炭素・ベンゼン・セレン・ホウ素・フッ素・アンモニア**その他の人の健康に被害を生ずるおそれのある一定の物質で政令で定める**有害物質**を含むか，②化学的酸素要求量（**COD**）・生物化学的酸素要求量（**BOD**）・水素イオン濃度（**pH**）その他の水の汚染状態（熱によるものを含む）を示す項目に関して，生活環境に被害を生ずるおそれがある程度の汚水・廃液を排出する施設で，政令で定めるもの❶をいう。

● **生活排水**　炊事・洗濯・入浴など生活に伴って公共用水域に排出される水をいう。

▋生活排水対策

　国民は，公共用水域の水質の保全をはかるため，調理くず・廃食用油などの処理，洗剤の使用などを適正に行うよう心がけるとともに，国・地方公共団体による生活排水対策に協力しなければならない，とされている。

▋排出水の排出の規制

● **排水基準**　特定事業場（特定施設を設置する工場・事業場）から公共用水域に排出される水を排出水といい，この排出水の汚染状態について，環境省令によって**排水基準**が定められている。

● **特定施設の設置届出**　特定施設を設置しようとする者は，一定の事項を都道府県知事に届け出なければならない。

● **排出水排出基準の遵守**　排出水を排出する者は，排出水について排出基準を遵守し汚染状態を測定・記録しておき，排出の方法を適切にするなどの措置をしなければならない。

◆ 水循環基本法（平成26年法律第16号）

　水循環に関する施策を総合的・一体的に推進するため，水循環に関する施

◻ **NOTE**
❶鉱業の選鉱施設，パルプ・紙の製造業の漂白施設・抄紙施設，化学肥料製造業の濾過施設などがある。

策について基本理念を定め，国・地方公共団体・事業者・国民の責務を明らかにし，水循環に関する基本的な計画の策定など施策の基本となる事項を定めるとともに，政府に水循環政策本部を設置することを定めた法律である。

● **水循環**　水が蒸発・降下・流下・浸透により海域などにいたる過程で，地表水または地下水として河川の流域を中心に循環することをいう。**健全な水循環**とは，人の活動および環境保全に果たす水の機能が適切に保たれた状態での水循環をいう。

C 土壌汚染対策法（平成14年法律第53号）

本法の目的は，土壌の**特定有害物質❶**による汚染の状況の把握に関する措置と汚染による人の健康被害の防止に関する措置を定めることなどにより，土壌汚染対策の実施をはかり国民の健康を保護することである。

▊ 土地汚染状況調査

(1) 使用が廃止された**有害物質使用特定施設**（水質汚濁防止法の特定施設と同じ）の工場・事業場の所有者・管理者・占有者は，敷地の土壌の汚染の状況について，環境大臣（一部は地方環境事務所長）または都道府県知事が指定する調査機関に調査させ，結果を都道府県知事に報告しなければならない。

(2) 都道府県知事は，特定有害物質による土壌の汚染で人の健康に被害が生ずるおそれがある土地があると認めるときは，土地の所有者などに対し，汚染の状況を指定調査機関に調査させ，結果を報告させることができる。

▊ 指定区域の指定

都道府県知事は，土地汚染状況調査の結果，土地の汚染状態が一定の基準に適合しないと認める場合には，土地の区域を特定有害物質によって汚染されている指定区域として指定し，その旨を公示するとともに指定区域の台帳を調製して保管しなければならない。

▊ 健康被害の防止措置

都道府県知事は，土地の特定有害物質の汚染により，人の健康に被害を生じ，または生ずるおそれがあるものとして，政令で定める基準に該当する指定区域内の土地があると認めるときは，その被害を防止するため，土地の所有者などに対して期限を定めて，**汚染の除去等の措置**（汚染の除去，汚染の拡散の防止その他必要な措置）を講ずることを命ずることができる。

d 騒音規制法（昭和43年法律第98号）

本法の目的は，工場・事業場における事業活動・建設工事に伴って発生する**相当範囲にわたる騒音を規制すること**，**自動車騒音の許容限度**を定めることなどによって，生活環境を保全し国民の健康の保護に資することである。

● **地域の指定**　都道府県知事・市長は，住居が集合している地域，**病院・学校の周辺地域**などで騒音を防止することによって，住民の生活環境を保全する必要のある地域を指定（**指定地域**）し，規制基準を定める。

NOTE

❶特定有害物質
鉛・砒素・トリクロロエチレンその他の物質（放射性物質を除く）であって，それが土壌に含まれることに起因して人の健康に被害を生ずるおそれのあるものとして政令で定める鉛・砒素・トリクロロエチレンをはじめ，**カドミウム・六価クロム・シアン・四塩化炭素・水銀・セレン・フッ素・ベンゼン・ホウ素・ポリ塩化ビフェニル**など20余の物質をいう。

規制

● **特定施設の設置届出**　指定地域内で，工場・事業場の施設のうち著しい騒音を発生する施設で，政令で定める**特定施設**を設置しようとする者は，一定の事項を市町村長に届け出，規制基準を遵守しなければならない。特定施設には金属加工機械・空気圧縮機・印刷機械・鋳型造型機などがある。

● **特定建設作業の実施届出**　指定地域内で著しい騒音を発生する，政令で定める**特定建設作業❶**を伴う建設工事を施工する者は，一定の事項を市町村長に届け出なければならない。

● **自動車騒音**　環境大臣は，自動車が運行する場合の**自動車騒音**の大きさの許容限度を定めなければならない。

● **深夜の騒音など**　地方公共団体は，飲食店営業による**深夜の騒音**，**拡声機による放送の騒音**について，必要に応じて営業時間の制限などの規制措置を講じなければならない。

e 振動規制法（昭和 51 年法律第 64 号）

　本法の目的は，工場・事業場における事業活動・建設工事に伴って発生する**相当範囲にわたる振動**を規制するとともに，**道路交通振動**についての要請の措置を定めることなどによって，生活環境を保全し国民の健康の保護に資することである。

● **地域の指定**　都道府県知事・市長は，住居が集合している地域，**病院・学校の周辺地域**などで振動を防止することによって住民の生活環境を保全する必要のある地域を指定（**指定地域**）し，規制基準を定める。

規制

● **特定施設の設置届出**　指定地域内で工場・事業場の施設のうち著しい振動を発生する，政令で定める**特定施設**を設置しようとする者は，一定の事項を市町村長に届け出，その規制基準を遵守しなければならない。特定施設は騒音規制法の特定施設とほぼ同様である。

● **特定建設作業の実施届出**　指定地域内で建設工事のうち著しい振動を発生する，政令で定める**特定建設作業**を伴う建設工事を施工する者は，一定の事項を市町村長に届け出なければならない。特定建設作業は騒音規制法の特定建設作業とほぼ同様である。

f 建築物用地下水の採取の規制に関する法律（昭和 37 年法律第 100 号）

　本法の目的は高潮・出水などによる災害が生ずるおそれがある場合など，特定の地域内において建築物用地下水の採取について地盤の沈下の防止のため必要な規制を行うことにより，国民の生命・財産の保護をはかり公共の福祉に寄与することである。

g 悪臭防止法（昭和 46 年法律第 91 号）

　本法の目的は，工場・事業場から発生する悪臭についての規制その他悪臭

NOTE

❶特定建設作業
　くい打機・びょう打機・さく岩機・空気圧縮機などを使用する作業や，コンクリートプラントを設けて行う作業などがある。

防止対策を推進することによって生活環境を保全し，国民の健康の保護に資することである。

● **特定悪臭物質**　たとえば，クラフトパルプ工場・石油化学工場・魚腸骨処理場・化製場・ごみ処理場などから排出される**アンモニア・メチルメルカプタン**など，不快なにおいの原因となり生活環境をそこなうおそれのある物質で，政令で定めるものである❶。

規制

● **規制地域の指定**　都道府県知事・市長は住民の生活環境を保全するため，悪臭を防止する必要があると認める住居が集合している地域その他の地域を悪臭原因物の排出・漏出を規制する**規制地域**として指定しなければならない。

● **規制基準**　都道府県知事・市長は，規制地域についてその自然的・社会的条件を考慮して，必要に応じて当該地域を区分し，特定悪臭物質の種類ごとに**規制基準**を定めなければならない。規制区域内に工場・事業場を設置している者は，この規制基準を守らなければならない。

悪臭防止対策の推進

● **日常生活における悪臭の防止**　何人も，住居が集合している地域においては，飲食物の調理，愛がんする動物の飼養その他日常生活における行為に伴って悪臭が発生し，周辺地域の住民の生活環境がそこなわれることのないように努めなければならない。

● **焼却の禁止**　何人も，住居が集合している地域において，みだりに**ゴム・皮革・合成樹脂・廃油**など悪臭が生ずる物を野外で多量に焼却してはならない。

● **下水溝などの管理**　下水溝・河川・池沼・港湾その他の汚水が流入する水路・場所の管理者は，管理する水路・場所から悪臭が発生しないよう適切に管理しなければならない。

h 化学物質の審査及び製造等の規制に関する法律（昭和48年法律第117号）

　本法の目的は，人の健康をそこなうおそれ，または動植物の生息・生育に支障を及ぼすおそれがある化学物質❷による環境の汚染を防止するため，新規の化学物質の製造・輸入に際し，事前にその化学物質の性状に関して審査し，性状などに応じ化学物質の製造・輸入・使用などについて必要な規制を行うことである。

i ダイオキシン類対策特別措置法（平成11年法律第105号）

　本法の目的は，ダイオキシン類❸が人の生命・健康に重大な影響を与えるおそれがある物質であることから，環境の汚染の防止と除去などのため，施策の基本，必要な規制，汚染土壌の措置などを定めて国民の健康の保護をはかることである。

NOTE

❶アンモニア・メチルメルカプタン・硫化水素・硫化メチル・二硫化メチル・トリメチルアミン・アセトアルデヒド・スチレン・プロピオン酸・ノルマル酪酸・ノルマル吉草酸・イソ吉草酸などが定められている。

NOTE

❷**化学物質**
　元素・化合物に化学反応をおこさせることにより得られる化合物をさす。放射性物質・毒物・劇物など，ほかの法律で規制されているものを除く。

❸**ダイオキシン類**
　①ポリ塩化ジベンゾフラン，②ポリ塩化ジベンゾ－パラ－ジオキシン，③コプラナーポリ塩化ビフェニル（いわゆるPCBである）。

j 循環型社会形成推進基本法（平成12年法律第110号）

廃棄物を資源とし循環再利用するため，循環型社会の形成に関して基本原則を定め，国・地方公共団体・事業者および国民の責務を明らかにし，循環型社会形成推進基本計画の策定など施策の基本を定めて，循環型社会の形成に関する施策を総合的・計画的に推進する。

◆ 容器包装に係る分別収集及び再商品化の促進等に関する法律（平成7年法律第112号）

家庭から排出される容器包装廃棄物について，リサイクや減量化をはかる法律である。レジ袋の有料化などが定められている。

◆ プラスチックに係る資源循環の促進等に関する法律（令和3年法律第60号）

海洋プラスチックごみ問題などの解決のために，プラスチックの設計・製造から排出・回収・リサイクルまでの循環措置を講じる。上記の法律と重複する部分もある。

k 廃棄物の処理及び清掃に関する法律（昭和45年法律第137号）

本法の目的は，家庭などから排出される一般廃棄物，事業活動で排出される産業廃棄物の著しい増大と質的多様化による環境被害を防ぎ，廃棄物の処理を適切に行うために，廃棄物の排出を抑制し廃棄物の適正な分別・保管・収集・運搬・再生・処分などの処理をし生活環境を清潔にすることによって，生活環境の保全と公衆衛生の向上をはかることである。

▌定義

● **廃棄物**　ごみ・粗大ごみ・燃え殻・汚泥・糞尿・廃油・廃酸・廃アルカリ・動物の死体などの汚物・不要物で，固形状・液状のものをいう❶。

● **産業廃棄物**　事業活動に伴って生ずる廃棄物のうち，燃え殻・汚泥・廃油・廃酸・廃アルカリ・廃プラスチック類その他政令で定める廃棄物および輸入された廃棄物をいう。産業廃棄物のうち，爆発性・毒性・**感染性**その他の人の健康または生活環境にかかる被害を生ずるおそれがあるものとして政令で定めるものを**特別管理産業廃棄物**という。

● **一般廃棄物**　産業廃棄物以外の廃棄物をいう。一般廃棄物のうち，爆発性・毒性・**感染性**その他の人の健康または生活環境にかかる被害を生ずるおそれがあるものとして政令で定めるものを**特別管理一般廃棄物**といい，特別管理産業廃棄物とともに，特別な処理の基準が設定されている。また，廃棄物の輸出入についても厳重に規制されている。

● **感染性廃棄物**　一般廃棄物・産業廃棄物の特別管理廃棄物のうち，病院・診療所・衛生検査所・動物診療施設など医療関係機関などから発生し，人が感染し，または感染するおそれのある病原体が含まれ，もしくは付着し

NOTE
❶ 放射性物質は別の法体系で規制される。

ている廃棄物またはこれらのおそれのある廃棄物をいう。感染性廃棄物はほかの廃棄物と分別して排出し，施設内における保管は短時間とし，ほかの廃棄物と区別して表示するよう定められている。

事業者の義務

事業者は事業活動に伴って生ずる廃棄物を，**みずからの責任**で適正に処理し，産業廃棄物の減量に努め，製造・加工・販売などにかかる製品・容器などについては，処理の困難性をあらかじめ自己評価して，製品・容器の開発を行ったり，適正な処理の情報を提供したりすることにより，適正な処理が困難になることのないようにしなければならない。

清潔の保持など

土地・建物の占有者は土地・建物の清潔を保つように努め，建物の占有者は市町村長が定める計画に従って**大掃除**を実施しなければならない。

市町村は必要な場所に**公衆便所・公衆用ごみ容器**を設け，衛生的に維持・管理しなければならない。

一般廃棄物の処理

(1) 市町村は，区域内の一般廃棄物の処理に関する**一般廃棄物処理計画**を定め，計画に従って一般廃棄物を生活環境の保全上支障が生じないうちに収集し運搬し処分しなければならない❶。

(2) 土地・建物の占有者は，容易に処分できる一般廃棄物をみずから処分するように努め，みずから処分しない一般廃棄物は一般廃棄物処理計画に従って適正に分別し保管するなど，市町村が行う処理に協力しなければならない。

(3) 一般廃棄物処理業を行う者は，市町村長の許可を受けなければならない。

産業廃棄物の処理

(1) 都道府県は，当該区域内の廃棄物の処理に関する廃棄物処理計画を定めなければならない。

(2) **病院**などの事業者は，産業廃棄物をみずから処理し，または許可を受けた処理業者に処理を委託する場合には，政令で定める基準に従わなければならない。処理を委託する場合には，**産業廃棄物管理票**(マニフェスト)を交付し，処分が終了したことを確認しなければならない。産業廃棄物が運搬されるまでの間，生活環境の保全上支障のないように保管しなければならない。

(3) 政令で定める一定の産業廃棄物を生ずる事業場は，**産業廃棄物処理責任者**をおかなければならない。また，事業活動に伴って特別管理産業廃棄物を生ずる事業場は，**特別管理産業廃棄物管理責任者**をおかなければならない。

(4) 産業廃棄物処理業を行うには，都道府県知事の許可が必要である。

投棄・焼却の禁止

何人もみだりに廃棄物を捨ててはならない。何人も廃棄物について，①廃棄物処理基準に従って行う場合，②公益上もしくは社会の慣習上やむをえない場合，③周辺地域の生活環境に与える影響が軽微である場合，を除いて廃

NOTE

❶原則として家庭から出る一般廃棄物は市町村が税金で処理し，事業所から出る産業廃棄物は排出した事業者の責任と費用で処理される。近年では，前者を一部有料化する地方公共団体があらわれ，粗大ごみの有料化も進んでいる。

棄物を焼却してはならない。違反した者には罰則が適用される。

措置命令

　都道府県知事・市町村長は，廃棄物の処分により生活環境の保全上支障を生ずる場合に，処分を行った者に対し支障の除去または発生の防止のため必要な措置を講ずることを命ずることができる。その者が必要な措置を講じないときは，みずから必要な措置の全部または一部を行うことができる。

L 公害健康被害の補償等に関する法律
（昭和 48 年法律第 111 号）

　本法の目的は，事業活動などに伴って生ずる相当範囲の著しい大気の汚染または水質の汚濁による**健康被害**に対して損害を補償するとともに，福祉に必要な事業および大気汚染による健康被害を予防するための事業を行い，被害者の迅速かつ公正な保護および健康の確保をはかることである。

地域と疾病の指定

(1) 対象となる疾病と地域は政令で指定され，疾病と環境汚染との関係から，指定地域を**第一種**と**第二種**の２つに分け，それぞれの地域にかかわる疾病を指定する（**指定疾病**）こととされている。

(2) **第一種地域❶**は，相当範囲にわたる著しい**大気汚染**が生じ，その影響による疾病が多発している地域である。疾病としては，非特異的疾患といわれる**大気汚染系疾病**（閉鎖性呼吸器疾患）である**慢性気管支炎・気管支喘息・喘息性気管支炎・肺気腫およびこれらの続発症**が指定されている。

(3) **第二種地域❷**は，相当範囲にわたる著しい**大気の汚染または水質の汚濁**が生じ，その影響によって，大気汚染または水質汚濁の原因である物質との関係が一般的に明らかで，かつ，その物質によらなければかかることのない疾病が多発している地域である。疾病としては，**水俣病・イタイイタイ病・慢性砒素中毒症**が，それぞれの地域ごとに指定されている。

公害病の認定

　指定地域を管轄する都道府県知事および政令で定める市の市長は申請に基づいて，その疾病が大気汚染または水質汚濁の影響によるものであるという認定（いわゆる**公害病の認定**）を行う。この場合，第一種地域の指定疾病については，その地域内における一定の居住期間（疾病の種類ごとに 1〜3 年）または通勤・通学期間（居住期間の 50% 増）が必要とされていた。

　第一種地域の指定疾病について，すでに公害病の認定を受けていた患者については，地域の指定が解除されたあとにおいても，引きつづき従来どおりの補償が行われる。認定を受けた者には，**公害医療手帳**が交付される。

補償

(1) 健康被害に対する**補償のために支給される給付**は，①療養の給付および療養費，②障害補償費，③遺族補償費，④遺族補償一時金，⑤児童補償手当，⑥療養手当，⑦葬祭料である。

(2) **療養の給付❸**は，指定疾病について，①診察，②薬剤・治療材料の支給，③医学的処置・手術などの治療，④居宅における療養上の管理と療養に

NOTE

❶**第一種地域**
　地域としては，かつては千葉市・東京都などの大都市が指定されていたが，第一種地域の指定と疾病の指定は，1987（昭和 62）年の法律改正に伴ってすべて解除された。

❷**第二種地域**
　現在は新潟市・富山市・島根県津和野町・水俣市・出水市・宮崎県高千穂町の一部およびこれらの区域の周辺地域の一部が指定されている。

NOTE

❸療養の給付は原則として**公害医療機関**で行われる。健康保険法・生活保護法の指定医療機関が公害医療機関として指定されている。やむをえない理由で療養の給付が受けられない場合は療養費が支給される。

伴う世話などの看護，⑤病院・診療所への入院と療養に伴う世話などの看護，⑥移送が行われる。

(3) 認定者の指定疾病による障害が，政令で定める一定の程度である場合には，その程度に応じて**障害補償費**が支給される。

(4) 認定された指定疾病の医療を受けている者の病状が，政令で定める一定の程度である場合には，その病状の程度に応じて**療養手当**が支給される。

(5) 認定を受けた者が，指定疾病により死亡した場合には**葬祭料・遺族補償費・遺族補償一時金**が支給され，15歳未満で指定疾病による障害が一定の程度である場合には，養育している者に**児童補償手当**が支給される。

m 公害紛争処理法（昭和45年法律第108号）

本法の目的は，環境基本法が規定する公害にかかる紛争について，**あっせん・調停・仲裁・裁定**の制度を設け，迅速かつ適正な解決をはかることである。

公害等調整委員会・都道府県公害審査会

(1) 公害紛争の処理機関として，国に委員長と6人の委員からなる**公害等調整委員会**がおかれる❶。都道府県には，条例で定めるところにより9人以上15人以内の委員からなる**都道府県公害審査会**をおくことができる。

(2) 公害等調整委員会では，現に公害によって人の健康または生活環境に著しい被害が生じ，かつその被害が相当多数の者に及びまたは及ぶおそれのあるものにかかる紛争か，2以上の都道府県にまたがる公害紛争について，あっせん・調停・仲裁を行う。都道府県公害審査会では，それ以外の紛争についてあっせん・調停・仲裁を行う。

公害苦情相談員

都道府県・市町村は**公害苦情相談員**をおくことができる。公害苦情相談員は，公害の苦情について住民の相談に応じ，調査・指導・助言を行うなど苦情処理のために必要な事務を行う。

> **NOTE**
> ❶公害等調整員会は，環境省ではなく総務省におかれており，法律や医療の専門家などを委員とする。

C 自然保護法

a 生物多様性基本法（平成20年法律第58号）

本法の目的は環境基本法の基本理念にのっとり，生物の多様性の保全と持続可能な利用について，基本原則や，生物多様性国家戦略の策定など生物の多様性の保全と持続可能な利用に関する施策の基本となる事項を定めることにより，生物の多様性の保全および持続可能な利用に関する施策を総合的・計画的に推進し，もってゆたかな生物の多様性を保全し，その恵沢を将来にわたって享受できる自然と共生する社会の実現をはかり，地球環境の保全に寄与することである。

b 自然環境保全法（昭和 47 年法律第 85 号）

　本法の目的は自然公園法など，ほかの法律と相まって，自然環境を保全することがとくに必要な区域などを適正に総合的に保全することにより，広く国民が自然環境の恵沢を享受するともに，将来の国民に継承できるようにし，現在と将来の国民の健康で文化的な生活の確保に寄与することである。

● **自然環境保全基本方針**　国は自然環境の保全のために，基本構想，原生自然環境保全地域・自然環境保全地域の指定，保全施策などを内容とする自然環境保全基本方針を定める。

▊ 規制

　原生自然環境保全地域は，人の活動の影響を受けることなく原生を維持しているとして環境大臣が指定し，開発行為の規制や立入制限などが行われる。

　自然環境保全地域は，それ以外で高山性植物やすぐれた天然林，特異な地形などが存在する地域として環境大臣が指定するものであり，そのなかに行為制限がある特別地区や野生動物保護地区などがある。都道府県においてもこれに準ずる制度がある。

c 自然公園法（昭和 32 年法律第 161 号）

　本法の目的は，すぐれた自然の風景地（海中の景観地を含む）を保護するとともに，利用を増進し，国民の保健・休養・教化に資することである。

● **自然公園**　国立公園・国定公園・都道府県立自然公園をいう❶。
● **国立公園**　日本の風景を代表するにたりうる傑出した自然の風景地であって，環境大臣が指定したものをいう。
● **国定公園**　国立公園に準ずるすぐれた自然風景地であって，環境大臣が指定したものをいう。
● **都道府県立自然公園**　すぐれた自然の風景地であって，都道府県知事が指定したものをいう。

▊ 規制

　環境大臣は国立公園について，都道府県知事は国定公園について，当該公園の風致を維持するために区域内に**特別地域**を指定することができる。特別地域では許可を得ないで，工作物の新築・増改築，木竹の伐採，鉱物・土石の採取，汚水・廃水の排出，水面の埋立て，広告の設置，指定動物の捕獲・殺傷，指定植物の採取・損傷，指定区域内での車馬・動力船の使用，航空機の着陸その他現状を変更するような一定の行為をすることはできない。

　国立公園・国定公園内では，特別地域以外の普通地域でも一定の行為については都道府県知事に届け出る必要がある。また，都道府県立自然公園についても条例でこれに準じた規制を行うことができる。

d 温泉法（昭和 23 年法律第 125 号）

　本法の目的は温泉❷を保護し利用の適正をはかり，公共の福祉の増進に寄与することである。

NOTE

❶国立公園は官民を問わずすぐれた自然景観地を指定するものであり，すべてが国有地ではなく，民有地も指定され規制される。一方，**国営公園**は国有地のうえにつくられた営造物公園であり，国土交通省所管である。

NOTE

❷温泉
　地中から湧出する温水・鉱水・水蒸気その他のガスで，25℃以上のもの，または一定の物質を一定量以上含んでいるもの。

規制

温泉を掘削・増掘し動力装置を設置しようとする者は，都道府県知事の許可を受けなければならない。許可にあたっては温泉の保護その他公益上必要な条件を付すことができる。都道府県知事は，温泉保護のために必要があるときは温泉の採取制限を命ずることができる。

温泉を公共の浴用・飲用に供しようとする者は，都道府県知事の許可を受けなければならない。許可を受けた者は，施設内の見やすい場所に温泉の成分・禁忌症および入浴または飲用上の注意，その他環境省令で定める事項を掲示しなければならない。

e 鳥獣の保護及び管理並びに狩猟の適正化に関する法律（平成14年法律第88号）

本法の目的は，鳥獣❶の保護・管理をはかるための鳥獣保護管理事業を実施するとともに，猟具の使用にかかる危険を予防することにより，鳥獣の保護・管理および狩猟の適正化をはかり，もって生物の多様性の確保，生活環境の保全と農林水産業の健全な発展に寄与することを通じて，自然環境の恵沢を享受できる国民生活の確保と地域社会の健全な発展に資することである。

● **狩猟鳥獣**　希少鳥獣以外の鳥獣であって，肉または毛皮を利用する目的，管理をする目的などで捕獲・殺傷の対象となる鳥獣（鳥類のひなを除く）であり，その捕獲・殺傷がその生息の状況に著しく影響を及ぼすおそれのないものとして環境省令で定めるもの❷をいう。

● **狩猟期間**　毎年10月15日（北海道では，毎年9月15日）から翌年4月15日までの期間。狩猟鳥獣の捕獲などをすることができる。

f 動物の愛護及び管理に関する法律（昭和48年法律第105号）

本法の目的は動物の**虐待・遺棄の防止**，動物の**適正な取扱い**など動物の健康・安全の保持などの愛護に関する事項❸を定め，国民の間に動物を愛護する気風を招来し，生命尊重・友愛・平和の情操の涵養に資し，動物による人の生命・身体・財産に対する侵害と生活環境の保全上の支障を防止し，人と動物が共生する社会の実現をはかることである。

● **基本原則**　動物が命あるものであることに鑑み，何人も，動物をみだりに殺し傷つけ苦しめることのないようにするのみでなく，人と動物の共生に配慮しつつ，その習性を考慮して適正に取り扱うようにしなければならない。

動物の適正な取扱いなど

● **動物を科学上の利用に供する方法と事後措置**　動物を教育・試験研究・生物学的製剤の製造の用などに供する場合には，科学上の利用の目的を達することができる範囲において，できる限りかわりうるものを利用し，動物の数を少なくするなど動物を適切に利用することに配慮する。動物を科学上の利用に供する場合には，必要な限度で動物に苦痛を与えない方法によらなければならない。

NOTE

❶鳥獣

鳥類または哺乳類に属する野生動物。

NOTE

❷狩猟鳥獣

スズメ，ハシブトガラス，タヌキ，イノシシなどが定められている。

NOTE

❸動物愛護週間

毎年9月20日から同月26日までである。

● **終生飼養など**　所有者は動物が命を終えるまで適切に飼養し，犬・猫にはマイクロチップを装着するよう努め，装着したときは環境大臣（指定登録機関）に登録する。

● **販売**　犬・猫などの販売業者は第1種動物取扱業者となり，犬・猫にマイクロチップを装着し，購入者に対して現物確認・対面説明をすること，生後56日以下の幼齢の犬・猫などは販売してはならないことが定められている。営利性がないものは第2種動物取扱業者となる。

● **特定動物**　アミメニシキヘビやクマ，ゾウなど人命や身体に害を及ぼすおそれがある政令で定める特定動物は飼育や保管をしてはならない。例外的に動物園などには都道府県知事が許可を与えることができる。

● **罰則**　愛護動物❶をみだりに殺した者，または傷つけた者には，5年以下の懲役または500万円以下の罰金が，愛護動物を虐待し，または遺棄した者には，1年以下の懲役または100万円以下の罰金が科せられる。

NOTE

❶**愛護動物**
　牛・馬・豚・めん羊・山羊・犬・猫・いえうさぎ・鶏・いえばと・あひる，そのほか人が占有している動物で哺乳類・鳥類・爬虫類に属すものが定められている。

✍ work　復習と課題

❶ 環境保全・公害対策について，これまでの施策の歴史をまとめてみよう。

❷ 自分の周辺にはどのような公害があったか，また現在もあるかを生活と関連づけて考えてみよう。

❸ 環境対策のなかで，医療や看護はどのような役割を果たし，一方でどのような規制を受けるのかをまとめてみよう。

附録 看護関係法令[1]

保健師助産師看護師法（昭和23年7月30日　法律第203号）【抄】[2]

第1章　総則

〔法律の目的〕[3]

第1条　この法律は，保健師，助産師及び看護師の資質を向上し，もつて医療及び公衆衛生の普及向上を図ることを目的とする。

〔保健師の定義〕

第2条　この法律において，「保健師」とは，厚生労働大臣の免許を受けて，保健師の名称を用いて，保健指導に従事することを業とする者をいう。

〔助産師の定義〕

第3条　この法律において，「助産師」とは，厚生労働大臣の免許を受けて，助産又は妊婦，じよく婦若しくは新生児の保健指導を行うことを業とする女子をいう。

第4条　削除

〔看護師の定義〕

第5条　この法律において，「看護師」とは，厚生労働大臣の免許を受けて，傷病者若しくはじよく婦に対する療養上の世話又は診療の補助を行うことを業とする者をいう。

〔准看護師の定義〕

第6条　この法律において，「准看護師」とは，都道府県知事の免許を受けて，医師，歯科医師又は看護師の指示を受けて，前条に規定することを行うことを業とする者をいう。

第2章　免許

〔保健師・助産師・看護師の免許〕

第7条　保健師になろうとする者は，保健師国家試験及び看護師国家試験に合格し，厚生労働大臣の免許を受けなければならない。

2　助産師になろうとする者は，助産師国家試験及び看護師国家試験に合格し，厚生労働大臣の免許を受けなければならない。

3　看護師になろうとする者は，看護師国家試験に合格し，厚生労働大臣の免許を受けなければならない。

〔准看護師の免許〕

第8条　准看護師になろうとする者は，准看護師試験に合格し，都道府県知事の免許を受けなければならない。

〔欠格事由〕

第9条　次の各号のいずれかに該当する者には，前2条の規定による免許（以下「免許」という。）を与えないことがある。

一　罰金以上の刑に処せられた者

二　前号に該当する者を除くほか，保健師，助産師，看護師又は准看護師の業務に関し犯罪又は不正の行為があつた者

三　心身の障害により保健師，助産師，看護師又は准看護師の業務を適正に行うことができない者として厚生労働省令で定めるもの

四　麻薬，大麻又はあへんの中毒者

〔保健師籍・助産師籍・看護師籍〕

第10条　厚生労働省に，保健師籍，助産師籍及び看護師籍を備え，登録年月日，第14条第1項の規定による処分に関する事項その他の保健師免許，助産師免許及び看護師免許に関する事項を登録する。

〔准看護師籍〕

第11条　都道府県に准看護師籍を備え，登録年月日，第14条第2項の規定による処分に関する事項その

1）本来，法律は縦書きであるが，本書は横書きになっているために，便宜上，漢数字がアラビア数字になるなどの変更を加えている。また，保健師助産師看護師法には法律自体に目次があるが，分量の関係で省いている。

2）法律・政令・省令を合わせると膨大な量になるために，掲載にあたっては抄録としている。とくに附則は，現在でも効力をもつ経過規定や学術的に重要なものに限っている。

3）本附録に掲載した条文には〔　〕または（　）で見出しがついているが，〔　〕は著者が参考としてつけたものであり，（　）は法律自体についているものである。

他の准看護師免許に関する事項を登録する。

〔免許の付与及び免許証の交付〕

第12条 保健師免許は，保健師国家試験及び看護師国家試験に合格した者の申請により，保健師籍に登録することによつて行う。

2 助産師免許は，助産師国家試験及び看護師国家試験に合格した者の申請により，助産師籍に登録することによつて行う。

3 看護師免許は，看護師国家試験に合格した者の申請により，看護師籍に登録することによつて行う。

4 准看護師免許は，准看護師試験に合格した者の申請により，准看護師籍に登録することによつて行う。

5 厚生労働大臣又は都道府県知事は，免許を与えたときは，それぞれ保健師免許証，助産師免許証若しくは看護師免許証又は准看護師免許証を交付する。

〔意見の聴取〕

第13条 厚生労働大臣は，保健師免許，助産師免許又は看護師免許を申請した者について，第9条第3号に掲げる者に該当すると認め，同条の規定により当該申請に係る免許を与えないこととするときは，あらかじめ，当該申請者にその旨を通知し，その求めがあつたときは，厚生労働大臣の指定する職員にその意見を聴取させなければならない。

2 都道府県知事は，准看護師免許を申請した者について，第9条第3号に掲げる者に該当すると認め，同条の規定により准看護師免許を与えないこととするときは，あらかじめ，当該申請者にその旨を通知し，その求めがあつたときは，当該都道府県知事の指定する職員にその意見を聴取させなければならない。

〔免許の取消・業務停止及び再免許〕

第14条 保健師，助産師若しくは看護師が，第9条各号のいずれかに該当するに至つたとき，又は保健師，助産師若しくは看護師としての品位を損するような行為のあつたときは，厚生労働大臣は，次に掲げる処分をすることができる。

一 戒告

二 3年以内の業務の停止

三 免許の取消し

2 准看護師が，第9条各号のいずれかに該当する

に至つたとき，又は准看護師としての品位を損するような行為のあつたときは，都道府県知事は，次に掲げる処分をすることができる。

一 戒告

二 3年以内の業務の停止

三 免許の取消し

3 前2項の規定による取消処分を受けた者（第9条第1号若しくは第2号に該当し，又は保健師，助産師，看護師若しくは准看護師としての品位を損するような行為のあつた者として前2項の規定による取消処分を受けた者にあつては，その処分の日から起算して5年を経過しない者を除く。）であつても，その者がその取消しの理由となつた事項に該当しなくなつたとき，その他その後の事情により再び免許を与えるのが適当であると認められるに至つたときは，再免許を与えることができる。この場合においては，第12条の規定を準用する。

第15条 〔筆者注：免許取消又は業務停止の処分の手続の規定のため内容を省略〕

〔保健師等再教育研修〕

第15条の2 厚生労働大臣は，第14条第1項第1号若しくは第2号に掲げる処分を受けた保健師，助産師若しくは看護師又は同条第3項の規定により保健師，助産師若しくは看護師に係る再免許を受けようとする者に対し，保健師，助産師若しくは看護師としての倫理の保持又は保健師，助産師若しくは看護師として必要な知識及び技能に関する研修として厚生労働省令で定めるもの（以下「保健師等再教育研修」という。）を受けるよう命ずることができる。

2 都道府県知事は，第14条第2項第1号若しくは第2号に掲げる処分を受けた准看護師又は同条第3項の規定により准看護師に係る再免許を受けようとする者に対し，准看護師としての倫理の保持又は准看護師として必要な知識及び技能に関する研修として厚生労働省令で定めるもの（以下「准看護師再教育研修」という。）を受けるよう命ずることができる。

3 厚生労働大臣は，第1項の規定による保健師等再教育研修を修了した者について，その申請により，保健師等再教育研修を修了した旨を保健師籍，助産師籍又は看護師籍に登録する。

4 都道府県知事は，第2項の規定による准看護師再教育研修を修了した者について，その申請により，准看護師再教育研修を修了した旨を准看護師籍に登録する。

5 厚生労働大臣又は都道府県知事は，前2項の登録をしたときは，再教育研修修了登録証を交付する。

6 第3項の登録を受けようとする者及び保健師，助産師又は看護師に係る再教育研修修了登録証の書換交付又は再交付を受けようとする者は，実費を勘案して政令で定める額の手数料を納めなければならない。

7 前条第9項から第15項まで（第11項を除く。）及び第18項の規定は，第1項の規定による命令をしようとする場合について準用する。この場合において，必要な技術的読替えは，政令で定める。

〔政令への委任〕

第16条 この章に規定するもののほか，免許の申請，保健師籍，助産師籍，看護師籍及び准看護師籍の登録，訂正及び抹消，免許証の交付，書換交付，再交付，返納及び提出並びに住所の届出に関して必要な事項は政令で，前条第1項の保健師等再教育研修及び同条第2項の准看護師再教育研修の実施，同条第3項の保健師籍，助産師籍及び看護師籍の登録並びに同条第4項の准看護師籍の登録並びに同条第5項の再教育研修修了登録証の交付，書換交付及び再交付に関して必要な事項は厚生労働省令で定める。

第3章　試験

〔試験の内容〕

第17条 保健師国家試験，助産師国家試験，看護師国家試験又は准看護師試験は，それぞれ保健師，助産師，看護師又は准看護師として必要な知識及び技能について，これを行う。

〔試験の実施〕

第18条 保健師国家試験，助産師国家試験及び看護師国家試験は，厚生労働大臣が，准看護師試験は，都道府県知事が厚生労働大臣の定める基準に従い，毎年少なくとも1回これを行う。

〔保健師国家試験の受験資格〕

第19条 保健師国家試験は，次の各号のいずれかに該当する者でなければ，これを受けることができない。

一　文部科学省令・厚生労働省令で定める基準に適合するものとして，文部科学大臣の指定した学校において1年以上保健師になるのに必要な学科を修めた者

二　文部科学省令・厚生労働省令で定める基準に適合するものとして，都道府県知事の指定した保健師養成所を卒業した者

三　外国の第2条に規定する業務に関する学校若しくは養成所を卒業し，又は外国において保健師免許に相当する免許を受けた者で，厚生労働大臣が前2号に掲げる者と同等以上の知識及び技能を有すると認めたもの

〔助産師国家試験の受験資格〕

第20条 助産師国家試験は，次の各号のいずれかに該当する者でなければ，これを受けることができない。

一　文部科学省令・厚生労働省令で定める基準に適合するものとして，文部科学大臣の指定した学校において1年以上助産に関する学科を修めた者

二　文部科学省令・厚生労働省令で定める基準に適合するものとして，都道府県知事の指定した助産師養成所を卒業した者

三　外国の第3条に規定する業務に関する学校若しくは養成所を卒業し，又は外国において助産師免許に相当する免許を受けた者で，厚生労働大臣が前2号に掲げる者と同等以上の知識及び技能を有すると認めたもの

〔看護師国家試験の受験資格〕

第21条 看護師国家試験は，次の各号のいずれかに該当する者でなければ，これを受けることができない。

一　文部科学省令・厚生労働省令で定める基準に適合するものとして，文部科学大臣の指定した学校教育法（昭和22年法律第26号）に基づく大学（短期大学を除く。第4号において同じ。）において看護師になるのに必要な学科を修めて卒業した者

二　文部科学省令・厚生労働省令で定める基準に適合するものとして，文部科学大臣の指定した学校において3年以上看護師になるのに必要な学科を修めた者

三 文部科学省令・厚生労働省令で定める基準に適合するものとして，都道府県知事の指定した看護師養成所を卒業した者

四 免許を得た後3年以上業務に従事している准看護師又は学校教育法に基づく高等学校若しくは中等教育学校を卒業している准看護師で前3号に規定する学校又は養成所において2年以上修業したもの

五 外国の第5条に規定する業務に関する学校若しくは養成所を卒業し，又は外国において看護師免許に相当する免許を受けた者で，厚生労働大臣が第1号から第3号までに掲げる者と同等以上の知識及び技能を有すると認めたもの

〔准看護師試験の受験資格〕

第22条 准看護師試験は，次の各号のいずれかに該当する者でなければ，これを受けることができない。

一 文部科学省令・厚生労働省令で定める基準に適合するものとして，文部科学大臣の指定した学校において2年の看護に関する学科を修めた者

二 文部科学省令・厚生労働省令で定める基準に従い，都道府県知事の指定した准看護師養成所を卒業した者

三 前条第1号から第3号まで又は第5号に該当する者

四 外国の第5条に規定する業務に関する学校若しくは養成所を卒業し，又は外国において看護師免許に相当する免許を受けた者のうち，前条第5号に該当しない者で，厚生労働大臣の定める基準に従い，都道府県知事が適当と認めたもの

〔医道審議会からの意見の聴取〕

第23条 厚生労働大臣は，保健師国家試験，助産師国家試験若しくは看護師国家試験の科目若しくは実施若しくは合格者の決定の方法又は第18条に規定する基準を定めようとするときは，あらかじめ，医道審議会の意見を聴かなければならない。

2 文部科学大臣又は厚生労働大臣は，第19条第1号若しくは第2号，第20条第1号若しくは第2号，第21条第1号から第3号まで又は前条第1号若しくは第2号に規定する基準を定めようとするときは，あらかじめ，医道審議会の意見を聴かなけれ

ばならない。

〔保健師助産師看護師試験委員〕

第24条 保健師国家試験，助産師国家試験及び看護師国家試験の実施に関する事務をつかさどらせるため，厚生労働省に保健師助産師看護師試験委員を置く。

2 保健師助産師看護師試験委員に関し必要な事項は，政令で定める。

〔准看護師試験委員〕

第25条 准看護師試験の実施に関する事務（以下「試験事務」という。）をつかさどらせるために，都道府県に准看護師試験委員を置く。

2 准看護師試験委員に関し必要な事項は，都道府県の条例で定める。

〔試験事務担当者の不正行為禁止〕

第26条 保健師助産師看護師試験委員，准看護師試験委員その他保健師国家試験，助産師国家試験，看護師国家試験又は准看護師試験の実施に関する事務をつかさどる者（指定試験機関（次条第1項に規定する指定試験期間をいう。）の役員又は職員（第27条の5第1項に規定する指定試験機関准看護師試験委員を含む。第27条の6において同じ。）を含む。）は，その事務の施行に当たつては厳正を保持し，不正の行為のないようにしなければならない。

〔准看護師試験事務の委託〕

第27条 都道府県知事は，厚生労働省令で定めるところにより，一般社団法人又は一般財団法人であつて，試験事務を適正かつ確実に実施することができると認められるものとして当該都道府県知事が指定する者（以下「指定試験機関」という。）に，試験事務の全部又は一部を行わせることができる。

〔筆者注：以後の試験委託に関する条文は省略〕

〔政省令への委任〕

第28条 この章に規定するもののほか，第19条から第22条までの規定による学校の指定又は養成所に関して必要な事項は政令で，保健師国家試験，助産師国家試験，看護師国家試験又は准看護師試験の試験科目，受験手続，指定試験機関その他試験に関して必要な事項は厚生労働省令で定める。

〔研修に努める義務〕

第28条の2 保健師，助産師，看護師及び准看護師は，免許を受けた後も，臨床研修その他の研修

（保健師等再教育研修及び准看護師再教育研修を除く。）を受け，その資質の向上を図るように努めなければならない。

第4章　業務

〔保健師業務の制限〕

第29条　保健師でない者は，保健師又はこれに類似する名称を用いて，第2条に規定する業をしてはならない。

〔助産師業務の制限〕

第30条　助産師でない者は，第3条に規定する業をしてはならない。ただし，医師法（昭和23年法律第201号）の規定に基づいて行う場合は，この限りでない。

〔看護師業務の制限〕

第31条　看護師でない者は，第5条に規定する業をしてはならない。ただし，医師法又は歯科医師法（昭和23年法律第202号）の規定に基づいて行う場合は，この限りでない。

2　保健師及び助産師は，前項の規定にかかわらず，第5条に規定する業を行うことができる。

〔准看護師業務の制限〕

第32条　准看護師でない者は，第6条に規定する業をしてはならない。ただし，医師法又は歯科医師法の規定に基づいて行う場合は，この限りでない。

〔業務に従事する者の届出義務〕

第33条　業務に従事する保健師，助産師，看護師又は准看護師は，厚生労働省令で定める2年ごとの年の12月31日現在における氏名，住所その他厚生労働省令で定める事項を，当該年の翌年1月15日までに，その就業地の都道府県知事に届け出なければならない。

第34条　削除

〔保健師に対する主治医の指示〕

第35条　保健師は，傷病者の療養上の指導を行うに当たつて主治の医師又は歯科医師があるときは，その指示を受けなければならない。

〔保健師に対する保健所長の指示〕

第36条　保健師は，その業務に関して就業地を管轄する保健所の長の指示を受けたときは，これに従わなければならない。ただし，前条の規定の適用を妨げない。

〔禁止行為〕

第37条　保健師，助産師，看護師又は准看護師は，主治の医師又は歯科医師の指示があつた場合を除くほか，診療機械を使用し，医薬品を授与し，医薬品について指示をしその他医師又は歯科医師が行うのでなければ衛生上危害を生ずるおそれのある行為をしてはならない。ただし，臨時応急の手当をし，又は助産師がへその緒を切り，浣腸を施しその他助産師の業務に当然に付随する行為をする場合は，この限りでない。

〔特定行為の研修〕

第37条の2　特定行為を手順書により行う看護師は，指定研修機関において，当該特定行為の特定行為区分に係る特定行為研修を受けなければならない。

2　この条，次条及び第42条の4において，次の各号に掲げる用語の意義は，当該各号に定めるところによる。

一　特定行為　診療の補助であつて，看護師が手順書により行う場合には，実践的な理解力，思考力及び判断力並びに高度かつ専門的な知識及び技能が特に必要とされるものとして厚生労働省令で定めるものをいう。

二　手順書　医師又は歯科医師が看護師に診療の補助を行わせるためにその指示として厚生労働省令で定めるところにより作成する文書又は電磁的記録（電子的方式，磁気的方式その他人の知覚によつては認識することができない方式で作られる記録であつて，電子計算機による情報処理の用に供されるものをいう。）であつて，看護師に診療の補助を行わせる患者の病状の範囲及び診療の補助の内容その他の厚生労働省令で定める事項が定められているものをいう。

三　特定行為区分　特定行為の区分であつて，厚生労働省令で定めるものをいう。

四　特定行為研修　看護師が手順書により特定行為を行う場合に特に必要とされる実践的な理解力，思考力及び判断力並びに高度かつ専門的な知識及び技能の向上を図るための研修であつて，特定行為区分ごとに厚生労働省令で定める基準に適合するものをいう。

五　指定研修機関　一又は二以上の特定行為区分に係る特定行為研修を行う学校，病院その他の者であつて，厚生労働大臣が指定するものをいう。

3 　厚生労働大臣は，前項第一号及び第四号の厚生労働省令を定め，又はこれを変更しようとするときは，あらかじめ，医道審議会の意見を聴かなければならない。

〔指定研修機関〕

第37条の3 　前条第2項第5号の規定による指定（以下この条及び次条において単に「指定」という。）は，特定行為研修を行おうとする者の申請により行う。

2 　厚生労働大臣は，前項の申請が，特定行為研修の業務を適正かつ確実に実施するために必要なものとして厚生労働省令で定める基準に適合していると認めるときでなければ，指定をしてはならない。

3 　厚生労働大臣は，指定研修機関が前項の厚生労働省令で定める基準に適合しなくなつたと認めるとき，その他の厚生労働省令で定める場合に該当するときは，指定を取り消すことができる。

4 　厚生労働大臣は，指定又は前項の規定による指定の取消しをしようとするときは，あらかじめ，医道審議会の意見を聴かなければならない。

〔指定の省令への委任〕

第37条の4 　前2条に規定するもののほか，指定に関して必要な事項は，厚生労働省令で定める。

〔異常妊産婦等の処置禁止〕

第38条 　助産師は，妊婦，産婦，じよく婦，胎児又は新生児に異常があると認めたときは，医師の診療を求めさせることを要し，自らこれらの者に対して処置をしてはならない。ただし，臨時応急の手当については，この限りでない。

〔応招義務及び証明書等の交付義務〕

第39条 　業務に従事する助産師は，助産又は妊婦，じよく婦若しくは新生児の保健指導の求めがあつた場合は，正当な事由がなければ，これを拒んではならない。

2 　分べんの介助又は死胎の検案をした助産師は，出生証明書，死産証書又は死胎検案書の交付の求めがあつた場合は，正当な事由がなければ，これを拒んではならない。

〔証明書等の交付に関する制限〕

第40条 　助産師は，自ら分べんの介助又は死胎の検案をしないで，出生証明書，死産証書又は死胎検案書を交付してはならない。

〔異常死産児の届出義務〕

第41条 　助産師は，妊娠4月以上の死産児を検案して異常があると認めたときは，24時間以内に所轄警察署にその旨を届け出なければならない。

〔助産録の記載及び保存の義務〕

第42条 　助産師が分べんの介助をしたときは，助産に関する事項を遅滞なく助産録に記載しなければならない。

2 　前項の助産録であつて病院，診療所又は助産所に勤務する助産師が行った助産に関するものは，その病院，診療所又は助産所の管理者において，その他の助産に関するものは，その助産師において5年間これを保存しなければならない。

3 　第1項の規定による助産録の記載事項に関しては，厚生労働省令でこれを定める。

〔秘密を守る義務〕

第42条の2 　保健師，看護師又は准看護師は，正当な理由がなく，その業務上知り得た人の秘密を漏らしてはならない。保健師，看護師又は准看護師でなくなつた後においても，同様とする。

〔名称独占〕

第42条の3 　保健師でない者は，保健師又はこれに紛らわしい名称を使用してはならない。

2 　助産師でない者は，助産師又はこれに紛らわしい名称を使用してはならない。

3 　看護師でない者は，看護師又はこれに紛らわしい名称を使用してはならない。

4 　准看護師でない者は，准看護師又はこれに紛らわしい名称を使用してはならない。

第4章の2　雑則

〔立入検査〕

第42条の4 　厚生労働大臣は，特定行為研修の業務の適正な実施を確保するため必要があると認めるときは，指定研修機関に対し，その業務の状況に関し報告させ，又は当該職員に，指定研修機関に立ち入り，帳簿書類その他の物件を検査させることができる。

2 　前項の規定により立入検査をする職員は，その身分を示す証明書を携帯し，かつ，関係人にこれを提示しなければならない。

3 　第1項の規定による権限は，犯罪捜査のために認められたものと解釈してはならない。

〔法定受託事務〕

第42条の5 第15条第3項及び第7項前段，同条第9項及び第10項（これらの規定を第15条の2第7項において準用する場合を含む。），第15条第4項において準用する行政手続法第15条第1項及び第3項（同法第22条第3項において準用する場合を含む。），第16条第4項，第18条第1項及び第3項，第19条第1項，第20条第6項並びに第24条第3項並びに第15条第7項後段において準用する同法第22条第3項において準用する同法第15条第3項の規定により都道府県が処理することとされている事務は，地方自治法第2条第9項第1号に規定する第1号法定受託事務とする。

〔地方厚生局長への委任〕

第42条の6 この法律に規定する厚生労働大臣の権限は，厚生労働省令で定めるところにより，地方厚生局長に委任することができる。

2 前項の規定により地方厚生局長に委任された権限は，厚生労働省令で定めるところにより，地方厚生支局長に委任することができる。

第5章 罰則

第43条 次の各号のいずれかに該当する者は，2年以下の懲役若しくは50万円以下の罰金に処し，又はこれを併科する。

一 第29条から第32条までの規定に違反した者

二 虚偽又は不正の事実に基づいて免許を受けた者

2 前項第1号の罪を犯した者が，助産師，看護師，准看護師又はこれに類似した名称を用いたものであるときは，2年以下の懲役若しくは100万円以下の罰金に処し，又はこれを併科する。

第44条 次の各号のいずれかに該当する者は，1年以下の懲役又は50万円以下の罰金に処する。

一 第26条の規定に違反して故意若しくは重大な過失により事前に試験問題を漏らし，又は故意に不正の採点をした者

二 第27条の6第1項の規定に違反して，試験事務に関して知り得た秘密を漏らした者

第44条の2 第27条の11第2項の規定による試験事務の停止の命令に違反したときは，その違反行為をした指定試験機関の役員又は職員は，1年以下の懲役又は50万円以下の罰金に処する。

第44条の3 次の各号のいずれかに該当する者は，6月以下の懲役若しくは50万円以下の罰金に処し，又はこれを併科する。

一 第14条第1項又は第2項の規定により業務の停止を命ぜられた者で，当該停止を命ぜられた期間中に，業務を行つたもの

二 第35条から第37条まで及び第38条の規定に違反した者

第44条の4 第42条の2の規定に違反して，業務上知り得た人の秘密を漏らした者は，6月以下の懲役又は10万円以下の罰金に処する。

2 前項の罪は，告訴がなければ公訴を提起することができない。

第45条 次の各号のいずれかに該当する者は，50万円以下の罰金に処する。

一 第15条の2第1項又は第2項の規定による命令に違反して保健師等再教育研修又は准看護師再教育研修を受けなかつた者

二 第33条又は第40条から第42条までの規定に違反した者

第45条の2 次の各号のいずれかに該当する者は，30万円以下の罰金に処する。

一 第42条の3の規定に違反した者

二 第42条の4第1項の規定による報告をせず，若しくは虚偽の報告をし，又は同項の規定による検査を拒み，妨げ，若しくは忌避した者

第45条の3 次の各号のいずれかに該当するときは，その違反行為をした指定試験機関の役員又は職員は，30万円以下の罰金に処する。

一 第27条の7の規定に違反して帳簿を備えず，帳簿に記載せず，若しくは帳簿に虚偽の記載をし，又は帳簿を保存しなかつたとき。

二 第27条の9第1項の規定による報告をせず，若しくは虚偽の報告をし，同項の規定による質問に対して答弁をせず，若しくは虚偽の答弁をし，又は同項の規定による立入り若しくは検査を拒み，妨げ，若しくは忌避したとき。

三 第27条の10の許可を受けないで試験事務の全部又は一部を休止し，又は廃止したとき。

附則（昭和23年法律第203号）【制定当初】

〔施行期日〕

第46条 この法律中，学校及び養成所の指定に関す

る部分並びに第47条から第50条までの規定は，医師法施行の日〔昭和23年10月27日〕から，看護婦に関する部分は，昭和25年９月１日から，その他の部分は，昭和26年９月１日から，これを施行する。

〔保健婦助産婦看護婦令の廃止〕

第47条　保健婦助産婦看護婦令（昭和22年政令第124号）は，これを廃止する。

〔旧規則による保健婦免許を受けた者〕

第51条　旧保健婦規則により都道府県知事の保健婦免許を受けた者は，第29条の規定にかかわらず，保健師の名称を用いて第２条に規定する業を行うことができる。

２　前項の者については，この法律中保健師に関する規定を準用する。

３　第１項の者は，第７条第１項の規定にかかわらず，厚生労働大臣の免許を受けることができる。

〔旧規則による助産婦名簿登録者〕

第52条　旧助産婦規則により助産婦名簿に登録を受けた者は，第30条の規定にかかわらず，第３条に規定する業をなすことができる。

２　前項の者については，この法律中助産師に関する規定（第31条第２項の規定を除く。）を準用する。

３　第１項の者は，第７条第２項の規定にかかわらず，厚生労働大臣の免許を受けることができる。

４　前項の規定により免許を受けた者に対しては，第31条第２項の規定を適用しない。

〔旧規則による看護婦免許を受けた者〕

第53条　旧看護婦規則により都道府県知事の看護婦免許を受けた者は，第31条及び第42条の３第３項の規定にかかわらず，看護師の名称を用いて，第５条に規定する業を行うことができる。

２　前項の者については，その従事することのできる業務の範囲以外の事項に関しては，この法律のうち准看護師に関する規定を準用する。

３　第１項の者は，第７条第３項の規定にかかわらず，厚生労働大臣の免許を受けることができる。

第60条　旧看護婦規則による看護人については，第53条の規定を準用する。

附則（昭和26年法律第147号）【准看護師制度創設】

１　この法律は，昭和26年９月１日から施行する。

２　この法律において「新法」とはこの法律による改正後の保健婦助産婦看護婦法をいい，「旧法」とは従前の保健婦助産婦看護婦法をいう。

３　旧法の規定により甲種看護婦国家試験に合格した者は，新法の規定による看護婦国家試験に合格した者とみなす。

４　この法律施行の際，現に厚生大臣の免許を受けて甲種看護婦籍に登録されている者は，当然新法の規定により厚生大臣の免許を受けて看護婦籍に登録された者とする。

附則（平成13年法律第153号）【看護婦から看護師への名称変更】

（施行期日）

第１条　この法律は，公布の日から起算して６月を超えない範囲内において政令で定める日〔平成14年３月１日〕から施行する。

（旧法の規定による免許を受けた者）

第２条　この法律の施行の際現にこの法律による改正前の保健婦助産婦看護婦法（以下「旧法」という。）の規定による保健婦免許若しくは保健士の免許，助産婦免許，看護婦免許若しくは看護士の免許又は准看護婦免許若しくは准看護士の免許を受けている者は，この法律による改正後の保健師助産師看護師法（以下「新法」という。）の規定による保健師免許，助産師免許，看護師免許又は准看護師免許を受けた者とみなす。

附則【良質な医療を提供する体制の確立を図るための医療法等の一部を改正する法律（平成18年法律第84号）】【看護師の名称独占など】

（施行期日）

第１条　この法律は，平成19年４月１日から施行する。

附則【保健師助産師看護師法及び看護師等の人材確保の促進に関する法律の一部を改正する法律（平成21年法律第78号）】【大学の明文化など】

（施行期日）

第１条　この法律は，平成22年４月１日から施行する。

附則【地域における医療及び介護の総合的な確保を推進するための関係法律の整備等に関する法律（平成26年法律第83号）】【特定行為研修など】

（施行期日）

第1条 この法律は，公布の日又は平成26年4月1日のいずれか遅い日から施行する。ただし，次の各号に掲げる規定は，当該各号に定める日から施行する。

5 ［略］第8条の規定〔特定行為研修〕 平成27年10月1日

（検討）

第2条 ［抄］

4 政府は，前3項に定める事項のほか，この法律の公布後5年を目途として，この法律による改正後のそれぞれの法律（以下この項において「改正後の各法律」という。）の施行の状況等を勘案し，改正後の各法律の規定について検討を加え，必要があると認めるときは，その結果に基づいて所要の措置を講ずるものとする。

（保健師助産師看護師法の一部改正に伴う経過措置）

第27条 附則第1条第5号に掲げる規定の施行の際現に看護師免許を受けている者及び同号に掲げる規定の施行前に看護師免許の申請を行った者であって同号に掲げる規定の施行後に看護師免許を受けたものについては，第8条の規定による改正後の保健師助産師看護師法（次条及び附則第29条において「新保助看法」という。）第37条の2第1項の規定は，同号に掲げる規定の施行後5年間は，適用しない。

第29条 政府は，医師又は歯科医師の指示の下に，新保助看法第37条の2第2項第2号に規定する手順書によらないで行われる同項第1号に規定する特定行為が看護師により適切に行われるよう，医師，歯科医師，看護師その他の関係者に対して同項第4号に規定する特定行為研修の制度の趣旨が当該行為を妨げるものではないことの内容の周知その他の必要な措置を講ずるものとする。

保健師助産師看護師法施行令（昭和28年12月8日　政令第386号）

（保健師等再教育研修修了の登録等に関する手数料）

第1条 保健師助産師看護師法（昭和23年法律第203号。以下「法」という。）第15条の2第6項の政令で定める手数料の額は，3,100円（情報通信技術を活用した行政の推進等に関する法律（平成14年法律第151号）第6条第1項の規定により同項に規定する電子情報処理組織を使用する場合にあつては，2,950円）とする。

（保健師等再教育研修の命令に関する技術的読替え）

第1条の2 法第15条の2第7項の規定による技術的読替えは，次の表〔編集部注：技術的内容のため紙面の都合で割愛〕のとおりとする。

（免許の申請）

第1条の3 保健師免許，助産師免許又は看護師免許を受けようとする者は，申請書に厚生労働省令で定める書類を添え，住所地の都道府県知事を経由して，これを厚生労働大臣に提出しなければならない。

2 准看護師免許を受けようとする者は，申請書に厚生労働省令で定める書類を添え，住所地の都道府県知事にこれを提出しなければならない。

（籍の登録事項）

第2条 保健師籍，助産師籍又は看護師籍には，次に掲げる事項を登録する。

一　登録番号及び登録年月日

二　本籍地都道府県名（日本の国籍を有しない者については，その国籍），氏名及び生年月日

三　保健師籍又は看護師籍にあっては，性別

四　保健師国家試験，助産師国家試験又は看護師国家試験合格の年月

五　法第14条第1項の規定による処分に関する事項

六　法第15条の2第3項に規定する保健師等再教育研修を修了した旨

七　その他厚生労働大臣の定める事項

2 准看護師籍には，次に掲げる事項を登録する。

一　登録番号及び登録年月日

二　本籍地都道府県名（日本の国籍を有しない者については，その国籍），氏名，生年月日及び性別

三　准看護師試験合格の年月及び試験施行地都道府県名

四 法第14条第2項の規定による処分に関する事項

五 法第15条の2第4項に規定する准看護師再教育研修を修了した旨

六 その他厚生労働大臣の定める事項

（登録事項の変更）

第3条 保健師又は看護師は，前条第1項第2号又は第3号の登録事項に変更を生じたときは，30日以内に，保健師籍又は看護師籍の訂正を厚生労働大臣に申請しなければならない。

2 助産師は，前条第1項第2号の登録事項に変更を生じたときは，30日以内に，助産師籍の訂正を厚生労働大臣に申請しなければならない。

3 准看護師は，前条第2項第2号の登録事項に変更を生じたときは，30日以内に，免許を与えた都道府県知事に准看護師籍の訂正を申請しなければならない。

4 前3項の申請をするには，申請書に申請の事由を証する書類を添えなければならない。

5 業務に従事する保健師，助産師若しくは看護師又は准看護師が第1項から第3項までの申請をする場合には，就業地の都道府県知事を経由しなければならない。

（登録の抹消）

第4条 保健師籍，助産師籍又は看護師籍の登録の抹消を申請するには，厚生労働大臣に申請書を提出しなければならない。

2 准看護師籍の登録の抹消を申請するには，免許を与えた都道府県知事に申請書を提出しなければならない。

3 業務に従事する保健師，助産師若しくは看護師又は准看護師が前2項の申請をする場合には，就業地の都道府県知事を経由しなければならない。

（死亡等の場合の登録の抹消）

第5条 保健師，助産師，看護師又は准看護師が，死亡し，又は失踪の宣告を受けたときは，戸籍法（昭和22年法律第224号）による死亡又は失踪の届出義務者は，30日以内に，保健師籍，助産師籍，看護師籍又は准看護師籍の登録の抹消を申請しなければならない。

2 業務に従事していた保健師，助産師，看護師又は准看護師について前項の申請をする場合には，就業地の都道府県知事を経由しなければならない。

（登録抹消の制限）

第5条の2 法第9条第1号若しくは第2号に該当し，又は保健師，助産師若しくは看護師としての品位を損するような行為のあつた者について，法第14条第1項の規定による取消処分をするため，当該処分に係る保健師，助産師又は看護師に対し，厚生労働大臣が行政手続法（平成5年法律第88号）第15条第1項の規定による通知をした後又は都道府県知事が法第15条第4項において準用する行政手続法第15条第1項の規定による通知をした後に当該保健師，助産師又は看護師から第4条第1項の規定による保健師籍，助産師籍又は看護師籍の登録の抹消の申請があつた場合には，厚生労働大臣は，当該処分に関する手続が結了するまでは，当該保健師，助産師又は看護師に係る保健師籍，助産師籍又は看護師籍の登録を抹消しないことができる。

2 法第9条第1号若しくは第2号に該当し，又は准看護師としての品位を損するような行為のあつた者について，法第14条第2項の規定による取消処分をするため，当該処分に係る准看護師に対し，都道府県知事が行政手続法第15条第1項の規定による通知をした後に当該准看護師から第4条第2項の規定による准看護師籍の登録の抹消の申請があつた場合には，都道府県知事は，当該処分に関する手続が結了するまでは，当該准看護師に係る准看護師籍の登録を抹消しないことができる。

（免許証の書換交付）

第6条 保健師，助産師又は看護師は，免許証の記載事項に変更を生じたときは，厚生労働大臣に免許証の書換交付を申請することができる。

2 准看護師は，免許証の記載事項に変更を生じたときは，免許を与えた都道府県知事に免許証の書換交付を申請することができる。

3 前2項の申請をするには，申請書に免許証を添えなければならない。

4 第1項又は第2項の申請は，就業地の都道府県知事を経由してすることができる。

（免許証の再交付）

第7条 保健師，助産師又は看護師は，免許証を亡失し，又は損傷したときは，厚生労働大臣に免許証の再交付を申請することができる。

2 准看護師は，免許証を亡失し，又は損傷したと

きは，免許を与えた都道府県知事に免許証の再交付を申請することができる。

3　第1項の申請をする場合には，厚生労働大臣の定める額の手数料を納めなければならない。

4　免許証を損傷した保健師，助産師若しくは看護師又は准看護師が，第1項又は第2項の申請をする場合には，申請書にその免許証を添えなければならない。

5　保健師，助産師若しくは看護師又は准看護師は，免許証の再交付を受けた後，亡失した免許証を発見したときは，5日以内に，これを厚生労働大臣又は免許を与えた都道府県知事に返納しなければならない。

6　第1項又は第2項の申請及び前項の免許証の返納は，就業地の都道府県知事を経由してすることができる。

（免許証の返納）

第8条　保健師，助産師又は看護師は，保健師籍，助産師籍又は看護師籍の登録の抹消を申請するときは，厚生労働大臣に免許証を返納しなければならない。第5条第1項の規定により保健師籍，助産師籍又は看護師籍の登録の抹消を申請する者についても，同様とする。

2　准看護師は，准看護師籍の登録の抹消を申請するときは，免許を与えた都道府県知事に免許証を返納しなければならない。第5条第1項の規定により准看護師籍の抹消を申請する者についても，同様とする。

3　保健師，助産師又は看護師は，免許の取消処分を受けたときは，5日以内に，免許証を厚生労働大臣に返納しなければならない。

4　准看護師は，免許の取消処分を受けたときは，5日以内に，免許証を当該処分をした都道府県知事に返納しなければならない。

5　前各項の免許証の返納は，就業地の都道府県知事を経由してすることができる。

（行政処分に関する通知）

第9条　都道府県知事は，他の都道府県知事の免許を受けた准看護師について，免許の取消しを適当と認めるときは，理由を付して，その准看護師の免許を与えた都道府県知事にその旨を通知しなければならない。

2　都道府県知事は，他の都道府県知事の免許を受

けた准看護師について，業務の停止処分をしたときは，その准看護師の免許を与えた都道府県知事に，その処分の年月日並びに処分の事由及び内容を通知しなければならない。

（省令への委任）

第10条　前各条に定めるもののほか，保健師，助産師，看護師又は准看護師の免許，籍の訂正又は免許証の書換交付若しくは再交付の申請の手続に関して必要な事項は，厚生労働省令で定める。

（学校又は看護師等養成所の指定）

第11条　行政庁は，法第19条第1号，第20条第1号，第21条第2号若しくは第22条第1号に規定する学校若しくは法第21条第1号に規定する大学（以下「学校」という。）又は法第19条第2号に規定する保健師養成所，法第20条第2号に規定する助産師養成所若しくは法第21条第3号に規定する看護師養成所（以下「看護師等養成所」という。）の指定を行う場合には，入学又は入所の資格，修業年限，教育の内容その他の事項に関し主務省令で定める基準に従い，行うものとする。

2　都道府県知事は，前項の規定により看護師等養成所の指定をしたときは，遅滞なく，当該看護師等養成所の名称及び位置，指定をした年月日その他の主務省令で定める事項を厚生労働大臣に報告するものとする。

（学校又は看護師等養成所に係る指定の申請）

第12条　前条第1項の学校又は看護師等養成所の指定を受けようとするときは，その設置者は，申請書を，行政庁に提出しなければならない。この場合において，当該設置者が学校の設置者であるときは，その所在地の都道府県知事（学校教育法（昭和22年法律第26号）に基づく大学以外の公立の学校にあつては，その所在地の都道府県教育委員会。次条第1項及び第2項，第14条第1項並びに第17条において同じ。）を経由して行わなければならない。

（指定学校養成所の変更の承認又は届出）

第13条　第11条第1項の指定を受けた学校又は看護師等養成所（以下「指定学校養成所」という。）の設置者は，主務省令で定める事項を変更しようとするときは，行政庁に申請し，その承認を受けなければならない。この場合において，当該設置者が学校の設置者であるときは，その所在地の都道

府県知事を経由して行わなければならない。

2 指定学校養成所の設置者は，主務省令で定める事項に変更があつたときは，その日から1月以内に，行政庁に届け出なければならない。この場合において，当該設置者が学校の設置者であるときは，その所在地の都道府県知事を経由して行わなければならない。

3 都道府県知事は，第1項の規定により，第11条第1項の指定を受けた看護師等養成所(以下この項及び第16条第2項において「指定養成所」という。)の変更の承認をしたとき，又は前項の規定により指定養成所の変更の届出を受理したときは，主務省令で定めるところにより，当該変更の承認又は届出に係る事項を厚生労働大臣に報告するものとする。

(行政庁に対する報告)

第14条 指定学校養成所の設置者は，毎学年度開始後2月以内に，主務省令で定める事項を行政庁に報告しなければならない。この場合において，当該設置者が学校の設置者であるときは，その所在地の都道府県知事を経由して行わなければならない。

2 都道府県知事は，前項の規定により報告を受けたときは，毎学年度開始後4月以内に，当該報告に係る事項(主務省令で定めるものを除く。)を厚生労働大臣に報告するものとする。

(指定学校養成所に対する報告の徴収及び指示)

第15条 行政庁は，指定学校養成所につき必要があると認めるときは，その設置者又は長に対して報告を求めることができる。

2 行政庁は，第11条第1項に規定する主務省令で定める基準に照らして，指定学校養成所の教育の内容，教育の方法，施設，設備その他の内容が適当でないと認めるときは，その設置者又は長に対して必要な指示をすることができる。

(指定学校養成所の指定の取消し)

第16条 行政庁は，指定学校養成所が第11条第1項に規定する主務省令で定める基準に適合しなくなつたと認めるとき，若しくはその設置者若しくは長が前条第2項の規定による指示に従わないとき，又は次条の規定による申請があつたときは，その指定を取り消すことができる。

2 都道府県知事は，前項の規定により指定養成所

の指定を取り消したときは，遅滞なく，当該指定養成所の名称及び位置，指定を取り消した年月日その他の主務省令で定める事項を厚生労働大臣に報告するものとする。

(指定学校養成所の指定取消しの申請)

第17条 指定学校養成所について，行政庁の指定の取消しを受けようとするときは，その設置者は，申請書を行政庁に提出しなければならない。この場合において，当該設置者が学校の設置者であるときは，その所在地の都道府県知事を経由して行わなければならない。

(准看護師養成所の指定)

第18条 都道府県知事は，法第22条第2号に規定する准看護師養成所(以下「准看護師養成所」という。)の指定を行う場合には，入学又は入所の資格，修業年限，教育の内容その他の事項に関し主務省令で定める基準に従い，行うものとする。

(准看護師養成所に係る指定の申請)

第19条 前条の准看護師養成所の指定を受けようとするときは，その設置者は，申請書をその所在地の都道府県知事に提出しなければならない。

(準用)

第20条 第13条第1項前段及び第2項前段，第14条第1項前段，第15条，第16条第1項並びに第17条前段(これらの規定を次条の規定により読み替えて適用する場合を含む。)の規定は，第18条の指定を受けた准看護師養成所について準用する。この場合において，これらの規定中「第11条第1項」とあるのは「第18条」と，第13条第1項前段及び第2項前段並びに第14条第1項前段(これらの規定を次条の規定により読み替えて適用する場合を含む。)中「行政庁」とあるのは「その所在地の都道府県知事」と，第15条及び第16条第1項(これらの規定を次条の規定により読み替えて適用する場合を含む。)中「行政庁」とあるのは「都道府県知事」と，第17条前段(次条の規定により読み替えて適用する場合を含む。)中「行政庁の」とあるのは「都道府県知事の」と，「行政庁に」とあるのは「その所在地の都道府県知事に」読み替えるものとする。

(国の設置する学校若しくは看護師等養成所又は准看護師養成所の特例)

第21条 国の設置する学校若しくは看護師等養成所

又は准看護師養成所に係る第11条から第19条までの規定の適用については，次の表〔編集部注：紙面の都合で割愛〕の上欄に掲げる規定中同表の中欄に掲げる字句は，それぞれ同表の下欄に掲げる字句と読み替えるものとする。

（主務省令への委任）

第22条 第11条から前条までに定めるもののほか，申請書の記載事項その他学校若しくは看護師等養成所又は准看護師養成所の指定に関して必要な事項は，主務省令で定める。

（行政庁等）

第23条 この政令における行政庁は，学校の指定に関する事項については文部科学大臣とし，看護師等養成所の指定に関する事項については都道府県知事とする。

2 この政令における主務省令は，文部科学省令・厚生労働省令とする。

（保健師助産師看護師試験委員）

第24条 保健師助産師看護師試験委員（以下「委員」という。）は，保健師国家試験，助産師国家試験又は看護師国家試験を行うについて必要な学識経験のある者のうちから，厚生労働大臣が任命する。

2 委員の数は，92人以内とする。

3 委員の任期は，2年とする。ただし，補欠の委員の任期は，前任者の残任期間とする。

4 委員は，非常勤とする。

（事務の区分）

第25条 第1条の3第1項，第3条第5項，第4条第3項，第5条第2項，第6条第4項，第7条第6項，第8条第5項，第12条後段の第13条第1項後段及び第2項後段，第14条第1項後段並びに第17条後段の規定により都道府県が処理することとされている事務（第3条第5項，第4条第3項，第5条第2項，第6条第4項，第7条第6項及び第8条第5項の規定により処理することとされている事務にあつては，准看護師に係るものを除く。）は，地方自治法（昭和22年法律第67号）第2条第9項第1号に規定する第1号法定受託事務とする。

附則

（施行期日）

1 この政令は，公布の日から施行する。

保健師助産師看護師法施行規則（昭和26年8月11日　厚生省令第34号）【抄】

第1章　免許

（法第9条第3号の厚生労働省令で定める者）

第1条 保健師助産師看護師法（昭和23年法律第203号。以下「法」という。）第9条第3号の厚生労働省令で定める者は，視覚，聴覚，音声機能若しくは言語機能又は精神の機能の障害により保健師，助産師，看護師又は准看護師の業務を適正に行うに当たつて必要な認知，判断及び意思疎通を適切に行うことができない者とする。

（障害を補う手段等の考慮）

第1条の2 厚生労働大臣は，保健師免許，助産師免許又は看護師免許の申請を行つた者が前条に規定する者に該当すると認める場合において，当該者に免許を与えるかどうかを決定するときは，当該者が現に利用している障害を補う手段又は当該者が現に受けている治療等により障害が補われ，又は障害の程度が軽減している状況を考慮しなけ

ればならない。

2 前項の規定は，准看護師免許について準用する。この場合において，「厚生労働大臣」とあるのは，「都道府県知事」と読み替えるものとする。

（保健師免許，助産師免許及び看護師免許の申請手続）

第1条の3 保健師助産師看護師法施行令（昭和28年政令第386号。以下「令」という。）第1条の3第1項の保健師免許の申請書にあつては第1号様式によるものとし，助産師免許の申請書にあつては第1号の2様式によるものとし，看護師免許の申請書にあつては第1号の3様式によるものとする〔筆者注：代表的な「第1号様式」と「第2号様式」を掲載〕。

2 令第1条の3第1項の規定により，前項の申請書に添えなければならない書類は，次のとおりとする。

一 保健師免許の申請にあつては，保健師国家試

験及び看護師国家試験の合格証書の写

二　助産師免許の申請にあつては，助産師国家試験及び看護師国家試験の合格証書の写

三　看護師免許の申請にあつては，看護師国家試験の合格証書の写

四　戸籍謄本若しくは戸籍抄本又は住民票の写し〔略〕

五　視覚，聴覚，音声機能若しくは言語機能若しくは精神の機能の障害又は麻薬，大麻若しくはあへんの中毒者であるかないかに関する医師の診断書

3　第1項の保健師免許又は助産師免許の申請書に合格した保健師国家試験又は助産師国家試験の施行年月，受験地及び受験番号並びに看護師籍の登録番号又は合格した看護師国家試験の施行年月，受験地及び受験番号を記載した場合には，前項第1号又は第2号の書類の添付を省略することができる。

4　第1項の看護師免許の申請書に合格した看護師国家試験の施行年月，受験地及び受験番号を記載した場合には，第2項第3号の書類の添付を省略することができる。

（准看護師免許の申請手続）

第2条　令第1条の3第2項の准看護師免許の申請書は，第1号の3様式に準ずるものとする。

2　令第1条の3第2項の規定により，前項の申請書に添えなければならない書類は，次のとおりとする。

一　准看護師試験の合格証書の写

二　前条第2項第4号及び第5号に掲げる書類

3　第1項の申請書に合格した准看護師試験の施行年月，受験地及び受験番号を記載した場合には，前項第1号の書類の添付を省略することができる。

（保健師籍，助産師籍及び看護師籍の登録事項）

第3条　令第2条第1項第7号の規定により，同条同項第1号から第6号までに掲げる事項以外で保健師籍，助産師籍又は看護師籍に登録する事項は，次のとおりとする。

一　再免許の場合には，その旨

二　免許証を書換交付又は再交付した場合には，その旨並びにその事由及び年月日

三　登録の抹消をした場合には，その旨並びにその事由及び年月日

（准看護師籍の登録事項）

第4条　令第2条第2項第6号の規定により，同条同項第1号から第5号までに掲げる事項以外で准看護師籍に登録する事項は，次のとおりとする。

一　再免許の場合には，その旨

二　免許証を書換交付又は再交付した場合には，その旨並びにその事由及び年月日

三　登録の抹消をした場合には，その旨並びにその事由及び年月日

（籍の訂正の申請書に添付する書類）

第5条　令第3条第4項の籍の訂正の申請書には，戸籍謄本又は戸籍抄本〔略〕を添えなければならない。

（籍の抹消の申請手続）

第5条の2　法第14条第1項の規定による取消処分をするため，当該処分に係る保健師，助産師又は看護師に対し，厚生労働大臣が行政手続法（平成5年法律第88号）第15条第1項の規定による通知をした後又は都道府県知事が法第15条第4項において準用する行政手続法第15条第1項の規定による通知をした後に当該保健師，助産師又は看護師から法第9条第3号又は第4号に該当することを理由として令第4条第1項の規定により保健師籍，助産師籍又は看護師籍の登録の抹消を申請する場合には，法第9条第3号又は第4号に該当することに関する医師の診断書を申請書に添付しなければならない。

2　法第14条第2項の規定による取消処分をするため，当該処分に係る准看護師に対し，都道府県知事が行政手続法第15条第1項の規定による通知をした後に当該准看護師から法第9条第3号又は第4号に該当することを理由として令第4条第2項の規定により准看護師籍の登録の抹消を申請する場合には，法第9条第3号又は第4号に該当することに関する医師の診断書を申請書に添付しなければならない。

（免許証の書換交付の申請書に添付する書類）

第5条の3　令第6条第3項の免許証の書換交付の申請書には，戸籍謄本又は戸籍抄本〔略〕を添えなければならない。

（免許証の再交付の申請書に添付する書類）

第5条の4　令第7条第4項の免許証の再交付の申請書には，戸籍謄本若しくは戸籍抄本又は住民票

の写しを添えなければならない。

（手数料の額）

第6条 令第7条第3項の手数料の額は，3,100円とする。

（登録免許税及び手数料の納付）

第7条 令第1条の3第1項又は第3条第1項の規定による申請をする者は，登録免許税の領収証書又は登録免許税の額に相当する収入印紙を申請書にはらなければならない。

2 令第7条第1項の規定による申請をする者は，手数料の額に相当する収入印紙を申請書にはらなければならない。

第1章の2　再教育研修

（保健師等再教育研修）

第8条 法第15条の2第1項の厚生労働省令で定める研修は，次のとおりとする。

一　倫理研修（保健師，助産師又は看護師としての倫理の保持に関する研修をいう。以下同じ。）

二　技術研修（保健師，助産師又は看護師として具有すべき知識及び技能に関する研修をいう。以下同じ。）

（准看護師再教育研修）

第9条 法第15条の2第2項の厚生労働省令で定める研修は，次のとおりとする。

一　准看護師倫理研修（准看護師としての倫理の保持に関する研修をいう。）

二　准看護師技術研修（准看護師として具有すべき知識及び技能に関する研修をいう。）

（手数料）

第10条 倫理研修又は技術研修で厚生労働大臣が行うもの（以下「集合研修及び課題研修」という。）を受けようとする者は，次の各号に掲げる区分により，それぞれ当該各号に定める額の手数料を納めなければならない。

一　戒告処分を受けた者　7,850円

二　前号に該当しない者　1万5,700円

（個別研修計画書）

第11条 倫理研修又は技術研修（集合研修及び課題研修を除く。以下「個別研修」という。）に係る法第15条の2第1項の命令（以下「再教育研修命令」という。）を受けた者は，当該個別研修を開始しようとする日の30日前までに，次に掲げる事項を記

載した個別研修計画書を作成し，これを厚生労働大臣に提出しなければならない。

一　氏名，生年月日並びに保健師籍，助産師籍又は看護師籍の登録番号及び登録年月日（法第14条第3項の規定により再免許を受けようとする者にあつては，氏名及び生年月日）

二　個別研修の内容

三　個別研修の実施期間

四　助言指導者（個別研修に係る再教育研修命令を受けた者に対して助言，指導等を行う者であつて，厚生労働大臣が指名したものをいう。以下同じ。）の氏名

五　その他必要な事項

2 前項の規定により個別研修計画書を作成しようとする場合には，あらかじめ助言指導者の協力を得なければならない。

3 第1項の規定により作成した個別研修計画書を厚生労働大臣に提出する場合には，あらかじめ当該個別研修計画書が適切である旨の助言指導者の署名を受けなければならない。

4 厚生労働大臣は，再教育研修を適正に実施するため必要があると認めるときは，個別研修計画書に記載した事項を変更すべきことを命ずることができる。

（個別研修修了報告書）

第12条 個別研修に係る再教育研修命令を受けた者は，個別研修を修了したときは，速やかに，次に掲げる事項を記載した個別研修修了報告書を作成し，これを厚生労働大臣に提出しなければならない。

一　氏名，生年月日並びに保健師籍，助産師籍又は看護師籍の登録番号及び登録年月日（法第14条第3項の規定により再免許を受けようとする者にあつては，氏名及び生年月日）

二　個別研修の内容

三　個別研修を開始し，及び修了した年月日

四　助言指導者の氏名

五　その他必要な事項

2 前項の個別研修修了報告書には，個別研修計画書の写しを添付しなければならない。

3 第1項の規定により作成した個別研修修了報告書を厚生労働大臣に提出する場合には，あらかじめ個別研修に係る再教育研修命令を受けた者が当

該個別研修を修了したものと認める旨の助言指導者の署名を受けなければならない。

4 厚生労働大臣は，第1項の規定による個別研修修了報告書の提出を受けた場合において，個別研修に係る再教育研修命令を受けた者が個別研修を修了したと認めるときは，当該者に対して，個別研修修了証を交付するものとする。

（再教育研修を修了した旨の登録の申請）

第13条 法第15条の2第3項の規定による登録を受けようとする者は，保健師籍への登録の申請にあつては第1号の4書式による申請書に，助産師籍への登録の申請にあつては第1号の5書式による申請書に，看護師籍への登録の申請にあつては第1号の6書式による申請書に，それぞれ保健師免許証，助産師免許証又は看護師免許証の写しを添え，これを厚生労働大臣に提出しなければならない。

2 前項の申請書には，手数料の額に相当する収入印紙をはらなければならない。

3 個別研修に係る再教育研修命令を受けた者に係る第1項の規定の適用については，同項中「保健師免許証，助産師免許証又は看護師免許証」とあるのは，「個別研修修了証及び保健師免許証，助産師免許証又は看護師免許証」とする。

（再教育研修修了登録証の書換交付申請）

第14条 再教育研修を修了した旨の登録を受けた保健師，助産師又は看護師（以下「再教育研修修了登録保健師等」という。）は，再教育研修修了登録証の記載事項に変更を生じたときは，再教育研修修了登録証の書換交付を申請することができる。

2 前項の申請をするには，保健師に係る再教育研修修了登録証の書換交付の申請にあつては第1号の7書式による申請書に，助産師に係る再教育研修修了登録証の書換交付の申請にあつては第1号の8書式による申請書に，看護師に係る再教育研修修了登録証の書換交付の申請にあつては第1号の9書式による申請書に，それぞれ再教育研修修了登録証及び保健師免許証，助産師免許証又は看護師免許証の写しを添え，これを厚生労働大臣に提出しなければならない。

3 前項の申請書には，手数料の額に相当する収入印紙をはらなければならない。

（再教育研修修了登録証の再交付申請）

第15条 再教育研修修了登録保健師等は，再教育研修修了登録証を破り，汚し，又は失つたときは，再教育研修修了登録証の再交付を申請することができる。

2 前項の申請をするには，保健師に係る再教育研修修了登録証の再交付の申請にあつては第1号の10書式による申請書に，助産師に係る再教育研修修了登録証の再交付の申請にあつては第1号の11書式による申請書に，看護師に係る再教育研修修了登録証の再交付の申請にあつては第1号の12書式による申請書に，それぞれ保健師免許証，助産師免許証又は看護師免許証の写しを添え，これを厚生労働大臣に提出しなければならない。

3 前項の申請書には，手数料の額に相当する収入印紙をはらなければならない。

4 再教育研修修了登録証を破り，又は汚した再教育研修修了登録保健師等が第1項の申請をする場合には，申請書にその再教育研修修了登録証及び保健師免許証，助産師免許証又は看護師免許証の写しを添えなければならない。

5 再教育研修修了登録保健師等は，再教育研修修了登録証の再交付を受けた後，失つた再教育研修修了登録証を発見したときは，5日以内に，これを厚生労働大臣に返納しなければならない。

第2章 試験

（保健師国家試験，助産師国家試験又は看護師国家試験施行の告示）

第18条 保健師国家試験，助産師国家試験又は看護師国家試験を施行する場所及び期日並びに受験願書の提出期限は，あらかじめ官報で告示する。

（准看護師試験の告示）

第19条 准看護師試験を施行する場所及び期日並びに受験願書の提出期限は，あらかじめ都道府県の公報で告示しなければならない。

（保健師国家試験の試験科目）

第20条 保健師国家試験は，次の科目について行う。

公衆衛生看護学

疫学

保健統計学

保健医療福祉行政論

（助産師国家試験の試験科目）

第21条 助産師国家試験は，次の科目について行う。

基礎助産学

助産診断・技術学

地域母子保健

助産管理

（看護師国家試験の試験科目）

第22条　看護師国家試験は，次の科目について行う。

人体の構造と機能

疾病の成り立ちと回復の促進

健康支援と社会保障制度

基礎看護学

成人看護学

老年看護学

小児看護学

母性看護学

精神看護学

在宅看護論

看護の統合と実践

（准看護師試験の試験科目）

第23条　准看護師試験は，次の科目について行う。

人体の仕組みと働き

食生活と栄養

薬物と看護

疾病の成り立ち

感染と予防

看護と倫理

患者の心理

保健医療福祉の仕組み

看護と法律

基礎看護

成人看護

老年看護

母子看護

精神看護

（保健師国家試験の受験手続）

第24条　保健師国家試験を受けようとする者は，受験願書（第２号様式）に次に掲げる書類を添えて，厚生労働大臣に提出しなければならない。

一　法第19条第１号又は第２号に該当する者であるときは，修業証明書又は卒業証明書

二　法第19条第３号に該当する者であるときは，外国の保健師学校を卒業し，又は外国において保健師免許を得たことを証する書面

三　写真（出願前６箇月以内に脱帽して正面から

撮影した縦６センチメートル横４センチメートルのもので，その裏面には撮影年月日及び氏名を記載すること。）

（助産師国家試験の受験手続）

第25条　助産師国家試験を受けようとする者は，受験願書（第２号様式）に次に掲げる書類を添えて，厚生労働大臣に提出しなければならない。

一　前条第３号に掲げる書類

二　法第20条第１号又は第２号に該当する者であるときは，修業証明書又は卒業証明書

三　法第20条第３号に該当する者であるときは，外国の助産師学校を卒業し，又は外国において助産師免許を得たことを証する書面

（看護師国家試験の受験手続）

第26条　看護師国家試験を受けようとする者は，受験願書（第２号様式）に次に掲げる書類を添えて，厚生労働大臣に提出しなければならない。

一　第24条第３号に掲げる書類

二　法第21条第１号から第３号までに該当する者であるときは，修業証明書又は卒業証明書

三　法第21条第４号に該当する者であるときは，法第21条第１号から第３号までに規定する大学，学校又は養成所で２年以上修業したことを証する書面

四　法第21条第５号に該当する者であるときは，外国の看護師学校を卒業し，又は外国において看護師免許を得たことを証する書面

（准看護師試験の受験手続）

第27条　准看護師試験を受けようとする者は，受験願書（第２号様式に準ずる。）に次に掲げる書類を添えて，受験地の都道府県知事（法第27条第１項の規定により同項の指定試験機関が受験申請書の受理に関する事務を行う場合にあつては，当該指定試験機関）に提出しなければならない。

一　第24条第３号に掲げる書類

二　法第22条第１号又は第２号に該当する者であるときは，修業証明書又は卒業証明書

三　法第22条第３号に該当する者であるときは，前条第２号又は第４号に掲げる書類

四　法第22条第４号に該当する者であるときは，外国の看護師学校を卒業し，又は外国において看護師免許を得たことを証する書面

（保健師国家試験，助産師国家試験又は看護師国家

試験の受験手数料)

第28条 保健師国家試験，助産師国家試験又は看護師国家試験の受験を出願する者は，手数料として5,400円を納めなければならない。

(合格証書の交付)

第29条 保健師国家試験，助産師国家試験，看護師国家試験又は准看護師試験に合格した者には，合格証書を交付する。

(合格証明書の交付及び手数料)

第30条 保健師国家試験，助産師国家試験，看護師国家試験又は准看護師試験に合格した者は，合格証明書の交付を申請することができる。

2　前項の規定によつて保健師国家試験，助産師国家試験又は看護師国家試験の合格証明書の交付を申請する者は，手数料として2,950円を納めなければならない。

(手数料の納入方法)

第31条 第28条又は前条第2項の規定による出願又は申請をする者は，手数料の額に相当する収入印紙を願書又は申請書にはらなければならない。

(准看護師試験の受験資格に関する基準)

第32条 法第22条第4号の規定により，准看護師試験の受験資格を認める基準は，同条第1号又は第2号に掲げる者と同等以上の知識及び技能を有する者であることとする。

第3章　業務

(届出)

第33条 法第33条の厚生労働省令で定める2年ごとの年は，昭和57年を初年とする同年以後の2年ごとの各年とする。

2　法第33条の規定による届出は，第3号様式による届書を提出することによつて行うものとする。

3　前項の届出は，保健師業務，助産師業務又は看護師業務のうち，2以上の業務に従事する者にあつては，主として従事する業務について行うものとする。

(助産録の記載事項)

第34条 助産録には，次の事項を記載しなければならない。

一　妊産婦の住所，氏名，年令及び職業

二　分べん回数及び生死産別

三　妊産婦の既往疾患の有無及びその経過

四　今回妊娠の経過，所見及び保健指導の要領

五　妊娠中医師による健康診断受診の有無(結核，性病に関する検査を含む。)

六　分べんの場所及び年月日時分

七　分べんの経過及び処置

八　分べん異常の有無，経過及び処置

九　児の数及び性別，生死別

十　児及び胎児附属物の所見

十一　産じよくの経過及びじよく婦，新生児の保健指導の要領

十二　産後の医師による健康診断の有無

附則

1　この省令は，昭和26年9月1日から施行する。

附録　保健師助産師看護師法施行規則　**287**

第1号様式（第1条の3，附則第6項関係）〔**保健師免許申請書**〕

ホチキス位置

厚生労働省記入欄	登録番号		収　入　印　紙　欄 （収入印紙は消印しないで下さい） 〔9000円*〕
	登録年月日		

保　健　師　免　許　申　請　書

			受　験　地　コ　ー　ド	
平成 令和	年　月施行第　　回保健師国家試験合格　受験地		受　験　番　号	

該当者のみ
記入すること

	旧　規　則	免状下付 年　月　日	昭和 平成　年　月　日	免状下付 都道府県	都道 府県	免状下付 番　号	第　　　　号
	米国民政府布令	免許交付 年　月　日	昭和 平成　年　月　日	米国民政府布令36・162号		免許交付 番　号	第　　　　号

1～5の有無について**必ず**該当するどちらかを○で囲むこと。
1．罰金以上の刑に処せられたことの有無。（有の場合，その罪，刑及び刑の確定年月日）
　　有・無 _____

2．保健師の業務に関し犯罪又は不正の行為を行ったことの有無。（有の場合，違反の事実及び年月日）
　　有・無 _____

3．出願後の本籍又は氏名の変更の有無。（有の場合，出願時の本籍又は氏名）
　　有・無 _____

4．看護師国家試験合格の有無。（有の場合，看護師籍の登録番号又は看護師国家試験合格の年月等）
　　有・無 第　　　　号／昭和
平成
令和　年　月施行第　　回看護師国家試験合格　受験地　　受験番号 _____

5．旧姓併記の有無。
　　有・無

上記により，保健師免許を申請します。

_____年_____月_____日

本　籍 （国籍）	都　道 　府　県
住　所	〒　　　都道 　　　　府県
電　話	（　　　　）

ふ　り　が　な	（氏）	（名）
氏　名		
	（旧姓）	
通　称　名		

性　別	男
	女

生　年　月　日	昭　和 平　成 令　和 西　暦	年　月　日

厚生労働大臣　殿

厚　生　労　働　省　の　受　付　印	都　道　府　県　の　受　付　印	保　健　所　の　受　付　印
	都道府県 コード	

*筆者注：登録免許税法（昭和42年法律第35号）第9条に定める別表1第32号(9)イ(3)により，保健師，助産師または看護師の登録は一件につき9,000円とされている。

第1号の2様式（第1条の3，附則第6項関係）〔**助産師免許申請書**〕

ホチキス位置

厚生労働省記入欄	登録番号	
	登録年月日	

収　入　印　紙　欄
（収入印紙は消印しないで下さい）
〔9000円*〕

助　産　師　免　許　申　請　書

		受　験　地　コード	

平成令和	年	月施行 第	回助産師国家試験合格	受験地	受験番号	

該当者のみ記入すること

旧　規　則	免状下付年月日	昭和平成　年　月　日	免状下付都道府県	都道府県	免状下付番号	第　号
米国民政府布令	免許交付年月日	昭和平成　年　月　日	米国民政府布令36・162号		免許交付番号	第　号

1～5の有無について**必ず**該当するどちらかを〇で囲むこと。

1．罰金以上の刑に処せられたことの有無。（有の場合，その罪，刑及び刑の確定年月日）
　　有・無＿＿＿＿＿＿＿＿＿＿＿＿＿＿＿＿＿＿＿＿＿＿＿＿

2．助産師の業務に関し犯罪又は不正の行為を行ったことの有無。（有の場合，違反の事実及び年月日）
　　有・無＿＿＿＿＿＿＿＿＿＿＿＿＿＿＿＿＿＿＿＿＿＿＿＿

3．出願後の本籍又は氏名の変更の有無。（有の場合，出願時の本籍又は氏名）
　　有・無＿＿＿＿＿＿＿＿＿＿＿＿＿＿＿＿＿＿＿＿＿＿＿＿

4．看護師国家試験合格の有無。（有の場合，看護師籍の登録番号又は看護師国家試験合格の年月等）
　　有・無 第　　　号／昭和平成令和　　年　　月施行第　　回看護師国家試験合格　受験地　　受験番号

5．旧姓併記の希望の有無。
　　有・無

上記により，助産師免許を申請します。

＿＿＿＿年＿＿＿＿月＿＿＿＿日

本　　籍（国　籍）	都道府県	
住　　所	〒　　都道府県	
電　　話	（　　）	

ふ り が な	(氏)	(名)		性　別	男
氏　　名					女
	(旧姓)				
通　称　名					

生 年 月 日	昭平令西　和成和暦	年	月	日

厚生労働大臣　殿

厚 生 労 働 省 の 受 付 印	都 道 府 県 の 受 付 印	保 健 所 の 受 付 印
	都道府県コード	

＊筆者注：登録免許税法(昭和42年法律第35号)第9条に定める別表1第32号(9)イ(3)により，保健師，助産師または看護師の登録は一件につき9,000円とされている。

附録　保健師助産師看護師法施行規則　**289**

第1号の3様式（第1条の3，附則第6項関係）〔**看護師免許申請書**〕*1

ホチキス位置

厚生労働省記入欄	登録番号	
	登録年月日	

収　入　印　紙　欄
（収入印紙は消印しないで下さい）
〔9000円*2〕

看　護　師　免　許　申　請　書

		受　験　地　コ　ー　ド		

平成令和		年		月施行	第		回看護師国家試験合格	受験地		受験番号		

該当者のみ記入すること	旧規則	免状下付年月日	昭和平成　　年　月　日	免状下付都道府県	都道府県	免状下付番号	第　　　号
	米国民政府布令	免許交付年月日	昭和平成　　年　月　日	米国民政府布令36・162号		免許交付番号	第　　　号

1〜4の有無について**必ず**該当するどちらかを○で囲むこと。

1．罰金以上の刑に処せられたことの有無。（有の場合，その罪，刑及び刑の確定年月日）
　　有・無 _____

2．看護師の業務に関し犯罪又は不正の行為を行ったことの有無。（有の場合，違反の事実及び年月日）
　　有・無 _____

3．出願後の本籍又は氏名の変更の有無。（有の場合，出願時の本籍又は氏名）
　　有・無 _____

4．旧姓併記の希望の有無。
　　有・無

上記により，看護師免許を申請します。

　　　　____年____月____日

本　　籍（国籍）	都道府県

住　　　　所	〒　　　都道府県
電　　　　話	（　　　　）

ふ り が な	（氏）	（名）
氏　　　　名		
	（旧姓）	
通　称　名		

性　別	男
	女

生　年　月　日	昭和平成令和西暦		年	月	日

厚生労働大臣　殿

厚 生 労 働 省 の 受 付 印	都 道 府 県 の 受 付 印	保 健 所 の 受 付 印
	都道府県コード	

＊筆者注1：このあとに第1号の4から第1号の12まで様式があるが，再教育研修に関する様式のため省略する。

＊筆者注2：登録免許税法（昭和42年法律第35号）第9条に定める別表1第32号(9)イ(3)により，保健師，助産師または看護師の登録は一件につき9,000円とされている。

第2号様式(第24条, 第25条, 第26条, 附則第7項, 附則第8項関係)〔**国家試験願書**〕

保健師(助産師, 看護師)国家試験願書

収　入
印　紙

[各資格ごとに5400円*]

受験地

本　　　籍(国籍)	
住　　　所	電話　　（　　）
ふりがな 氏　　　名	年　　月　　日生
学　　　歴 (中学校若しく は義務教育学 校卒業又は中 等教育学校前 期課程修了か ら記入してく ださい。)	
職　　　歴	

　上記により, 保健師(助産師, 看護師)国家試験を受験したいので申請します。

　　　令和　　年　　月　　日

　　　　　　　　　　　　　　　　　　　　氏　　　名

厚生労働大臣　殿

(注意)　1　用紙の大きさは, A4とすること。
　　　　2　字は, インク, ボールペン等(黒又は青に限る。)を用い, かい書ではつきりと書く
　　　　　　こと。
　　　　3　収入印紙には, 消印をしないこと。[各資格ごとに5400円]
＊筆者注：保健師助産師看護師法施行規則第28条により, 手数料は5,400円とされている。

保健師助産師看護師学校養成所指定規則
（昭和26年 8 月10日　文部省・厚生省令第 1 号）

（この省令の趣旨）

第 1 条　保健師助産師看護師法（昭和23年法律第203号。以下「法」という。）第19条第 1 号，法第20条第 1 号，法第21条第 2 号若しくは法第22条第 1 号の規定に基づき文部科学大臣が指定する学校，法第21条第 1 号の規定に基づき文部科学大臣が指定する大学又は法第19条第 2 号，法第20条第 2 号若しくは法第21条第 3 号の規定に基づき都道府県知事が指定する保健師養成所，助産師養成所若しくは看護師養成所（以下「看護師等養成所」という。）若しくは法第22条第 2 号の規定に基づき都道府県知事が指定する准看護師養成所（以下「准看護師養成所」という。）の指定に関しては保健師助産師看護師法施行令（昭和28年政令第386号。以下「令」という。）に定めるもののほか，この省令の定めるところによる。

2　前項の学校とは，学校教育法（昭和22年法律第26号）第 1 条の規定による学校及びこれに付設される同法第124条の規定による専修学校又は同法第134条第 1 項の規定による各種学校をいう。

（保健師学校養成所の指定基準）

第 2 条　法第19条第 1 号の学校及び同条第 2 号の保健師養成所（以下「保健師学校養成所」という。）に係る令第11条第 1 項の主務省令で定める基準は，次のとおりとする。

一　法第21条各号のいずれかに該当する者であることを入学又は入所の資格とするものであること。

二　修業年限は， 1 年以上であること。

三　教育の内容は，別表 1 に定めるもの以上であること。

四　別表 1 に掲げる各教育内容を教授するのに適当な教員を有し，かつ，そのうち 3 人以上は保健師の資格を有する専任教員とし，その専任教員のうち 1 人は教務に関する主任者であること。

五　一の授業科目について同時に授業を行う学生又は生徒の数は，40人以下であること。ただし，授業の方法及び施設，設備，その他の教育上の諸条件を考慮して，教育効果を十分に挙げられる場合は，この限りでない。

六　同時に行う授業の数に応じ，必要な数の専用の普通教室を有すること。

七　図書室及び専用の実習室を有すること。

八　教育上必要な機械器具，標本，模型及び図書を有すること。

九　別表 1 に掲げる実習を行うのに適当な施設を実習施設として利用することができること及び当該実習について適当な実習指導者の指導が行われること。

十　専任の事務職員を有すること。

十一　管理及び維持経営の方法が確実であること。

十二　特定の医療機関に勤務する又は勤務していることを入学又は入所の条件とするなど学生若しくは生徒又はこれになろうとする者が特定の医療機関に勤務しない又は勤務していないことを理由に不利益な取扱いをしないこと。

（助産師学校養成所の指定基準）

第 3 条　法第20条第 1 号の学校及び同条第 2 号の助産師養成所（以下「助産師学校養成所」という。）に係る令第11条第 1 項の主務省令で定める基準は，次のとおりとする。

一　法第21条各号のいずれかに該当する者であることを入学又は入所の資格とするものであること。

二　修業年限は， 1 年以上であること。

三　教育の内容は，別表 2 に定めるもの以上であること。

四　別表 2 に掲げる各教育内容を教授するのに適当な教員を有し，かつ，そのうち 3 人以上は助産師の資格を有する専任教員とし，その専任教員のうち 1 人は教務に関する主任者であること。

五　一の授業科目について同時に授業を行う学生又は生徒の数は，40人以下であること。ただし，授業の方法及び施設，設備，その他の教育上の諸条件を考慮して，教育効果を十分に挙げられる場合は，この限りでない。

六　同時に行う授業の数に応じ，必要な数の専用の普通教室を有すること。

七　図書室及び専用の実習室を有すること。

八　教育上必要な機械器具，標本，模型及び図書

を有すること。

九　別表2に掲げる実習を行うのに適当な施設を実習施設として利用することができること及び当該実習について適当な実習指導者の指導が行われること。

十　専任の事務職員を有すること。

十一　管理及び維持経営の方法が確実であること。

十二　特定の医療機関に勤務する又は勤務していることを入学又は入所の条件とするなど学生若しくは生徒又はこれになろうとする者が特定の医療機関に勤務しない又は勤務していないことを理由に不利益な取扱いをしないこと。

（看護師学校養成所の指定基準）

第4条　法第21条第1号の大学，同条第2号の学校及び同条第3号の看護師養成所（以下「看護師学校養成所」という。）のうち，学校教育法第90条第1項に該当する者（同法に基づく大学が同法第90条第2項の規定により当該大学に入学させた者を含む。）を教育する課程を設けようとするものに係る令第11条第1項の主務省令で定める基準は，次のとおりとする。

一　学校教育法第90条第1項に該当する者（同法に基づく大学が同法第90条第2項の規定により当該大学に入学させた者を含む。）であることを入学又は入所の資格とするものであること。

二　修業年限は，3年以上であること。

三　教育の内容は，別表3[1]に定めるもの以上であること〔編集部注：別表3は298ページに掲載〕。

四　別表3に掲げる各教育内容を教授するのに適当な教員を有し，かつ，そのうち8人以上は看護師の資格を有する専任教員とし，その専任教員のうち1人は教務に関する主任者であること。

五　一の授業科目について同時に授業を行う学生又は生徒の数は，40人以下であること。ただし，授業の方法及び施設，設備，その他の教育上の諸条件を考慮して，教育効果を十分に挙げられる場合は，この限りでない。

六　同時に行う授業の数に応じ，必要な数の専用の普通教室を有すること。

七　図書室並びに専用の実習室及び在宅看護実習室を有すること。ただし，実習室と在宅看護実習室とは兼用とすることができる。

八　教育上必要な機械器具，標本，模型及び図書を有すること。

九　別表3に掲げる実習を行うのに適当な施設を実習施設として利用することができること及び当該実習について適当な実習指導者の指導が行われること。

十　専任の事務職員を有すること。

十一　管理及び維持経営の方法が確実であること。

十二　特定の医療機関に勤務する又は勤務していることを入学又は入所の条件とするなど学生若しくは生徒又はこれになろうとする者が特定の医療機関に勤務しない又は勤務していないことを理由に不利益な取扱いをしないこと。

2　看護師学校養成所のうち，免許を得た後3年以上業務に従事している准看護師又は高等学校若しくは中等教育学校を卒業している准看護師を教育する課程を設けようとするもののに係る令第11条第1項の主務省令で定める基準は，次のとおりとする。ただし，前項に規定する課程を併せて設けようとするものについては，第10号の規定は適用しない。

一　免許を得た後3年以上業務に従事している准看護師又は高等学校若しくは中等教育学校を卒業している准看護師であることを入学又は入所の資格とするものであること。ただし，通信制の課程においては，免許を得た後7年以上業務に従事している准看護師であることを入学または入所の資格とするものであること。

二　修業年限は，2年以上であること。

三　教育の内容は，別表3の2に定めるもの以上であること〔編集部注：別表3の2は299ページに掲載〕。

四　別表3の2に掲げる各教育内容を教授するのに適当な教員を有し，かつ，そのうち7人以上（通信制の課程においては10人以上（当該課程の入学定員又は入所定員が300人以下である場合

1）本指定規則の改正に合わせて受験科目を改正する必要がある。そのために保健師助産師看護師法施行規則第22条（看護師）と第23条（准看護師）が改正され，それぞれ令和7年，令和6年の試験から適用される。この改正により，看護師試験科目が「在宅看護論」を「地域・在宅看護論」に，准看護師試験科目が「食生活と栄養，薬物と看護，疾病と予防，看護と倫理，患者の心理」を「栄養，薬理」に再編される。

にあつては，8人以上））は看護師の資格を有する専任教員とし，その専任教員のうち1人は教務に関する主任者であること。

五　一の授業科目について同時に授業を行う学生又は生徒の数は，40人以下であること。ただし，授業の方法及び施設，設備その他の教育上の諸条件を考慮して，教育効果を十分に挙げられる場合は，この限りでない。

六　同時に行う授業の数に応じ，必要な数の専用の普通教室を有すること。

七　図書室並びに専用の実習室及び在宅看護実習室を有すること。ただし，実習室と在宅看護実習室とは兼用とすることができる。

八　教育上必要な機械器具，標本，模型及び図書を有すること。

九　別表3の2に掲げる実習を行うのに適当な施設を実習施設として利用することができること及び当該実習について適当な実習指導者の指導が行われること。

十　専任の事務職員を有すること。

十一　管理及び維持経営の方法が確実であること。

十二　特定の医療機関に勤務する又は勤務していることを入学又は入所の条件とするなど学生若しくは生徒又はこれになろうとする者が特定の医療機関に勤務しない又は勤務していないことを理由に不利益な取扱いをしないこと。

3　看護師学校養成所のうち，高等学校及び当該高等学校の専攻科（以下この項において「専攻科」という。）において看護師を養成する課程を設けようとするものに係る令第11条第1項の主務省令で定める基準は，次のとおりとする。

一　高等学校及び専攻科が，看護師を養成するために一貫した教育を施すものであること。

二　専攻科の修業年限は，2年以上であること。

三　教育の内容は，別表3の3に定めるもの以上であること〔編集部注：別表3の3は300ページに掲載〕。

四　別表3の3に掲げる各教育内容を教授するのに適当な教員を有し，かつ，そのうち8人以上は看護師の資格を有する専任教員とし，その専任教員のうち1人は教務に関する主任者であること。

五　一の授業科目について同時に授業を行う生徒

の数は，40人以下であること。ただし，授業の方法及び施設，設備その他の教育上の諸条件を考慮して，教育効果を十分に挙げられる場合は，この限りでない。

六　同時に行う授業の数に応じ，必要な数の専用の普通教室を有すること。

七　図書室並びに専用の実習室及び在宅看護実習室を有すること。ただし，実習室と在宅看護実習室とは兼用とすることができる。

八　教育上必要な機械器具，標本，模型及び図書を有すること。

九　別表3の3に掲げる実習を行うのに適当な施設を実習施設として利用することができること及び当該実習について適当な実習指導者の指導が行われること。

十　専任の事務職員を有すること。

十一　管理及び維持経営の方法が確実であること。

十二　特定の医療機関に勤務する又は勤務していることを入学の条件とするなど生徒又はこれになろうとする者が特定の医療機関に勤務しない又は勤務していないことを理由に不利益な取扱いをしないこと。

（准看護師学校養成所の指定基準）

第5条　法第22条第1号の学校（以下「准看護師学校」という。）に係る令第11条第1項の主務省令で定める基準及び准看護師養成所に係る令第18号の主務省令で定める基準は，次のとおりとする。

一　学校教育法第57条に該当する者であることを入学若しくは入所の資格とするもの又は中等教育学校の後期課程であること。

二　修業年限は，2年以上であること。

三　教育の内容は，別表4に定めるもの以上であること〔編集部注：別表4は301ページに掲載〕。

四　別表4に掲げる各科目を教授するのに適当な教員を有し，かつ，そのうち5人以上は看護師の資格を有する専任教員とし，その専任教員のうち1人は教務に関する主任者であること。

五　一の授業科目について同時に授業を行う生徒の数は，40人以下であること。ただし授業の方法及び施設，設備その他の教育上の諸条件を考慮して，教育効果を十分に挙げられる場合は，この限りでない。

六　同時に行う授業の数に応じ，必要な数の専用

の普通教室を有すること。

七　図書室及び専用の実習室を有すること。

八　教育上必要な機械器具，標本，模型及び図書を有すること。

九　別表4に掲げる実習を行うのに適当な施設を実習施設として利用することができること及び当該実習について適当な実習指導者の指導が行われること。

十　専任の事務職員を有すること。

十一　管理及び維持経営の方法が確実であること。

十二　特定の医療機関に勤務する又は勤務していることを入学又は入所の条件とするなど生徒又はこれになろうとする者が特定の医療機関に勤務しない又は勤務していないことを理由に不利益な取扱いをしないこと。

（指定基準の特例）

第5条の2　保健師学校養成所，助産師学校養成所，看護師学校養成所又は准看護師学校養成所（以下この項において「保健師等学校養成所」という。）であつて，複数の保健師等学校養成所の指定を併せて受けようとするものについては，第2条から前条までの規定にかかわらず，教育上支障がない場合に限り，第2条第7号，第3条第7号，第4条第1項第7号，同条第2項第7号，同条第3項第7号又は第5条第7号の図書室（以下この項において「図書室」という。）は併せて指定を受けようとする保健師等学校養成所の図書室と，第2条第7号，第3条第7号，第4条第1項第7号，同条第2項第7号，同条第3項第7号若しくは第5条第7号の実習室又は第4条第1項第7号，同条第2項第7号若しくは同条第3項第7号の在宅看護実習室（以下この項において「実習室等」という。）は併せて指定を受けようとする保健師等学校養成所の実習室等と，それぞれ兼用とすることができる。

（指定基準の特例）

第6条　保健師学校養成所であつて，看護師学校養成所のうち第4条第1項に規定する課程を設けるものと併せて指定を受け，かつ，その学生又は生徒に対し一の教育課程により別表1及び別表3に掲げる教育内容を併せて教授しようとするものに対する第2条第1号の規定の適用については，「法第21条各号のいずれかに該当する者」とある

のは「学校教育法第90条第1項に該当する者（同法に基づく大学が同法第90条第2項の規定により当該大学に入学させた者を含む。）」とする。

2　助産師学校養成所であつて，看護師学校養成所のうち第4条第1項に規定する課程を設けるものと併せて指定を受け，かつ，その学生又は生徒に対し一の教育課程により別表2及び別表3に掲げる教育内容を併せて教授しようとするものに対する第3条第1号の規定の適用については，「法第21条各号のいずれかに該当する者」とあるのは「学校教育法第90条第1項に該当する者（同法に基づく大学が同第90条第2項の規定により当該大学に入学させた者を含む。）」とする。

（指定に関する報告事項）

第6条の2　令第11条第2項の主務省令で定める事項は，次に掲げる事項（国の設置する看護師等養成所にあつては，第1号に掲げる事項を除く。）とする。

一　設置者の氏名及び住所（法人にあつては，名称及び主たる事務所の所在地）

二　名称

三　位置

四　指定をした年月日及び設置年月日（設置されていない場合にあつては，設置予定年月日）

五　学則（課程，修業年限及び入所定員に関する事項に限る。）

六　長の氏名

（指定の申請書の記載事項等）

第7条　令第12条の申請書には，次に掲げる事項（地方公共団体（地方独立行政法人法（平成15年法律第118号）第68条第1項に規定する公立大学法人を含む。）の設置する保健師学校養成所，助産師学校養成所，看護師学校養成所又は准看護師学校若しくは准看護師養成所にあつては，第10号に掲げる事項を除く。）を記載しなければならない。この場合において，保健師学校養成所については，第9号中「診療科名及び患者収容定員並びに最近2年間の年別の入院患者延数，外来患者延数及び分べん取扱数」とあるのは，「専任又は兼任別の医師及び保健師の定員」とする。

一　設置者の氏名及び住所（法人にあつては，名称及び主たる事務所の所在地）

二　名称

三　位置

四　設置年月日

五　学則

六　長の氏名

七　教員の氏名，担当科目及び専任又は兼任の別

八　校舎の各室の用途及び面積

九　実習施設の名称，位置，開設者の氏名（法人にあつては，名称），診療科名及び患者収容定員並びに最近２年間の年別の入院患者延数，外来患者延数及び分べん取扱数（実習施設が２以上あるときは，施設別に記載するものとする。）

十　収支予算及び向こう２年間の財政計画

2　令第21条の規定により読み替えて適用する令第12条の書面には，前項第２号から第９号までに掲げる事項を記載しなければならない。

3　第１項の申請書又は前項の書面には，次に掲げる書類を添えなければならない。

一　長及び教員の履歴書

二　校舎の配置図及び平面図

三　教授用及び実習用の機械器具，標本，模型及び図書の目録

四　実習施設における実習についての当該施設の開設者の承諾書

（変更の承認又は届出を要する事項）

第8条　令第13条第１項（令第20条において準用する場合及び令第21条の規定により読み替えて適用する場合を含む。）の主務省令で定める事項は，前条第１項第５号に掲げる事項（課程，修業年限，教育課程及び入学定員又は入所定員に関する事項に限る。），同項第８号に掲げる事項又は実習施設とする。

2　令第13条第２項（令第20条において準用する場合及び令第21条の規定により読み替えて適用する場合を含む。）の主務省令で定める事項は，前条第１項第１号から第３号までに掲げる事項又は同項第５号に掲げる事項（課程，修業年限，教育課程及び入学定員又は入所定員に関する事項を除く。）とする。

（変更の承認又は届出に関する報告）

第8条の2　令第13条第３項（令第21条の規定により読み替えて適用する場合を含む。）の規定による報告は，毎年５月31日までに，次に掲げる事項について，それぞれ当該各号に掲げる期間に係るものを取りまとめて，厚生労働大臣に報告するものとする。

一　変更の承認に係る事項（第７条第１項第８号に掲げる事項及び実習施設を除く。）　当該年の前年の４月１日から当該年の３月31日までの期間

二　変更の届出又は通知に係る事項　当該年の前年の５月１日から当該年の４月30日までの期間

（報告を要する事項）

第9条　令第14条第１項（令第20条において準用する場合及び令第21条の規定により読み替えて適用する場合を含む。）の主務省令で定める事項は，次のとおりとする。

一　当該学年度の学年別の学生又は生徒の数

二　前学年度の卒業者数

三　前学年度における教育の実施状況の概要

2　令第14条第２項（令第21条の規定により読み替えて適用する場合を含む。）の主務省令で定める事項は，前項第三号に掲げる事項とする。

（指定の取消しに関する報告事項）

第9条の2　令第16条第２項の主務省令で定める事項は，次に掲げる事項（国の設置する看護師等養成所にあつては，第１号に掲げる事項を除く。）とする。

一　設置者の氏名及び住所（法人にあつては，名称及び主たる事務所の所在地）

二　名称

三　位置

四　指定を取り消した年月日

五　指定を取り消した理由

（指定取消しの申請書等の記載事項）

第10条　令第17条（令第20条において準用する場合を含む。）の申請書又は令第21条の規定により読み替えて適用する令第17条（令第20条において準用する場合を含む。）の書面には，次に掲げる事項を記載しなければならない。

一　指定の取消しを受けようとする理由

二　指定の取消しを受けようとする予定期日

三　在学中の学生又は生徒があるときはその措置

（准看護師養成所の指定の申請書の記載事項等）

第11条　令第19条の申請書には，第７条第１項各号に掲げる事項（公立の准看護師養成所にあつては，第10号に掲げる事項を除く。）を記載しなければな

らない。

2 令第21条の規定により読み替えて適用する令第19条の書面には，第7条第1項第2号から第9号までに掲げる事項を記載しなければならない。

3 第1項の申請書又は前項の書面には，第7条第3項各号に掲げる書類を添えなければならない。

第12条から第16条まで 削除

附則

第17条 この省令は，昭和26年9月1日から施行する。

附則（平成11年文部省・厚生省令第5号）【抄】

1 この省令は，平成14年4月1日から施行する。

4 准看護師学校又は准看護師養成所における看護師の資格を有する専任教員の数については，当分の間，改正後の第5条第4号の規定中「5人」とあるのは，「3人」とする。

附則（令和2年文部科学省・厚生労働省令第3号）【抄】

1 この省令は，令和3年4月1日から施行する。ただし，別表3の2〔筆者注：2年課程である看護師学校養成所〕の改正規定は，令和4年4月1日から施行する。

2 この省令の施行の際現に指定を受けている学校又は養成所において，保健師，助産師，看護師又は准看護師として必要な知識及び技能を修習中の者に係る教育の内容については，この省令による改正後の別表一から別表四までの規定にかかわらず，なお従前の例によることができる。

附録　保健師助産師看護師学校養成所指定規則　**297**

別表 1（第 2 条関係）〔**保健師学校養成所の指定基準**〕

教育内容	単位数	備考
公衆衛生看護学	18（16）	
公衆衛生看護学概論	2	
個人・家族・集団・組織の支援	⎫	
公衆衛生看護活動展開論	⎬ 16（14）	
公衆衛生看護管理論	⎭	健康危機管理を含む。
疫学	2	
保健統計学	2	
保健医療福祉行政論	4（ 3）	
臨地実習	5	
公衆衛生看護学実習	5	保健所・市町村での実習を含む。
個人・家族・集団・組織の支援実習	2	継続した指導を含む。
公衆衛生看護活動展開論実習	⎫ 3	
公衆衛生看護管理論実習	⎭	
合計	31（28）	

備考　1　単位の計算方法は，大学設置基準（昭和 31 年文部省令第 28 号）第 21 条第 2 項の規定の例による。
　　　2　看護師学校養成所のうち第 4 条第 1 項に規定する課程〔看護師学校養成所〕を設けるものと併せて指定を受け，かつ，その学生又は生徒に対し一の教育課程によりこの表及び別表 3 に掲げる教育内容を併せて教授しようとするものにあつては，括弧内の数字によることができる。
　　　3　複数の教育内容を併せて教授することが教育上適切と認められる場合において，臨地実習 5 単位以上及び臨地実習以外の教育内容 26 単位以上であるときは，この表の教育内容ごとの単位数によらないことができる。

別表 2（第 3 条関係）〔**助産師学校養成所の指定基準**〕

教育内容	単位数	備考
基礎助産学	6（ 5）	
助産診断・技術学	10	
地域母子保健	2	
助産管理	2	
臨地実習	11	
助産学実習	11	実習中分べんの取扱いについては，助産師又は医師の監督の下に学生 1 人につき 10 回程度行わせること。この場合において，原則として，取扱う分べんは，正期産・経腟分べん・頭位単胎とし，分べん第 1 期から第 3 期終了より 2 時間までとする。
合計	31（30）	

備考　1　単位の計算方法は，大学設置基準第 21 条第 2 項の規定の例による。
　　　2　看護師学校養成所のうち第 4 条第 1 項に規定する課程〔看護師学校養成所〕を設けるものと併せて指定を受け，かつ，その学生又は生徒に対し一の教育課程によりこの表及び別表 3 に掲げる教育内容を併せて教授しようとするものにあつては，括弧内の数字によることができる。
　　　3　複数の教育内容を併せて教授することが教育上適切と認められる場合において，臨地実習 11 単位以上及び臨地実習以外の教育内容 20 単位以上であるときは，この表の教育内容ごとの単位数によらないことができる。

別表3（第4条関係）〔**看護師学校養成所の指定基準**〕

教育内容		単位数
基礎分野	科学的思考の基盤 人間と生活・社会の理解	14
専門基礎分野	人体の構造と機能 疾病の成り立ちと回復の促進	16
	健康支援と社会保障制度	6
専門分野	基礎看護学	11
	地域・在宅看護論	6（ 4）
	成人看護学	6
	老年看護学	4
	小児看護学	4
	母性看護学	4
	精神看護学	4
	看護の統合と実践	4
	臨地実習	23
	基礎看護学	3
	地域・在宅看護論	2
	成人看護学 　老年看護学	4
	小児看護学	2
	母性看護学	2
	精神看護学	2
	看護の統合と実践	2
合　　　計		102（100）

備考　1　単位の計算方法は，大学設置基準第21条第2項の規定の例による。
　　　2　次に掲げる学校等において既に履修した科目については，その科目の履修を免除することができる。
　　　　イ　学校教育法に基づく大学若しくは高等専門学校又は旧大学令（大正7年勅令第388号）に基づく大学
　　　　ロ　歯科衛生士法（昭和23年法律第204号）第12条第1号の規定により指定されている歯科衛生士学校（イに掲げる学校教育法に基づく大学及び高等専門学校を除く。）又は同条第2号の規定により指定されている歯科衛生士養成所
　　　　ハ　診療放射線技師法（昭和26年法律第226号）第20条第1号の規定により指定されている学校又は診療放射線技師養成所
　　　　ニ　臨床検査技師等に関する法律（昭和33年法律第76号）第15条第1号の規定により指定されている学校又は臨床検査技師養成所
　　　　ホ　理学療法士及び作業療法士法（昭和40年法律第137号）第11条第1号若しくは2号の規定により指定されている学校若しくは理学療法士養成施設又は同法第12条第1号若しくは第2号の規定により指定されている学校若しくは作業療法士養成施設
　　　　ヘ　視能訓練士法（昭和46年法律第64号）第14条第1号又は第2号の規定により指定されている学校又は視能訓練士養成所
　　　　ト　臨床工学技士法（昭和62年法律第60号）第14条第1号，第2号又は第3号の規定により指定されている学校又は臨床工学技士養成所
　　　　チ　義肢装具士法（昭和62年法律第61号）第14条第1号，第2号又は第3号の規定により指定されている学校又は義肢装具士養成所
　　　　リ　救急救命士法（平成3年法律第36号）第34条第1号，第2号又は第4号の規定により指定されている学校又は救急救命士養成所
　　　　ヌ　言語聴覚士法（平成9年法律第132号）第33条第1号，第2号，第3号又は第5号の規定により指定されている学校又は言語聴覚士養成所
　　　3　保健師学校養成所と併せて指定を受け，かつ，その学生又は生徒に対し一の教育課程によりこの表及び別表1に掲げる教育内容を併せて教授しようとするものにあつては，括弧内の数字によることができる。
　　　4　複数の教育内容を併せて教授することが教育上適切と認められる場合において，臨地実習23単位以上及び臨地実習以外の教育内容79単位以上（うち基礎分野14単位以上，専門基礎分野22単位以上及び専門分野43単位以上）であるときは，この表の教育内容ごとの単位数によらないことができる。
　　　5　臨地実習の総単位数23単位から各教育内容の単位数の合計を減じた6単位については，学校又は養成所が教育内容を問わず定めることができるものとする。

別表 3 の 2（第 4 条関係）〔2 年課程である看護師学校養成所の指定基準〕

教育内容		単位数
基礎分野	科学的思考の基盤 人間と生活・社会の理解	8
専門基礎分野	人体の構造と機能 疾病の成り立ちと回復の促進	10
	健康支援と社会保障制度	4
専門分野	基礎看護学	6
	地域・在宅看護論	5
	成人看護学	3
	老年看護学	3
	小児看護学	3
	母性看護学	3
	精神看護学	3
	看護の統合と実践	4
	臨地実習	16
	基礎看護学	2
	地域・在宅看護論	2
	成人看護学 　老年看護学	4
	小児看護学	2
	母性看護学	2
	精神看護学	2
	看護の統合と実践	2
合　　　計		68

備考　1　単位の計算方法は，大学設置基準第 21 条第 2 項の規定の例による。ただし，通信制の課程においては，大学通信教育設置基準（昭和 56 年文部省令第 33 号）第 5 条第 1 項の規定の例による。

　　　2　通信制の課程における授業は，大学通信教育設置基準第 3 条第 1 項及び第 2 項に定める方法により行うものとする。ただし，同課程における臨地実習については，同条第 1 項に定める印刷教材等による授業及び面接授業並びに病院の見学により行うものとする。

　　　3　次に掲げる学校等において既に履修した科目については，その科目の履修を免除することができる。

　　　イ　学校教育法に基づく大学若しくは高等専門学校又は旧大学令に基づく大学

　　　ロ　歯科衛生士法第 12 条第 1 号の規定により指定されている歯科衛生士学校（イに掲げる学校教育法に基づく大学及び高等専門学校を除く。）又は同条第 2 号の規定により指定されている歯科衛生士養成所

　　　ハ　診療放射線技師法第 20 条第 1 号の規定により指定されている学校又は診療放射線技師養成所

　　　ニ　臨床検査技師等に関する法律第 15 条第 1 号の規定により指定されている学校又は臨床検査技師養成所

　　　ホ　理学療法士及び作業療法士法第 11 条第 1 号若しくは第 2 号の規定により指定されている学校若しくは理学療法士養成施設又は同法第 12 条第 1 号若しくは第 2 号の規定により指定されている学校若しくは作業療法士養成施設

　　　ヘ　視能訓練士法第 14 条第 1 号又は第 2 号の規定により指定されている学校又は視能訓練士養成所

　　　ト　臨床工学技士法第 14 条第 1 号，第 2 号又は第 3 号の規定により指定されている学校又は臨床工学技士養成所

　　　チ　義肢装具士法第 14 条第 1 号，第 2 号又は第 3 号の規定により指定されている学校又は義肢装具士養成所

　　　リ　救急救命士法第 34 条第 1 号，第 2 号又は第 4 号の規定により指定されている学校又は救急救命士養成所

　　　ヌ　言語聴覚士法第 33 条第 1 号，第 2 号，第 3 号又は第 5 号の規定により指定されている学校又は言語聴覚士養成所

　　　4　複数の教育内容を併せて教授することが教育上適切と認められる場合において，臨地実習 16 単位以上及び臨地実習以外の教育内容 52 単位以上（うち基礎分野 8 単位以上，専門基礎分野 14 単位以上及び専門分野 30 単位以上）であるときは，この表の教育内容ごとの単位数によらないことができる。

別表 3 の 3（第 4 条関係）〔高等学校専攻科等である看護師学校養成所の指定基準〕

教育内容		単位数		
		高等学校	専攻科	合計
基礎分野	科学的思考の基盤 人間と生活・社会の理解	6	10	16
専門基礎分野	人体の構造と機能 疾病の成り立ちと回復の促進	7	9	16
	健康支援と社会保障制度	1	5	6
専門分野	基礎看護学	8	4	12
	地域・在宅看護論	1	5	6
	成人看護学	2	4	6
	老年看護学	1	3	4
	小児看護学	1	3	4
	母性看護学	1	3	4
	精神看護学		4	4
	看護の統合と実践		4	4
	臨地実習	10	16	26
	基礎看護学	3		3
	地域・在宅看護論		2	2
	成人看護学 　老年看護学	2	2	4
	小児看護学		2	2
	母性看護学		2	2
	精神看護学		2	2
	看護の統合と実践		2	2
合　　　計		38	70	108

備考　1　単位の計算方法は，高等学校においては，高等学校学習指導要領（平成 30 年文部科学省告示第 68 号）第 1 章第 2 款第 3 項（1）アの規定による。専攻科においては，大学設置基準第 21 条第 2 項の規定の例による。
　　　2　高等学校及び専攻科が一貫した教育を施すために高等学校及び専攻科を併せた 5 年間の教育課程を編成することが特に必要と認められる場合において，教育内容ごとの高等学校及び専攻科における単位数の合計がこの表の教育内容ごとの単位数の合計以上であり，かつ，高等学校における単位数の合計が 38 単位以上及び専攻科における単位数の合計が 70 単位以上であるときは，この表の教育内容ごとの単位数の高等学校及び専攻科への配当によらないことができる。
　　　3　臨地実習の総単位数 26 単位から各教育内容の単位数の合計を減じた 9 単位については，高等学校又は専攻科が教育内容を問わず定めることができるものとする。

別表4（第5条関係）〔准看護師学校養成所の指定基準〕

	教育内容	時間数
基礎分野	論理的思考の基盤	35
	人間と生活・社会	35
専門基礎分野	人体の仕組みと働き	105
	栄養	35
	薬理	70
	疾病の成り立ち	105
	保健医療福祉の仕組み	35
	看護と法律	
専門分野	基礎看護	385
	看護概論	70
	基礎看護技術	245
	臨床看護概論	70
	成人看護	210
	老年看護	
	母子看護	70
	精神看護	70
	臨地実習	735
	基礎看護	210
	成人看護	385
	老年看護	
	母子看護	70
	精神看護	70
合　　　計		1890

保健師助産師看護師法第37条の2第2項第1号に規定する特定行為及び同項第4号に規定する特定行為研修に関する省令（平成27年3月13日　厚生労働省令第33号）【抄】

（特定行為）

第2条　法第37条の2第2項第1号の厚生労働省令で定める行為は，別表第1に掲げる行為とする。

（手順書）

第3条　法第37条の2第2項第2号に規定する手順書（次項第3号，第5条第1号及び別表第4において「手順書」という。）は，医師又は歯科医師が看護師に診療の補助を行わせるためにその指示として作成するものとする。

2　法第37条の2第2項第2号の厚生労働省令で定める事項は，次に掲げる事項とする。

一　看護師に診療の補助を行わせる患者の病状の範囲

二　診療の補助の内容

三　当該手順書に係る特定行為の対象となる患者

四　特定行為を行うときに確認すべき事項

五　医療の安全を確保するために医師又は歯科医師との連絡が必要となった場合の連絡体制

六　特定行為を行った後の医師又は歯科医師に対する報告の方法

附則

この省令は，平成27年10月1日から施行する。

保健師助産師看護師法に基づく指定試験機関に関する省令（平成31年3月18日厚生労働省令第25号）

〔概要〕

都道府県知事が民間法人に准看護師試験を委託する場合の指定試験機関の申請要件，事務規程，試験委員などについて定めている。平成31年4月1日施行。

医師及び医療関係職と事務職員等との間等での役割分担の推進について（医政発第1228001号　平成19年12月28日　厚生労働省医政局長通知）【抄】

2．役割分担の具体例

（1）医師，看護師等の医療関係職と事務職員等との役割分担

1）書類作成等

書類作成等に係る事務については，例えば，診断書や診療録のように医師の診察等を経た上で作成される書類は，基本的に医師が記載することが想定されている。しかしながら，① から ③ に示すとおり，一定の条件の下で，医師に代わって事務職員が記載等を代行することも可能である。

ただし，医師や看護師等の医療関係職については，法律において，守秘義務が規定されていることを踏まえ，書類作成における記載等を代行する事務職員については，雇用契約において同趣旨の規定を設けるなど個人情報の取り扱いについては十分留意するとともに，医療の質の低下を招かないためにも，関係する業務について一定の知識を有した者が行うことが望ましい。

他方，各医療機関内で行われる各種会議等の用に供するための資料の作成など，必ずしも医師や看護師等の医療関係職の判断を必要としない書類作成等に係る事務についても，医師や看護師等の医療関係職が行っていることが医療現場における効率的な運用を妨げているという指摘がなされている。これらの事務について，事務職員の積極的な活用を図り，医師や看護師等の医療関係職を本来の業務に集中させることで医師や看護師等の医療関係職の負担の軽減が可能となる。

① 診断書，診療録及び処方せんの作成

診断書，診療録及び処方せんは，診察した医師が作成する書類であり，作成責任は医師が負うこととされているが，医師が最終的に確認し署名することを条件に事務職員が医師の補助者として記載を代行することも可能である。また，電磁的記録により作成する場合は，電子署名及び認証業務に関する法律（平成12年法律第102号）第2条第1項に規定する電子署名をもって当該署名に代えることができるが，作成者の識別や認証が確実に行えるよう，その運用においては「医療情報システムの安全管理に関するガイドライン」を遵守されたい。

② 主治医意見書の作成

介護保険法（平成9年法律第123号）第27条第3項及び第32条第3項に基づき，市町村は要介護認定及び要支援認定の申請があった場合には，申請者に係る主治の医師に対して主治医意見書の作成を求めることとしている。

医師が最終的に確認し署名することを条件に，事務職員が医師の補助者として主治医意見書の記載を代行することも可能である。また，電磁的記録により作成する場合は，電子署名及び認証業務に関する法律（平成12年法律第102号）第2条第1項に規定する電子署名をもって当該署名に代えることができるが，作成者の識別や認証が確実に行えるよう，その運用については「医療情報システムの安全管理に関するガイドライン」を遵守されたい。

③ 診察や検査の予約

近年，診察や検査の予約等の管理に，いわゆるオーダリングシステムの導入を進めている医療機関が多く見られるが，その入力に係る作業は，医師の正確な判断・指示に基づいているものであれば，医師との協力・連携の下，事務職員が医師の補助者としてオーダリングシステムへの入力を代行することも可能である。

2）ベッドメイキング

保健師助産師看護師法（昭和23年法律第203号）第5条に規定する療養上の世話の範疇に属さない退院後の患者の空きのベッド及び離床可能な患者のベッドに係るベッドメイキングについては，「ベッドメイキングの業務委託について（回答）」（平成12年11月7日付け医政看発第37号・医政経発第77号。以下「業務委託通知」という。）において示しているとおり，看護師及び准看護師（以下「看護職員」という。）以外が行うことができるものであり，業者等に業務委託することも可能である。

ただし，入院患者の状態は常に変化しているので，業務委託でベッドメイキングを行う場合は，業務委託通知において示しているとおり，病院の管理体制の中で，看護師等が関与して委託するベッドの選定を行うなど，病棟管理上遺漏のないよう十分留意されたい。

3）院内の物品の運搬・補充，患者の検査室等への移送

減菌器材，衛生材料，書類，検体の運搬・補充については，専門性を要する業務に携わるべき医師や看護師等の医療関係職が調達に動くことは，医療の質や量の低下を招き，特に夜間については，病棟等の管理が手薄になるため，その運搬・補充については，看護補助者等の活用や院内の物品運搬システムを整備することで，看護師等の医療関係職の業務負担の軽減に資することが可能となる。その際には，院内で手順書等を作成し，業務が円滑に行えるよう徹底する等留意が必要である。

また，患者の検査室等への移送についても同様，医師や看護師等の医療関係職が行っている場合も指摘されているが，患者の状態を踏まえ総合的に判断した上で事務職員や看護補助者を活用することは可能である。

（2）医師と助産師との役割分担

保健師助産師看護師法において，助産師は助産及びじょく婦及び新生児の保健指導を担っているものである。医師との緊密な連携・協力関係の下で，正常の経過をたどる妊婦や母子の健康管理や分娩の管理について助産師を積極的に活用することで，産科医療機関における医師の業務負担を軽減させることが可能となる。こうした産科医療機関における医師の業務負担の軽減は，医師が医師でなければ対応できない事案により専念できることにより，医師の専門性がより発揮されることを可能とするとともに，地域のより高次の救急医療を担う医療機関における産科医師の負担の軽減にも資することとなる。

特に医療機関においては，安全・安心な分娩の確保と効率的な病院内運用を図るため，妊産婦健診や相談及び院内における正常分娩の取扱い等について，病院内で医師・助産師が連携する仕組みの導入も含め，個々の医療機関の事情に応じ，助産師がその専門性を発揮しやすい環境を整えることは，こうした業務分担の導入に際し有効なものである。

医師と助産師の間で連携する際には，十分な情報の共有と相互理解を構築するとともに，業務に際しては母子の安全の確保に細心の注意を払う必要があることは当然の前提である。

（3）医師と看護師等の医療関係職との役割分担

医師と看護師等の医療関係職との間の役割分担についても，以下のような役割分担を進めることで，医師が医師でなければ対応できない業務により集中することが可能となる。また，医師の事前指示やクリティカルパスの活用は，医師の負担を軽減することが可能となる。

その際には，医療安全の確保の観点から，個々の医療機関毎の状況に応じ，個別の看護師等の医療関係職の能力を踏まえた適切な業務分担を行うことはもとより，適宜医療機関内外での研修等の機会を通じ，看護師等が能力の研鑽に励むことが望ましい。

1）薬剤の投与量の調節

患者に起りうる病態の変化に応じた医師の事前の指示に基づき，患者の病態の変化に応じた適切な看護を行うことが可能な場合がある。例えば，在宅等で看護にあたる看護職員が行う，処方された薬剤の定期的，常態的な投与及び管理について，患者の病態を観察した上で，事前の指示に基づきその範囲内で投与量を調整することは，医師の指示の下で行う看護に含まれるものである。

2）静脈注射

医師又は歯科医師の指示の下に行う看護職員が行う静脈注射及び，留置針によるルート確保については，診療の補助の範疇に属するものとして取り扱うことが可能であることを踏まえ，看護職員の積極的な活用を図り，医師を専門性の高い業務に集中させ，患者中心の効率的な運用に努められたい。

なお，薬剤の血管注入による身体への影響は大きいことから，「看護師等による静脈注射の実施について」（平成14年9月30日医政発第0930002号）において示しているとおり，医師又は歯科医師の指示に基づいて，看護職員が静脈注射を安全にできるよう，各医療機関においては，看護職員を対象とした研修を実施するとともに，静脈注射の実施等に関して，施設内基準や看護手順の作成・見直しを行い，また，個々の看護職員の能力を踏まえた適切な業務分担を行うことが重要である。

3）救急医療等における診療の優先順位の決定

夜間・休日救急において，医師の過重労働が指摘されている現状を鑑み，より効率的運用が行われ，患者への迅速な対応を確保するため，休日や夜間に診療を求めて救急に来院した場合，事前に，院内において具体的な対応方針を整備していれば，専門的な知識および技術をもつ看護職員が，診療の優先順位の判断を行うことで，より適切な医療の提供や，医師の負担を軽減した効率的な診療を行うことが可

能となる。

4) 入院中の療養生活に関する対応

入院中の患者について，例えば病棟内歩行可能等の活動に関する安静度，食事の変更，入浴や清拭といった清潔保持方法等の療養生活全般について，現在行われている治療との関係に配慮し，看護職員が医師の治療方針や患者の状態を踏まえて積極的に対応することで，効率的な病棟運営や患者サービスの質の向上，医師の負担の軽減に資することが可能となる。

5) 患者・家族への説明

医師の治療方針の決定や病状の説明等の前後に，看護師等の医療関係職が，患者との診察前の事前の面談による情報収集や補足的な説明を行うとともに，患者，家族等の要望を傾聴し，医師と患者，家族等が十分な意思疎通をとれるよう調整を行うことで，医師，看護師等の医療関係職と患者，家族等との信頼関係を深めることが可能となるとともに，医師の負担の軽減が可能となる。

また，高血圧性疾患，糖尿病，脳血管疾患，うつ病(気分障害)のような慢性疾患患者においては，看護職員による療養生活の説明が必要な場合が想定される。このような場合に，医師の治療方針に基づき看護職員が療養生活の説明を行うことは可能であり，これにより医師の負担を軽減し，効率的な外来運営が行えるとともに，患者のニーズに合わせた療養生活の援助に寄与できるものと考える。

医師法第17条，歯科医師法第17条及び保健師助産師看護師法第31条の解釈について(医政発第0726005号平成17年7月26日　厚生労働省医政局長通知)【要約】

2005(平成17)年7月26日に厚生労働省医政局長から各都道府県知事あて通知が出された。

その内容を要約すると，医療機関以外の高齢者介護・障害者介護の現場等において判断に疑義が生じることの多い行為であって原則として医行為ではないと考えられるものを列挙している。もちろん，一

律に決まるのではなく，個々の患者の状態によっては医行為になることもあるのに注意されたい。

具体的には次の行為は原則として医行為ではない。

1．水銀体温計・電子体温計により腋下で体温を計測すること，及び耳式電子体温計により外耳道で体温を測定すること

2．自動血圧測定器により血圧を測定すること

3．新生児以外の者であって入院治療の必要がないものに対して，動脈血酸素飽和度を測定するため，パルスオキシメータを装着すること

4．軽微な切り傷，擦り傷，やけど等について，専門的な判断や技術を必要としない処置をすること(汚物で汚れたガーゼの交換を含む。)

5．患者が入院して治療する必要がないなど容態が安定しているなど一定の場合に，皮膚への軟膏の塗布(褥瘡の処置を除く。)，皮膚への湿布の貼付，点眼薬の点眼，一包化された内用薬の内服(舌下錠の使用も含む。)，肛門からの坐薬挿入又は鼻腔粘膜への薬剤噴霧を介助すること

さらに，以下に掲げる行為も原則として医行為でない。

① 爪そのものに異常がなく，爪の周囲の皮膚にも化膿や炎症がなく，かつ，糖尿病等の疾患に伴う専門的な管理が必要でない場合に，その爪を爪切りで切ること及び爪ヤスリでやすりがけすること

② 重度の歯周病等がない場合の日常的な口腔内の刷掃・清拭において，歯ブラシや綿棒又は巻き綿子などを用いて，歯，口腔粘膜，舌に付着している汚れを取り除き，清潔にすること

③ 耳垢を除去すること(耳孔塞栓の除去を除く。)

④ ストマ装具のパウチにたまった排泄物を捨てること(肌に接着したパウチの取り替えを除く。)

⑤ 自己導尿を補助するため，カテーテルの準備，体位の保持などを行うこと

⑥ 市販のディスポーザブルグリセリン浣腸器のうち小型少量のものを用いて浣腸すること

索引

数字・欧文

1歳6か月児健康診査　129
3歳児健康診査　129
A類疾病　152
B類疾病　152
ILO　17
NPO　16
OECD　17
OT　82
PT　82
WHO　16

あ

愛玩動物看護師　99, 101
愛玩動物看護師法　99
悪臭防止法　260
あへん　15, 183
あへん監視員　184
あへん法　183
奄美群島振興開発特別措置法　107
アルコール健康障害対策基本法　136
アレルギー疾患対策基本法　136
安全衛生教育　238
安全衛生推進者　238
安全管理者　238
安全な血液製剤の安定供給の確保等に関する法律　177
あん摩　91
あん摩師　91
あん摩マッサージ指圧師　91, 101
あん摩マッサージ指圧師，はり師，きゅう師等に関する法律　91

い

医学及び歯学の教育のための献体に関する法律　108, 109
医業　5, 74, 178
医業の広告　54
医業類似行為　93
育児休業　241
育児休業，介護休業等育児又は家族介護を行う労働者の福祉に関する法律　241
育児時間　237
意見の聴取　26
医行為　74
医師　30, 101
　――の応招義務　75
　――の業務上の秘密を守る義務　76
　――の業務と名称の独占　74
　――の刑事上の協力義務　75
　――の宿直　60
　――の証明文書に関する義務　75
　――の処方箋の交付義務　75
　――の診療録に関する義務　76
　――の届出　144
　――の任務　72
　――の保健指導の義務　75
　――の無診察治療などの禁止　75
医師国家試験　73
医師法　5, 8, 72
医事法　10, 12, 50
いじめ防止対策推進法　219
慰謝料　36
移植に用いる造血幹細胞の適切な提供の推進に関する法律　106
石綿による健康被害の救済に関する法律　240
医制　7, 39
医政局　14
医籍　73
遺族基礎年金　207
一類感染症　141
一種免許状　249, 250
一般医療機器　169
一般社団法人及び一般財団法人に関する法律　16
一般廃棄物　262
一般粉塵　257
一般法　5
一般用医薬品　171
医道審議会　23, 26, 27
医道審議会令　3, 23
委任命令　3
犬の狂犬病　139
医薬・生活衛生局　14
医薬品　169
　――の販売　173
医薬品，医療機器等の品質，有効性及び安全性の確保等に関する法律　107, 168
医薬品医療機器等法　107, 168
医薬品等
　――の監督など　175
　――の基準と検定　173
　――の広告　174
　――の製造販売　171
　――の取扱い　174
医薬部外品　169
医薬分業　75
医薬用外　185
医療安全支援センター　58
医療・介護関係事業者における個人情報の適切な取扱いのためのガイダンス　249
医療介護総合確保法　51, 67, 102
医療過誤　36
医療関係法令の推移　11
医療監視員　66
医療機関勤務環境評価センター　70
医療機器　169
医療計画　67
医療券　212
医療材料，特別な　194
医療事故　56
医療事故調査・支援センター　58
医療提供施設　52
医療提供の理念　51
医療的ケア児及びその家族に対する支援に関する法律　130
医療に関する選択の支援のための広告　54
医療の安全の確保　56
医療費適正化計画　198
医療扶助　212
医療分野の研究開発に資するための匿名加工医療情報に関する法律　104
医療法　50
医療法施行規則　64
医療法人　16, 71
医療法人制度　71

医療保護入院　123
因果関係　37, 38

え

衛生　7
衛生看護科, 高等学校の　29
衛生管理者　238
衛生検査技師　9
衛生検査所　81
衛生法　10
　──の沿革　7
　──の分類　10
栄養士　96, 101
　──の免許　96
栄養指導員　120
栄養士法　96
栄養表示基準　120

お

応急入院　123
応招義務　34, 75
小笠原諸島振興開発特別措置法
　　　　　　　　　　　　　107
汚染の除去等の措置　259
汚染場所の消毒　146
汚染物件の使用制限　146
乙種看護婦　43
卸売販売業　173
温室効果ガス　256
温泉法　266

か

外局　15
介護医療院　53, 202
介護休業　242
介護休業給付　241
介護給付費　225
外国医師　74
外国医師等が行う臨床修練に係る医
　師法第17条等の特例等に関する
　法律　30, 74
外国歯科医師　74
介護サービス計画　204
介護支援専門員　204
介護支援専門員実務研修受講試験
　　　　　　　　　　　　　204
介護認定審査会　204
介護福祉士　9, 97, 101
介護扶助　212
介護保険　200
介護保険施設　202
介護保険法　9, 199
介護予防サービス費　203

介護予防・日常生活支援総合事業
　　　　　　　　　　　　　205
介護療養型医療施設　202
介護老人保健施設　53, 202
開示　251
開設などの規制　58
改葬　165
外務省　16
化学物質の審査及び製造等の規制に
　関する法律　261
書換交付　26
各科診療日誌　65
各種学校　29
覚醒剤　184
覚醒剤取締法　184
角膜及び腎臓の移植に関する法律
　　　　　　　　　　　　　105
過失　36, 38
火葬　165
火葬場　165
家族出産育児一時金　194
家族埋葬料　194
過疎地域自立促進特別措置法　107
学校　29
学校医　133
学校教育法第1条　29
　──による学校　132
学校歯科医　133
学校において予防すべき感染症
　　　　　　　　　　　　　133
学校法人　16
学校保健安全法　132
学校薬剤師　133
学校と養成所　29
活動火山対策特別措置法　112
家庭麻薬　180
カネミ油症患者に関する施策の総合
　的な推進に関する法律　159
過労死等防止対策推進法　239
肝炎対策基本法　135
環境影響評価法　256
環境衛生法　10, 12
環境基準　255
環境基本計画　255
環境基本法　255
環境省　16, 254
環境庁　254
環境法　10, 254
看護記録　65
看護高校　29
看護士　43
看護師　21, 101
　──の業務独占　30

　──の名称独占　30
看護師国家試験　24, 28
看護師国家試験願書　290
看護師籍　25
看護師等確保推進者　47
看護師等就業協力員　47
看護師等の人材確保の促進に関する
　法律　10, 45
　──の業務独占の例外　31
看護師免許申請書　289
看護婦　8
看護婦規則　8, 40, 42
鑑札　139
監察医　109
患者申出療養　194
慣習　4
慣習法　4
感染症　141
　──の定義　141
感染症の予防及び感染症の患者に対
　する医療に関する法律　140, 165
感染症病床　59
がん対策基本法　134
がん対策推進基本計画　134
がん対策推進協議会　134
がん登録等の推進に関する法律
　　　　　　　　　　　　　135
官報　4
管理医療機器　169
管理栄養士　96, 101
　──の免許　97

き

議院における証人の宣誓及び証言等
　に関する法律　35, 36
議員立法　3
危険ドラッグ　184
義肢　86
疑似症患者　143
義肢装具士　9, 86, 101
義肢装具士国家試験　87
義肢装具士法　86
気象業務法　112
希少疾病用医薬品　170
希少疾病用医療機器　170
規制基準　261
規則　2, 4
技能向上集中研修機関　71
規範　2
基本指針, 感染症の予防の総合的な
　推進をはかるための　144
ギャンブル等依存症対策基本法
　　　　　　　　　　　　　127

きゅう　91
旧規則による免許取得者の切替え
　　27
救急医療用ヘリコプターを用いた救
　　急医療の確保に関する特別措置法
　　110
救急救命士　9, 88, 101
救急救命士国家試験　88
救急救命士法　87
救急救命処置　88
救急救命処置録　89
休憩　236
きゅう師　92, 101
休日　236
給付　192
旧優生保護法に基づく優生手術等を
　　受けた者に対する一時金の支給等
　　に関する法律　131
業　21, 74
教育職員等による児童生徒性暴力等
　　の防止等に関する法律　219
教育職員免許法　249
協会けんぽ　191
狂犬病　139
狂犬病予防員　139
狂犬病予防法　138
共生型居宅サービス事業者　205
行政解剖　108
行政手続における特定の個人を識別
　　するための番号の利用等に関する
　　法律　252
行政手続法　26
行政法　5
業務　21, 29
　──の停止　26
業務災害　240
業務上の秘密を守る義務　35, 76
業務独占　30, 74
　──の例外　30
業務と名称の独占　74
業務に従事する者の届出義務　33
業務範囲を守る義務　33
共用試験　74
居宅サービス　201
緊急事態宣言　151
緊急措置入院　123

く

国等による障害者就労施設等からの
　　物品等の調達の推進等に関する法
　　律　228
クリーニング業法　160
クリーニング師　161

クリーニング所　161

け

ケアプラン　204
ケアマネジャー　204
経済協力開発機構　17
警察等が取り扱う死体の死因又は身
　　元の調査等に関する法律　110
刑事上の協力義務　34, 75
刑事訴訟法　5, 35
系統解剖　108
軽費老人ホーム　222
刑法　5, 35, 37
激甚災害に対処するための特別の財
　　政援助等に関する法律　112
劇物　184
劇薬　174
ケシ　183
下宿　161
化粧品　169
下水　163
下水道　163
下水道法　163
血液製剤　177
結核　149
結核指定医療機関　143
欠格事由　24
欠格条件　24
結核登録票等　149
結核病床　59
結核予防法　140
検案　75
検案書　75
検疫　156
検疫感染症　155
検疫法　155
健康・医療戦略推進法　103
健康管理手帳　239
健康局　14
健康寿命の延伸等を図るための脳卒
　　中，心臓病その他の循環器病に係
　　る対策に関する基本法　136
健康診査　129
健康増進法　119
健康被害　264
健康保険組合　191
健康保険法　7, 191
言語聴覚士　9, 101
言語聴覚士国家試験　84
言語聴覚士法　84
原子爆弾被爆者に対する援護に関す
　　る法律　138
研修，保健師助産師看護師法の　31

原子力災害特別措置法　112
献体　109
　──の意思　109
検体採取　81
建築基準法　112
建築物における衛生的環境の確保に
　　関する法律　164
建築物用地下水の採取の規制に関す
　　る法律　260
憲法　2, 5
　──第13条　13
　──第22条　13
　──第25条　8, 13
　──第25条第1項　212
　──第27条　13, 234

こ

公益社団法人及び公益財団法人の認
　　定等に関する法律　16
公益社団法人日本看護協会　16
公益通報者保護法　245
公益法人　71
公害　254
公害医療機関　264
公害医療手帳　264
公害苦情相談員　265
公害健康被害の補償等に関する法律
　　264
公害対策基本法　254
公害等調整委員会　265
公害病の認定　264
公害紛争処理法　265
高額療養費制度　193
後期高齢者医療制度　198
公共下水道　163
興行場　162
興行場法　162
公共職業安定所　15, 47, 241
公衆衛生法　10
公衆便所　263
公衆用ごみ容器　263
公衆浴場　161
公衆浴場法　161
甲種看護婦　43
厚生科学審議会　23
厚生科学審議会令　3, 23
厚生省　8
向精神薬　180
向精神薬営業者　180
向精神薬営業所　180
向精神薬取扱者　180
厚生年金保険法　208
厚生労働行政　13

厚生労働省　13
　　──の組織　13
　　──の任務　13
厚生労働省設置法　13
厚生労働省令　15
交通制限　147
公的医療機関　69
公的年金　206
公的扶助　210
後天性免疫不全症候群の予防に関する法律　140
高等学校の衛生看護科　29
高度管理医療機器　169
高度専門医療研究法人　16
高度専門医療に関する研究等を行う国立研究開発法人に関する法律　103
公認心理師　94, 101
公認心理師法　94
高年齢者等の雇用の安定等に関する法律　244
公費負担医療　190
交付　26
公法　5
後法優越の原理　5
効力　5
　　──の順位　5
高齢社会対策基本法　246
高齢者虐待の防止，高齢者の養護者に対する支援等に関する法律　222
高齢者，障害者等の移動等の円滑化の促進に関する法律　247
高齢者の医療の確保に関する法律　9, 197
高齢者の居住の安定確保に関する法律　222
コカイン　180
国際緊急援助隊の派遣に関する法律　112
国際的な協力の下に規制薬物に係る不正行為を助長する行為等の防止を図るための麻薬及び向精神薬取締法等の特例等に関する法律　182
国際労働機関　17
告示　4, 15
国定公園　266
国民医療法　8, 41
国民が受ける医療の質の向上のための医療機器の研究開発及び普及の促進に関する法律　176
国民健康・栄養調査　119

国民健康・栄養調査員　119
国民健康保険　196
国民健康保険組合　196
国民健康保険法　196
国民年金法　207
国立研究開発法人医薬基盤・健康・栄養研究所法　177
国立研究開発法人日本医療研究開発機構法　104
国立公園　266
国立大学法人　16
国立ハンセン病療養所　15
国立病院機構　16
個人情報　250
個人情報の保護に関する基本方針　249
個人情報の保護に関する法律　249
子育て世代包括支援センター　130
国家　2
国家公務員共済組合法　195
国家試験願書　290
　　──, 看護師　290
　　──, 助産師　290
　　──, 保健師　290
子ども家庭局　14
子ども・子育て支援法　217
子どもの貧困対策の推進に関する法律　218
子の看護休暇　242
雇用環境・均等局　14
雇用の分野における男女の均等な機会及び待遇の確保等に関する法律　235, 244
雇用保険法　241
五類感染症　141

さ

災害救助法　111, 112
災害対策基本法　110
災害弔慰金の支給等に関する法律　112
災害補償　237
採血　81
再交付　26
再生医療等製品　170
再生医療等の安全性の確保等に関する法律　107
再生医療を国民が迅速かつ安全に受けられるようにするための施策の総合的な推進に関する法律　106
最低賃金法　235
債務不履行　37
再免許　26, 73

差額ベッド　194
先駆け審査指定制度　172
作業療法士　9, 82, 101
作業療法士国家試験　82
産業医　238
産業廃棄物　262
産業廃棄物管理票　263
産後ケア事業　129
産後ケアセンター　129
産前産後　236
産婆　7, 39
産婆規則　7, 39
三類感染症　141

し

指圧　91
死因究明等推進基本法　109
歯科医業の広告　54
歯科医師　30, 101
歯科医師国家試験　76
歯科医師法　76
歯科衛生士　9, 89, 101
歯科衛生士国家試験　89
歯科衛生士法　89
歯牙および口腔の疾患の予防処置　89
歯科技工　90
歯科技工士　9, 90, 101
歯科技工士国家試験　90
歯科技工士法　90
歯科技工所　90, 91
歯科口腔保健の推進に関する法律　139
歯科診療の補助　89
歯科保健指導　89
支給決定　225
試験研究機関　15
自殺対策基本法　133
死産　108
死産児　75
死産証書　34, 108
死産届書，死産証書及び死胎検案書に関する省令　108
死産の届出に関する規程　108
死児　108
地震対策強化地域における地震対策緊急整備事業に係る国の財政上の特別措置に関する法律　111
地震保険に関する法律　112
次世代育成支援対策推進法　245
施設　15
施設サービス　202
自然環境保全法　266

自然公園　266
自然公園法　266
自然人　71
持続可能な社会保障制度の確立を図
　　るための改革の推進に関する法律
　　　　　　　　　　　　　　　　246
死体　75, 165
　　――の移動制限　147
　　――の解剖　108
死胎　108, 165
　　――の検案　34
死体解剖保存法　108, 109
死体検案書　75
死胎検案書　34, 75, 108
市町村健康増進計画　119
市町村障害福祉計画　226
市町村審査会　225
市町村の保健指導　129
市町村保健センター　117, 118
市町村老人福祉計画　221
失業　241
実施命令　3
実体法　5
実地修練　73
指定医療機関　143, 212
　　――，結核の　143
指定医療機関医療担当規程　212
指定介護老人福祉施設　202
指定感染症　142
指定居宅介護支援事業者　205
指定居宅サービス事業者　205
指定研修機関　33
指定動物　149
　　――の輸入制限　149
指定都市　117
指定届出機関の届出　145
指定難病　136
指定病院　122, 183
指定薬物　170
　　――の規制　176
指定養育医療機関　129
児童　216, 220
児童買春，児童ポルノに係る行為等
　　の規制及び処罰並びに児童の保護
　　等に関する法律　219
児童虐待の防止等に関する法律
　　　　　　　　　　　　　　　　219
児童憲章　215
自動車騒音　260
自動車の運転により人を死傷させる
　　行為等の処罰に関する法律　128
自動車排出ガス　257
児童心理治療施設　216

児童相談所　216
児童手当　232
児童手当法　232
児童福祉施設　216
児童福祉法　118, 215, 228
児童扶養手当法　232
視能訓練士　9, 101
視能訓練士国家試験　83
視能訓練士法　83
私法　5
司法解剖　108
死亡に対する給付　194
社会医療法人　72
社会・援護局　14
社会福祉　210
社会福祉協議会　211
社会福祉士　9, 97, 101
社会福祉士及び介護福祉士法　97
社会福祉士試験　97
社会福祉施設　15
社会福祉施設職員等退職手当共済法
　　　　　　　　　　　　　　　　214
社会福祉主事　211, 212
社会福祉法　211
社会福祉法人　16
社会福祉連携推進法人　211
社会保険　190
社会保障　7
社会保障制度改革推進法　246
社会保障制度に関する勧告　7
社会保障法　6
獣医師　101, 139
獣医師法　99
就学前の子どもに関する教育，保育
　　等の総合的な提供の推進に関する
　　法律　218
就業制限　146
住宅宿泊事業法　161
柔道整復　93
柔道整復師　91, 93, 101
柔道整復師国家試験　93
柔道整復師法　93
受給者証　225
宿直　60
宿泊者名簿　161
主治の医師の指示　33
受胎調節　131
　　――の実地指導　30, 131
受胎調節実地指導員　131
出産育児一時金　194
出産手当金　194
出産に対する給付　194
出産扶助　212

出生証明書　34
受動喫煙防止　120
守秘義務　35
准介護福祉士　97
循環型社会形成推進基本法　262
准看護士　43
准看護師　21, 101
　　――の業務独占　30
　　――の名称独占　30
准看護師試験　24, 28
准看護師試験委員　4, 26, 27
准看護師籍　25
障害基礎年金　207
障害児入所施設　216
障害児福祉手当　232
障害者基本法　223
障害者虐待の防止，障害者の養護者
　　に対する支援等に関する法律
　　　　　　　　　　　　　　　　227
障害者総合支援法　121, 224
障害者の雇用の促進等に関する法律
　　　　　　　　　　　　　　　　243
障害者の日常生活及び社会生活を総
　　合的に支援するための法律　121,
　　　　　　　　　　　　　　　　224
障害福祉計画　226
障害福祉サービス　225
障害を理由とする差別の解消の推進
　　に関する法律　227
消極的要件　24
条件付き早期承認制度　172
少子化社会対策基本法　246
使用者責任　37
照射録　80
少年　216
消費者庁　16
消費生活協同組合法　214
傷病手当金　194
商法　5
消防組織法　110
消防法　110, 112
証明文書に関する義務　34, 75
条約　4
省令　3
条例　4
除害施設　164
職域保険　190
食育基本法　157
職業安定法　241
職業能力開発促進法　99
嘱託産科医師　63
食品安全基本法　157
食品衛生監視員　158

食品衛生管理者　158
食品衛生法　157
食品表示法　159
褥婦　21
助産　21
助産師　21, 30, 35, 39, 101
　——の応招義務　34
　——の義務　34
　——の業務独占　30
　——の刑事上の協力義務　34
　——の証明文書に関する義務　34
　——の名称独占　30
助産師国家試験　24, 28
助産師国家試験願書　290
助産師籍　25
助産施設　216
助産師免許申請書　288
助産所　53
　——の開設　58
助産婦　43
助産婦規則　42
助産録　35
女性の職業生活における活躍の推進
　に関する法律　244
処方箋　75, 78
　——の交付義務　75
処方箋医薬品　174
私立学校教職員共済法　195
自立支援医療　216
自立支援給付　225
新型インフルエンザ等感染症　141,
　　　　　　　　　　　　　148
新型インフルエンザ等対策室　16
新型インフルエンザ等対策特別措置
　法　150
新型インフルエンザ予防接種による
　健康被害の救済に関する特別措置
　法　155
新型コロナウイルス感染症　133,
　　　　　　　　140, 143, 150
新型コロナウイルス感染症対策推進
　室　16
新感染症　143, 148
人工妊娠中絶　131
親告罪　35
人材確保支援計画　117, 119
心神喪失等の状態で重大な他害行為
　を行った者の医療及び観察等に関
　する法律　127
新生児　21, 128
　——の訪問指導　129
身体障害者手帳　216, 228
身体障害者福祉法　228

身体障害者補助犬法　229
診断書　75
振動規制法　260
診療エックス線技師　9, 79
診療エックス線技師法　79
診療契約　37
診療所　53
　——の開設　58
診療に関する諸記録　65
診療の補助　21
診療放射線技師　9, 79, 101
診療放射線技師国家試験　79
診療放射線技師法　79
診療報酬　192
診療報酬点数表　192
診療録に関する義務　76

す

水銀に関する水俣条約　254
水質汚濁防止法　258
水質環境基準　164
水洗便所への改造　164
水道法　162
水防法　112
ストレスチェック　238
スモッグ警報　257

せ

成育医療等　130
成育過程にある者及びその保護者並
　びに妊産婦に対し必要な成育医療
　等を切れ目なく提供するための施
　策の総合的な推進に関する法律
　　　　　　　　　　　　　130
製菓衛生師　100
製菓衛生師試験　100
製菓衛生師法　100
生活衛生関係営業の運営の適正化及
　び振興に関する法律　160
生活衛生法　10
生活困窮者自立支援法　213
生活扶助　212
生活保護　212
生活保護法　212
正常解剖　108, 109
生殖補助医療の提供等及びこれによ
　り出生した子の親子関係に関する
　民法の特例に関する法律　130
精神医療審査会　125
精神衛生法　9, 121
精神科病院　122
精神障害者　121
精神障害者居宅生活支援事業　126

精神障害者社会復帰施設　125
精神障害者社会復帰促進センター
　　　　　　　　　　　　　126
精神障害者授産施設　126
精神障害者生活訓練施設　126
精神障害者福祉工場　126
精神障害者福祉ホーム　126
精神障害者保健福祉手帳　125
精神病質　121
精神病床　59
精神保健及び精神障害者福祉に関す
　る法律　9, 118, 121
精神保健指定医　122, 183
精神保健審判員　127
精神保健福祉士　9, 95, 101
精神保健福祉士試験　95
精神保健福祉士法　95
精神保健福祉センター　122
精神保健福祉相談員　126
精神保健法　9, 121
性同一性障害者の性別の取扱いの特
　例に関する法律　248
成年後見　214
成年後見制度の利用の促進に関する
　法律　215
成年被後見人　155
性病予防法　140
生物多様性基本法　265
生物由来製品　170
成文法　2
生命維持管理装置　85
生理学的検査　80, 81
生理日の取扱い　237
政令　3, 15
政令市　117
政令指定都市　117
世界保健機関　16
籍　25
　——の訂正　26
　——の登録　25
石油コンビナート等災害防止法
　　　　　　　　　　　　　112
施術所　93, 94
積極的要件　24
絶対的欠格事由　24
船員保険法　196
全国健康保険協会　191
専修学校　29
専修免許状　249, 250
戦傷病者特別援護法　231
選定療養　194
専門医療機関連携薬局　171
専門看護師　22, 55

専門調理師　99
専用水道　163

そ

騒音規制法　259
臓器の移植に関する法律　105
装具　86
相対的欠格事由　24
相当因果関係　37
措置入院　123, 183
損害賠償責任　36

た

第一号被保険者　200
第一種感染症指定医療機関　143
退院後生活環境相談員　124
退院療養計画書　54
ダイオキシン類対策特別措置法
　　　261
体外診断用医薬品　170
大学等における修学の支援に関する
　法律　218
大気汚染防止法　257
大規模災害からの復興に関する法律
　　　111
大規模地震対策特別措置法　111
第二号被保険者　200
第二種感染症指定医療機関　143
大麻草　183
大麻取締法　183
太政官布告　39
建物への立入制限　147
短時間労働者及び有期雇用労働者の
　雇用管理の改善等に関する法律
　　　243
男女共同参画社会基本法　245
男女雇用機会均等法　235, 244

ち

地域医療介護総合確保推進法　51,
　　　247
地域医療構想　59, 69
地域医療支援病院　53, 60, 64, 65
地域医療連携推進法人　72
地域活動支援センター　126
地域包括ケアシステム　102
地域支援事業　200, 205
地域における医療及び介護の総合的
　な確保の促進に関する法律　51,
　　　67, 102
地域における医療及び介護の総合的
　な確保を推進するための関係法律
　の整備等に関する法律　51, 247

地域福祉　211
地域包括ケアシステム　102
地域包括支援センター　205
地域保険　190
地域保健法　116
地域密着型サービス　202
地域連携薬局　171
地球温暖化対策の推進に関する法律
　　　256
治験　176
知的障害　121
知的障害者福祉法　230
地方厚生局　15
地方厚生支局　15
地方公務員共済組合法　195
地方精神保健福祉審議会　125
注意義務違反　36
中央ナースセンター　48
中核市　117
聴覚障害者等による電話の利用の円
　滑化に関する法律　229
調剤所　78
長寿医療制度　198
鳥獣の保護及び管理並びに狩猟の適
　正化に関する法律　267
聴聞　26, 66
調理技能士　99
調理師　99
調理師法　99

つ

通勤災害　240
通達　4, 15
通知　4
通牒　4

て

手当　231
定期の予防接種　154
低体重児　129
デジタル社会形成基本法　251
デジタル庁　251
手続法　5
伝染病予防規則　7
伝染病予防法　7, 140
店舗販売業　173
電離放射線障害防止規則　239

と

統計法　14
動物の愛護及び管理に関する法律
　　　267
登録の抹消　27

道路交通振動　260
特定B型肝炎ウイルス感染者給付
　金等の支給に関する特別措置法
　　　155
特定悪臭物質　261
　――の規制基準　261
特定石綿被害建設業務労働者等に対
　する給付金等の支給に関する法律
　　　241
特定感染症指定医療機関　143
特定感染症予防指針　144
特定機能病院　53, 60, 63-65
特定給食施設　120
特定健康診査　198
特定行為　32, 33
　――の研修　31
特定行為区分　32, 33
特定行為研修　23, 33
　――の指定研修機関　33
特定高度技能研修機関　71
特定疾病　204
特定障害者に対する特別障害給付金
　の支給に関する法律　207
特定生物由来製品　170
特定地域医療提供機関　71
特定非営利活動促進法　16
特定フィブリノゲン製剤及び特定血
　液凝固第Ⅸ因子製剤によるC型
　肝炎感染被害者を救済するための
　給付金の支給に関する特別措置法
　　　135
特定複合観光施設区域整備法　127
特定粉塵　257
特定保健指導　198
特定保守管理医療機器　169
特定有害物質　259
特定用途医薬品等への優先審査
　　　172
特定労務管理対象機関　71
毒物　184
毒物及び劇物取締法　184
特別管理一般廃棄物　262
特別管理産業廃棄物　262
特別区　117
特別児童扶養手当　232
特別児童扶養手当等の支給に関する
　法律　232
特別障害者手当　232
特別地域　266
特別な医療材料　194
特別法　5
特別法優先の原理　5
特別免許状　249

特別養護老人ホーム 222
特別用途食品 120
特別用途表示 120
毒薬 174
独立行政法人医薬品医療機器総合機構法 178
独立行政法人国立病院機構 16
独立行政法人国立病院機構法 103
独立行政法人地域医療機能推進機構法 103
独立行政法人福祉医療機構法 213
都市下水路 163
土砂災害警戒区域等における土砂災害防止対策の推進に関する法律 112
土壌汚染対策法 259
土地汚染状況調査 259
都道府県健康増進計画 119
都道府県公害審査会 265
都道府県障害福祉計画 226
都道府県ナースセンター 48
都道府県立自然公園 266
都道府県老人福祉計画 221
都道府県労働局 237

な

ナースセンター 48
内閣官房新型インフルエンザ等対策室 16
内閣官房新型コロナウイルス感染症対策推進室 16
内閣府 16
南海トラフ地震に係る地震防災対策の推進に関する特別措置法 111
難病の患者に対する医療等に関する法律 136

に

二種免許状 249, 250
日常生活自立支援事業 211, 215
日本医師会 16
日本海溝・千島海溝周辺海溝型地震に係る地震防災対策の推進に関する特別措置法 111
日本看護協会 16
日本国憲法 2
日本赤十字社 16
日本赤十字社法 213
日本年金機構 207
日本薬局方 169, 173
入院時食事療養費 192
入院時生活療養費 192
入院診療計画書 54

乳児 128
乳児院 216
二類感染症 141
任意後見 215
任意後見契約に関する法律 215
任意事業 205
任意入院 123
妊産婦 128, 236
　——の訪問指導 129
　——の労働時間 237
妊娠の届出 129
認定看護師 22, 55
妊婦 21

ね

年金 206
年金局 14
年金生活者支援給付金の支給に関する法律 208
年少者 236

の

納骨堂 165

は

煤煙 257
廃棄物の処理及び清掃に関する法律 262
配偶者からの暴力の防止及び被害者の保護等に関する法律 248
排水基準 258
排水設備 164
配置販売業 173
罰則, 保健師助産師看護師の 38
発達障害者支援法 230
はり 91
はり師 92, 101
ハローワーク 15, 47, 241
判決 4
ハンセン病元患者家族に対する補償金の支給等に関する法律 137
ハンセン病問題の解決の促進に関する法律 137
判例 4
判例法 4

ひ

被災者生活再建支援法 111
被爆者 138
被爆者居宅生活支援事業 138
被爆者健康手帳 138
被爆者相談事業 138
被爆者養護事業 138

被扶養者 192
被保険者 192
秘密漏示 78
病院 52
　——の開設 58
　——の管理・運営に関する諸記録 65
　——の諸記録 65
病院等
　——の開設などの規制 58
　——の監督 65
　——の管理 59
　——の管理者 59
　——の構造設備 63
　——の人員 62
病院報告 60
評価療養 194
病原体等 149
美容師法 100
標準負担額 193
病床機能報告制度 68
病床の機能区分 69
病理解剖 108

ふ

複合型サービス 202
福祉 210
福祉サービス 211
福祉事務所 13, 211
福祉用具の研究開発及び普及の促進に関する法律 223
父子家庭 220
父子福祉資金の貸付け 220
不正アクセス行為等の禁止に関する法律 252
普通免許状 249
不妊手術 131
不文法 2, 4
プラスチックに係る資源循環の促進等に関する法律 262
武力攻撃事態等及び存立危機事態における捕虜等の取扱いに関する法律 113
武力攻撃事態等及び存立危機事態における我が国の平和と独立並びに国及び国民の安全の確保に関する法律 113
武力攻撃事態等における国民の保護のための措置に関する法律 113
府令 3
粉塵 257
分娩の介助 21, 35

へ

弁明の機会の付与　26, 66
弁明の聴取　26

ほ

保育士　217
保育所　217
法　2
　——の構成　6
　——の効力　6
　——の効力の優劣　5
　——の種類　2
　——の表記　6
　——の分類　6
法医解剖　108
包括的支援事業　205
法規　2
剖検　108
放射性同位元素等による放射線障害の防止に関する法律　64
放射線　79
法人　71
法の適用に関する通則法　4
訪問看護療養費　192, 193
訪問指導　129
法律　3, 14
法令　2
保険医　195
保険医療機関　192, 194
保険医療機関及び保険医療養担当規則　65, 195
保健衛生法　10, 12, 116
保険外併用療養費　194
保険給付　192
保険局　14
保健士　43
保健師　21, 30, 101
　——の義務　34
　——の名称独占　29
保健師国家試験　24, 27
保健師国家試験願書　290
保健師助産師看護師学校養成所指定規則　3, 23, 29, 291
保健師助産師看護師試験委員　27
保健師助産師看護師の業務　29
保健師助産師看護師の免許　24
保健師助産師看護分科会　23, 27
保健師助産師看護師法　3, 5, 10, 12, 20, 38, 118, 269
　——の沿革　39
　——の研修　31
　——の構造と附属法令　22

　——の定義　20
　——の罰則　38
　——の変遷　42
　——の目的　20
保健師助産師看護師法及び看護師等の人材確保の促進に関する法律の一部を改正する法律　276
保健師助産師看護師法施行規則　3, 23, 27, 281
保健師助産師看護師法施行令　3, 22, 29, 277
保健師籍　25
保健指導　21
　——の義務　75
保健師等再教育研修　26
保健師免許申請書　287
保健所　13, 15, 117
　——が行う事業　118
　——の事業　117
　——の職員　117
保健所政令市　117
保健所法　8, 41, 116
保健婦　41, 43
保健婦規則　8, 41
保健婦助産婦看護婦法　8, 42
保健婦助産婦看護婦令　42
保険薬剤師　195
保険薬局　192, 194
保険薬局及び保険薬剤師療養担当規則　195
保護者　128
保護の種類　212
保佐　214
母子及び父子並びに寡婦福祉法　220
母子家庭　220
母子健康手帳　129
母子健康包括支援センター　130
母子福祉資金の貸付け　220
母子・父子自立支援員　220
母子保健法　117, 118, 128, 244
補助　215
母性　128
母体保護法　130
墓地，埋葬等に関する法律　147, 165
保母　217
ホームレスの自立の支援等に関する特別措置法　214

ま

埋葬　165
埋葬料　194

マイナンバー法　252
マッサージ　83, 91, 93
麻薬　180
麻薬営業者　180
麻薬及び向精神薬取締法　179
　——の目的　179
麻薬管理者　180, 181
麻薬業務所　180
麻薬研究施設　180
麻薬研究者　180
麻薬向精神薬原料　180
麻薬診療施設　180
麻薬施用者　180
麻薬中毒　180
麻薬中毒者　181
麻薬中毒者医療施設　183
麻薬取扱者　180
　——の免許　179
麻薬取締員　182
麻薬取締官　182
麻薬取締法　179
まん延防止等重点措置　151

み

未熟児　128
　——の訪問指導　129
水循環基本法　258
未成年後見　215
未成年者　73
民事訴訟法　5
民生委員　212
民生委員法　213
民法　5, 36, 214

む

無症状病原体保有者　143
無診察治療等の禁止　75

め

名称独占　29, 74
命令　2
免許　24, 73
　——の消極的要件　24
　——の申請　25
　——の積極的要件　24
　——の取消し　26
　——の要件　24
免許証の書換　26
免許証の再交付　26

も

文部科学省　16

や

薬剤師　101, 170
薬剤師国家試験　77
薬剤師法　77
薬事監視員　175
薬品営業並薬品取扱規則　7
薬務法　10, 12, 168
薬局　170, 173
──の管理　171
薬局医薬品　171

ゆ

有害大気汚染物質　257
有害物質を含有する家庭用品の規制
　　に関する法律　164
有害物質使用特定施設　259
有給休暇　236
有料老人ホーム　221
ユニバーサル社会の実現に向けた諸
　　施策の総合的かつ一体的な推進に
　　関する法律　247

よ

養育医療　129
要介護者　203
要介護状態　200
要介護状態区分　200
要介護認定　203
容器包装に係る分別収集及び再商品
　　化の促進等に関する法律　262
養護教諭　249
養護教諭免許状　249
養護助教諭免許状　249
養護老人ホーム　222
幼児　128
要支援者　204

要支援状態　200
要支援認定　204
要指導医薬品　171
養成所　29
予防衛生法　10, 12
予防給付　203
予防計画　144
予防接種　152, 154
──, 定期の　154
──の対象疾病　152
──, 臨時の　154
──を行ってはならない者　154
予防接種法　152
四類感染症　141

り

理学療法士　9, 82, 101
理学療法士及び作業療法士法　82
理学療法士国家試験　82
離島振興法　107
流域下水道　163
療育の給付　216
理容師法　100
療養型病床群　59
療養上の世話　21
療養病床　59, 62, 63
旅館業　161
旅館業法　161
旅館・ホテル営業　161
臨時の予防接種　154
臨時免許状　249
臨床研究中核病院　53, 60, 63-65
臨床研究法　104
臨床検査技師　9, 101
臨床検査技師国家試験　81
臨床検査技師等に関する法律　80
臨床研修　74, 77

臨床工学技士　9, 85, 101
臨床工学技士国家試験　86
臨床工学技士法　85
臨床修練　74

れ

連携型特定地域医療提供機関　71

ろ

老健局　14
老人　221
老人介護支援センター　222
老人短期入所施設　222
老人デイサービスセンター　222
老人福祉施設　221, 222
老人福祉センター　222
老人福祉法　118, 221
老人保健法　9, 197
労働安全衛生法　64, 237
労働基準監督署　15, 237
労働基準局　14
労働基準法　234, 240
労働契約　234
労働契約法　237
労働時間　235
労働施策の総合的な推進並びに労働
　　者の雇用の安定及び職業生活の充
　　実等に関する法律　245
労働者協同組合法　245
労働者災害補償保険　240
労働者災害補償保険法　237, 240
労働者派遣事業の適正な運営の確保
　　及び派遣労働者の保護等に関する
　　法律　243
老齢基礎年金　207
六法　6